医疗机构医务人员 [三基] 训练指南

主编：邱海波

重症
医学科

东南大学出版社

U0380350

医疗机构医务人员"三基"训练指南

重症医学科

东南大学出版社

南　京

图书在版编目(CIP)数据

医疗机构医务人员"三基"训练指南. 重症医学科 / 邱
海波主编.—南京：东南大学出版社,2018.4

ISBN 978-7-5641-6435-5

Ⅰ.①医⋯ Ⅱ.①邱⋯ Ⅲ.①险症—诊疗—技术培
训—指南 Ⅳ.①R192-62 ②R459.7-62

中国版本图书馆 CIP 数据核字(2016)第 061822 号

医疗机构医务人员"三基"训练指南——重症医学科

主 编	邱海波
出 版 人	江建中
责任编辑	张 慧
出版发行	东南大学出版社
	(江苏省南京市四牌楼 2 号东南大学校内 邮政编码 210096)
网 址	http://www.seupress.com
印 刷	南京京新印刷有限公司
开 本	787mm×1096mm 1/16
印 张	25.125
字 数	600 千字
版次印次	2018 年 4 月第 1 版 2018 年 4 月第 1 次印刷
印 数	1~5000 册
书 号	ISBN 978-7-5641-6435-5
定 价	60.00 元

(＊东大版图书若有印装质量问题,请直接与营销部联系,电话 025-83791830)

医疗机构医务人员"三基"训练指南
重症医学科
编写人员

主　　编　邱海波

副 主 编　赵宏胜　杨　毅　曹　权　顾　勤
　　　　　李维勤　吴允孚　郑瑞强

委　　员　(以姓氏汉语拼音为序)
　　　　　曹　权　董　亮　顾　勤　郭凤梅
　　　　　金　钧　金兆辰　李茂琴　李维勤
　　　　　刘　军　刘励军　刘　宁　罗　亮
　　　　　邱海波　孙立群　吴允孚　杨　毅
　　　　　张　琴　赵宏胜　赵文静　郑瑞强
　　　　　周　静　周苏明　左祥荣

序

　　基础理论、基本知识和基本技能（简称"三基"）是医疗机构医务人员为广大患者服务的基本功，是提升医务人员业务素质，提高医疗质量，保障医疗安全的重要基础。原江苏省卫生厅曾于1993年组织编写了《江苏省临床医生"三基"训练标准》（以下称《标准》）和《江苏省各级医院临床医生"三基"训练复习题解》（以下称《题解》），作为各级医院评审过程中"三基"训练和"三基"考核的参考用书。此后十多年间，《标准》和《题解》的应用，对提高我省各级各类医务人员业务素质发挥了重要作用。从2004年起，为适应临床各科在"三基"方面的进展和变化，原江苏省卫生厅委托江苏省医院协会组织全省临床各科专家在原《标准》和《题解》基础上，修订编写了这套《医疗机构医务人员"三基"训练指南》（以下简称《指南》），该《指南》在内容上有较大扩充，尤其是充实了临床各科的新理论、新知识和新技能，使全书内容更加丰富、新颖，也更贴近临床实践需求，是全省医务人员必读的工具书、"三基"培训的指导书、医疗机构评审中"三基"考核的参考书，也是医务人员规范化培训、在职教育、医学院校实习生"三基"训练的参考书。相信它们会成为广大医务人员的良师益友。

　　到目前为止，这套《指南》已陆续编辑出版了21个分册，即内科分册、外科分册、妇产科分册、儿科分册、眼科分册、耳鼻咽喉科分册、口腔科分册、皮肤性病科分册、传染科分册、急诊科分册、康复科分册、临床检验科分册、病理科分册、医学影像科分册、药学分册、医院管理分册、肿瘤科分册、麻醉科分册、精神科分册、医院感染管理分册和重症医学科分册。为便于各科医务人员阅读，各分册自成一册，内容上相对独立。

　　《医疗机构医务人员"三基"训练指南》的编撰出版，倾注了各分册主编和编写人员的大量心血，也得益于各医院的大力支持，在此衷心感谢。由于编撰工作量大，时间紧，不完善之处在所难免，请读者批评指正，以便再版时进一步完善。

黄祖瑚

2018年1月

前　言

重症医学(Critical Care Medicine，CCM)是现代医学的一门新兴学科，在世界范围内得到快速发展。2005 年 3 月中华医学会重症医学分会正式成立，标志着我国重症医学迈上一个新的台阶，重症医学科(Intensive Care Unit，ICU)在越来越多的国内医院中建立，使重症医学在我国迅速发展壮大，近年来逐步形成了重症医学的学科体系和专业人员梯队，在医院重症患者的救治和医疗突发事件的应急中发挥着重要作用。

重症医学科需要对危重患者及时提供全面、系统、持续、严密的监护和救治，重症监测和器官功能支持是重症医学科医师工作的基本内容，面对我省重症医学执业医师快速增加，专业化和规范化培训意义重大。我省重症医学"三基"训练，即基础理论、基本知识和基本技能，是重症医学科医师的基石，旨在通过"三基"训练不断提升重症医学执业医师的专业理论水平、优化学科理念、提高医疗质量和医疗服务能力。

《医疗机构医务人员"三基"训练指南——重症医学科》内容包括重症医学相关的基础知识，重症医学科医师需要掌握的重症监测与治疗的基本知识和基本技能，全书分为三篇二十六章。书中所涉及的重症医学领域内容力求科学性和基本性，强调简明扼要、重点突出，体现重症医学科必备的和成熟的知识。

本书编写工作在江苏省卫生计生委医政医管处和江苏省医院协会的领导下，组织我省重症医学领域的专家编写完成，江苏省医学会重症医学分会青年委员在本书审稿和校对中作了大量的工作，在此表示诚挚的谢意。重症医学作为一门跨专业的学科，重症医学科"三基"的内容涉及面广，再加编者的水平所限，书中不足之处敬请广大读者批评指正。

邱海波

2018 年 1 月

目　　录

第一篇　重症医学概论

第二篇　基础理论与基本知识

第三篇　基本技能

第一篇　重症医学概论

第一章　重症医学的发展

重症医学(Critical Care Medicine,CCM)是研究危及生命的疾病状态的发生、发展规律及其诊治方法的临床医学学科。以疾病急性发作或急骤变化并危及生命的患者为救治对象,探讨疾病的发生、发展特点及其规律与转归,并根据这些特点和规律对重症患者进行治疗。

一、重症医学是现代医学科学的重要组成

重症医学科(Intensive Care Unit,ICU)是重症医学的临床基地,是对各种原因导致一个或多个器官与系统功能障碍、危及生命或具有潜在高危因素的患者,及时提供系统的、高质量的医学监护和救治技术,是医院集中监护和救治重症患者的专业科室。重症医学科以重症医学理论和实践为基础,专门从事重症患者救治的专业化队伍的临床基地,是来自临床各科中重症患者和手术后高危患者的集中管理单位。重症医学科对病情进行连续、动态的定性和定量观察,并通过有效的干预措施,为重症患者提供规范的、高质量的生命支持。使许多过去认为已无法挽救的患者得以存活或生存时间延长,从而获得进一步救治机会。

随着医学基础理论和技术的不断进步,随着电子技术、分子生物学、生物医学工程、信息技术等各个领域的飞速发展,重症医学已经成为一门跨学科的新兴学科。现代化的重症医学科可以使重症患者得到及时有效的加强医疗,给患者提供最大的安全保障,使很多危重患者得以"起死回生"。重症患者的生命支持技术水平,直接反映医院的综合救治能力,已成为现代化医院的标志。

二、重症医学发展的历史

1854 年,英、俄在克里米亚开战,夜静时,南丁格尔会提着一盏油灯,到病房巡视,观察病情,并把病重的病人移到离医生护士更近的地方,以便病情变化时及时处理,注意士兵感染控制,改善病房通风环境等措施,在短短半年时间里,战地医院的伤员死亡率由原来的 40% 下降到了 2.2%。这一成绩震惊英国朝野,得到了一片好评。提油灯的南丁格尔和她建立的病房管理模式被誉为重症医学最早的雏形。1952 年哥本哈根发生一次小儿麻痹症大流行,有

位麻醉科主任把经气管插管正压通气技术引入传染病科,并为此动员医学院学生参加操作,以保证这种手法正压通气能够每日 24 小时不间断地进行。经过努力,患者的病死率从 90％降到 40％。实践证明,把分散在各病房的危重病患者集中在专门设置的特殊区域内,提供持续的床边医疗服务,可以提高医疗质量。这次流行疾病的救治促进了重症医疗在北欧的发展,促进了 ICU 的学科建设。

1958 年,世界上第一个 ICU 在马里兰州的巴尔的摩城市医院成立。提出了四个集中,集中病人、专家、场地、设备。Peter Sofar 教授(CPR 之父)与 Mark Ravitch 共同建立 ICU,首先提出对重症病人的 24 小时优化医疗和护理,同时也是第一个配备有专职医师的 ICU。1963 年 Peter Sofar 移师匹兹堡,成立了麻醉与危重医学系。这是世界上第一个重症医学培训中心,迄今已经培养出 500 多位高级专家。1972 年,美国在 28 位医师的倡导下创立了危重病医学学会(Society of Critical Care Medicine, SCCM),旨在建立一个有自己的临床实践方法、人员培训计划、教育系统和科研研究的独立的临床和科研学科,逐步提出并完善了以血流动力学、组织氧代谢监测为基础的高级生命支持治疗措施。1980 年在日本 Nishimura 和菲律宾的 Gomez 倡导下成立了西太平洋危重病医学会(Western Pacific Association of Critical Care Medicine, WPACCM)。1982 年欧洲成立了欧洲危重病医学会(European Society of Intensive Care Medicine, ESICM)。并对重症医学所涉及的各种复杂临床病症,如全身性感染(Sepsis)、多器官功能障碍综合征(MODS)等,从基础到临床,提出了一些新认识和可行的干预措施。1983 年,美国国立卫生研究院(NIH)把急危重病的复苏治疗与复苏后的延续性重要器官功能的支持治疗(prolonged multi-organ systems titrated life support)联系起来,称之为"危重病医学体系"。这些都标志着重症医学作为一门新兴的学科跻身于当今医学科学之林。

我国的重症医学起步较晚。20 世纪 60 年代,一些站在医学发展前沿的学科带头人提出相应的建议。从 70 年代末到 80 年代初,一些医疗单位开始了 ICU 的人员培训及硬件设施的准备工作,实现了将危重病人集中在专门设立的区域或病房内集中管理的发展模式。一批派出学习的医师陆续回国,强化了重症医学的基础建设。80 年代是 ICU 创业的年代,重症医学专业人员出现并开展了 ICU 基础工作。1982 年曾宪九教授、陈德昌教授在中国医学科学院北京协和医院建立了国内第一张现代意义的 ICU 病床。1984 年北京协和医院正式建立加强医疗科(危重病医学科),这是我们国内第一家 ICU。随后 1990 年卫生部颁布的三级医院等级评审标准的出台,极大地促进了中国危重病医学的发展,国内大医院相继建立了 ICU,根据中国医疗体制特点,建立以抢救为主的综合性 ICU 或中心 ICU,将涉及多个学科的重症患者放在同一个医疗单位进行救治。

　　2005 年 3 月,中华医学会重症医学分会成立,为进一步确立中国重症医学学科地位以及持续快速发展注入了新的活力。2008 年 7 月,国务院对重症医学学科进行了认定。在学科分类的国家标准中规定重症医学为临床医学的二级学科,并设立了重症医学的学科代码:320.58。2009 年 1 月,卫生部在《医疗机构诊疗科目名录》中增加"重症医学科"诊疗科目的通知,要求在医疗机构中增加"重症医学科"为一级诊疗科目。随后颁发了《重症医学科设置和管理规范》,标志着我国重症医学进入一个规范化和系统化的发展阶段,是我国医疗卫生事业发展中的一个重要里程碑,也为各级医院重症医学的发展奠定了良好的规范基础。

　　江苏省的重症医学近 20 年来有了飞速的发展。江苏省卫计委、江苏省医学会很早即关注到重症医学在医院的重要地位,体现医院的救治水平,给患者最大安全保障,是现代医学的重要组成部分,在九十年代初各大型医院即开始组建重症医学科。2006 年南京医学会重症医学分会成立,2010 年江苏省医学会重症医学分会成立,为了更好的督促重症医学科的建设与管理,江苏省卫生厅专门组织了重症医学科建设与管理专项检查,并在医院等级检查中对重症医学的建设做了明确详细的规定,下达了《江苏省三级综合性医院重症医学科建设和管理评价标准(2011 版)》,2011 年由邱海波教授根据江苏重症医学发展现状,主编了《江苏省重症医学科建设与管理规范》。以上措施大大促进了江苏重症医学的发展,有利于重症医学科的建设和管理。

三、重症医学将要担负重大社会责任

　　重症医学起步晚,将担负巨大社会责任。美国每年收治的 ICU 患者达 4 000 000,据统计 2008 年我国 ICU 的总床位数仅 51 891 张,若平均 ICU 住院时间为 5～10 天,我国每年能收治的 ICU 患者为 3 780 000。美国人口仅为我国的 1/4,推测我国 ICU 床位数远远不能满足实际需要。现有数据表明,目前我国 ICU 床位数大多是医院总床位数的 3%～5%,甚至更低,远远不能满足重症患者的救治。据 2012 年统计,江苏省三级综合医院 ICU 床位数约占医院总床位数的 2.20%,二级甲等综合医院及专科医院的 ICU 床位数仅占医院总床位数的 1.93%。按照现代化医院的需要,ICU 的床位应该占医院总床位数的 20%～30%,故目前江苏省 ICU 病床数量需要加大增长力度才能满足实际需要。

四、重症医学——现代医学理念进步的体现

　　重症监测和器官功能支持是重症医学的主要组成。重症监测是应用先进的监测技术,对重症患者进行连续、动态的定性和定量病情观察,对患者的病理生理状态以及病情的严重性和迫切性进行评估,实现对治疗措施的评估和调整,从而为 ICU 重症患者提供规范的、高质量的生命支持,改善重症患者预后。重症监测使临床医生具备广阔的视野和深刻的洞察力,实现重症患者疾病的早期预警、严重程度的评估和治疗疗效评估,实现监测目标导向的治疗方案调整,进而从根本上改变了重症患者的治疗模式,是现代医学理念进步的具体体现。

1. 早期监测的可预见性　重症患者疾病发展迅速,病程变化多样,具有明显的差异性,具有极高的病死率。因此,通过疾病的早期预测,实施积极的预防策略,通过疾病的早期预警,实现早期诊断和及时处理,是预防重症患者病情恶化,改善患者预后的重要手段。监测指标的可预见性越高,临床意义就越大。严重感染患者一旦出现血压降低,则提示患者已进入休克抑制期,治疗困难,预后凶险。若能够在休克的代偿期早期预见到疾病的发展过程,就有可能早期逆转休克的发展,明显改善疾病的转归。这类患者在常规血流动力学监测指标出现改变之前,组织低灌注与缺氧已经存在,乳酸水平可能已经升高。因此,连续的乳酸监测及乳酸清除率可作为评价疾病严重程度及预测疾病发展的早期指标,指导重症感染患者的早期治疗。可见,早期监测对重症疾病的发展具有可预见性。

2. 监测的动态和连续性　动态和连续性的重症监测,可获得疾病发展演变的趋势,并且可以更为准确的反映治疗疗效。重症患者往往器官功能已处于储备功能耗竭或接近耗竭的状态,病情变化迅速,对患者的生理功能进行连续、实时和动态的监测,有助于深入了解患者的病理生理变化,从而使临床医生能及时采取有针对性的治疗,并对治疗进行准确评估。

3. 实现疾病的早期发现、早期诊断、早期治疗　早期发现严重威胁患者生命的高危因素,及时干预,避免疾病进一步恶化。对于高危患者,尤为重要。通过连续动态监测,对器官功能的全面评估,可以尽早发现器官功能障碍或器官功能损害的程度及其变化,为器官功能损害的预防和治疗提供依据。如外科术后的高龄患者,若心电监测出现新的 ST 段压低或 ST 段明显压低,及时的降低心肌氧耗,增加冠状动脉血供,就有可能预防急性心肌梗死的发生。感染性休克患者血乳酸超过 4 mmol/L,病死率达 80%。但仅以血乳酸浓度尚不能充分反映组织的氧合状态,如合并肝功能不全的患者,血乳酸浓度明显升高。因此,连续的乳酸监测及乳酸清除率可作为评价疾病严重程度及预测疾病发展的早期指标,指导重症感染患者的早期治疗。又如在急性肾损伤病程早期,肌酐、尿素氮尚未明显增加时,患者单位时间的尿量可能已开始明显减少,因此早期监测患者单位时间的尿量变化具有明显的临床价值。

4. 实现滴定式和目标性的治疗　重症患者的病情复杂,发展迅速,对治疗的反应性具有很大的变异性,传统的原则性治疗模式难以适应重症患者病情变化和治疗需求,根据连续性生命监测指标及其对治疗的反应,正确认识和理解监测结果,全面地分析病情,以此指导治疗,同时对治疗的疗效或反应性进行评估,进一步指导治疗方案的调整,从而明显提高治疗的准确性、可干预性,充分体现个体化原则,实现重症患者治疗的新模式"监测—治疗—监测—治疗"。随时调整治疗剂量和速度,以期获得积极的疗效(滴定式治疗)。滴定式治疗是以达到一定的生理学指标为治疗目标的。目标性治疗多是被循证医学研究或临床研究证明有效的措施。对于严重感染的早期目标性复苏治疗(EGDT),就是通过滴定式治疗达到一定的生理目标,从而明显降低严重感染患者的病死率。同样,通过每天自主呼吸试验的筛查和评估,能够明显缩短重症患者的机械通气时间,减少再插管率。在重症监测基础上的滴定式和目标性治疗,实现重症患者治疗模式的转变,这也是重症医学的重要特征。

5. 局部与整体的统一 重症医学不仅对已经出现器官功能衰竭的患者进行救治,更重要的是对可能发生器官功能障碍的患者进行早期诊断、早期治疗。重症医学关注的不仅是各个器官水平的功能及支持,同时也关注每个器官从整体水平到组织、细胞、基因和分子水平的病理生理紊乱。从整体水平横向纵览全局,注意器官与器官之间的平衡与冲突,从局部纵向剖析每个器官的发病机制和病理生理紊乱。这种既注重整体目标,又关注局部的诊疗思路是任何其他专科无法替代的。

五、团队建设是重症医学事业发展的根本保障

重症医学重视从整体和局部两个层面去认识疾病的发展规律,揭示器官功能衰竭的共同规律性,诊断和治疗不能仅局限于单个器官或系统,同时也关注每个器官,从整体水平到组织、细胞、基因和分子水平的病理生理紊乱。要完成病情危重且复杂的重症患者抢救、治疗、护理、康复绝不是单个医护人员凭借一己之力能完成的,需要一个有共同目标、合理分工、团结协作的团队,即重症医学团队(critical care team,CCT)。CCT 应由重症医学科管理者、重症医学医生、重症医学专业护士、实验室检验师、呼吸治疗师、营养治疗师、药师、康复治疗师组成。制定共同的奋斗目标、团结协作、合理分工、科学培训考核,从而使重症医学团队科学有序发展。

六、专业化建设是重症医学团队建设的基础

1. 学术化建设是重症医学团队建设的基本保障 传统专科注重探寻原发疾病的发生发展规律,重症医学除关注原发疾病外,重视从整体和局部两个层面去认识疾病的发展规律,同时还注重器官功能的监护和维护,认识到疾病是患者整体健康状况的反映,揭示器官功能衰竭的共同规律性,诊断和治疗不能仅局限于单个器官或系统。重症医护人员通过不断学习最新临床进展、剖析临床研究，制定临床诊疗规范，落实临床指南和规范，并不断提出问题，再通过临床研究解决问题，以保障重症患者诊疗规范、有序进行，从而保证 ICU 内重症患者安全。

重症医学不仅对已经出现器官功能衰竭的患者进行救治，更重要的是对可能发生器官功能障碍的患者进行早期诊断、早期治疗。重症医学关注的不仅是各个器官水平的功能及支持，同时也关注每个器官从整体水平到组织、细胞、基因和分子水平的病理生理紊乱。从整体水平横向纵览全局，注意器官与器官之间的平衡与冲突，从局部纵向剖析每个器官的发病机制和病理生理紊乱。这种既注重整体目标，又关注局部的诊疗思路是任何其他专科无法替代的。

2. 建立完善的重症医学专业培训体系　众所周知，欧美的医师培训系统较为完善系统，包括基础教育、医学院教育、住院医师规范化培训、重症医学专科培训、重症医学资格认证及考核。我们在欧美等国家的医师培训经验基础上，中华医学会重症医学分会旨在不断加强重症医师、护士的专业化培训和考核，迄今为止，以加强专业化基础和专业化技能为目标的重症医学专科资质培训(Chinese Critical Care Certified Course，5C)已举办 20 余期，培训重症医生 6 000 余人，当然这还不到中国重症医师从医人数的 10%。另外，基础医学教育与专科教育衔接也是目前我国专业医师培训过程中遇到的难题，希望在扎实基础医学教育的基础上进行深入的专科化教育。再者，重症医学的专业化培训和认证都应该循环反复进行，不应是一次培训、终身认证。

培训的内容和形式与传统医学不同。作为一名合格的重症医学工作人员，需要培训的内容不仅仅局限于专业医学知识和技术方面，包括与病人和家属的沟通技巧、与同事的合作、沟通能力、相关的法律法规、伦理问题、不同的文化背景、组织和管理、信息技术、文献检索、资料查找、正确处理医患关系等。培训形式也变得多种多样，除了传统课堂教学外，还包括各种学术会议、多个层面的讨论、自己或别人失败的总结、短期的临床进修、电视网络课程自学等。

江苏省目前已分别在苏州、南京、南通、徐州举办过四期中华医学会重症医学专科资质培训，承担部分会议组织、授课和技能培训，到目前为止江苏省已有 400 多名 ICU 医师通过 5C 培训。另外，江苏省卫计委和江苏省医学会已成功举办重症护理专科护士资质培训八期，为重症护理人才的培养奠定基础。重症医学专业人才的培养任重而道远。

3. 重症医学团队建设需要质量控制　质量控制是为了通过监测医疗过程、规范医疗护理行为、消除医疗环节上所有可能引起不合格或不满意的因素。重症医学应用先进的诊断、监测和治疗设备与技术,对病情进行连续、动态的定性和定量观察,并通过有效的干预措施,为重症病人提供规范的、高质量的生命支持,改善生存质量。重症医学涉及的监测、操作和治疗措施多,各种监测、操作和治疗都需要建立规范和标准,需要定期培训考核,质量控制是学科规范化建设永恒的主题。

第二章　重症医学科建设与管理

为了促进我国重症医学的发展,规范我国医疗机构重症医学科的组织与管理,2009 年,中华医学会重症医学分会制订了《中国重症加强治疗病房(ICU)建设与管理指南》。

一、基本要求

1. 我国三级和有条件的二级医院均应设立重症医学科,重症医学科属于临床独立学科,直属医院职能部门直接领导。ICU 是重症医学学科的临床基地。

2. ICU 必须配备足够数量、受过专门训练、掌握重症医学基础知识和基本操作技术、具备独立工作能力的专职医护人员。

3. ICU 必须配置必要的监护和治疗设备,接收医院各科的重症患者。

二、ICU 的规模

ICU 的病床数量根据医院等级和实际收治患者的需要,一般以该 ICU 服务病床数或医院病床总数的 2%～8% 为宜,可根据实际需要适当增加。从医疗运作角度考虑,每个 ICU 管理单元以 8～12 张床位为宜,床位使用率以 65%～75% 为宜,超过 80% 则表明 ICU 的床位数不能满足医院的临床需要,应该扩大规模。

三、ICU 的人员配备

1. ICU 专科医师的固定编制人数与床位数之比为(0.8～1)∶1以上。ICU 日常工作中可有部分轮科、进修医师。ICU 医师组成应包括高级、中级和初级医师,每个管理单元必须至少配备一名具有高级职称的医师全面负责医疗工作。

2. ICU 专科护士的固定编制人数与床位数之比为(2.5～3)∶1以上。

3. ICU 可以根据需要配备适当数量的医疗辅助人员,有条件的医院可配备相关的技术与维修人员。

四、ICU 医护人员专业要求

1. ICU 医师应经过严格的专业理论和技术培训,以胜任对重症患者进行各项监测与治疗的要求。

2. ICU 医师应经过规范化的相关学科轮转培训。

3. ICU 医师必须具备重症医学相关理论知识。掌握重要脏器和系统的相关生理、病理及病理生理学知识、ICU 相关的临床药理学知识和伦理学概念。

4. ICU 医师应掌握重症患者重要器官、系统功能监测和支持的理论与技能：① 复苏；② 休克；③ 呼吸功能衰竭；④ 心功能不全、严重心律失常；⑤ 急性肾功能不全；⑥ 中枢神经系统功能障碍；⑦ 严重肝功能障碍；⑧ 胃肠功能障碍与消化道大出血；⑨ 急性凝血功能障碍；⑩ 严重内分泌与代谢紊乱；⑪ 水电解质与酸碱平衡紊乱；⑫ 肠内与肠外营养支持；⑬ 镇静与镇痛；⑭ 严重感染；⑮ 多器官功能障碍综合征；⑯ 免疫功能紊乱。

5. ICU 医师除一般临床监护和治疗技术外，应具备独立完成以下监测与支持技术的能力：① 心肺复苏术；② 人工气道建立与管理；③ 机械通气技术；④ 纤维支气管镜技术；⑤ 深静脉及动脉置管技术；⑥ 血流动力学监测技术；⑦ 胸穿、心包穿刺术及胸腔闭式引流术；⑧ 电复律与心脏除颤技术；⑨ 床旁临时心脏起搏技术；⑩ 持续血液净化技术；⑪ 疾病危重程度评估方法。

6. ICU 医师每年至少参加一次省级或省级以上重症医学相关继续医学教育培训项目的学习，不断加强知识更新。

7. ICU 护士必须经过严格的专业培训，熟练掌握重症护理基本理论和技能，经过专科考核合格后，才能独立上岗。

五、ICU 的医疗管理

1. ICU 必须建立健全各项规章制度，制定各类人员的工作职责，规范诊疗常规。除执行政府和医院临床医疗的各种制度外，应该制订以下符合 ICU 相关工作特征的制度，以保证 ICU 的工作质量：① 医疗质量控制制度；② 临床诊疗及医疗护理操作常规；③ 患者转入、转出 ICU 制度；④ 抗生素使用制度；⑤ 血液与血液制品使用制度；⑥ 抢救设备操作、管理制度；⑦ 特殊药品管理制度；⑧ 院内感染控制制度；⑨ 不良医疗事件防范与报告制度；⑩ 疑难重症患者会诊制度；⑪ 医患沟通制度；⑫ 突发事件的应急预案、人员紧急召集制度。

2. ICU 的患者由 ICU 医生负责管理。患者的相关专科情况，ICU 医生应该与专科医生共同协商处理。

3. ICU 的收治范围

（1）急性、可逆、已经危及生命的器官功能不全，经过 ICU 的严密监护和加强治疗短期内可能得到康复的患者。

（2）存在各种高危因素，具有潜在生命危险，经过 ICU 严密的监护和随时有效治疗可能减少死亡风险的患者。

（3）在慢性器官功能不全的基础上，出现急性加重且危及生命，经过 ICU 的严密监护和治疗可能恢复到原来状态的患者。

（4）慢性消耗性疾病的终末状态、不可逆性疾病和不能从 ICU 的监护治疗中获得益处的患者,一般不是 ICU 的收治范围。

六、ICU 病房建设标准

1. ICU 应该有特殊的地理位置,设置于方便患者转运、检查和治疗的区域并考虑以下因素:接近主要服务对象病区、手术室、影像学科、化验室和血库等,在横向无法实现"接近"时,应该考虑楼上楼下的纵向"接近"。

2. ICU 开放式病床每床的占地面积为 $15\sim18$ m^2;每个 ICU 最少配备一个单间病房,面积为 $18\sim25$ m^2。每个 ICU 中的正压和负压隔离病房的设立,可以根据患者专科来源和卫生行政部门的要求决定,通常配备负压隔离病房 $1\sim2$ 间。鼓励在人力资源充足的条件下,多设计单间或分隔式病房。

3. ICU 的基本辅助用房包括医师办公室、主任办公室、工作人员休息室、中央工作站、治疗室、配药室、仪器室、更衣室、清洁室、污废物处理室、值班室、盥洗室等。有条件的 ICU 可配置其他辅助用房,包括示教室、家属接待室、实验室、营养准备室等。辅助用房面积与病房面积之比应达到 $1.5:1$ 以上。

4. ICU 的整体布局应该使放置病床的医疗区域、医疗辅助用房区域、污物处理区域和医务人员生活辅助用房区域等有相对的独立性,以减少彼此之间的互相干扰并有利于感染的控制。

5. ICU 应具备良好的通风、采光条件,有条件者最好装配气流方向从上到下的空气净化系统,能独立控制室内的温度和湿度。医疗区域内的温度应维持在 $24℃\pm1.5℃$ 左右。每个单间的空气调节系统应该独立控制。安装足够的感应式洗手设施和手部消毒装置,单间每床一套,开放式病床至少每 2 床一套。

6. ICU 要有合理的包括人员流动和物流在内的医疗流向,最好通过不同的进出通道实现,以最大限度减少各种干扰和交叉感染。

7. ICU 病房建筑装饰必须遵循不产尘、不积尘、耐腐蚀、防潮防霉、防静电、容易清洁和符合防火要求的总原则。

8. ICU 的设计要求应该满足提供医护人员便利的观察条件和在必要时尽快接触病人的通道。

9. 除了患者的呼叫信号、监护仪器的报警声外,电话铃声、打印机等仪器发出的声音等均属于 ICU 的噪音。在不影响正常工作的情况下,这些声音应尽可能减少到最小水平。根据国际噪音协会的建议,ICU 白天的噪音最好不超过 45 分贝(A),傍晚不超过 40 分贝(A),夜晚不超过 20 分贝(A)。地面覆盖物、墙壁和天花板应该尽量采用高吸音的建筑材料。

10. ICU 应建立完善的通讯系统、网络与临床信息管理系统、广播系统。

七、ICU 必配设备

1. 每床配备完善的功能设备带或功能架,提供电、氧气、压缩空气和负压吸引等功能支持。每张监护病床装配电源插座 12 个以上,氧气接口 2 个以上,压缩空气接口 2 个和负压吸引接口 2 个以上。医疗用电和生活照明用电线路分开。每个 ICU 床位的电源应该是独立的反馈电路供应。ICU 最好有备用的不间断电力系统(UPS)和漏电保护装置,最好每个电路插座都在主面板上有独立的电路短路器。

2. 应配备适合 ICU 使用的病床,配备防褥疮床垫。

3. 每床配备床旁监护系统,进行心电、血压、脉搏血氧饱和度、有创压力监测等基本生命体征监护。为便于安全转运患者,每个 ICU 单元至少配备便携式监护仪 1 台。

三级医院的 ICU 应该每床配备 1 台呼吸机,二级医院的 ICU 可根据实际需要配备适当数量的呼吸机。每床配备简易呼吸器(复苏呼吸气囊)。为便于安全转运患者,每个 ICU 单元至少应有便携式呼吸机 1 台。

4. 输液泵和微量注射泵每床均应配备,其中微量注射泵每床 2 套以上。另配备一定数量的肠内营养输注泵。

5. 其他设备:心电图机、血气分析仪、除颤仪、血液净化仪、连续性血流动力学与氧代谢监测设备、心肺复苏抢救装备车(车上备有喉镜、气管导管、各种接头、急救药品以及其他抢救用具等)、体外起搏器、纤维支气管镜、电子升降温设备等。

6. 医院或 ICU 必须有足够的设备,随时为 ICU 提供床旁 B 超、X 光、生化和细菌学等检查。

八、ICU 选配设备

除上述必配设备外,有条件者,视需要可选配以下设备:

1. 易生化仪和乳酸分析仪。

2. 闭路电视探视系统,每床一个成像探头。

3. 脑电双频指数监护仪(BIS)。

4. 输液加温设备。

5. 胃黏膜二氧化碳张力与 pHi 测定仪。

6. 呼气末二氧化碳、代谢等监测设备。

7. 体外膜肺(ECMO)。

8. 床边脑电图和颅内压监测设备。

9. 主动脉内球囊反搏(IABP)和左心辅助循环装置。

10. 防止下肢 DVT 发生的反搏处理仪器。

11. 胸部震荡排痰装置。

第三章　重症监测基本原则和方法

　　重症监测是应用先进的监测技术,对重症或高危患者实施及时、准确、连续、动态监测的现代临床科学,依据监测结果可以周密评估患者危重程度及器官功能状态,及时制定或滴定调整治疗方案,并依此评价疾病或治疗策略进程中器官之间的相互影响,从而为重症患者提供周密、有效、规范的生命支持手段,提高重症患者抢救成功率。与传统医学不同,重症医学依靠近年来飞速发展的生物医学测量技术、电子传感技术、信息通讯技术、计算机技术等高新技术,对危重及高危患者的评估更为及时,判断更为准确,认识更为充分,治疗更为有效,重症监测技术的迅猛发展为重症医学的发展奠定了坚实的基础。

第一节　重症监测的目的

　　重症监测技术是重症医学医生必须掌握并熟练应用的基本技能,通过准确实施、系统评价达到以下主要目的。

　　1. 及早发现高危因素　早期发现危及生命的高危因素,及时干预,避免疾病进一步恶化,如术后患者心电监测新发的 ST—T 压低,需要警惕急性心肌梗死发生。

　　2. 评价疾病严重程度　通过对重症患者系统的生理指标监测,结合基础疾病及体格检查,可以较为准确量化评估疾病的严重程度,并通过连续监测,动态评价疾病进程,预测疾病发生发展趋势。

　　3. 动态评价器官功能　通过监测器官功能指标,及早发现器官受损的证据,准确评价器官受损的程度,动态观察器官功能的变化,为器官功能支持提供可靠依据。

　　4. 指导疾病诊断和鉴别　根据病理生理及生化指标监测,为诊断及鉴别诊断提供依据。如血流动力学指标有助于鉴别休克的类型,肾脏功能的指标鉴别肾前性、肾性、肾后性肾损伤。

　　5. 滴定式和目标性治疗　准确的治疗在于依据疾病的变化作出有反应性的治疗。由于重症患者病情复杂、发展迅速、器官功能交互影响、治疗反应性不确定,因此传统的原则性的治疗模式难以做到治疗的准确有效。滴定式治疗是以某一或一组监测指标为目标,根据连续动态的监测,不断调整治疗剂量与速度,并评估治疗反应性,以期获得最佳疗效。目标性治疗是以循证医学为依据,设定达到最佳疗效的一组或一系列临床或生理指标为目标的治疗措施。比如针对感染性休克的早期目标性治疗(EGDT)就是通过滴定式治疗达到休克复苏的相应生理目标,从而提高休克复苏的成功率,降低患者病死率。从单一的临床监测到滴定式目标性的强化治疗策略是重症医学有别于传统医学治疗模式的重要转变。

6. 评价疗效和判断预后　连续、动态的监测有助于评价治疗策略的有效性、反应性、及时性,有助于下一步治疗策略的制定,并对器官功能恢复及疾病预后判断提供重要依据。

第二节　重症监测基本原则

重症监测是重症医学重要的手段之一,为重症患者的治疗提供重要的生命信息。然而,随着生物医学、电子信息等的不断进步,监测技术手段繁多,或许数据繁复不易解读,或许有创操作易获感染,或许价格昂贵难以取舍,因此,重症医生应该熟悉重症监测的方法及技术,选择最适合该患者的监测手段,最大限度减少患者可能面临的医源性损害,降低治疗费用。重症监测的实施应该遵循下列基本原则。

1. 掌握监测技术的适应证和禁忌证,明确治疗目的　仔细评估患者现状及疾病严重程度,严格掌握监测技术的适应证,评估该监测技术可能的指导价值,了解绝对禁忌证及相对禁忌证。由于重症患者病情复杂、变化迅速、器官受损交错、互为因果,需要根据疾病当前现状以及可能预后,认真评估监测风险及收益,最大限度降低监测技术对患者的损害。

2. 合理选择无创及有创监测技术　准确的监测结果与无损患者的治疗宗旨是选择有创、无创监测技术的前提,无创监测技术由于其操作简单易行、无损患者常常作为首选,但其灵敏性、准确性、可靠性、重复性可能不足,尤其在急危重患者的救治中指导价值有限。有创监测技术可以提供更为准确、敏感、有价值的监测信息,指导临床迅速作出判断、及时制定并调整治疗方案。因此,有创、无创监测技术的选择应根据患者疾病基础状态、严重程度、进展趋势、可能预后、风险收益综合考虑,并且重症医生应熟练掌握重症监测技术,评估可能面临的早期或晚期监测相关并发症的风险。

3. 尽早监测并及时调整　尽早监测有助于早期发现病情变化的征兆,及时治疗。并且重症患者常常病情多变,累及多器官多系统,早期或病情严重或不稳定时,需要加强监测频率、提高监测强度,帮助重症医生对疾病或器官功能作出迅速评估及决策反应,一旦病情相对稳定或主要矛盾发生变化,应及时调整监测策略,评估病情,尽早终止有创监测。

4. 准确解读监测参数及信息 准确的解读有助于制定或调整有效的治疗对策,因此,重症医生不仅需要熟练掌握监测技术,牢记解剖知识,避免有创操作风险,还需要扎实的生理及病理生理基础,准确解读繁复的监测参数,实现滴定式目标性的治疗。

5. 基本监测与重点监测结合 常规基本监测有助于尽早发现潜在高危因素,避免遗漏重要生命信息,应根据收治重症患者危重程度、疾病类型、年龄设定常规基本监测项目,以利于全面系统评估患者疾病现状。对危及生命的重要系统或器官应进行重点监测,选择合适的监测技术,进行目标性治疗,并及时调整监测及治疗对策。基本监测与重点监测的结合帮助重症医生全面系统了解患者病情,并重点把握主要矛盾,及时准确实施治疗。

第三节　重症监测基本方法

生理指标的监测是重症监测基本手段之一,通过对危重及高危患者急性生理及病理生理指标的监测,及时发现异常,评估严重程度,实现目标性及滴定式治疗。

一、心电监测

持续心电监测主要监测心率、判断心律失常、发现心肌缺血及电解质紊乱,通过监护仪持续监测患者心电活动,及早发现可能危及生命的恶性事件。

(一)电极位置

1. 五导联心电监测

右上导联：右锁骨中线第一肋间　　左上导联：左锁骨中线第一肋间
中间导联：胸骨左缘第四肋间
右下导联：右锁骨中线剑突水平　　左下导联：左锁骨中线剑突水平

2. 三导联心电监测

右上导联：右锁骨中线第一肋间　　左上导联：左锁骨中线第一肋间
右下导联：右锁骨中线剑突水平

(二)监护仪设置

选择心电波形,选择 P 波显示良好的导联,调整波形大小,设置报警范围。

1. 监测内容 持续监测心率、心律;观察 ST—T 有无抬高或压低,T 波异常与否,P波是否缺失或不规则出现或形态、高度、宽度异常;观察 QRS 波形态或是否漏搏。

2. 注意事项　保证电极接触正常,心电信号良好,基线稳定;保证心电输出电缆、心电模块无损完好,保证监护仪放置平稳,通风良好,工作正常;当波形出现变化或异常,应及时床边做 12 导联心电图,协助诊断。

3. 常见异常

(1) 窦性心动过速:窦性 P 波,心率>100 次/分;P—R 间距≥0.12 秒。

(2) 窦性心动过缓:窦性 P 波,心率<60 次/分;P—R 间距≥0.12 秒,可同时出现逸搏或异位心律。

(3) 窦性停搏:规则的 P—P 间距中突然出现 P 波脱落,形成长 P—P 间距,并与正常 P—P 间距无倍数关系。

(4) 房性早搏:提前出现的异位 P 波,形态与窦性 P 波稍有不同,P—R 间距≥0.12 秒。

(5) 房室交界性早搏:期前出现的 QRS—T 波,其前无窦性 P 波,QRS—T 形态与窦性下传者基本相同;大多数为完全性代偿间歇。

(6) 室性早搏:期前出现的 QRS—T 波前无 P 波或无相关 P 波,期前出现的 QRS 形态宽大畸形,时限通常>0.12 秒,T 波方向多与 QRS 主波方向相反。

(7) 阵发性室上性心动过速:突发突止,心电图表现为节律快而规则,频率约 160~250 次/分,QRS 波一般形态正常。

(8) 阵发性室性心动过速:QRS 波频率多在 140~200 次/分,节律可稍不齐,QRS 波宽大畸形,时限通常>0.12 秒,并有继发性 ST—T 改变。

(9) 尖端扭转性室性心动过速:可见一系列宽大变形的 QRS 波形,以每 3~10 个心搏围绕基线不断扭转其主波的正负方向,极易转为心室颤动。

(10) 心房颤动:正常 P 波消失,代之以大小不等、形状各异的颤动波(f 波),f 波频率为 350~600 次/分,心室律绝对不规则。

(11) 心室颤动:表现为 QRS—T 波群完全消失,出现大小不等、极不均匀的低小波,频率达 200~500 次/分。

(12) Ⅰ度房室传导阻滞:P—R 间期延长,P—R 间期>0.2 秒。

(13) Ⅱ度房室传导阻滞:部分 P 波后 QRS 波脱落,可分为两型:① 表现为 P 波规律出现,PR 间期逐渐延长,直至 1 个 P 波后的 QRS 波脱落,代之以长间歇;② 表现为 PR 间期恒定(正常或延长),部分 P 波后无 QRS 波群。

(14) 高钾血症:Q—T 间期缩短,T 波高耸,基底部变窄。

(15) 低钾血症:存在 T 波低平或倒置、出现 u 波、T—u 融合、双峰,QT 间期一般正常或轻度延长。

二、动脉血压监测

动脉血压是重症监测的基本内容,是及时了解器官灌注、心脏功能的重要指标,常用的监测方法有无创血压监测及有创血压监测。无创血压监测是常规监测项目,应用于大部分重症患者,根据疾病状况随时调整监测频率,当患者病情变化迅速或血流动力学不稳定时,应及时改为有创血压监测。

(一)监测方法

临床常用人工袖套测压法和电子自动测压法。

1. 袖带位置 袖带应绑在距离肘窝以上 3~6 cm 处,并将袖带上动脉标志对准肱动脉波动最明显处,捆绑袖带的手臂位置与心脏处于同一水平。

2. 监护仪设置 设置手动或自动测量,自动测量间隔时间可根据需要调整设置,每 5 分钟、10 分钟、15 分钟、1 小时、2 小时等。设置报警上下限。

3. 注意事项

(1)选择合适袖套:袖套宽度一般应为上臂周径的 1/2,儿童应覆盖上臂长度的 2/3,成人的袖套不可用于儿童,以免充气压力的差别造成测量结果误差,测量前应将袖套内残余气体排尽。

(2)应确认袖套捆绑位置,以免位置太低压迫肘部导致尺神经损伤;袖套捆绑不易太紧或太松,并应定时更换测量手臂,以免手臂局部淤血、淤斑或水泡,严重时可导致肱二头肌肌间隔综合征。

(3)袖套应定期更换、清洁、消毒,避免交叉感染。

(4)患者在躁动、痉挛、抽搐时测定结果误差显著,在严重休克、心率<40 次/分或>200 次/分时测得结果不可靠;主动脉夹层动脉瘤或闭塞性动脉炎等患者,肢体间血压存在差异,需要结合临床判断。

(5)尽可能不在输液侧或脉氧饱和度监测的手臂进行血压监测,以免输液受阻及脉氧饱和度监测中断。

(二)监测内容

动脉血压与心输出量和外周阻力直接相关,反映器官灌注、心脏后负荷、心肌做功及氧耗,是判断循环功能、指导休克复苏的重要指标,主要压力监测包括收缩压、舒张压、脉压、平均动脉压。

1. 收缩压 主要代表心肌收缩力和心输出量,主要维持器官灌注。成人正常值为 140 mmHg(随年龄而变化),一般当收缩压<90 mmHg 为低血压,<70 mmHg 器官灌注明显减少,<50 mmHg 易发生心脏骤停。

2. 舒张压 主要维持冠脉血流。

3. 脉压 脉压=收缩压-舒张压,成人正常值为 30~40 mmHg。

4. 平均动脉压 是心动周期的平均血压,波形曲线求微积分获得。MAP

$=\int P \mathrm{d}t/\Delta t$,或 MAP＝(收缩压＋2×舒张压)/3,或 MAP＝舒张压＋脉压/3。

三、脉搏血氧饱和度监测

脉搏血氧饱和度(SpO_2)监测常用于存在或有潜在氧合功能障碍患者的监测,也常用于有创治疗如纤维支气管镜检查、吸痰等治疗过程的监测,与动脉血氧分压相关性良好,可以无创、快速、动态、连续监测,明显减少采血次数,并同时监测脉搏,已广泛应用于重症、急诊、院前急救、转运等临床救治。

（一）监测方法

可分为电化学法和光学法,临床常用光学法监测。

1. 监测原理　根据光电比色原理,不同物质吸收光线的波长不同,血红蛋白在氧合和还原状态下的吸收光谱不同,对每次随心搏进入手指或其他血管丰富的组织内的搏动性血液里的血红蛋白进行光学和容积的测定,通过公式计算并得出相应的 SpO_2 值。

2. 传感器位置　常用的脉搏血氧仪有手指脉搏血氧仪、耳脉搏血氧仪等类型。确定监测部位皮肤清洁后,将传感器固定在指(趾)端、耳垂、鼻翼、足背、舌、颊等部位,确保传感器与皮肤贴合严密。

3. 监护仪设置　设置 SpO_2 和脉搏的报警范围,读取参数前必须确认脉搏信号是否正常,正常脉搏信号为尖型波,其下降支有明显切迹,SpO_2 的脉搏波形满意是判定 SpO_2 读数可靠性的良好指标,应注意识别低灌注波形与运动伪像。

（二）影响 SpO_2 监测准确性的因素

1. 外部因素　监测传感器部分脱落时 SpO_2 监测值低于实际值;周围环境亮度过高或监测传感器与皮肤的黏合度差,导致外来光线被传感器感知,影响 SpO_2 监测的准确性;患者躁动、不易配合、监测部位的过度移动均影响传感器信号的接收,从而影响 SpO_2 监测的准确性。

2. 监测局部循环血流　局部低温、低血压、使用缩血管药物导致血管收缩,局部组织灌注不良时,影响 SpO_2 监测的准确性。

3. 监测局部皮肤因素　皮肤色素沉着对于 SpO_2 的数值有影响,黑色素沉着,皮肤黄染,染甲或灰指甲,可造成 SpO_2 假性降低。

4. 血液因素　异常血红蛋白(如碳氧血红蛋白)时 SpO_2 假性增高,血液内有色物质(如甲基蓝)可影响 SpO_2 监测的准确性,血液中存在脂肪悬液(如脂肪乳或异丙酚输注)可吸收部分光线,影响 SpO_2 监测的准确性,贫血在红细胞压积＞15％时一般不影响监测的正确性。

（三）传感器的使用

对于需要重复使用的传感器,每次使用后应清洁、消毒。尽量实施手指端监测,SpO_2 传感器不宜与血压监测或动脉穿刺在同一侧肢体,否则可影响监测结果。监测过程中至少每 4 小时改变一次佩戴部位,防止局部组织循环障碍。

（四）SpO_2 监测的解读

当患者血气分析中动脉血氧饱和度＞70％时,SpO_2 与动脉血氧饱和度的相关性良好,受氧离曲线的影响,当动脉血氧饱和度＞90％～94％时,SpO_2 对动脉血氧分压的变化不敏感,因此,虽然持续脉搏血氧饱和度监测可以减少动脉血气分析次数,但并不能完全替代动脉血气分析。

四、体温监测

体温是重要的生命体征信息,是判断疾病严重程度的重要参数,动态监测可了解患者疾病的进程及变化趋势。正常成人随测量部位不同,体温监测结果略有不同,昼夜可有波动,清晨稍低,起床后逐渐升高,下午或傍晚为一天内最高体温,波动范围一般不超过 1℃。目前常用的测温计包括水银温度计和电子温度计。水银温度计使用简便,测量正确,是临床常用的温度计,但不能持续监测。电子温度计可直接读数,远距离测温,能满足持续监测体温的需要。

（一）测量部位

正常情况下体温在一个相对恒定的水平（36.5℃±0.7℃）,感染或术后患者体温往往升高,极度衰竭患者体温可能降低。人体各部位温度并不完全一致,可以分为中心温度和体表温度。体表温度主要为皮肤温度,操作方便,但易受外界环境影响,多采用腋窝温度。中心温度反映人体内真实温度,受外界环境影响小,可有口腔温度、血液温度、直肠温度、鼓膜温度、鼻咽温度、食管温度等。

（二）测量方法

1. 体表温度

（1）腋窝温度：操作简单,适用于普通患者,也可用于不合作或昏迷患者。一般比口腔温度低 0.3℃～0.5℃,比直肠温度低 0.5℃～1.0℃。

（2）皮肤温度：皮肤温度能反映末梢循环状况,在血容量不足或心排血量低时,外周血管收缩,皮肤温度下降。

2. 中心温度

（1）口腔温度：将体温计置于舌下 5 分钟即可测得口腔温度,是传统的测温部位,测口腔温度前进食冷或热的食物、测量时患者张口呼吸,均易引起误差。经口腔测温不适用于昏迷、不能合作及需要连续监测体温患者。

（2）血液温度：能准确反映中心温度,可持续、动态监测。不同器官的血液温度略有不同,肝脏及脑的温度最高,接近 38℃。临床常用带有温度传感器的导管置入血管内,持续监测血液温度。目前常用监测技术包括 Swan-Ganz 导管、PiCCO 导管,用热敏电阻持续监测血温。

(3)鼻咽温度及深部鼻腔温度:鼻咽及深部鼻腔接近颅底,可反映脑部温度,能迅速反映体温变化情况。但易受吸入气流温度的影响,且测温探头可能损伤鼻黏膜。

(4)直肠温度:直肠是测量中心温度常用的部位,与食管、膀胱、鼓膜温度相关性良好,较可靠的反映中心温度,常用于需要密切监测中心温度的重症患者。可将测温探头置入直肠,成人为 6 cm 以上较为准确。直肠温度有时受粪便、腹腔冲洗液、膀胱镜检查的影响。

(三)临床意义

正常人由大脑皮质和下丘脑体温调节中枢通过神经体液调节产热和散热,维持体温相对恒定。重症患者可因体温调节功能失常、循环障碍、内分泌代谢失常和水、电解质平衡紊乱等发生体温过高或过低。

1. 发热 由于致热源的作用,使体温调定点上移而引起调节性体温升高(超过0.5℃)称为发热。一般体温超过 37.3℃ 称为发热。引起发热的病因众多,可分为感染性和非感染性两大类。感染性发热是由机体受细菌、病毒及真菌感染,病原体的代谢产物或毒素作用于白细胞,释放出致热源导致。非感染性发热的原因包括肿瘤、血液病、变态反应性疾病、结缔组织病、产热与散热异常及体温调节中枢障碍等。对于发热患者应积极寻找病因,控制导致发热的致热因素,同时应积极予以降温处理,以减少患者氧耗和能量代谢。

2. 体温过低 体温低于 36.0℃ 称为体温过低。当体温在 34℃～36℃ 时称轻度低温,低于 34℃ 称为中度低温。多表现为四肢和躯干发凉、表皮花斑、寒战等。重症、极度衰竭患者可出现体温过低。对于低温的处理,应注意保持周围环境不低于 21℃,并予以积极保暖措施,对于顽固性低体温患者应在保暖复温的同时予以积极补充血容量,改善心功能和全身血液循环。

第四章 重症患者的评价和认识

重症患者临床多表现为病情的严重性和复杂性,及时评价和认识重症患者,对于其救治和预后都十分重要。处理重症患者时,留给医生的时间常常很紧迫,普通疾病按照固定程序的医学诊治模式往往需要耗费较长时间而难以适合重症患者。因此需要在短时间内对重症患者的基本状况进行判断评估,处理时重点明确,首先应关注哪些生理指标是需要被紧急纠正的,判断出危及生命的异常情况,给予早期的及时处理。对于重症患者应认识到医学本身所存在的局限性,少数重症患者的临床表现无特异性及病情的复杂性,会造成对患者评价和治疗的困难。

第一节 重症患者的评价

一、初始评价

重症患者的初始评价应与抢救处理同步进行,初始评价应首先明确重症患者的呼吸、心率、血压、体温及意识状态等基本的生命体征情况,以便决定如何实施最初的抢救治疗措施,以及进行何种监测方法。

接着再从病史、查体、实验室检查、影像学资料、治疗反应和完善记录等几个方面,对重症患者进行进一步评价。

二、病史

病史的了解应与抢救治疗同时进行。首先,明确潜在的问题和病因,在几分钟之内抓住主要特点。重症患者常常不能自己提供病史,目击者、家属及医护人员提供的信息非常重要。需要了解主要症状,如气促、乏力、疼痛、神志改变等,有无创伤,有无手术,前期服用药物情况,发病时间长短等。重点应放在判断紧急问题和了解生理储备方面,特别是心肺功能的储备。其次,进一步完善病史。补充了解既往史,药物和过敏史,家族史,既往住院情况,系统回顾等。

三、查体

重症患者的查体应有针对性,查体的主要目的是决定如何进行合理的治疗,以及判断病理生理的损害严重到何种程度。

首先按 ABC 理论检查主要器官的情况,再系统性检查其余脏器的功能。

（一）Airway 气道

病因：可引起气道异常的常见病因有创伤、呕吐、异物、咳痰不畅、局部压迫、感染等。

查体：发绀，呼吸节律和频率变化，呼吸困难，呼吸音异常等。

人工气道：已有的人工气道通畅、在位情况，是否妥善固定。

（二）Breathing 呼吸

肺部病变：感染，气胸，胸腔积液，COPD，哮喘，肺水肿，ARDS，肺不张，肺实变，肺栓塞，肋骨骨折等。

呼吸肌力下降：胸廓形态异常，疼痛，膈肌病变，神经肌肉病变等。

中枢驱动力缺失：中枢神经系统功能障碍。

查体：是否有发绀，呼吸节律和幅度，呼吸频率，呼吸深度，呼吸运动，三凹征，神志改变；胸廓活动幅度及对称性，气管位置；异常胸部叩诊音；呼吸音是否对称，异常呼吸音等。

（三）Circulation 循环

原发病因：休克，心律失常，心肌缺血，瓣膜病变，心肌病变，心脏压塞等。

继发病因：药物，缺氧，电解质紊乱，贫血，感染等。

查体：脉搏，皮肤色泽，尿色及尿量，神志改变等；心律，心率，心浊音界，心音，心脏杂音等。

（四）其他脏器系统查体

中枢神经系统：意识反应情况，生理及病理反射，肌张力，躯体及四肢活动度等。

腹部情况：腹部外形，腹壁紧张度，腹部肿块，压痛及反跳痛，肝脏大小，肠鸣音等。

皮肤黏膜情况：是否发绀、黄染、苍白、水肿、潮湿、弹性等，是否有皮疹、淤斑等。

四、化验检查

首先检查主要的生理指标，如血常规、血生化、血气分析、乳酸、血糖、中心静脉血氧饱和度、肝肾功能等。

进一步完善检查，如超声检查、胸部 X 片、CT、微生物培养、心电图等。

五、监测治疗

重症患者监测治疗的首要目标是维持生命体征稳定，使最基本的生理状态趋于平稳，监测治疗应与病情评价同时展开。监测生命体征及呼吸、循环等重要脏器的功能；给予呼吸系统处理，酌情建立人工气道及机械通气，确保气道通畅和氧供充足；建立静脉通道，进行输液治疗，纠正体液失衡、维持血液循环稳定；评价即时处理以后的治疗反应情况，必要时呼叫上级医生或请相关科室会诊。

根据对患者治疗后反应情况的评价,分析病情趋势,进一步完善治疗方案。

六、记录

记录基础生命体征,如血压、心率、呼吸频率、体温和意识状态等。

进一步记录,如血流动力学监测参数、氧合指数、尿量、液体出入量、用药情况、呼吸机支持条件、Glasgow 评分、肝肾功能情况等。

完成病历,进行诊断和鉴别诊断,完善抢救记录、病程记录等。

第二节　重症患者评分系统

重症患者初始评价和早期处理后,进行重症评分是判断其生理储备能力和病情严重程度的重要环节,评分是对重症患者病情再认识的过程。

重症患者评分系统可以给临床提供量化的指标,用以评价疾病严重程度,评价不同 ICU 科室之间的治疗效果,评价临床研究中不同组别的病情危重程度,评价新药及新治疗措施的有效性,也可用来进行医疗质量控制,指导医疗资源分配等。

ICU 常用的评分系统有:非特异性病情严重程度评分,如 APACHE Ⅱ、TISS;多脏器功能障碍病情评分,如 MODS、SOFA、LODS;特定器官功能障碍评分,如 Ranson 等。

一、急性生理与慢性健康评分

Knaus 等于 1981 年建立急性生理与慢性健康评分(acute physiology and chronic health evaluation, APACHE),1985 年提出了修改版的 APACHE Ⅱ,2005 年推出第四代。APACHE Ⅱ因为简便可靠、设计合理、预测相对准确,目前临床使用最为普遍。作为重症患者病情及预后的评分系统,APACHE Ⅱ分值越高,表示病情越重,预后越差,病死率越高。

APACHE Ⅱ由三部分组成,包括急性生理评分、年龄评分、慢性健康评分。

急性生理评分(acute physiology score, APS)共 12 项,前 11 项由临床最常用的指标组成,包括生命体征、血常规、血生化和血气分析指标,各项指标依据其偏离正常值的程度分别计 1~4 分,正常为 0 分。在评价肺氧合功能时,如吸氧浓度(FiO_2)<0.5,用动脉氧分压(PaO_2)作为评分指标;如 $FiO_2 \geqslant$ 0.5,则用肺泡—动脉氧压差[$(A\text{-}a)DO_2$]作为评分指标。对血液酸碱度的测定仍首选动脉血 pH 值。如为急性肾衰竭,则血肌酐(Cr)的记分加倍。第 12

项为 Glasgow 评分(表 4-2),用于评定患者中枢神经系统功能状态,包括睁眼、语言及运动反应三个项目,三者得分相加表示意识障碍程度,正常为 15 分,表示意识清醒,8 分以下为昏迷,最低 3 分,分数越低表明意识障碍越严重。以 15 减去 GCS 实际得分后再计入急性生理评分。

年龄评分(age points):根据不同的年龄赋予 0~6 分。

慢性健康评分(chronic health score,CHS):表 4-1 中器官或系统功能严重障碍或衰竭的慢性疾病,如行急诊手术或无法手术治疗者加 5 分,择期手术治疗者加 2 分。若不符合慢性器官功能障碍或免疫功能抑制的诊断,无论入院情况如何,均没有慢性健康评分(即慢性健康评分为 0)。

表 4-1　慢性健康评分中器官或系统功能障碍的慢性疾病

心血管系统	休息或轻微活动时出现心绞痛或心功能不全的表现,如心悸、气急、水肿、肝大、肺部啰音等,或符合纽约心脏病协会制定的心功能Ⅳ级标准
呼吸系统	慢性限制性、阻塞性或血管性肺疾病导致患者活动严重受限,即不能上楼梯或做家务;或慢性缺氧、高碳酸血症、继发性红细胞增多症、重度肺动脉高压(> 40 mmHg),或需要呼吸机支持
肾脏	接受长期透析治疗
肝脏	活检证实的肝硬化及明确的门脉高压;既往有门脉高压引起的上消化道出血;或既往有肝功能衰竭、肝性脑病史
免疫功能障碍	接受免疫抑制治疗、化疗、放疗,长期或近期使用大剂量类固醇激素,或患有白血病、淋巴瘤或艾滋病等抗感染能力低下者

表 4-2　Glasgow 昏迷评分(GCS)

睁　眼		语　言		运　动	
自主睁眼	4	语言正常	5	遵嘱动作	6
语言刺激睁眼	3	语言混乱	4	疼痛定位	5
疼痛刺激睁眼	2	用词不恰当	3	疼痛刺激屈曲	4
不睁眼	1	声音无法理解	2	疼痛(异常)屈曲	3
		无语言	1	疼痛伸展	2
				疼痛无反应	1

表 4-3 APACHE Ⅱ 评分系统

项　目	变　量						评分
		+4	+3	+2	+1	0	
APS	T（肛温°C）	≥41	39～40.9	——	38.5～38.9	36.0～38.4	
		≤29.9	30～31.9	32～33.9	34.0～35.9		
	MAP（mmHg）	≥160	130～159	110～129		70～109	
		≤49		50～69			
	HR（次/分）	≥180	140～179	110～139		70～109	
		≤39		55～69			
	RR（次/分）	≥50	35～49	——	25～34	12～24	
		≤5		6～9	10～11		
	PaO₂ FiO₂<50%	<55	55～60		61～70	>70	
	AaDO₂ FiO≥50%	≥500	350～499	200～349		<200	
	动脉 PH	≥7.7	7.6～7.69	——	7.5～7.59	7.33～7.49	
		≤7.15	7.15～7.24	7.25～7.32			
	血 Na⁺（mmol/L）	≥180	160～179	155～159	150～154	130～149	
		≤110	111～119	120～129			
	血 K⁺（mmol/L）	≥7	6.0～6.9	——	5.5～5.9	3.5～5.4	
		<2.5		2.5～2.9	3.0～3.4		
	Cr（急性肾衰加倍）	≥309.4	176.8～300.6	132.6～168.0		53～123.7	
		——		<53			
	HCT（%）	≥60		50～59.9	46～49.9	30～45.9	
		<20	——	20～29.9			
	WBC	≥40		20～39.9	15～19.9	3～14.9	
		<1	——	1.0～2.9			
	Glasgow	15～GCS 实测值					

项目	变量					评分
AGE	≤44 岁	45～54 岁	55～64 岁	65～74 岁	≥75 岁	
	0	2	3	5	6	
CHS	有器官或系统功能严重障碍或衰竭的慢性疾病患者（见表 4-1）： a. 急诊手术或不能手术者 5 分；b. 择期手术者 2 分；c. 无慢性器官功能障碍者 0 分。					
APACHE Ⅱ	APACHE Ⅱ＝急性生理评分＋年龄评分＋慢性健康评分					

APACHEⅡ的理论最高值为71分。临床用APACHEⅡ动态评估患者的病情严重程度,来预测疾病的预后;用于评价治疗措施的效果,有利于制订治疗方案;可评价医疗质量和医疗费用情况;通过APACHEⅡ评分可辅助选择手术时机;用于科研和学术交流,控制对照组间的病情可比性等。

二、治疗干预评分系统

治疗干预评分系统(therapeutic intervention scoring system，TISS)由Cullen于1974年建立,用于对重症患者进行分类,根据患者所需要采取的监测、诊断、治疗及护理措施多少,以及每项干预措施的重要性进行评分,确定医疗护理的劳动强度,以便安排临床工作。

TISS使用时每日同一时间由一名观察者收集资料,确认是否为前24小时内完成的治疗措施,总分应与病情严重程度一致,一定程度上反映了患者疾病严重程度。如与APACHEⅡ等不一致时,应检查治疗措施是否适当,对同一目的进行的多项干预,记录最高分,不得重复记分。TISS评分详见表4-4。

表4-4　TISS评分系统

评分	标　　准	
4分	(1) 心搏骤停或电除颤后(48小时内) (2) 控制呼吸,用或不用PEEP (3) 控制呼吸,间断或持续用肌松药 (4) 食管静脉出血,三腔管压迫止血 (5) 持续动脉内给药 (6) 放置肺动脉漂浮导管 (7) 心房和(或)心室起搏 (8) 病情不稳定者行血液透析 (9) 腹膜透析	(10) 人工低温 (11) 加压输血 (12) 抗休克裤(MAST) (13) 输血小板 (14) 主动脉球囊反搏(IABP) (15) 24小时内急诊手术 (16) 急性消化道出血灌洗 (17) 急诊行内镜或纤维支气管镜检 (18) 应用血管活性药物(>1种)
3分	(1) 静脉营养 (2) 备用起搏器 (3) 胸腔引流 (4) IMV或辅助通气 (5) 应用CPAP治疗 (6) 经中心静脉输高浓度钾 (7) 经鼻或口气管内插管 (8) 无人工气道者行气管内吸引 (9) 代谢平衡复杂,频繁调整出入量 (10) 频繁或急测动脉血气分析、出凝血指标(>4次/班) (11) 频繁成分输血(>5U/24 h) (12) 非常规静脉单次注药 (13) 静滴一种血管活性药物 (14) 持续静滴抗心律失常药物 (15) 电转复治疗心律失常	(16) 应用降温毯 (17) 动脉置管测压 (18) 48小时内快速洋地黄化 (19) 测定心排出量 (20) 快速利尿治疗体液超负荷或脑水肿 (21) 积极纠正代谢性碱中毒 (22) 积极纠正代谢性酸中毒 (23) 紧急行胸腔、腹膜后或心包穿刺 (24) 积极抗凝治疗(最初48小时) (25) 因容量超负荷行静脉放血 (26) 静脉应用2种以上抗生素 (27) 药物治疗惊厥或代谢性脑病(发病48小时内) (28) 复杂性骨牵引

评分	标 准	
2分	(1) 监测 CVP (2) 同时开放 2 条静脉输液 (3) 病情稳定者行血液透析 (4) 48 小时内的气管切开 (5) 气管内插管或气管切开者接 T 形管或面罩自主呼吸	(6) 鼻饲 (7) 因体液丢失过多行补液治疗 (8) 静脉化疗 (9) 每小时记录神经生命体征 (10) 频繁更换敷料 (11) 静滴垂体后叶素
1分	(1) 监测 ECG (2) 每小时记录生命体征 (3) 开放 1 条静脉输液 (4) 慢性抗凝治疗 (5) 常规记录 24 小时出入量 (6) 急查血常规 (7) 按计划间歇静脉用药 (8) 常规更换敷料 (9) 常规骨牵引 (10) 气管切开护理	(11) 褥疮 (12) 留置导尿管 (13) 吸氧治疗(鼻管或面罩) (14) 静脉应用抗生素(<2 种) (15) 胸部物理治疗 (16) 伤口、瘘管或肠瘘需加强冲洗、包扎或清创 (17) 胃肠减压 (18) 外周静脉营养或脂肪乳剂输入

三、全身性感染相关性器官功能衰竭评分

欧洲重症医学会于 1994 年提出全身性感染相关性器官功能衰竭评分(sepsis related organ failure assessment，SOFA)，此评分系统强调早期、动态监测，既体现了器官和系统功能衰竭的病理生理过程和程度，同时也是对感染性疾病特异性的多器官功能障碍综合征进行评估。SOFA 评分包括 6 个器官，每项 0～4 分，每日记录最差值。SOFA 的最高评分和评分动态变化对评价病情更有意义。此评分方法后来也被称之为序贯器官功能衰竭评分(sequential organ failure assessment，SOFA)，每日评估时应取每日最差值，评分越高，预后越差。SOFA 评分详见表 4-5。

表 4-5　SOFA 评分系统

器官	项　目	0	1	2	3	4
呼吸	PaO_2/FiO_2 (mmHg)	≥400	<400	<300	<200 on MV	<100 on MV
血液	血小板(10^9/L)	>150	<150	<100	<50	<20
肝脏	胆红素($\mu mol/L$)	<20	20～32	33～101	102～204	>204
循环	平均动脉压(mmHg)	≥70	<70			
	多巴胺剂量($\mu g/kg \cdot min^{-1}$)			≤5	>5	>15

续表

器官	项　目	0	1	2	3	4
	肾上腺素剂量($\mu g/kg \cdot min^{-1}$)				$\leqslant 0.1$	>0.1
	去甲肾剂量($\mu g/kg \cdot min^{-1}$)				$\leqslant 0.1$	>0.1
	多巴酚丁胺($\mu g/kg \cdot min^{-1}$)			任何剂量		
神经系统	GCS 评分	15	13~14	10~12	6~9	<6
肾脏	肌酐($\mu mol/L$)	<110	110~170	171~299	300~440	>440
	24 小时尿量(ml/24h)	$\geqslant 500$			<500	<200

四、多脏器功能障碍评分

多脏器功能障碍评分(multiple organ dysfunction score，MODS)(表 4-6)是由 Marshall 于 1995 年提出，Richard 于 2001 年改良。MODS 评分系统的特点是参数少，评分简单，对病死率和预后预测较为准确，是动态、定量评价 MODS 病理生理过程较理想的一种评估方法。其不足之处是：只反映 6 个常见器官功能的一个指标，不能全面反映器官功能状态；没有涉及其他影响预后的因素。MODS 评分最高 24 分，评分越高提示病情越重，病死率越高。

表 4-6　MODS 评分系统

器官	项　目	0	1	2	3	4
呼吸	PaO_2/FiO_2(mmHg)	$\geqslant 301$	226~300	151~225	76~150	<76
血液	血小板($10^9/L$)	$\geqslant 150$	<150	<100	<50	<20
肝脏	胆红素($\mu mol/L$)	$\leqslant 20$	21~60	61~120	121~240	>240
心血管	HR·(CVP/MAP)	$\leqslant 10$	10.1~15	15.1~20	20.1~30	>30
神经系统	GCS 评分	15	13~14	10~12	7~9	$\leqslant 6$
肾脏	肌酐($\mu mol/L$)	<100	101~200	201~350	351~500	>500

五、特定器官功能障碍评分

特定器官功能障碍评分是指对特定器官功能进行评价。如：肺损伤评分、肺部感染评分、心力衰竭评分、重症胰腺炎评分、RASS 镇静评分、AKI 评分、DIC 评分等。

例如，用来判断急性胰腺炎严重程度的 Ranson 评分系统(表 4-7)，包括入院时的 5 项临床指标和 48 小时的 6 项指标各项 1 分，合计 11 分，评分在 3 分以上时即为重症胰腺炎。

表 4-7　Ranson 评分系统

入院时	入院 48 小时
■ 年龄>55 岁 ■ WBC>16×10⁹/L ■ 血糖>11.2 mmol/L ■ 乳酸脱氢酶>350 IU/L ■ 谷草转氨酶>250 IU/L	■ HCT 减少 10%以上 ■ 血钙<2 mmol/L ■ PaO₂<60 mmHg ■ BE>4 mmol/L ■ 尿素氮增加>1.79 mmol/L ■ 体液丧失>6 L

第五章　重症医学伦理

现代医学的进展,使得医生以及医疗机构能够利用多种形式的生命保障系统,包括药物、机械设备以及重要器官的移植技术等来延长患者的生命。科技上的成功暂且不论,这些治疗措施所带来的生命的延长,其质量对患者而言有时是无意义和没有回报的,此时,医生和医疗机构必须帮助患者抉择,是否放弃或者终止使用这些支持生命的药物或设备,甚至一些基本的生命支持措施,如营养和水。

在重症医学科,生命保障系统的抉择经常处于伦理或者法律的两难境地,医护人员、患者以及患者家属或代理人必须面对并解决这一难题。本章将回顾构成现代医学实践伦理框架的基本原则,讨论这些原则的目的并不在于建立一种实践的标准或给予合法的建议,而是提供一种应用伦理原则避免或解决冲突的系统。

第一节　医患关系与沟通

医患关系是从客体角度划分为医疗关系、经济关系、道德（伦理）关系、法律关系和文化关系等技术关系和非技术关系的集合。这只不过是一种对现象的描述、罗列和分类。另一方面,如果从主体建构的角度,则可将医患关系的本质属性视为一种基于一定利益基础之上、广泛渗透着伦理关系的主体互动的特殊社会关系。其表现形式有三种：情感、契约和消费。三者可视为强度或紧张程度依次增强的社会关系。

一、医患关系

（一）情感关系

医学是以有生命、有情感的人为研究对象,与人的健康和生命息息相关的科学。医学不仅是"为学之器",更是"为人之道"。这也赋予了医患关系"为人"的基本价值指向。换言之,在现实的医患关系中,医者不应仅仅是治疗疾病的"医匠"、"工匠",更应是富有情感、深怀同情、充满责任、关怀和人性温暖的"医生"或"医师"。患者也应尊重医师的劳动,尊重医生的职业自主权,尊重医生的专业权威,理性对待医疗行为。在医疗活动中,医生对患者的关爱和救助,患者对医生的理解和信赖以及医生患者为战胜共同敌人——病魔共同付出努力,就是一种情感关系。医患关系作为人类文化中的一个特有的组成部分,折射了文化传统的精神,刻上了社会结构的印迹,辉映了医学模式的影响。

(二)契约关系

医患关系从患者挂号就诊即形成要约,医疗机构发给挂号单就属承诺,承诺一旦做出,医患关系即告成立,也就是履行契约关系之始。即便不经过要约与承诺的过程,对于意识不清或不能作意识表示的危急病患者,医方也具有救治义务,形成"事实上的契约关系",当然,有人认为鉴于医患双方的不平等性,患者自由、自主甚至自愿性的有限性,尤其每一方只考虑自身利益的驱动性,契约关系不能符合医患关系的要求,但医患关系又带有某些契约色彩,故而,医患关系是具有某种契约性质的信托关系,即患者出于信任把自己的生命与健康托付给医务人员,医务人员有义务去争取与维持患者的信任与依赖。一般仍倾向认为,医患关系是一种具有信托性质的契约关系。

(三)消费关系

医患关系是否适用《消费者权益保护法》一直是学界争论的焦点问题,简单地认为消费关系就是商品交换买卖关系的观点,其实是对消费关系的误读,显然是错误的。由于道义诉求,人们普遍认为生命健康永远是无价的,医疗行为的价值无法用价格来体现,医生不能因为患者没有钱而不进行救治,"救死扶伤"是政府必须无条件承担的责任。但即使是最富裕的国家,政府都不可能包揽每一个重病患者的全部医疗费用。也就是说,医疗行业作为非营利的社会公益事业,尽管不能以经济利益为目的,但也不能不考虑经济利益或者运行的可持续性,尤其在市场经济条件下,仅靠国家有限的经济投入是不够的,患者就诊接受医疗服务时必须付费,要先付一定的挂号费、治疗费、检查费、药品费等,而且医疗费用的支出直接与患者个人利益挂钩,说明经济利益是链接医患关系的纽带。患者到医疗机构挂号看病实际上就构成了患者和医院之间的消费关系。

二、医患沟通

医务人员在医患沟通过程中应把握以下几个要点。

1. 诊疗过程中的沟通,要视作医务人员的基本原则和技能,医务工作者应具有较强的医患沟通观念和能力,建立较科学完善的医患沟通的制度和规范,才是进行有效医患沟通、融洽医患关系的关键。

2. 加强医患沟通,要落实知情同意原则。加强医患沟通是将知情同意原则与医疗服务相结合的过程,它是医生的基本道德义务,也是患者的重要权利。让患者了解治疗效果只是一个概率的医学特殊性,了解医疗服务行业的高风险性和不确定性,同时又针对性地制定治疗、护理计划,解除患者焦虑与紧张的心理,树立战胜疾病的信念,积极配合治疗。

3. 医患沟通应体现在整个诊疗过程中,在患者入院后、手术或做创伤性检查前、病情发生变化和出院时,都要主动与患者接触沟通,尊重患者的知情权、选择权和同意权,对患者提出的问题热情耐心地做出解释。

4. 医患沟通中应借助换位意识,充分理解患者;强化角色意识,医学伦理道德的评价与医术并重,协调社会关系,多方关心患者。

5. 患者选医生制度的实施能有效地促进医患沟通,而且是病患有选择的、主动的沟通。

第二节　医疗行为中的伦理道德

一、伦理原则

医学伦理的原则根植于宗教与哲学的传统,其中包括善良与罪恶、正确与错误等绝对价值观念,以及人的生命无限珍贵与神圣的理念。所谓伦理,就是依托这些理念指导我们的行为以及我们与其他人相互作用的原则系统。虽然这些理念的应用可能会因时而变,以适应社会的需求,但是其中绝对价值的界限依然保持不变。

源自这些绝对价值的四个基本伦理原则对医学实践有深刻的影响,尤其是对重症医学。第一个伦理原则是行善原则,指导医生与医务人员做善事,尤指重塑患者的健康与减轻患者的痛苦。早在公元前 4 世纪,这一原则就已经成为医学实践的基本目标,但它不是唯一的目标。

第二个伦理原则是与行善原则并行的无害原则,要求医疗保健的从业人员首先要不做有害于患者的事情,无害原则并不单纯是行善原则的必然结果,两者有时也会有冲突。例如,对临终的患者使用吗啡减轻疼痛被认为是符合伦理的(行善原则),但是吗啡也会增加患者死亡的危险,这一行为又违反了无害原则。

第三个伦理原则是自主原则,阐述的是任何一个具有完全法律能力的成年人在被告知适当的(医学)信息以后,有权接受或拒绝医学治疗,包括生命支持措施,即自我决定权。它不包括采取自杀行为的权利或要求医生帮助其自杀或施行安乐死的权利。

表 5-1 列举了美国医院联合会所采纳的患者的权利。

表 5-1　患者权利法案

患者有权——

- 接受细致而受尊重的治疗
- 知道诊断,治疗与预后的信息
- 决定治疗相关的问题
- 预立指示(have an advanced directive)
- 关注隐私
- 期望保密
- 审查医疗记录
- 要求医疗服务
- 被告知卫生保健事宜
- 同意或拒绝参与研究
- 期望得到合理持续的治疗
- 被告知医院关于患者治疗的政策,包括解决冲突的资源

第四个伦理原则是公平原则。阐述的是个体应得到与其他患者同样公平的治疗,以及在整体医疗资源的分配上得到公正的配置。当医疗资源紧缺时,这一原则解读为将有限的医疗资源配置给最可能从中受益的患者。但医生高于一切的考虑的是照顾他身边的患者的义务感,因此伦理学家呼吁医生应从社会整体的角度决定医疗资源的分配,而不是针对其个体的患者。

二、伦理原则之间的冲突

医学实践经常产生基本伦理原则之间的冲突。人们试图在它们中间分出优先等级,例如把自主原则作为最重要的伦理原则,但争议不断。不管怎样,医生和医疗机构都应该结合每一个具体患者的背景去考虑这些基本原则之间的冲突。

患者的自主原则必须受到保护,也许有时候医生会发现患者的意愿与医生自己职业的、个人的原则或宗教的信仰发生冲突。此时应首先考虑患者的意愿,同时该医生应尝试将对该患者的(治疗)责任转移给另一位医生。

如果医生认为患者(或家属)要求的治疗,尤其是生命支持的措施在医疗上无益,也会引起冲突。如果一种治疗方法经过论证或经验提示该方法很可能不会导致有意义的生存,则被判定为"医疗无益"。无需下结论说该治疗措施没有成功的可能,只要有合理的理由提示它不成功的可能性很高就足够了。例如,有人提议判定医疗无益的工作标准为:在最近 100 次尝试该治疗的过程中没有观察到或记录到成功结果。医生最有资格判定医治无效,但只有患者才有权决定继续生存是否为个人接受。一个临床的实例就是决定是否对重度慢性进展性肺病患者进行呼吸支持治疗。比较理想的治疗目标应当是患者与医生彼此认同的一致的目标。

伦理学家比较一致认为,医生没有伦理上的义务为患者实施医生认为无益的生命支持治疗,但是医生确实有义务告知患者为什么他们有这样的观点并尽量能取得一致意见。如果患者要求这种无意义的治疗,如有可能,则医生应该采取措施将对该患者的治疗转移到愿意采纳患者意愿的医生或机构中去。与此同时,所有其他的治疗措施,无论是医疗显示需要的还是经患者同意的,都应当继续给予。

三、伦理决策

1. 决策能力的评估　重症医学科中的医疗决策权受控于患者的自主原则,但患者的病情也许会严重影响患者的决策能力。决策能力通常被定义为患者有以下能力:① 接受并理解相关信息;② 对信息做出适当反应;③ 与治疗者沟通决定和意愿。

2. 决策代理人　当患者的决策能力削弱或丧失,应该寻求决策代理人代理决策程序。理想的情况是:该代理人最好是患者书面指示中预定的人员。再有就是法定具有监护责任的家庭成员。通常的顺序为患者的配偶、成年子女、父母、成年亲属、(外)祖父母。较为罕见的是由法庭指派的保护人代理这一角色。

在没有预先得到患者对特定医疗措施的决策时,则代理人最大限度地代表患者的利益,权衡治疗可能带来的风险与收益。因此,理想的代理人应当:① 愿意接受这些责任;② 理解并接受患者的个人价值观点;③ 实施这一责任没有严重的情感阻力;④ 没有利益冲突。

在某些情况下,如果合适的代理人找不到,医疗卫生机构应当具有相应的机制制定某个人代表患者的最大利益,这一机制应当在地方医疗实施、法律援助案宗以及医院政策的控制下进行。也许可以从适当的资源部门,如生物伦理委员会或医院的伦理委员会中获取咨询。

尽管很少需要,但是在诸如下述情形中,诉求法律裁定也是一个办法。① 对患者决策能力存疑;② 决策代理人不能或拒绝决策;③ 医疗部门感到代理人的决定没有代表患者的最大利益;④ 代理人的决策与患者的预立指示相违。

3. 共同决策　重症医学科的决策过程应当是医生、患者或决策代理人共担责任的过程。医生应避免在患者决策生命支持措施的时候给予独立的家长式式的医疗决策,即便该决策似乎最大程度上代表了患者的利益也不行。医生只被赋予判断特殊的治疗措施是否"医疗无益"的资格,只有患者或其代理决策人才有权决定生命质量相关的问题,即判断生命的延长对患者是否具有意义和价值。

第三节　重症医学中的伦理决策

重症医学所涉及的伦理问题主要包括放弃与终止生命支持、姑息治疗、疼痛控制以及肢体约束等。近年来,国际上的一些学术团体和临床机构在重症医学的伦理决策上进行了研究,结果如表5-2。

表5-2　临终患者的伦理决策

伦理问题	伦 理 决 策
与家属沟通	什么也不如良好及时的沟通令家属满意 在医患沟通时,让家属多说而不是医生多说 重症医生应支持家属的临终决定,并向家属保证尽力让患者减少痛苦 不同医护人员对患者预后的说法不一致,使重症医学科的临终关怀复杂化
伦理咨询	伦理咨询可为重症医学科医护人员和家属提供良好的帮助 伦理咨询有助于解决不正确的延长无用治疗的矛盾 伦理咨询有助于减少住院日而不改变死亡率,有助于减少治疗冲突 多数医生认为伦理咨询可为未来的伦理难题提供有用的信息
知情同意	家属在做临终决策时常常充满矛盾 没有家属的重症患者的临终决策常由医生做出,而非法律部门或机构 即使知情同意做得很好,很多参与者仍意识不到临床实验的目的和风险
肢体约束	肢体约束可能增加死亡或伤害 肢体约束可能延长住院时间 重症医学科应尽量避免肢体约束,尤其是对临终的患者
疼痛控制	重症患者普遍得不到充分的疼痛控制 应当重视疼痛的评价和治疗,疼痛应该作为"第五个生命体征" 很多学术机构在推进重症患者的疼痛管理

一、预立指示

为了支持患者自主这一基本伦理原则,相应法律的执行使得患者能够在其不能行使决策权的时候,其意志也可以得到贯彻执行。也就是说,患者预先给予医生或医疗团队指示他/她想做什么,不想做什么。美国联邦法律要求所有接受社会养老医疗保险(medicare)与医疗补助(medicaid)基金的医疗机构,都必须告知每一位患者它们有权填写这样一个预立指示表格。

1. 生活意愿　生活意愿是最常见的文件形式。通过它,患者可以在他/她疾病临终或永久昏迷、不再能够进行医疗决策时要求或拒绝生命支持治疗。这些文件可以作为医生和代理决策人的指导依据。自然死亡的宣判可以合法地决定终止人工途径的基本生命支持措施,如营养和水。

2.预立卫生保健指示　指定一个医疗代理(实际上充当律师)在患者不能够执行自己的权利时代表患者的最大利益。如果患者以书面的形式详尽地表达了他/她的意愿而不是概而言之(如不要冒险的措施),那么这样的预立指示就具有很大的帮助。患者在酝酿这些指示时,除了填写预立指示表以外,最好还应当与他们的医疗代理人、家人以及医生探讨他们的意图,观念和价值取向。应当经常审阅这些意愿与指示,尤其在患者每一次入院后。

二、放弃与终止生命支持

基于前面所讨论的伦理原则,患者或代理决策人可以要求放弃或终止生命支持治疗。放弃和终止生命支持措施在伦理或法律上有什么显著区别,目前尚无结论。但是患者、家庭以及医疗部门可能会发现,撤除(终止)生命支持措施比拒用这些措施更加困难。另外,某些传统教义不允许撤除生命支持措施,包括营养与水合物,感到这样做等同于自杀,而对更加被动的放弃治疗,则相对关注得要少得多。

放弃或终止治疗措施的决策最好在出现威胁生命的情况之前做出,这样可以让患者和家属考虑生命支持措施的可能结果。对于疾病临终或具有严重、不可逆疾病的患者来说这样做尤其重要。

(一)"不复苏"意愿书

住院患者如果出现心跳呼吸停止,心肺复苏术(cardiopulmonary resuscitation,CPR)应自动启动。在一些情况下,有可能希望放弃心肺复苏术。在这种情况下需要填写"不复苏"(do not resusciate,DNR)意向文件。这种决策由医生与患者(或其代理人)共同决定,但任何一方均可发起对这种决策的讨论。通常医生应当发起关于 CPR 与 DNR 的讨论——这种讨论最好在患者疾病变得相当严重之前,或者在疾病进展即使合理治疗仍不能脱离生命危险之前进行。

医生应选择适当的环境与患者及其家属探讨这些问题,留出足够的时间进行讨论。DNR 意向书应当以一种积极的方式呈现给患者,强调会继续支持性治疗,可以减轻躯体的痛苦(如疼痛与呼吸困难),并且提供支持应对情感的痛苦。有必要澄清的是这种决策并不意味着医疗机构"放弃"了对患者的治疗,而是治疗的焦点改变,强调舒适(安慰)的治疗,避免无用或不必要的治疗。

如果结局不乐观,则不仅要讨论 CPR 是否启动,还应讨论生命支持措施是否放弃或终止。"不复苏"的决策本身并不暗示任何其他的医疗决策,包括转入重症医学科、手术或其他治疗。如果实际上患者的预后极为险恶,施行CPR 将可能带给患者和家属一种预后良好的错觉。一个较好的解决办法就是预先与患者或家属讨论,如果病情恶化时生命支持措施被认定为无益的治疗,是否不使用或撤销使用这些措施。这样,患者、家属、医疗团队都会以"期待最好的结果,做好最坏的准备"的心态继续施行后续的治疗计划。

也可能会有这样的情形,医生建议填写 DNR 意向书,但患者或家属不同意,并且希望在心跳、呼吸停止的时候启动心肺复苏。在这种情况下,有几个步骤可以采取。第一,医生与患者(或其代理人)继续讨论,澄清患者每一个决策的原因,澄清对 CPR 的误解,讨论是否继续或撤销其他医疗治疗。第二,美国医院联合会伦理与司法事件委员会已经决定:如果医生断定 CPR 可能属于医疗无益措施,可以违背患者意志启动 DNR 指令。在这种情况下,患者必须被告知这种决定以及决策的原因。第三,在不同意的情况下,患者应当被转移到另外一个医生那里接受治疗,该医生根据自己的医学判断,也许能够顺从患者的意愿。

一旦决定填写 DNR 意愿书,不管是医生还是患者的决定,医院的政策或程序应指导如何填写意愿书以避免沟通产生误会。与患者及家属讨论的重点应当记录在医疗记录的档案里,包括参加人员、患者的决策能力、医疗诊断与预后、DNR 决策的原因。

(二)放弃/终止治疗

1. 一种进阶式的方式　放弃或终止生命支持治疗的决策决不能草率决定。推荐依照以下几个步骤进行。

(1)医生应对患者的诊断、生理的和功能性的状态以及其他并存的疾病状态有清楚的认识与理解。

(2)医生应就放弃/终止生命支持治疗的决策取得医疗团队的一致意见。

(3)争取具有完全法律能力的患者的知情同意。如果患者不具备完全法律能力,则必须接触患者的决策代理人。尽管患者或决策代理人对最后的决定负责,邀请包括家属、患者推荐的人选或患者的初级保健医生在内的人选参与决策的过程是明智的做法。

(4)如果决策不能及时做出,而生命支持措施又紧急需要,医生可以考虑进行生命支持措施的试验性治疗。例如在随后的 72 小时给予呼吸支持,同时进行重新评估。如果缺乏肯定的决定,生命支持措施应当启用或继续。

医生也许会担心,他们放弃或终止生命支持的行为会使他们面临起诉甚至犯罪指控。虽然没有人可以免除被责问,但医生只要考虑周全,行动合理,从关心患者的角度出发,并且与同事一起在公开的场合下行动,就不必担心法律的纠缠。

2. 营建治疗计划　一旦放弃生命支持措施的决策被确定下来,就应该制定一个以提供舒适(安慰)与支持性治疗为重点的特殊治疗计划,并继续调整该计划以不断适应患者的需要。DNR 意向书并不能自动排斥重症医学科患者的治疗要求。要尽一切努力避免给患者以及其家属以"放弃"的印象。撤除治疗并不意味着撤除关注和护理,应提供足够的医疗服务以确保患者与家属感到适当的情感支持和对躯体舒适的关注。

3. 终止生命支持　一旦决定终止生命支持措施,就应及时着手实施,要特别关照患者与家属的情感需要。一旦终止了生命支持措施,比如终止患者的机械通气,家属应当被允许最大限度地接近患者,并且照顾到他们的身心需要。如果死亡过程迁延,可以把患者移送到单独的房间,以得到更多的私人空间。辅助止痛、治疗呼吸困难的药物以及其他症状的药物应当无限制地给予。护士与医生应当像决策之前一样用心地关注与处理患者的需要。

重症医学科医生既要准备好预防与处置威胁生命的危机事件,也应准备好对临终患者及其亲属特殊的全面照顾。研究表明,与中国香港和欧洲相比,国内对临终重症病人施行"不复苏"和"终止生命支持措施"的比率要更低,这可能与不同国家或地区间的文化、宗教信仰差异及重症医学发展的成熟度有关。

第六章　重症患者的转运

　　重症患者病情复杂且危重,由于诊断和治疗需要,重症患者有时需要暂时转出重症医学科病房,或转运至条件更好的医院行进一步的治疗,这种转运一般包括院内转运和院际转运。在转运过程中某些医疗支持措施暂时不能停止,例如血管活性药、呼吸机的应用等,同时由于病情危重,病理生理复杂,患者病情随时可能发生变化,如发生并发症,可影响患者生命体征的平稳,甚至导致死亡。因此,转运途中,患者的安全保障十分重要。这就需要医务人员在转运前对风险进行充分评估,只有利益大于风险时才是适合转运的先决条件,同时为了降低转运途中的风险,医务人员在转运前要协调、联络,配备专业人员和设备,制定适当的计划和应对可能的突发事件的抢救措施。

第一节　转运的获益和风险评估

　　转运目的是为了使患者获得更好的诊治措施,当患者需要采取进一步加强医疗措施而原单位无法实施时,即有转运指征,但转运存在风险,因此,转运前应该充分评估转运的获益及风险。如果不能达到上述目的,则应重新评估转运的必要性,将要进行的检查和操作对患者的救治和预后帮助不大时,不宜冒风险进行盲目的转运。通常,当患者存在以下风险时:在现有条件下积极处理后血流动力学仍不稳定;不能维持有效气道开放、通气及氧合,则不宜转运。但需立即外科手术干预的急症(如胸、腹主动脉瘤破裂等),视病情与条件仍可积极转运。

　　院内转运由主管医师决定,院际转运则需由转出医院主管医师和接收医院共同商议,并最终应由接收医院主管医师决定。转运前应将转运的必要性和潜在风险告知,获取患者或家属的知情同意并签字。患者不具备完全民事行为能力时,应当由其法定代理人签字;患者因病无法签字时,应当由其授权的人员签字。紧急情况下,为抢救患者的生命,在法定代理人或被授权人无法及时签字的情况下(例如挽救生命的紧急转运),可由医疗机构负责人或者授权的负责人签字。

第二节　院内转运

院内转运是指在同一医疗单位不同医疗区域之间的转运。包括转运前和接收科室的联络,转运前的准备、转运途中监测和生命支持等方面,分述如下。

1. 转运前的联络和协调

(1) 联络后续医疗科室,向后续医疗科室通报患者的病情和后续治疗所需要的药品和设备,患者预计到达时间,必要时邀请后续医疗科室的医师会诊,共同讨论制定转运方案。

(2) 及时通知随行其他人员(呼吸治疗师、电梯管理人员等),以便及时配合转运。

(3) 通知患者监护人员。

2. 转运前准备

(1) 护送人员:一般2名,其中一名必须是具备重症医学护理资格的护士,转运生命体征不稳定的患者,应有具备气道管理技能和高级生命支持技术等重症治疗经验的医师负责。

(2) 随行设备:血压计,脉氧仪,心电监护仪,或者具备上述监测项目的监护仪,气道管理器材(气管插管、便携式气道吸引装置),如有必要,携带简易呼吸机,供氧设备应保证全程供氧,如有血管活性药物,需要带供电装置的微量泵,必要时配备除颤仪。

(3) 随行药品:必备肾上腺素和抗心律失常药物,携带足够的液体和静脉应用药物,根据病情决定是否携带毒麻药品及其他急救药品。

(4) 制订应急预案:包括心脏骤停、严重心律失常、窒息等应急处理方案。

(5) 书写交接的内容,包括病情和治疗计划。

3. 转运前患者的处理

(1) 带有气管插管或者气管切开的患者,转运前需将插管或者气切套管固定牢固,并标定插管深度。

(2) 检查呼吸机,更改至接收单位可用的通气模式,如更改后患者病情不平稳,则需重新评估转运风险。

(3) 循环不稳定的患者,应积极复苏治疗,血压基本稳定时方可转运。

4. 转运中的监护和生命支持

(1) 转运中监护:转运期间的监测治疗水平应确保患者的生命安全,尽可能降低转运过程对患者原有监测治疗的影响,至少需要检测动脉血压、脉率与血氧状况,尽可能实施心电、脉氧的持续监护,力争做到转运前后监测治疗的无缝衔接。

(2)转运途中呼吸的支持:呼吸机的参数尽可能和转运前保持一致,频繁躁动者,可适当应用镇痛、镇静剂,但应尽可能保留其自主呼吸。

(3)转运中循环的支持:转运过程中出现循环不稳定,应用输液泵和微量泵保证液体治疗方案,血管活性药物和正性肌力的药物尽可能与转运前保持连续性,紧急情况下出现心律失常等情况,按预定方案执行抢救治疗措施。

5.交接

通过医生—医生和护士—护士的交接,保证后续治疗及时进行,交接内容包括病史、病情、转运过程患者状况及治疗计划等。

第三节　院际转运

院际转运是指在不同医疗单位之间进行的转运,应根据转运时间最短原则和在转运过程中可能需要的监测以及治疗措施决定转运模式和小组成员。具体转运程序和方法如下。

1.转运的获益和风险评估以及知情同意　在确认患者能够在接收方医院获得更好的必要的诊疗措施,有助于改善预后,并对预想的转运风险有防范措施之后,才能决定转运。如果是患方提请的转运,应有书面签字和申请,院方决定的转运需征得患者本人、监护人或代理人的同意,并签字存档。

2.转运小组　至少应有2名医务人员和救护车驾驶人员组成,其中医务人员必须拥有气道管理、静脉通路的开放、心律失常的判读和处理、基本生命和高级生命支持等技能。若病情不稳定,转运小组负责人必须是医师,转运稳定的患者可以由受过专业训练的护士担任负责人。

3.转运方式　一般有转运负责医师和接受医疗单位根据患者病情紧急程度、天气条件、持续生命支持所需要的医疗措施、可用的人力和物力资源等综合因素来决定,具体可有救护车、直升机、船舶等方式,一旦确定后,要通知转运部门,由转运部门进行可行性认证,协调转运时间。

4.随行设备　转运过程中的各种设备,应调整在预设状态。

（1）气道管理/供氧设备

必备设备	选配设备
鼻导管	环甲膜切开包
氧气管	各种型号的储氧面罩
鼻咽通气道/口咽通气道	多功能转运呼吸机
便携式吸引器及各种型号吸引管	呼气末二氧化碳分压监测器
各种型号的加压面罩	球囊外接可调 PEEP 阀
便携式人工呼吸器或简易呼吸器	呼吸机螺旋接头
喉镜及备用电池和灯泡	呼吸过滤器
各种型号的气管插管	湿热交换器
气管切开套管	胸腔闭式引流设备
开口器	便携式血气分析仪
管芯	
牙垫	
舌钳及插管钳（Magil 钳）	
气管切开用手术刀及刀片	
环甲膜穿刺针	
氧气袋、氧气瓶及匹配的减压阀、扳手、流量表	
便携式呼吸机	
听诊器	
润滑剂	
连接气管套管和人工呼吸器的软接管	
固定气管套管胶带	
指脉氧饱和度监测仪	
气胸穿刺针/胸穿包	
药物雾化器	

（2）循环管理设备

必备设备	选配设备
心电监护仪及电极	动脉穿刺针
袖带式血压计及各种型号的袖带	中心静脉导管包
除颤仪、除颤电极板或耦合剂	压力延长管
各种型号的注射器/针	压力传感器
各种型号的静脉留置针	有创压力监测仪
静脉穿刺用止血带	加压输液器
静脉输液器	输液加热器装置
输血器	经皮起搏器
输液泵及微量泵	
三通开关	
皮肤消毒液	
无菌敷料	
胶带	

（3）其他监测设备

必备设备	选配设备
体温计	止血钳/止血带
血糖仪及试纸	创伤手术剪
鼻饲管及胃肠减压装置	外科敷料(海绵、绷带)
约束带	脊柱稳定装置
电筒和电池	
通讯联络设备	
重洗用灭菌生理盐水	
Y型输液接口	
皮下注射及针头	

5. 随行药品

（1）抗心律失常药物：胺碘酮、阿托品、利多卡因、美托洛尔、维拉帕米、地尔硫草、氯化钙、葡萄糖酸钙。

（2）血管活性药物：肾上腺素、去甲肾上腺素、异丙肾上腺素、多巴酚丁胺、硝酸甘油、硝普钠。

（3）支气管解痉药物：沙丁胺醇喷雾剂、氨茶碱、甲泼尼龙。

（4）抗癫痫药物：地西泮、苯妥英钠、苯巴比妥。

（5）麻醉镇痛药物：吗啡、芬太尼。

（6）镇静药物：地西泮、咪唑达仑、异丙酚。

（7）神经肌肉阻滞剂：阿曲库铵、罗库溴铵。

（8）电解质：氯化钾、硫酸镁、氯化钠、氯化钙。

（9）软包装液体：生理盐水、乳酸钠林格、50％葡萄糖、灭菌注射用水。

（10）其他：甲基泼尼松龙、肝素、呋塞米、甘露醇。

6. 转运前患者的准备

（1）开放安全的静脉通路。

（2）循环不稳定的患者，尽可能复苏稳定后再转运。

（3）呼吸功能不稳的患者，转运前建立人工气道，并固定牢固，标明深度。

（4）使用呼吸机的患者，在转运前需调定合适的吸入氧浓度和通气量，如果需要更换成转运时呼吸模式，应在转运前调定并试用，以保证患者能够适应并保持生命体征的稳定，否则应重新评估转运。

（5）机械通气和肠梗阻的患者需要留置胃管。

（6）使用利尿剂并长途转运的患者，需留置尿管。

（7）血气胸患者，在转运前需留置胸腔闭式引流。

（8）躁动不安、不配合的患者，转运前适当使用镇静剂。

（9）创伤患者，如不能排除脊柱损伤，应使用脊柱固定装置，如颈托等。

（10）中心静脉置管应标明放置时间。

（11）腹腔引流管应标明位置、时间及通畅情况。

7. 转运中的监护和生命支持

（1）基本的生命体征监护，包括连续性脉搏、血氧饱和度、心电、血压、呼吸等。

（2）如条件允许，病情需要可监测有创动脉血压、CVP、肺动脉压、颅内压及二氧化碳浓度等。

（3）记录监测结果和处理措施及患者反映。

8. 交接，转达对方医院后，要进行详细的交接

（1）医生—医生和（或）护士—护士进行交接，以保证后续治疗及时进行。交接内容包括患者病情变化，治疗经过及转运过程中患者情况。

（2）向接收医院递交转院小结、转院之前的化验和检查结果的副本和转运过程中监测和处理的书面记录副本。

第四节 转运的注意事项

1. 不管是院内转运还是院外转运,转运前循环不稳定者都应进行积极液体复苏及应用血管活性药物,待患者循环稳定后进行转运。

2. 已建立人工气道者,应有专人负责人工气道,保证其在位、通畅、有效通气。使用呼吸机者,确保有效机械通气。

3. 肠梗阻、颅脑损伤、机械通气等患者,应积极保留胃管行胃肠减压,并防止各种管道的滑脱,防止误吸等。

4. 创伤的患者除非明确排除脊柱无损伤,否则都应该使用脊柱保护装置,防止脊柱进一步损伤造成截瘫等严重后果。

第二篇 基础理论与基本知识

第七章 全身炎症反应与多器官功能障碍综合征

第一节 基础理论

一、炎症

炎症：指机体具有血管系统的活体组织对损伤因子所发生的防御反应。可以由感染或非感染性因素引起。通常情况下，炎症通过稀释、杀伤和包围损伤因子，为受损组织修复和愈合创造条件；但某些情况下炎症反应不能局限，导致炎症反应失控，反而损伤自身组织。

任何能够引起组织损伤的因素都可成为致炎因子。常见的致炎因子可归纳为以下几类：

（1）生物性因子：包括细菌、病毒、真菌立克次体、支原体、螺旋体和寄生虫等。

（2）物理性因子：高温、低温、放射性物质、紫外线和机械损伤等。

（3）化学性因子：强酸、强碱及松节油、芥子气等。

二、炎症反应

炎症反应指机体组织受到外伤、出血或病原感染等刺激激发的生理反应。按照炎症反应发生时间，可分为急性炎症和慢性炎症。按照炎症反应累及的部位分为局部和全身反应。局部炎症反应以体表炎症时最为显著，常表现为红、肿、热、痛和功能障碍，全身炎症反应则表现为发热、白细胞增高、单核吞噬细胞系统增生以及器官功能障碍。

三、炎症介质与细胞因子

1. 炎症介质 炎症过程中参与、介导炎症反应的化学因子即炎症介质。常见的炎症介质包括组胺、缓激肽、前列腺素等，可导致血管扩张、血管通透性增加、引起疼痛和组织损伤。

2. 细胞因子 细胞因子是多种细胞所分泌的能调节细胞生长分化、调节免疫功能、介导炎症发生发展和影响创伤愈合等的小分子多肽。常见的有白细胞介素、集落刺激因子、干扰素、肿瘤坏死因子、转化生长因子、趋化因子家族、表皮生长因子、血小板衍生的生长因子等。

第二节　基本知识

一、全身炎症反应综合征

由感染或创伤等引起的持续全身炎症反应失控的临床表现称为全身炎症反应综合征（systemic inflammatory response syndrome，SIRS）。其诊断标准见表7-1。

表7-1　全身性炎症反应综合征的诊断标准（符合下列两项或两项以上）

项　目	标　准
体　温	>38℃或<36℃
心　率	>90次/分
呼　吸	呼吸频率>20次/分或动脉血二氧化碳分压（$PaCO_2$）<32 mmHg
白细胞	外周血白细胞>$12×10^9$/L或<$4×10^9$/L或幼稚杆状核白细胞>10%

SIRS可由感染因素引起，若进行性加重可导致全身性感染（systemic infection 或 sepsis）、严重感染（severe sepsis）、感染性休克（septic shock），甚至多器官功能障碍综合征（MODS）。另外，SIRS也可由创伤、烧伤、重症急性胰腺炎等非感染因素引起。

二、多器官功能障碍综合征

当机体受到严重感染、创伤、烧伤等严重打击后，2个或2个以上器官同时或序贯发生功能障碍，称为多器官功能障碍综合征（multiple organ dysfunction syndrome，MODS）。目前MODS病死率仍高达60%，是当前重症医学面临的重大挑战。

三、MODS的发病机制

正常情况下，感染和组织创伤时，局部炎症反应对细菌清除和损伤组织修复都是必要的，具有保护性作用。当炎症反应异常放大或失控时，炎症反应对机体的作用从保护性转变为损害性，导致自身组织细胞死亡和器官衰竭。从本质上来看，MODS是机体炎症反应失控的结果。

SIRS是MODS发病机制的基石，炎症细胞大量激活和炎症介质异常过量释放，进入循环产生持续性全身性炎症反应，细菌/毒素和组织损伤所诱发的全身性炎症反应是导致多器官功能障碍的根本原因。

四、MODS的临床特征

（一）MODS的分类

根据MODS器官功能障碍发生的主要原因以及SIRS在器官功能损伤

中的地位,可将 MODS 分为原发性 MODS 和继发性 MODS。

原发性 MODS 是指某种明确的损伤直接引起器官功能障碍,即器官功能障碍由损伤本身引起,在损伤早期出现。如严重创伤后,直接肺挫伤导致急性呼吸衰竭,横纹肌溶解导致肾脏功能衰竭,大量出血补液导致凝血功能异常。在原发性 MODS 的发病和演进过程中,SIRS 在器官功能障碍发生中所占比重较低。

继发性 MODS 并非是损伤的直接后果,而与 SIRS 引起的自身性破坏关系密切。损伤引起 SIRS,而异常的炎症反应继发性造成远距离器官发生功能障碍。所以,继发性 MODS 与原发损伤之间存在一定的间歇期,易合并感染。在继发性 MODS 中,SIRS 是器官功能损害的基础,全身性感染和器官功能损害是 SIRS 的后继过程。SIRS—全身性感染—MODS 构成一个连续体,继发性 MODS 是该连续体造成的严重后果。

（二）MODS 的临床表现

MODS 临床表现的个体差异很大,一般情况下,MODS 病程大约 14～21天,并经历四个阶段,包括休克、复苏、高分解代谢状态和器官衰竭阶段。每个阶段都有其典型的临床特征,且发展速度极快,患者可能死于 MODS 的任一阶段。其分期见表 7-2。

表 7-2　多器官功能障碍综合征的临床分期和特征

	第 1 阶段	第 2 阶段	第 3 阶段	第 4 阶段
一般情况	正常或轻度烦躁	急性病容,烦躁	一般情况差	濒死感
循环系统	容量需要增加	高动力状态,容量依赖	休克,心排出量下降,水肿	血管活性药物维持血压,水肿、SvO_2下降
呼吸系统	轻度呼碱	呼吸急促,呼碱、低氧血症	严重低氧血症,ARDS	高碳酸血症、气压伤
肾脏	少尿,利尿剂反应差	肌酐清除率下降,轻度氮质血症	氮质血症,有血液透析指征	少尿,血透时循环不稳定
胃肠道	胃肠胀气	不能耐受食物	肠梗阻,应激性溃疡	腹泻,缺血性肠炎
肝脏	正常或轻度胆汁淤积	高胆红素血症,PT 延长	临床黄疸	转氨酶升高,严重黄疸
代谢	高血糖,胰岛素需要量增加	高分解代谢	代酸,高血糖	骨骼肌萎缩,乳酸酸中毒
神经系统	意识模糊	嗜睡	昏迷	昏迷

	第1阶段	第2阶段	第3阶段	第4阶段
血液系统	正常或轻度异常	血小板降低,白细胞增多或减少	凝血功能异常	不能纠正的凝血障碍

尽管 MODS 涉及面广,临床表现复杂,但 MODS 具有以下显著的临床特征:

(1) 发生功能障碍的器官往往是直接损伤器官的远隔器官。

(2) 从原发损伤到发生器官功能障碍在时间上有一定的间隔。

(3) 高排低阻的高动力状态是循环系统的特征。

(4) 高氧输送和氧利用障碍及内脏器官缺血缺氧,使氧供需矛盾尖锐。

(5) 持续高代谢状态和能源利用障碍。

(三) MODS 的诊断标准

1997 年提出的 MODS 诊断标准结合国际常用的诊断标准,几乎包括了所有可能累及的器官或系统,见表 7-3。

表 7-3 多器官功能障碍综合征诊断标准

系统或器官	诊 断 标 准
循环系统	收缩压<90 mmHg (1 mmHg=0.133 kPa),并持续1小时以上,或需要药物支持才能使循环稳定
呼吸系统	急性起病,动脉血氧分压/吸入氧浓度(PaO_2/FiO_2)≤200 mmHg(无论有否应用 PEEP),X 线正位胸片见双侧肺浸润,肺动脉嵌顿压≤18 mmHg或无左房压力升高的证据
肾脏	血肌酐>2 mg/dl,伴有少尿或多尿,或需要血液净化治疗
肝脏	血胆红素>2 mg/dl,并伴有转氨酶升高,大于正常值2倍以上,或已出现肝昏迷
胃肠	上消化道出血,24小时出血量超过400 ml,或胃肠蠕动消失不能耐受食物,或出现消化道坏死或穿孔
血液	血小板<$50×10^9$/L 或降低 25%,或出现 DIC
代谢	不能为机体提供所需的能量,糖耐量降低,需要用胰岛素;或出现骨骼肌萎缩、无力等表现
中枢神经系统	格拉斯哥昏迷评分<7分

五、MODS 的防治原则

MODS 的治疗应遵循以下原则:

1. 积极控制原发病　控制原发疾病是 MODS 治疗的关键。对于存在严重感染的患者,必须积极引流感染灶和应用有效抗生素。若为创伤患者,则应积极清创,并预防感染的发生。当重症患者出现腹胀、不能进食或无石性胆囊炎时,应采用积极的措施,如导泻、灌肠等,以保持肠道通畅,恢复肠道屏障功能,避免肠源性感染。而对于休克患者,则应争分夺秒地进行休克复苏,尽可能缩短休克时间,避免引起进一步的器官功能损害。

2. 改善氧代谢和纠正组织缺氧　氧代谢障碍是 MODS 的特征之一,纠正组织缺氧是 MODS 重要的治疗目标。主要手段包括增加氧输送、降低氧需、改善组织细胞利用氧的能力等。

3. 代谢支持与调理　MODS 患者处于高度应激状态,导致机体出现以高分解代谢为特征的代谢紊乱。机体高分解代谢和外源性营养利用障碍,可导致或进一步加重器官功能障碍。因此,在 MODS 早期,代谢支持和调理的目标应当是试图减轻营养底物不足,防止细胞代谢紊乱,支持器官、组织的结构功能;而在 MODS 的后期,代谢支持和调理的目标是进一步加速组织修复,促进患者康复。

4. 免疫调节治疗　基于炎症反应失控是导致 MODS 的根本原因,抑制SIRS 有可能阻断炎症反应发展。免疫调控治疗实际上是 MODS 病因治疗的重要方面。

第八章 重症感染

第一节 基础理论

一、感染

(一)感染的概念

感染是病原体和人体之间的相互作用的过程,指病原微生物或其毒素侵入机体,引起机体组织局部或者全身炎症反应的过程。人体组织接触病原微生物,仅属污染,并不都发生感染,感染的最后发生,一般取决于人体的抵抗力、病原微生物的种类、数量和毒力等各种因素的综合。感染也可以分为隐性感染和显性感染,当机体的抗感染免疫力较强,或侵入的病菌数量不多,毒力较弱,感染后对机体的损害较轻,不出现或出现不明显的临床症状时,称为阴性感染或者亚临床感染;反之,当机体抗感染的免疫力较弱,侵入的细菌数量多,毒力强,以致机体的组织细胞受到不同程度的损害,生理功能也发生改变,并出现一系列的临床症状和体征时,称为显性感染。

(二)感染与免疫

病原体通过各种途径进入人体后,就开始了感染的过程,病原体侵入人体后是否被清除,或定植下来,进而引起组织损伤、炎症过程和各种病理改变,主要取决于病原体的致病力和机体的免疫功能,也和来自外界的干预如药物治疗等密切相关。

病原体的致病力包括以下几个方面:① 侵袭力,指病原体侵入机体并在机体内扩散的能力;② 毒力,毒力由毒素和其他毒力因子所组成,毒素包括外毒素和内毒素,外毒素通过与靶器官的受体结合,进入细胞内而发挥作用,内毒素通过激活单核—吞噬细胞释放细胞因子而起作用,其他毒力因子包括病原体的穿透能力、侵袭能力、溶组织能力等;③ 入侵病原体的数量,一般和致病能力成正比,但也和机体组织是否有坏死、血液循环障碍、血肿、异物等因素密切相关。

机体的免疫功能与感染的发生、发展、转归有着密切的关系。机体的免疫功能分为非特异性和特异性免疫应答两类。非特异性免疫是机体对进入体内的异物的一种清除机制,它不牵涉对抗原的识别和二次免疫应答的增强,非特异性免疫包括以下几个部分:① 天然屏障,包括机体的外部屏障如皮肤、黏膜及其分泌物(溶菌酶、器官黏膜上的纤毛等),以及内部屏障,如血脑屏障和胎盘屏障等;② 吞噬作用,单核—吞噬细胞系统包括血液中的游走大单核细胞和肝、脾、淋巴结及骨髓中固定的吞噬细胞和各种粒细胞,特别是中性粒细胞,都具有非特异性吞噬功能;③ 体液因子,包括存在于体液中的补体、溶菌酶、纤连蛋白及各种细胞因子。

特异性免疫是机体对抗原特异性识别而产生的免疫。机体感染病原体后的免疫都是特异性免疫,而且是主动免疫,分别由 T 淋巴细胞介导的细胞免疫和 B 淋巴细胞介导的细胞免疫来完成。

（三）感染后重要的病理生理变化

1. 发热　病原体感染机体后,外源性致热源如病原体及其产物、免疫复合物、异性蛋白、大分子化合物等进入体内,激活单核—吞噬细胞、内皮细胞、B 淋巴细胞等,使后者释放内源性致热源如 IL-1、IL-6、干扰素等。内源性致热源通过血液循环,下丘脑体温调节中枢,使之释放前列腺素 E2,后者把恒温点调高,使产热超过散热而引起体温上升。

2. 急性期改变　感染、创伤、炎症等过程所引起的一系列急性期机体应答称为急性期改变。它出现于感染发生后几小时至几天,包括以下几个方面:

（1）蛋白代谢,肝脏合成一系列急性期蛋白,其中 C 反应蛋白是急性感染的重要标志,血沉加快也是血浆内急性期蛋白浓度增高的结果。

（2）糖代谢,葡萄糖生成加速,导致血糖升高,糖耐量短暂下降,这与糖原异生作用加速及内分泌影响有关。

（3）水电解质代谢,急性感染时,氯和钠因出汗、呕吐而丢失,加上抗利尿激素分泌增加、尿量减少、水分潴留而导致低钠血症,由于钾的摄入减少,排出增加而导致钾的负平衡,持续的感染可以导致贫血。

（4）内分泌改变,在急性感染早期,随着发热开始,由 ACTH 所介导的糖皮质激素和醛固酮在血中浓度升高,其中糖皮质激素水平可达到正常的 5 倍以上,胰高血糖素和胰岛素的分泌也有所增加。

二、菌血症

在机体抵抗力低下,或者病原微生物毒力强、数量多的情况下,病原微生物可不断繁殖,并沿组织间隙或者脉管系统向周围和全身器官扩散,可以直接或者通过淋巴路径侵入血液引起血行蔓延,病原微生物的毒性产物也可以入血,引起菌血症和脓毒症,临床上出现高热和寒战等中毒症状,同时伴有心、肝、肾等实质细胞的变性或坏死,严重时出现感染性休克。

三、局部感染与全身性感染

局部感染:致病菌侵入机体后,局限在一定部位生长繁殖引起的病变为局部感染,例如球菌感染所致的疖、痈等病变。

全身性感染:致病菌或其代谢产物向全身播散引起全身性症状的一种

感染类型,其实质是由感染引起全身性炎症反应。

全身炎症反应综合征(SIRS):由各种感染和非感染性损伤引起的机体全身性反应。

严重感染:指合并有器官功能障碍或组织低灌注的全身性感染。

感染性休克:指严重全身性感染患者虽给予足量的液体复苏但仍呈无法纠正的持续低血压状态,常伴有低灌注或器官功能障碍。

全身性感染、严重感染和感染性休克是患者感染严重程度逐步加重的连续描述,其实质是 SIRS 不断加剧、持续恶化的结果,感染性休克是严重感染的一种特殊类型。

四、条件致病菌

(一)概念

能够引起宿主感染的细菌称为病原菌;不能造成宿主感染的称为非致病菌或非病原菌;有些细菌在正常情况下并不致病,在某些条件改变的特殊情况下可以致病,这类细菌称为条件致病菌或机会致病菌。

(二)条件致病菌

常见的情况有以下几种:

1. 正常菌群的寄居部位改变,比如大肠埃希菌从原寄居的肠道进入泌尿道或者手术时通过切口进入腹腔、血液等可引起泌尿道、腹腔、血液系统感染。

2. 宿主免疫功能低下,应用大量皮质激素、肿瘤化疗和放疗、严重创伤和感染等,均可造成患者免疫功能降低,从而使一些正常菌群在原寄居部位能穿透黏膜等屏障,引起局部或者全身性感染。

3. 菌群失调,在应用抗生素治疗感染性疾病的过程中,宿主某部位正常菌群中各菌种间的比例发生较大幅度变化而产生的病症。在抗生素长期或者大量应用后,大多数正常菌群被抑制或杀灭,而原处于少数劣势的菌群或外来耐药菌趁机大量繁殖而引起感染,这种感染称为二重感染或者重叠感染。引起二重感染的常见菌群有金黄色葡萄球菌、白假丝酵母菌和一些革兰阴性杆菌等。

五、抗菌药物的分类

抗菌药物指具有杀菌或者抑菌活性,用于预防和治疗细菌性感染的药物,包括抗生素和化学合成的药物。抗菌药物的分类方法很多,可按其化学结构和性质分类,亦可按产生的微生物分类,还可以按抗菌谱或按作用机制分类。

(一)按抗菌药物化学结构和性质分类

1. β-内酰胺类,此类抗生素的化学结构上均含有 β-内酰胺环,这类抗生素种类众多。① 青霉素类;② 头孢菌素类;③ 头霉素,如头孢西丁;④ 单环 β-

内酰胺类,如氨曲南;⑤ 碳青霉烯类;⑥ β-内酰胺酶抑制剂,如舒巴坦(青霉烷砜)、克拉维酸等。

2. 大环内酯类,包括红霉素、罗红霉素、阿奇霉素等。

3. 氨基糖苷类,包括链霉素、庆大霉素、卡那霉素、妥布霉素、阿米卡星等。

4. 四环素类,包括四环素、多西环素、米诺环素等。

5. 氯霉素类,包括氯霉素、甲砜霉素等。

6. 其他: ① 抗结核药物,如利福平、异烟肼、乙胺丁醇、吡嗪酰胺等;② 多肽类抗生素,如多粘菌素、万古霉素、林可霉素和克林霉素等。

（二）按生物来源分类

1. 细菌产生的抗生素,如多粘菌素、杆菌肽等。

2. 真菌产生的抗生素,如青霉素和头孢菌素,现在多用其半合成产物。

3. 放线菌产生的抗生素,放线菌是产生抗生素的主要来源,以链霉菌和小单胞菌产生的抗生素最多,常见的有链霉素、四环素、卡那霉素、两性霉素B、红霉素等。

（三）按抗菌谱分类

可分为抗球菌、杆菌、广谱、真菌和抗结核类抗生素。

（四）按抗生素 PK(药代动力学)/PD(药效动力学)分类

根据抗菌药物抗菌作用与血药物浓度或作用时间的相关性,大致可分为浓度依赖性抗生素、时间依赖性、时间有关但抗生素后效应(PAE)或消除半衰期较长的抗生素。PAE 是指抗生素作用于细菌一定时间停止接触后,其抑制细菌生长的作用仍可持续一段时间,此时间即为 PAE。PAE 的存在提示药物在血清和组织浓度低于 MIC 时仍能抑制细菌的生长,药物的有效性并未消失。

1. 浓度依赖性抗生素　对致病菌的杀菌作用取决于峰浓度(C_{max}),而与作用时间关系不密切,可以通过提高 C_{max} 来提高临床疗效,但不能超过最低毒性剂量。用于评价浓度依赖性药物杀菌作用的 PK/PD 参数主要有 $AUC_{0\sim24\,h}$/MIC(AUIC)和 C_{max}/MIC。这类抗生素主要有氨基糖苷类、氟喹诺酮类、甲硝唑、达托霉素、两性霉素 B 等。

2. 时间依赖性抗生素　时间依赖性抗生素的作用与细菌接触时间密切相关,而与峰浓度无关。

（1）时间依赖性短 PAE,这类抗生素 T>MIC 达到给药时间的 50% 以上时即可取得较好的杀菌作用,主要有青霉素类、头孢菌素、氨曲南、碳青霉烯类、大环内酯类、克林霉素、恶唑烷酮类。

（2）时间依赖性长 PAE,主要 PK/PD 评价指标是 $AUC_{0\sim24\,h}$/MIC(AUIC),这类抗生素主要有四环素、万古霉素、替考拉宁、氟康唑、阿奇霉素等。

六、抗菌药物的作用机理

1. 干扰细菌细胞壁的合成 β-内酰胺类抗生素可与细胞膜上的青霉素结合蛋白共价结合,从而抑制肽聚糖合成所需的转肽酶反应,阻止肽聚糖的交叉联结,使细菌无法形成坚韧的细胞壁,细菌一旦失去细胞壁的保护作用,在相对低渗环境中会变形、裂解、死亡。

2. 损伤细胞膜的功能 机制有二:① 多粘菌素具有两极性,其亲水端与细胞膜的蛋白质部分结合,亲脂性与细胞内磷脂结合,导致细菌细胞膜裂开,细胞内成分外漏,细菌死亡;② 制霉菌素和两性霉素 B 能与真菌细胞膜上的固醇类结合,酮康唑抑制真菌细胞膜中固醇类的生物合成,均导致细胞膜通透性增加,导致真菌的死亡。

3. 影响蛋白质的合成 如氨基糖苷类及四环素类主要作用于细菌核糖体 30S 亚单位,氯霉素、红霉素和林可霉素主要作用于 50S 亚单位,导致细菌蛋白质合成受阻。

4. 抑制核酸的合成 如喹诺酮类药物可作用于细菌 DNA 旋转酶而抑制细菌繁殖;磺胺类药物可与对氨基甲酸(两者结构相似)竞争二氢叶酸合成酶,影响二氢叶酸的合成,进而影响叶酸的合成,抑制细菌繁殖;利福平与依赖 DNA 的 RNA 多聚酶结合,抑制 mRNA 的转录。

第二节 基本知识

一、严重感染与感染性休克

(一)概念

严重感染是合并器官功能障碍或组织低灌注的全身性感染,感染性休克是严重感染的一种特殊类型。

(二)诊断

有明确的感染部位,存在全身炎症反应综合征,并且出现感染诱发的组织低灌注或器官功能障碍即可诊断严重感染。感染性休克属于分布性休克,其主要特点是:体循环阻力下降,心输出量正常或者增高,肺循环阻力增加,组织血流灌注减少等。

(三)评估与监测

1. 一般监测 传统临床监测,包括意识状态、呼吸频率、四肢末梢温度与色泽、血压、心率、尿量等。

2. 血流动力学监测 心输出量,前负荷/充盈压,体循环阻力等。

3. 功能性血流动力学监测 每搏变异度(SVV)、脉搏压变异度(PPV)、被动抬腿试验(PLRT)均是功能性血流动力学指标,可以评估液体复苏过程中机体对容量的反应性。一般情况下,SVV 或 PVV≥10%提示容量反应性好,继续扩容能够增加心输出量和血压。PLRT 抬高 45°可起到自体输血150～300 ml,若心脏每搏输出量(SV)或心输出量(CO)增加 15%,表示容量反应性好。

4. 组织灌注监测 血乳酸作为全身灌注与氧代谢的重要指标,它的升高反映了低灌注情况下无氧代谢的增加,其在预测感染性休克预后方面很有价值。感染性休克患者,血乳酸水平大于 4 mmol/L,病死率可达 80%,因此可以作为评价疾病严重程度和预后的指标之一。

5. 氧代谢的监测 中心静脉血氧饱和度($ScvO_2$)与混合静脉血氧饱和度(SvO_2)反映组织器官摄取氧的状态,是评估全身氧代谢状况的较好指标。感染性休克患者由于 CO 增加,氧输送(DO_2)相应增加,但是 VO_2 也是明显增加,因此 SvO_2 降低,感染性休克患者 $SvO_2<65\%$提示病死率增加,$ScvO_2$ 与 SvO_2 有一定的相关性,且他们所代表的趋势相同,临床上更具有可操作性,可以反映组织的灌注状态。

6. 微循环监测 正交偏正光谱(OPS)和暗视野测流成像(SDF)可以床边直视下观察微循环的变化,感染性休克患者微循环的主要变化为:毛细血管密度的下降和未充盈、间断充盈毛细血管比例升高;动静脉分流增加,一部分毛细血管无血流灌注,旁边另一部分毛细血管呈正常灌注或者高灌注。

(四) 治疗原则

1. 严重感染/感染性休克早期目标指导性治疗——集束化治疗

(1) 需要在 3 小时内完成的监测治疗

① 监测乳酸水平。

② 应用抗生素前行血培养检查。

③ 应用广谱抗生素,诊断严重感染/感染性休克 1 小时内(ICU)应用广谱抗生素。

④ 对于低血压和乳酸升高(>4 mmol/L)的患者,应用 20～30 ml/kg 的晶体或者相当容量的胶体。

(2) 需要在 6 小时内完成的监测治疗

① 应用升压类血管活性药物,对于初始的液体治疗无反应的低血压患者,考虑应用升压类血管活性药物,以维持 MAP≥65 mmHg。

② 监测 CVP 和 $ScvO_2$,对于感染性休克患者,虽然给予容量复苏,但持续存在低血压或者起始血乳酸>4 mmol/L 的患者,应监测 CVP 并使其≥8 mmHg 和 $ScvO_2$ 并使其≥70%。

③ 重新监测乳酸,如果起始乳酸水平高于正常,应重新监测,并使其维持

在正常范围内。

（3）6 小时液体复苏目标

① CVP 8～12 mmHg，机械通气患者或已知存在心室顺应性下降的患者应维持 CVP 12～15 mm Hg。

② 平均动脉压（MAP）≥65 mmHg。

③ 尿量≥0.5 ml/kg/h。

④ $ScvO_2$≥70％或 SvO_2≥65％，如果未达标，可以进一步行液体治疗或者必要时输注红细胞，使 Hct≥30％。

⑤ 对于血乳酸水平上升标志着组织低灌注的患者，应当使患者乳酸恢复至正常水平。

2. 对于严重感染和感染性休克，除了上述早期目标性治疗，还应注意以下治疗措施：

（1）液体的选择，应用晶体液进行起始的液体复苏，当需要大量液体的时候，可考虑应用白蛋白，不建议应用羟乙基淀粉（HES）。

（2）感染源的控制，对于所有感染性休克的患者都要进行评估，以确定是否存在可控制的感染源，控制措施包括：脓肿的引流，局部感染坏死组织的清除，摘除可引起感染的植入性医疗器械。

（3）升压药物的使用，如果条件允许，休克患者，均应放置动脉置管。常用的药物包括去甲肾上腺素、肾上腺素、血管加压素、多巴胺和多巴酚丁胺。去甲肾上腺素为感染性休克治疗的一线血管活性药物；为维持血压，当需要增加其他升压药物时可加用肾上腺素或者用肾上腺素代替去甲肾上腺素；低剂量的血管加压素不单用于严重感染/感染性休克患者的起始升压治疗；只有当患者有很低的心动过速的风险或者有相对或绝对的心动过缓时可考虑选用多巴胺，低剂量多巴胺不具有肾脏保护功能；除非去甲肾上腺素出现严重的心律失常或者心输出量高而持续低血压的患者或者血管加压素和其他药物联合应用失败时，才考虑应用去氧肾上腺素；存在心功能障碍或者尽管实现了充足的血管内容积和 MAP，但低灌注迹象持续存在时，可考虑给予 <20 $\mu g/(kg \cdot min)$ 的多巴酚丁胺；不建议采用增加心指数至超常水平的疗法。

（4）皮质类固醇类药物，如果充足的早期液体复苏和血管活性药物能够维持循环稳定，不建议应用皮质类固醇类药物，如不稳定，考虑每天应用200 mg氢化可的松，并且要连续静脉滴注。

（5）血糖控制，高血糖与重症患者感染的加重和死亡率增加有很重要的关系，严重感染/感染性休克患者高血糖应静脉应用胰岛素，控制血糖在7.8～10 mmol/L。

（6）其他治疗措施：① 机械通气患者采用保护性通气策略，平台压 $<$ 30 cmH$_2$O；② 镇静、镇痛及神经肌肉阻滞剂的应用；③ 血液净化治疗；④ 预防深静脉血栓形成；⑤ 预防应激性溃疡；⑥ 血液制品的应用及营养支持；⑦ 酸碱水电平衡的维持。

二、重症肺炎

（一）概述

重症肺炎的定义目前尚有争论，通常认为需要 ICU 治疗的肺炎即为重症肺炎，即出现呼吸衰竭需要机械通气，出现循环不稳定需要循环支持，或出现其他器官功能损害，需要重症监护和治疗的肺炎。根据肺炎获得的途径不同，重症肺炎分为社区获得性重症肺炎和医院获得性重症肺炎。前者是指在医院外罹患的感染性肺实质炎症，包括具有明确潜伏期的病原体感染而在入院后潜伏期内发病的肺炎，后者是指入院时不存在、也不处于潜伏期，而是入院后 48 小时后在医院内发生的肺炎。重症肺炎的病原菌包括细菌、病毒、真菌三大类。院内获得性重症肺炎中，真菌（念珠菌、曲霉菌等）感染的发病率逐年上升，特别是恶性血液病、器官移植、长期服用免疫抑制剂、糖尿病、长期使用广谱抗生素的患者。

（二）临床表现

1. 一般临床表现，例如寒战、发热、咳嗽、胸痛等。

2. 合并器官功能的损害，呼吸系统表现为呼吸困难，严重时气体交换障碍导致低氧血症或高二氧化碳血症，需要呼吸机辅助通气；循环系统可以出现心率快、休克、微循环障碍等表现；神经系统可出现嗜睡、烦躁、昏迷、抽搐等改变；泌尿系统可以有尿少、急性肾损伤等表现。

3. 影像学检查，X 光片可以显示出多肺叶炎症、渗出，在特殊情况下如结核菌、卡氏肺囊虫肺炎时，胸片可以有特异性表现，CT 比胸部平片有更高的敏感性，有助于早期诊断和治疗。

（三）诊断

1. 有肺炎的临床表现。

2. 出现以下两项主要指标的一项即可诊断：① 需要有创机械通气治疗；② 感染性休克并需要使用血管活性药物。

3. 出现以下次要指标中的三项即可诊断：① 呼吸频率 $\geqslant$ 30 次/分；② 氧合指数 $\leqslant$ 250；③ 多肺叶渗出；④ 意识障碍；⑤ 氮质血症 BUN $\geqslant$ 20 mg/dl；⑥ 低白细胞，WBC $<$ 4.0×10^9/L；⑦ 血小板 $<$ 10.0×10^9/L；⑧ 低温，中心体温 $<$ 36℃；⑨ 低血压需要积极液体复苏。

4. 病原学诊断：① 快速诊断试验，包括呼吸道分泌物涂片染色、军团菌直接免疫抗体染色和尿抗原分析；② 经患者咳出或者纤维支气管镜或人工气道或经皮穿刺活检获取的标本进行培养;③ 血液学检查,包括病毒学及真菌抗原(G 试验和 GM 试验)监测;④ 血液和胸腔积液的培养。

(四)治疗原则

重症肺炎的治疗包括抗感染、机械通气、免疫调理、器官功能维护和支持、营养支持、维护内环境稳定以及对症治疗等。其中抗感染治疗尤为重要,抗感染包括抗细菌、真菌、病毒三个方面。

1. 抗细菌治疗

(1)社区获得性重症肺炎,无铜绿假单胞菌感染的危险,可以考虑静脉单独应用 β-内酰胺类/β-内酰胺酶抑制剂或者 β-内酰胺类联合大环内酯类,或者静脉应用喹诺酮联合氨基糖苷类进行治疗。

(2)医院获得性重症肺炎的治疗,根据当地细菌流行病学监测结果,经验性选择抗生素治疗,多是多药联合治疗。对于铜绿假单胞菌,多选用抗铜绿假单胞菌的头孢菌素和碳青霉烯类或 β-内酰胺类/β 内酰胺酶抑制剂联合抗铜绿假单胞菌氟喹诺酮类或氨基糖苷类抗生素治疗;对于 MRSA,可选用万古霉素、替考拉宁或利奈唑胺治疗;对嗜肺军团菌,则选用包括一种大环内酯类或氟喹诺酮类药物治疗。

2. 抗真菌治疗 拟诊真菌感染时应进行经验性抗真菌治疗,白色念珠菌、热带念珠菌、近平滑念珠菌对氟康唑敏感,也可以选择其他唑类、棘白菌素类药物治疗;光滑念珠菌、克柔念珠菌应选择棘白菌素、伊曲康唑、伏立康唑、两性霉素 B 及其脂质体;曲霉菌可选用伏立康唑、棘白菌素、两性霉素 B 及其脂质体等治疗。

3. 抗病毒治疗 常见呼吸道病毒可以不给针对性抗病毒治疗,巨细胞病毒感染首选更昔洛韦单用或者联合静脉应用免疫球蛋白。

4. 抗生素应用时机和疗程 对危及生命的重症肺炎,应在诊断重症肺炎后 4 小时内采用抗生素治疗,抗生素的选择根据指南建议的同时需和当地病原流行情况结果选择合适的抗生素,关于抗感染疗程主要根据患者临床表现,目前尚有较多争议。

三、呼吸机相关性肺炎

(一)概述

呼吸机相关性肺炎(VAP)是指气管插管或气管切开患者在接受机械通气至少 48 小时以后发生的肺炎,撤机、拔管后 48 小时内出现的肺炎,仍属于VAP。VAP 主要是细菌性肺炎,它是医院内获得性肺炎的一种特殊类型,是机械通气的主要并发症之一,有很高的发生率和死亡率。根据其发生时间的不同,可以分为早发性 VAP 和晚发性 VAP。在机械通气≤4 天内发生的称为早发性 VAP,多是由肺炎链球菌、流感嗜血杆菌、甲氧西林敏感的金黄色葡萄球菌(MSSA)以及敏感的肠道革兰阴性杆菌(大肠杆菌、肺炎克雷伯杆菌、变形杆菌)引起的感染;发生在机械通气时间≥5 天发生的 VAP 称为晚发性 VAP,很可能是多重耐药菌(MDR),如铜绿假单胞菌、产超广谱 β-内酰胺酶(ESBL)的肺炎克雷伯杆菌、鲍曼不动杆菌、嗜麦芽窄食单胞菌及 MRSA 等细菌引起。

(二)危险因素

发生 VAP 的危险因素包括消化道病原菌的定植,污染分泌物的误吸,严重疾病或治疗措施导致宿主防御能力受损等因素,具体如下:① 宿主因素,高龄、肥胖、严重的基础疾病等;② 增加致病菌在口咽部或胃内寄殖的因素,例如药物(抗生素、制酸剂、激素)、昏迷、慢性肺疾病、入住监护病房等;③ 促发误吸或返流的因素,包括气管插管、留置鼻胃管、仰卧位等;④ 需要延长机械通气;⑤ 呼吸系统正常防御和廓清功能受损的因素,例如气管插管、气管切开、头颈胸腹部手术术后,因疼痛等因素致患者咳嗽排痰功能受损。⑥ 受污染的雾化器或者麻醉呼吸装置,细菌可通过雾化颗粒的携带直接吸入下呼吸道。

(三)临床表现

由于严重基础疾病、免疫功能的紊乱,以及药物、机械通气等治疗措施的干扰,临床表现常常很不典型:① 症状变化不定。激素、免疫抑制剂等药物的应用使其症状被干扰或掩盖;严重的基础疾病削弱了机体的反应,起病较隐匿,发热和呼吸道症状常不典型。机械通气患者可仅表现为低氧、气道阻力上升、肺顺应性下降等。② X 线表现多变。VAP 一般表现为支气管肺炎,但常常多变,在严重脱水患者,X 线可表现无异常,机械通气时可以仅显示肺不张或肺过度通气使浸润和实变阴影不易辨认,当合并肺损伤(药物、放疗等)、肺水肿、肺栓塞等因素时肺炎也难以辨别。③ 并发症多。包括肺气压伤、左心衰竭、肺栓塞等。

(四)诊断

1. 诊断 VAP 要从两个方面考虑

(1) 依据病史(机械通气 48 小时以上、有危险因素)、体格检查和 X 线胸片判断是否有肺炎存在。

(2) 病原微生物学诊断,只有明确感染的病原微生物,才能针对性治疗。

2. 金标准 组织病理学有炎症反应,肺活组织培养微生物阳性。但此标准临床难以实现。

3. 临床诊断标准 X 线胸片可见新发生的或进展性的浸润阴影,同时满足下述至少 2 项可考虑诊断 VAP:① 体温>38℃或<36℃;② 外周血白细胞计数$>10\times10^9$/L 或$<4\times10^9$/L;③ 气管支气管内出现脓性分泌物。需除

外肺水肿、急性呼吸窘迫综合征、肺结核、肺栓塞等疾病。此诊断标准临床操作简便，但是具体实施过程主观差异较大，因此需要借助临床肺部感染评分和微生物学（下呼吸道分泌物涂片、培养等确定致病菌）诊断等方法来协助诊断。

4. 临床肺部感染评分（CPIS） 主要从体温、血白细胞计数、痰液性质、X线胸片、氧合指数和半定量培养结果诊断 VAP，总分 12 分，一般以 CPIS>6 分作为诊断标准，和金标准相比其敏感性为 77%，特异性为 42%。

5. 微生物学诊断 是指对下呼吸道分泌物进行定量培养，确定诊断阈值，超过阈值时可以考虑诊断 VAP，低于阈值时一般认为是定植或者污染。留取标本应在抗生素应用前，但不能因为需要留取标本而延误治疗。

常用的病原微生物学的诊断方法包括：① 气管内吸引；② 经纤维支气管镜方法采样，例如支气管镜肺泡灌洗（BAL）、保护性标本刷（PSB）及保护性支气管肺泡灌洗等；③ 血培养和胸腔积液培养。

对机械通气患者，经气管内吸引留取标本进行涂片，若每个低倍视野下的多型核细胞≥25 个，上皮细胞≤10 个，尤其当镜下发现大量形态一致的致病菌时，提示下呼吸道存在细菌感染；若留取的标本进行培养>10^6CFU/ml，则诊断 VAP 的敏感性为 38%～91%，特异性为 59%～92%，但是对于感染、定植和污染的鉴别有时仍很困难；BAL 液培养结果>10^4CFU/ml，PSB 标本培养结果>10^3CFU/ml 时诊断为 VAP。

（五）治疗原则

一般治疗包括适当补液，维持水、电解质和酸碱平衡，维持内稳态。

抗感染治疗包括：

1. 早期正确抗生素治疗能够使 VAP 患者的病死率至少下降一半，因此当临床怀疑 VAP 时，应立即进行经验性抗生素治疗。

2. 抗生素的选择

（1）早期经验性选择抗生素的依据主要是患者发病时间的早晚、病情的轻重和是否存在多药耐药危险因素。对于早期发病、一般状态较好，无高危因素、生命体征稳定、器官功能无明显异常的患者，可以选择第二代、第三代头孢菌素，β-内酰胺类/β-内酰胺酶抑制剂，青霉素过敏者可选用喹诺酮类或克林霉素联合大环内酯类；对于晚发性 VAP 或者重症意识障碍、低血压、胸片示双肺或者多肺叶受累的，或者存在多耐药的危险因素者应选用具有抗假单胞菌活性的头孢菌素（头孢哌酮、头孢他啶、哌拉西林等）、碳青霉烯类或者β-内酰胺类/β-内酰胺酶抑制剂加上有抗假单胞菌活性的氟喹诺酮类（环丙沙星、氧氟沙星）或氨基糖苷类，对于 MRSA，可选择氨基糖苷类加上利奈唑胺或万古霉素或替考拉宁，估计有真菌感染的可能性大时应选用有效的抗真菌药物。联合用药并不能降低病死率或者提高临床治愈率,因此是否联合用药应考虑患者和环境因素。

（2）后期选用确定性抗生素,经过早期的各种病原学检查,明确 VAP 的致病微生物后,即可根据结果针对性调整抗生素,选用对致病菌更有效的抗菌药物。

3.抗生素疗程:VAP 抗感染疗程一般为 7～10 天,如患者临床疗效不佳、多重耐药菌感染或免疫功能缺陷则可适当延长治疗时间。

4.气管内使用抗生素:气管内给予抗生素并不能改善 VAP 患者的预后,因此临床不应常规气管内给予抗生素治疗 VAP。但对多重耐药非发酵菌肺部感染,全身抗感染治疗效果不佳时,可考虑联合雾化吸入氨基糖苷类或多粘菌素类等药物治疗。

5.不推荐常规应用糖皮质激素治疗 VAP。

6.综合治疗:VAP 患者往往有各种严重的基础疾病,并可能有营养不良,免疫功能障碍以及多器官功能障碍等情况合并存在,因此应采用综合措施,加强呼吸道管理,加强痰液的引流,加强营养支持,调节患者的免疫功能、维护心肝肾等主要脏器的功能均有助于 VAP 患者的康复。

（六）预防

VAP 的病死率较高,实施有效的预防措施能够降低患病率,患者本身的危险因素如高龄、肥胖、已发生的器官功能障碍等无法预防,但大多数 VAP 的危险因素可以通过努力使之降低或者去除,具体分为三个方面。

1.与器械相关的预防措施

（1）呼吸机管路更换频率:每位新患者使用新的呼吸机管路,不应常规定期更换呼吸机管路,除非管路受损或者污染。

（2）气道湿化:机械通气患者可采用热湿交换器（HMEs）或含加热导丝的加热湿化器（HHs）作为湿化装置。

（3）湿化器更换频率:若使用 HMEs,每 5～7 天更换 1 次,当 HMEs 受污、气道阻力增加时应及时更换。

（4）吸痰装置及更换频率:除非破损或污染,机械通气患者的密闭式吸痰装置无须每日更换。

（5）纤维支气管镜:ICU 的纤支镜操作是 VAP 发生的独立危险因素,应严格做好内镜的消毒、灭菌和维护管理工作。

2.与操作相关的预防措施

（1）气管插管途径:经口气管插管比经鼻插管能够减少 VAP 的发生率。

（2）声门下分泌物引流:建立人工气道患者应行声门下分泌物引流。

（3）动力床治疗:机械通气患者应用动力床治疗可降低 VAP 的发病率。

（4）抬高床头使患者保持半坐卧位：机械通气患者应抬高床头以降低 VAP 的发病率，如病情允许，床头抬高应大于 $30°$。

（5）肠内营养：机械通气患者选择经鼻肠管进行营养支持可降低 VAP 的发病率。

（6）气管内导管套囊的压力：机械通气患者应定期监测气管内导管的套囊压力，持续控制气管内导管的套囊压力可降低 VAP 的发病率。

（7）控制外源性感染：加强医护人员手卫生可降低 VAP 的发病率。

（8）口腔卫生：机械通气患者使用洗必泰进行口腔护理可降低 VAP 的发病率。

（9）呼吸机相关性气管支气管炎：治疗呼吸机相关性气管支气管炎可有效降低 VAP 的发病率。

3. 药物措施

（1）雾化吸入抗菌药：机械通气患者不常规使用雾化吸入抗菌药物预防 VAP。

（2）静脉使用抗菌药：机械通气患者不应常规静脉使用抗菌药物预防 VAP，如头部外伤或创伤患者需要应用时，应考虑细菌耐药问题。

（3）选择性消化道去污染（SDD）/选择性口咽部去污染（SOD）：机械通气患者可考虑使用 SDD 或 SOD 策略预防 VAP。

（4）益生菌：机械通气患者不建议常规应用肠道益生菌预防 VAP。

（5）预防应激性溃疡：预防机械通气患者的应激性溃疡，选用硫糖铝可降低 VAP 发生的几率，但需评估消化道出血的风险。

四、导管相关性血流感染

（一）概述

导管相关性血流感染（CRBSI）是指留置血管内装置的患者出现菌血症，经外周静脉抽取血液培养至少一次结果阳性，同时伴有感染的临床表现，且除导管外无其他明确的血行感染源。导管相关性血流感染仅限于导管感染导致的血流感染，能够排除其他部位的感染，且导管尖端培养与血培养为同一致病菌。革兰阳性菌是最常见的致病菌，如表皮葡萄球菌、凝固酶阴性葡萄球菌、金黄色葡萄球菌、肠球菌等，也有革兰阴性杆菌导致的感染，主要有铜绿假单胞菌、嗜麦芽窄食单胞菌、鲍曼不动杆菌等，绿脓杆菌在烧伤患者中常见，近年来随着广谱抗生素的应用，念珠菌引起的血流感染的比例越来越高。CRBSI 的发生主要有四个途径：① 皮肤插管部位的细菌定植、释放入血，导管插入后，在导管表面形成一层疏松的纤维蛋白鞘，穿刺部位的微生物沿导管表面向体内迁徙、繁殖、入血；② 微生物污染导管接头处使导管管口和管道内表面细菌定植、繁殖后入血；③ 体内外感染灶的微生物通过血行播散到导管,在导管上粘附定植后引起;④ 污染的药物或者液体经过血管导管内播散可以造成感染的暴发。

（二）危险因素

CRBSI 的危险因素众多,既有导管本身的因素,也有患者本身特性及医务人员的操作不当因素。具体如下:

1. 导管本身的特性,导管本身表面不平,易于形成血栓,则利于细菌的定植。

2. 导管接头过多,换能器组合部分防污染方法不当也增加了感染的机会,尽量选择导管接头和管腔少的中心静脉导管。

3. 穿刺部位,穿刺部位感染率依次下降的部位是:股静脉＞颈内静脉＞锁骨下静脉,重症患者选择锁骨下静脉更有优势。

4. 医务人员的操作技术,操作技术生疏、多次穿刺、局部组织损伤血肿的形成、操作时间过长、无菌观念不强等因素均可增加 CRBSI 的发生率。

5. 导管留置时间过长,也增加了感染的机会,如需长时间留置考虑 PICC。

6. 患者血管内留置管道同时体内其他部位存在的感染源,需积极控制。

（三）临床表现

1. 局部感染症状,导管出口部位出现硬结或红斑、发热和疼痛或压痛或有脓液渗出。

2. 全身性感染的症状,发热（体温＞38℃）伴有或者不伴有寒战,低血压（收缩压≤90 mmHg）,少尿（＜20 ml/h）,WBC 增高,除外其他部位的感染,拔管后体温恢复正常。

3. 提示导管感染的症状和体征:① 插管部位有脓性分泌物;② 插管部位蜂窝织炎超过 4 mm。

4. 导管相关并发症,感染性心内膜炎,感染性血栓性静脉炎、骨髓和其他迁徙性感染病灶。

（四）诊断

发热是最敏感的表现,但特异性差;导管插入部位的炎症或化脓特异性较高,但敏感性低,因此,要确诊 CRBSI,需行血和导管微生物的培养。

1. 血（导管）培养　在启用抗生素治疗前留取用于培养的血液标本;对新发 CRBSI 患者应取两部位,每部位包含需氧和厌氧培养的两份血标本,其中至少一部位经皮肤采血;经皮肤（导管）抽血前应用酒精或碘酊或酒精氯己定消毒皮肤（导管接口）,并且要有足够的时间使消毒剂与皮肤（导管接口）接触及干燥,以减少血标本污染;对拔除的导管进行培养,应留取导管末端 5 cm 进行培养。

2. 导管病原菌定植的诊断　5 cm 的导管末端进行半定量(平皿滚动法)培养,如果长出>15 个菌落形成单位(CFU),或者对其进行定量(超声法)肉汤培养生长>10^2 CFU 时可以认为该菌在导管上定植。

3. CRBSI 的确诊　① 有一次导管半定量培养阳性(每导管节段≥15 CFU)或定量导管培养阳性(每导管节段≥10^2 CFU),同时至少一个经皮血培养和导管末端培养出现同种微生物。② 存在差异报警时间可以确诊,即导管血液培养阳性报警时间比静脉血培养阳性报警时间早 2 小时或以上时可以确诊CRBSI。③ 外周血和导管出口部位脓液培养均为阳性,并为同一种微生物。

(五)治疗原则

1. 拔除导管的条件　当怀疑导管相关感染时,应先拔除导管,否则会增加菌血症的发生率。具体拔管条件如下:① 怀疑中心静脉导管导致的发热,同时合并严重疾病状态(如低血压、低灌注状态和脏器功能不全等)、穿刺部位脓肿时;② 金黄色葡萄球菌、铜绿假单胞菌、真菌以及分枝杆菌引起的CRBSI;③ 革兰阴性杆菌、金黄色葡萄球菌、肠球菌、真菌引起的短期导管(<15 天的中心静脉导管)CRBSI;④ 念珠菌导致的导管相关性血流感染;⑤ CRBSI患者伴有如下情况时应拔除长期(>15 天的中心静脉导管)导管:严重感染、化脓性血栓性静脉炎、感染性心内膜炎、针对致病菌应用敏感抗生素治疗 72 小时以上仍有血流感染。

2. 不拔导管的情况

(1)仅有发热的患者,如果血流动力学稳定,无持续血行感染的证据,无导管局部或迁徙感染病灶时,可以不拔除导管,但应同时送检导管内血和外周血进行培养,并及时评估导管与感染的相关性。

(2)患者有单个血培养阳性,并且是血浆凝固酶阴性葡萄球菌,则需要先从被怀疑的导管和外周静脉抽血行血培养,而后采取拔管或者抗生素治疗的措施。

3. 经验性抗生素的应用　葡萄球菌是导管相关感染最常见的病原菌,并且有较高的耐药性,糖肽类抗生素应作为导管相关感染经验性治疗的首选药物。MRSA 流行趋势高的医疗单位,推荐使用万古霉素。免疫功能低下、严重感染、中性粒细胞减少的患者,如果已知有某类病原菌定植,则应覆盖该种病原菌,例如不动杆菌、铜绿假单胞菌、肠杆菌等。以下患者:完全肠外营养,广谱抗生素的长期使用,血液恶性肿瘤,骨髓或器官移植,股动脉插管,已知多部位存在假丝酵母菌定植,如这些患者怀疑有导管相关假丝酵母菌血症时,应该应用棘白菌素抗真菌药物行经验性治疗。

4. 目标性抗菌药物的应用和疗程

(1)导管相关感染的病原微生物及药敏一旦明确,应根据结果尽快调整抗生素,转为目标性治疗,若治疗效果良好,且患者无免疫功能低下、心脏瓣膜病及血管内假体,可进行 2 周以内的短疗程治疗。

(2) 隧道式深静脉置管或植入装置的患者并发导管相关感染,如表现为隧道感染或者植入口有脓肿,在移除导管和植入装置的同时,进行 7～10 天的抗菌药物治疗。

(3) 凝固酶阴性的葡萄球菌(表皮葡萄球菌、腐生葡萄球菌)致病力低,拔除导管后,行 5～7 天的抗生素治疗。

(4) 金黄色葡萄球菌导致的导管相关感染,拔除导管后应用敏感抗菌药物治疗 14 天以上。

(5) 肠球菌导致的感染,拔除导管后应用敏感抗菌药物治疗 1～2 周。

(6) 对多重耐药的 G^- 杆菌应当接受最初 2 种不同 G^- 抗杆菌抗生素联合用药,根据药敏降阶梯至 1 种,疗程 1～2 周。

(7) 念珠菌相关的导管感染,抗真菌治疗至临床症状消失和最后一次血培养阴性后 2 周。

(8) 感染性心内膜炎患者、骨髓炎的儿科患者在拔除导管 72 小时后仍有菌血症,应给予 4～6 周的抗微生物治疗,骨髓炎成人患者,需要 6～8 周的抗微生物治疗。

(9) 感染性血栓性静脉炎应拔除导管,外科切开引流或结扎,切除受累的静脉,同时给予 4～6 周抗生素治疗。

(六) 预防

1. 教育与培训医护人员预防导管相关性血流感染的措施。

2. 严格掌握置管适应证,除非有医学指征,否则避免插入导管。

3. 强调手卫生,可用 70% 酒精消毒。

4. 插管时医务人员应严格无菌操作,消毒液涂于术野后应待其挥发后再操作,最大限度地保证无菌屏障。

5. 穿刺部位的选择,优选锁骨下静脉,但行血液净化则选择颈内或股静脉,穿刺部位的毛发应剪除,而不是剃除。

6. 紧急置管,若无菌操作不严格,导管留置不超过 48 小时。

7. 当血管内导管不再为医疗所需时,立即将其拔除。

8. 置管局部换药时的消毒液宜选用含氯消毒液。

9. 抗凝剂冲管和封管。

10. 使用半透明贴膜,48～72 小时更换一次。

11. 不建议定期更换导管,如怀疑有污染,应随时更换。

五、腹腔感染

（一）概述

腹腔感染（IAI）到目前为止没有统一定义，通常情况下腹腔感染的概念包括腹腔单一器官的感染（胆囊炎、阑尾炎、输卵管炎等）、腹膜炎（原发性、继发性、第三类）、腹腔脓肿这三种情况。也有把腹腔感染分为复杂性腹腔感染和非复杂性腹腔感染，前者是指腹腔感染不仅局限于单一的内脏器官，也包括感染的脏器导致的局限性或者弥漫性腹膜炎，而后者仅指感染局限于某一单一的脏器。原发性腹膜炎是指腹腔内无原发病灶时出现的弥漫性细菌性腹膜炎，多由血行播散、上行感染、直接扩散或者肠腔内细菌通过移位等原因造成，多见于幼儿、老年或者肝硬化腹水患者。继发性腹膜炎，指继发于腹内器官穿孔、损伤破裂、腹内脏器的感染、腹内脏器术后吻合口瘘等情况导致的感染，是最常见的腹膜炎，可以是局限性的，也可以是弥漫性的。第三类腹膜炎，是指腹膜炎患者在治疗期间，腹腔感染持续存在或反复发作，伴有发热和高代谢等症状，而腹腔探查仅见散在或未局限的脓性液体积聚。常发生于病情危重或免疫功能低下的患者，其临床表现具有医院感染的特点，易导致多器官功能障碍综合征，死亡率高。ICU内腹腔感染多是复杂的腹腔感染，大部分的腹腔感染实际上多是混合感染，致病菌与感染部位有关，原发性腹膜炎多为大肠杆菌、肺炎克雷伯杆菌、链球菌、肠球菌等，继发于内脏穿孔、腹腔脓肿、胰腺脓肿的病原菌多为肠杆菌和厌氧菌，复杂性腹腔感染以肠杆菌科为主，其中大肠杆菌占多数，近年非发酵菌（主要是铜绿假单胞菌和不动杆菌）和厌氧菌感染的比例增加。

（二）临床特征

1. 症状、体征　腹腔感染的症状和体征因人而异，而病原体的种类也影响其临床表现，症状往往缺乏特异性：① 腹痛，腹痛一般先从发病部位开始，可扩散至全腹，一般呈持续性，但体弱老年患者不一定表现出腹痛；② 恶心、呕吐，腹膜受到刺激，可引起反射性恶心、呕吐，多为胃内容物，发展至麻痹性肠梗阻时可呕吐出黄绿色胆汁；③ 体温、脉搏，其变化与炎症轻重有关，一般表现为发热，脉搏增快，但年老体弱者不一定出现体温的变化；④ 感染中毒的症状；⑤ 腹部体征，腹胀、腹式呼吸减弱，腹膜炎体征，消化道穿孔患者可表现为板状腹，肠鸣音减弱甚至消失。

2. 实验室检查往往也缺乏特异性　外周血白细胞增高常见，肝酶升高提示合并肝损害，血清淀粉酶升高可见于胰腺炎和胃肠道穿孔和肠梗死的患者，如有腹腔积液，应行诊断性腹腔穿刺并把穿刺标本行常规、生化及细菌学检查。

3. 影像学检查　直立位腹部平片的游离气体提示内脏穿孔，一侧膈肌上抬提示膈下脓肿的可能,腹部超声检查对于右上腹、盆腔、腹膜后病变诊断的敏感性较好,CT 诊断腹腔病变的敏感性较好,MRI 对于胆道系统疾病诊断较好,但对于病情危重和机械通气的患者不适用。

（三）诊断

根据病史及典型体征,白细胞计数及分类,腹部 X 线检查、B 超检查和 CT 检查结果,腹腔感染的诊断一般比较容易。关键是腹腔感染的定位诊断,B 超的优点在于易于床边实施,大的腹腔脓肿及积液可在其引导下实施穿刺引流,缺点是受肠管积液的影响较大,对于肠间隙感染较为困难,并且受人为因素影响大,CT 则不受积气的影响,可以发现肠祥间脓肿、深部脓肿、蜂窝织炎及腹膜后脓肿,复杂性腹腔感染患者应努力进行腹部 CT 检查或在 CT 引导下穿刺引流。

（四）治疗原则

腹腔感染的治疗是综合治疗,对于复杂性腹腔感染,治疗的重点是感染源的控制和抗生素的联合应用。

1. 感染源的控制　尽早明确感染灶的位置,明确感染灶后,首选介入置管引流术,根据感染灶的大小,感染灶内容物的性质,感染灶内有无分隔,有无合并肠瘘等因素选择不同样式和孔径的管道,必要时予以持续冲洗引流。

2. 抗生素的合理应用　① 一旦拟诊腹腔感染,伴有全身和局部炎症反应,立刻开始抗生素治疗;② 早期给予经验性抗感染治疗,对于复杂腹腔感染中的铜绿假单胞菌、产 ESBL 的肠杆菌、不动杆菌可选用碳青霉烯类和哌拉西林/他唑巴坦,可联合氨基糖苷类抗生素,对于肠球菌的高危人群,可选用哌拉西林/他唑巴坦和万古霉素,对于 MRSA,选用万古霉素治疗,一旦病原菌培养出结果,应及时调整抗生素,给予目标性治疗。

3. 液体复苏及脏器功能的支持　对于合并感染性休克的患者,当出现低血压时应立即给予液体复苏,呼吸功能障碍者给予呼吸机辅助通气,肝肾功能衰竭给予肝肾替代治疗等器官功能支持措施。

4. 营养支持　对于腹腔感染的患者,应坚持肠内与肠外营养并重,优先考虑肠内营养,必要时给予肠外补充的原则。

5. 免疫功能的调节　严重感染患者,往往免疫力低下,考虑给以免疫增强剂及人血免疫球蛋白支持治疗。

6. 水电解质酸碱平衡　是体内细胞、器官得以正常代谢的基础,应及时纠正和维持在正常范围内。

（五）导致腹腔感染治疗失败的相关因素

1. 延迟治疗,起始干预治疗的时间延迟至 24 小时后。

2. 疾病较重,APACHE Ⅱ ≥15 分。

3. 高龄患者。

4. 并发症多,伴有器官功能障碍者。

5. 营养不良,低蛋白血症。

6. 腹膜受累程度重或者弥漫性腹膜炎。

7. 感染源未能有效控制者。

8. 伴有恶性肿瘤者。

六、真菌感染

(一)概述

随着器官移植、肿瘤放化疗、大剂量广谱抗菌药物的长期应用,以及免疫抑制和糖皮质激素的应用,真菌感染的患病率和病死率显著上升。真菌感染分为浅部真菌病感染和深部真菌感染,浅部真菌病感染是指真菌侵犯皮肤角蛋白组织,后者真菌累及皮肤、皮下组织乃至深部组织与器官,也称为侵袭性真菌感染(IFI),ICU 内侵袭性真菌感染的发生率也是呈逐年上升趋势。感染的病原菌主要包括念珠菌和曲霉菌,念珠菌中的白念珠菌是最常见的病原菌,近年来非白念珠菌(光滑念珠菌、近平滑念珠菌、热带念珠菌)等的感染比例也在逐步增加。曲霉菌中最常见的是烟曲霉、黄曲霉及黑曲霉。ICU 患者病情复杂,免疫功能低下,发生 IFI 的危险因素复杂多样,治疗起来相对困难。

(二)危险因素

根据患者有无免疫功能抑制,危险(宿主)因素分为两类。

1. 无免疫功能抑制基础疾病的患者 经过抗生素 72~96 小时的治疗后仍有发热等感染征象,并满足以下条件之一者:

(1)患者因素:老年(大于 65 岁)、营养不良、肝硬化、胰腺炎、糖尿病、COPD 等肺部疾病、肾功能不全、肠功能减退或肠麻痹等基础情况;存在念珠菌定植,尤其是多部位定植或者某一部位持续定植。

(2)治疗相关因素:各种侵入性操作,如机械通气超过 48 小时,留置血管内导管,留置尿管,气管插管/气管切开,包括血液透析在内的血液净化治疗等情况;药物治疗,如长时间使用广谱抗生素,多成分输血,全肠外营养,激素的应用。

2. 存在免疫功能抑制的基础疾病的患者 体温>38℃或者<36℃,并满足以下条件之一者:① 存在免疫抑制的证据,如长期应用糖皮质激素激素(静脉或口服相当于泼尼松 0.5 mg/kg·d^{-1}以上大于 2 周);② 高危的实体器官移植者;③ 肝移植伴有如下危险因素:再次移植,术中大量输血等。

(三)临床特征

ICU 内真菌感染的临床特征分为主要特征和次要特征。

1. 主要特征　存在相应部位感染的特殊影像学改变的证据。例如：侵袭性肺曲霉菌感染的影像学特征包括：早期胸膜下密度增高的结节实变影，光晕征，新月形空气征，实变区域出现空腔等。ICU 中大部分无免疫功能抑制的患者可无上述典型的影像学表现。

2. 次要特征　满足可疑感染部位的相应症状、体征、至少一项支持感染的实验室证据这三项中的两项。

（1）呼吸系统：近期有呼吸道感染的症状或体征加重的表现（咳嗽、咳痰、咯血、胸痛、呼吸困难、肺内湿啰音等）；呼吸道分泌物检查提示有感染，或影像学出现新的、非上述主要特征中的典型的肺部浸润影。

（2）腹腔：具有弥漫性或者局灶性腹膜炎的症状或体征（如腹痛、腹胀、腹泻、肌紧张、肠功能异常等）；腹腔引流管、腹膜透析管内或腹腔穿刺液标本生化或常规检查异常。

（3）泌尿系统：具有尿路刺激症状；下腹部有触痛或者叩击痛等体征；尿液生化检查及尿沉渣检查细胞数异常（WBC 男性＞5 个/HP，女性＞10 个/HP）；对于留置尿管超过 7 天的患者，有上述症状或体征且尿液中有絮状团块样漂浮或沉于尿袋时亦应考虑。

（4）中枢神经系统：具有中枢神经系统局灶性症状或者体征（如精神异常、癫痫、脑膜刺激征等）；脑脊液检查示生化或者细胞数异常，但未见病原体及恶性细胞。

（5）血源性：出现眼底异常、心脏超声提示瓣膜赘生物、皮下结节等表现而血培养阴性时，临床能除外其他的感染部位，亦要高度怀疑存在血源性真菌感染。

（四）微生物学检查

1. 血液、胸腹水等无菌体液隐球菌抗原阳性。

2. 血液、胸腹水等无菌体液直接镜检或细胞学检查发现除隐球菌外的其他真菌（镜检发现隐球菌可直接确诊）。

3. 未留尿管的情况下，连续 2 份尿样培养呈酵母菌阳性或尿检见念珠菌管型。

4. 直接导尿获得的尿样呈酵母菌阳性。

5. 更换尿管前后两次获得的两份尿样培养呈酵母菌阳性。

6. 气道分泌物（包括经口、气管插管、BAL 等手段获取的标本）直接镜检/细胞系检查，发现菌丝/孢子或真菌培养阳性。

7. 经胸腹盆腔引流管/腹膜透析管等留取的引流液直接镜检/细胞学检查，发现菌丝/孢子或真菌培养阳性。

8. 经脑室引流管留取的标本直接镜检/细胞学检查，发现菌丝/孢子或培养阳性。

9. 血液标本 GM 或 G 试验连续两次阳性。

（五）诊断

重症患者 IFI 的诊断分为 3 个级别，即确诊、临床诊断和拟诊。其诊断一般由危险（宿主）因素、临床特征、微生物学检查、组织病理学四部分组成。其中组织病理学仍是诊断真菌感染的"金标准"。

1. 确诊　有以下三种情况：

（1）深部组织感染，正常本应无菌的深部组织经活检或尸检证实有真菌侵入性感染的组织学证据；或除呼吸道、泌尿道、鼻窦外正常无菌的封闭体腔/器官中发现真菌感染的微生物学证据。

（2）真菌血症，血液真菌培养阳性，并排除污染，同时患者有相应致病菌感染的临床症状和体征。

（3）导管相关性真菌血症，对于深静脉留置的导管行体外培养，当导管尖端（长度 5 cm）半定量培养菌落计数＞15 CFU 或定量培养菌落计数＞10^2 CFU/ml，且与外周血培养为同一致病菌，并除外其他部位的感染即可确诊。

2. 临床诊断　至少符合 1 项危险（宿主）因素，具有可能感染部位的 1 项主要或 2 项次要临床特征，并同时具备至少 1 项微生物学检查的阳性结果。

3. 拟诊　至少符合 1 项危险（宿主）因素，具备 1 项微生物学检查的阳性结果，或者具有可能感染部位的 1 项主要或 2 项次要临床特征。

（六）治疗原则

由于真菌感染的复杂性，ICU 环境和患者的特殊性，目前多提倡分层治疗，包括预防治疗、经验性治疗、抢先治疗和目标治疗。

1. 预防治疗　预防真菌感染的注意事项很多，除了加强对 ICU 的环境监控外，还要治疗原发病，尽早恢复患者的解剖生理屏障，减少侵入性操作，拔除不必要的管道，尽早肠内营养。同时抗真菌药物的治疗亦十分重要，对于免疫功能抑制的重症患者应进行抗真菌药物的预防治疗，包括有高危因素的粒细胞缺乏患者，具有高危因素的肿瘤患者和器官移植患者。而无免疫抑制的患者一般不行抗真菌药物的预防治疗。

2. 经验性治疗　对于拟诊 IFI 的重症患者，应进行经验性的抗真菌治疗，药物的选择应综合考虑可能的感染部位、病原真菌、患者预防用药的种类及药物的广谱、有效、安全性和效价比等因素。

3. 抢先治疗　对于 ICU 中有高危因素的患者展开连续的监测，包括每周 2 次胸部摄片、CT 扫描、真菌培养及真菌抗原检查等，如发现阳性结果，立即开始抗真菌治疗，即抢先治疗。因此抢先治疗针对的是临床诊断 IFI 的患者。

4. 目标治疗　针对的是确诊的 IFI 患者,针对感染真菌种类进行特异性抗真菌治疗,以获得的致病菌的药敏结果为依据,采用有针对性的治疗,也可以根据经验调整药物。例如白色念珠菌、热带念珠菌、近平滑念珠菌对氟康唑敏感,同时也可以选择其他唑类、棘白菌素类等药物治疗。

七、抗菌药物的合理应用

(一)概述

目前临床工作中,抗菌药物的应用存在诸多不合理之处,例如:不熟悉抗菌谱,把二、三线抗生素作为一线药物使用;无指征盲目滥用抗生素;抗生素的剂量不足或者过大;错误的联合用药;在抗感染治疗过程中,忽视了局部脓肿病灶的处理和患者整体状况(内稳态平衡、提高机体免疫力、营养改善等)。这样的结果是出现了诸多耐药菌的发生,原本敏感的抗生素,出现了细菌对其耐药的发生,因此抗菌药物一定要合理使用,以便能够杀灭致病菌,控制感染,又不引起明显的不良反应,更可以降低细菌耐药性的产生和蔓延,延长抗菌药物的寿命。

(二)抗菌药物基本应用原则

1. 尽早确立病原学诊断　尽早确定感染部位、致病菌种类及其对抗菌药物的敏感度是抗菌药物合理应用的先导。了解患者是否有用药指征,在开始用药前先取相应标本分离病原菌,并进行药物敏感试验,同时根据患者发病情况,在临床诊断的基础上推测可能的致病菌种,立即给予经验性抗菌药物治疗,或者细菌培养及药敏结果后,对疗效不佳的患者调整给药方案,选用合适抗菌药物进行针对性治疗。

2. 根据抗菌药的作用特点和在体内过程合理选择药物　医务人员要熟悉每种抗菌药物的抗菌谱及细菌对其耐药情况的变迁情况,选择有效的药物进行治疗,另外抗菌药物能够有效的控制感染,必须在感染部位达到有效的抗菌浓度。一般药物在血供丰富的组织中的浓度高,应尽量选择在这些部位能达到有效浓度的药物,例如胆道感染可选用在胆道浓度较高的药物头孢哌酮、头孢他啶、头孢呋辛、大环内酯类等。

3. 根据患者的生理、病理、免疫状态合理用药　通过肾脏排泄的药物在新生儿消除较慢,氨基糖苷类、万古霉素等药物应避免使用。

4. 联合用药　ICU 内重症感染患者,往往需要联合应用,作用机制相同的药物不宜联合应用。通常 2 种抗生素联合应用,个别情况下可以 3 种或 3 种以上联合用药。以下情况下需要联合用药:

(1)病因未明的严重感染,如化脓性脑膜炎、粒细胞缺乏或者免疫缺陷患者合并严重感染。

(2)单一抗菌药物不能有效控制的混合感染,如胃肠穿孔引起的腹膜炎,胸腹严重创伤后并发的感染多为混合感染,通常需要联合应用对抗需氧菌和厌氧菌的药物进行治疗。

(3)单一药物不能控制的严重感染。

(4)需长时间用药,但病原菌容易对某些抗菌药物产生耐药时,如 IFI等,需要联合用药。

(5)为降低毒性大的抗菌药物的剂量,可联合用药。

5. 根据药物的 PK/PD 参数给药　对于浓度依赖性抗生素,在日剂量不变的情况下,强调单次给药,以获得更大的药物峰浓度,从而提高药物的抗菌活性,例如,氨基糖苷类、甲硝唑等药物。对于时间依赖性抗生素,则强调多次给药,T>MIC 的时间达到给药间隔的 50% 以上,以取得较好的杀菌效果,例如 β-内酰胺类药物。

6. 疗程　抗菌药物的疗程,因感染不同而异,一般用至体温正常,症状消失后 72～96 小时,但特殊情况下如感染性心内膜炎、骨髓炎、IFI 等情况需要较长的疗程。

(三)特殊病理状况下的应用原则

ICU 内患者多为重症患者,存在器官功能不全,因此有特殊原则。

1. 肝功能减退患者抗菌药物的应用　很多药物经过肝脏的生物转化、解毒和清除,肝功能不全患者,其肝脏代谢与清除药物的能力降低,因此应用抗菌药物应谨慎,在肝内代谢、经肝胆系统排泄或者对肝脏有毒性的药物要慎用或者尽量避免使用。具体分以下四种情况。

(1)按正常剂量应用,主要以原形从肾脏排泄而消除的药物,如青霉素、头孢他啶、万古霉素、糖苷类等药物。

(2)必要时减量应用,主要由肝脏清除的药物,肝功能减退时清除减少,但并没有出现明显毒性反应,可以正常应用,但需谨慎,必要时减量应用,如红霉素等大环内酯类、林可霉素、克林霉素等药物属于此类。

(3)减量慎用,药物经肝脏与肾脏两途径清除,但药物本身毒性不大,如哌拉西林、头孢哌酮、林可霉素等在肝功能不全的患者中应减量或慎用。

(4)尽量避免应用,主要经肝脏解毒消除的药物,如磺胺类、四环素类、红霉素酯化剂利福平、两性霉素 B、咪康唑等药物在肝功能不全时应尽量避免使用。

2. 肾功能减退情况下的使用　很多抗菌药物主要从肾排泄而消除,肾功能减退将导致这些药物及其代谢物排泄延缓,血浆半衰期延迟,血药浓度升高,甚至引起毒性反应。部分药物有肾毒性,血药浓度升高将加重对肾的损害。因此肾功能不全患者应用抗生素必须根据药物主要排泄途径、肾功能损害程度、药物对肾毒性的大小以及药物经透析后清除程度来确定药物的应用剂量及给药间隔。具体有以下四种情况。

（1）按正常剂量应用，主要从肝脏代谢或经肝胆系统排泄的药物在肾功能减退时仍可按正常剂量应用，例如红霉素及其他大环内酯类、多西环素等药物。

（2）剂量要适当减少，主要经过肾脏排泄且毒性较低的药物在肾功能严重受损时要适当减少剂量，包括青霉素和大部分头孢菌素类。

（3）剂量需明显减少，主要经肾脏排泄、毒性较大的药物，例如氨基糖苷类、多粘菌素、万古霉素等药物，在肾功能减退的患者中应避免使用，如确需应用，应按肾功能减退程度（以内生肌酐清除率为准）的情况，调整其剂量。

（4）不宜应用，肾功能减退可引起药物或其代谢物的蓄积并引起严重毒性者不宜应用，例如四环素类，多西环素除外。

3. 老年患者抗菌药物的应用　老年患者组织器官呈生理性变和免疫功能减退，易导致体内药物积蓄，血药浓度升高，容易发生药物不良反应。因此抗生素的应用应注意一下情况：

（1）应用经肾排泄的药物时应根据肾功能减退情况减量给药，可用正常剂量的 $1/2\sim2/3$。

（2）选用毒性低并具有杀菌作用的抗菌药物，例如青霉素、头孢菌素及其他 β-内酰胺类药物。

（3）毒性大的药物，如氨基糖苷类、万古霉素等尽量避免应用，必须应用时应监测血药浓度，根据结果调整剂量。

第九章　重症呼吸

第一节　基础理论

一、肺循环的特点及调节

从右心室、肺动脉经肺泡毛细血管、肺静脉到左心房的血液循环,称为肺循环。肺循环的主要功能是从肺泡气中摄取氧气,并向肺泡排出二氧化碳,实现血液与肺泡气之间的气体交换,即肺换气。

1. 肺循环是一个低阻力、低压力系统　肺循环途径短,血管口径粗,血管总横截面积大,而且全部血管位于胸腔内,受胸腔内压的影响而经常处于扩张状态,因此肺循环的血流阻力很小。

右心室壁较薄,收缩力较弱,而且血流阻力较小,所以肺循环的压力较低。正常人右心室收缩压约为 22 mmHg,舒张压约为 0～1 mmHg,肺动脉收缩压与右心室内压相等,舒张压为 8 mmHg,平均肺动脉压为 13 mmHg,肺毛细血管平均压约为 7 mmHg,肺静脉和左心房内压为 1～4 mmHg。机体处于安静状态时,肺循环的血容量约为 450 ml。因为肺组织和肺血管的顺应性高,所以肺部血容量容易发生较大的变化。例如,用力呼气时,肺部血容量可减少到 200 ml,而在深吸气时可增加到 1 000 ml。在每一个呼吸周期中,肺循环的血容量也发生周期性变化,并对左心室输出量和血压产生影响。

2. 肺循环的血流量受神经、体液和低氧等因素的影响　肺循环血管平滑肌细胞受交感神经和迷走神经支配。交感神经兴奋可直接引起肺血管收缩,血流量减少。但是在整体情况下,交感神经兴奋时,体循环血管也收缩,将一部分血液挤入肺血管,使肺循环血流量增加。刺激迷走神经可使肺血管舒张,肺循环血流量增加。

血液中的肾上腺素、去甲肾上腺素、血管紧张素Ⅱ、血栓素 A2、前列腺素 F2a、组胺、内皮素等都能使肺血管收缩,血流量减少;而乙酰胆碱、缓激肽、前列环素、一氧化氮等能使肺血管舒张,血流量增加。

血氧分压降低可影响肺血管的舒缩活动。低氧可使肺血管收缩,以减少低氧肺泡的血流量,有利于维持通气/血流比。长期慢性低氧可造成肺动脉高压和右心后负荷增加,右心室可产生心肌肥厚。

二、肺通气与肺换气

肺与外界环境之间进行气体交换的过程,称为肺通气。肺通气的过程使肺泡气体不断得到更新,呼吸肌通过运动为肺通气提供动力。肺通气能否进行,取决于推动气体流动和阻止气体流动两种力的相互作用,推动气体流动的动力必须克服阻止气体流动的阻力,才能实现肺通气。

肺换气是与肺通气过程伴随进行的。在肺通气过程中,进入肺泡内的新鲜空气随即通过肺泡膜与流经肺泡的毛细血管血液进行气体交换。肺泡气与肺毛细血管血液之间的这种气体交换过程称为肺换气,而组织毛细血管血液与组织细胞之间的气体交换过程称为组织换气。

三、气体在血液中的运输

经肺换气过程摄取的氧,需要经过心血管系统运输到机体组织,供细胞利用;由细胞代谢产生的二氧化碳经组织换气进入血液后,也需要通过心血管系统运输到肺部,呼出体外。因此,氧和二氧化碳的运输是以血液为媒介的。

氧以物理溶解和化学结合两种形式存在于血液中,其中化学结合的氧约占 98.5%,是主要的运输形式,血红蛋白是运输氧的工具;物理溶解形式存在的氧仅占血液总氧含量的 1.5%。

二氧化碳也以物理溶解和化学结合两种形式存在于血液中。成人在安静状态下,机体代谢过程中,每分钟大约产生 200 ml 二氧化碳。经组织换气扩散进入血液中的二氧化碳,以物理溶解和化学结合两种形式运输,其中物理溶解的二氧化碳约占二氧化碳总运输量的 5%,化学结合约占 95%。化学结合的主要是碳酸氢盐和氨基甲酰血红蛋白,前者占总运输量的 88%,后者约占 7%。

四、呼吸运动的调节

呼吸运动是由呼吸肌的节律性收缩活动所引起的胸廓的扩大和缩小,是肺通气的动力,其节律性起源于低位脑干的呼吸中枢。呼吸运动的频率和深度会随着机体内、外环境的改变而发生相应的变化,以适应机体代谢活动对气体交换的需要。

五、气道与气道阻力

自鼻腔至终末细支气管(气管支气管树的第 16 级)的呼吸道称为气道,是肺通气时气体进出肺的通道,同时还具有加温、加湿、过滤和清洁吸入气体以及引起防御反射(咳嗽反射和喷嚏反射)等保护作用。

气体在气道内流动时气流内部、气流与呼吸道内壁产生摩擦所造成的阻力为气道阻力。影响气道阻力的因素有气道内径、长度和形态、气流速度和形式(层流、湍流)、气体特性等。在层流条件下,阻力与气道长度和流速成正比,与气道半径的四次方成反比。可见,气道内径是影响气道阻力的最主要因素。

六、肺容积与肺顺应性

肺容积指肺容纳气体的体积,平静呼吸时由功能残气量和潮气量组成。肺顺应性指吸气过程中单位压力改变所引起的肺容积的变化。反映肺扩张的难易程度,是肺弹性阻力的倒数。肺顺应性越高,肺可扩张性越好,反之,肺可扩张性越差。肺弹性阻力是肺通气的主要阻力之一。

七、低氧血症与缺氧

低氧血症指动脉血氧分压低于 80 mmHg。血氧分压指物理溶解于血液中的氧所产生的张力,正常时约为 100 mmHg。

组织氧供不足或利用障碍均可导致机体产生相应的功能、代谢和形态改变,这一病理过程称为缺氧。根据缺氧发生的原因和血氧变化特点,可以将缺氧分为四种类型,即低张性缺氧、血液性缺氧、循环性缺氧和组织性缺氧。

低张性缺氧:是以动脉血氧分压降低为基本特征的缺氧。低张性缺氧时,动脉血氧分压降低,与血红蛋白结合的氧量减少,造成动脉血氧含量降低。

血液性缺氧:是由于血红蛋白质或量的改变,以致血液携带氧的能力降低而引起的缺氧。血液性缺氧时,PaO_2 及 SaO_2 正常,但因血红蛋白质或量的改变,造成动脉血氧含量降低。

循环性缺氧:是指因组织血流量减少引起的组织氧供不足。循环性缺氧是由组织灌注减少引起的,动脉血氧分压和氧含量正常。

组织性缺氧:是指在组织氧供正常的情况下,因细胞不能有效利用氧而导致的缺氧。由于缺氧的原因是组织利用氧障碍,动脉血氧分压和氧含量正常。

八、呼吸衰竭的发病机制

肺通气和肺换气功能障碍是导致呼吸衰竭的机制。肺通气障碍包括阻塞性和限制性通气功能障碍,肺换气功能障碍包括通气/血流比例(V/Q)失调和弥散障碍。

1. 通气功能障碍　限制性通气不足是指吸气时肺泡扩张受限引起的肺泡通气不足。其原因有:① 呼吸肌活动障碍,包括中枢或周围神经的器质性病变如脑外伤、脑血管意外、脊髓灰质炎等;由于镇静、安眠和麻醉剂过量引起的呼吸中枢抑制;呼吸肌本身的收缩功能障碍如呼吸肌疲劳及呼吸肌萎缩;由低钾、缺氧和酸中毒等导致的呼吸肌无力等;② 胸廓顺应性降低,如严重胸廓畸形、胸膜纤维化等;③ 肺顺应性降低,如严重肺纤维化或肺泡表面活性物质减少可使肺顺应性降低;④ 大量的胸腔积液或张力性气胸使肺扩张受限。

阻塞性通气不足指气道狭窄或阻塞所致的通气障碍。影响气道阻力最主要的因素是气道内径。气管痉挛、管壁肿胀或纤维化,管腔被黏液、渗出物、异物等阻塞,肺组织弹性降低以致对气道管壁的牵引力减弱等,均可使气道内径变窄或不规则而增加气流阻力,从而引起阻塞性通气不足。气道阻塞可分为中央性与外周性,中央性气道阻塞指气管分叉处以上的气道阻塞,若阻塞位于胸外,吸气时气体流经病灶引起气道内压力降低,可使气道内压明显低于大气压,导致气道狭窄加重,而呼气时则相反,故患者表现为明显吸气性困难;如阻塞位于胸内,呼气时胸腔内压升高而压迫气道,使气道狭窄加重,而吸气时则相反,故患者表现为呼气性呼吸困难。外周性气道阻塞多见于慢性阻塞性肺疾病(COPD)时,主要表现为呼气性呼吸困难。

2. V/Q 比例失调　是呼吸衰竭最常见和最重要的机制。病理状态下,V/Q 比例失调常见的原因主要见于:

(1) 部分肺泡通气不足:病变部分肺泡通气明显减少,而血流未相应减少,使 V/Q 比例显著降低,以致流经这部分肺泡的静脉血未能充分动脉化便掺入动脉血,故称静脉血掺杂,又称功能性分流。此时 PaO_2 往往降低,如代偿性通气足够强,尚可使动脉血二氧化碳分压($PaCO_2$)正常或降低,如代偿不足,使总肺泡通气量低于正常,则 $PaCO_2$ 高于正常。

(2) 部分肺泡血流不足:肺血流减少或中断,V/Q 比例增大,肺泡通气不能被充分利用,称为死腔样通气。此时,流经病变区血液的 PaO_2 显著升高,但其动脉血氧含量(CaO_2)却增加很少,健康肺区却因血流量明显增加而使这部分血液不能充分动脉化,其 PaO_2 和 CaO_2 均显著降低。最终混合而成的动脉血 PaO_2 降低,$PaCO_2$ 的变化则取决于代偿性呼吸增强的程度,可以降低、正常或升高。

(3) 真性分流:正常情况下,一部分静脉血经支气管静脉和极少的肺动—静脉交通支直接流入肺静脉,即为解剖分流。由于这部分血液完全未经气体交换过程,故属于真性分流。病变导致肺动—静脉短路开放,真性分流增加。此外,在肺实变和肺不张时,病变肺完全失去通气功能,但仍有血流,V/Q 比例为 0,也属于真性分流。由真性分流导致的呼吸衰竭的特征是 PaO_2 降低,且吸入高浓度氧 PaO_2 不能提高,而功能性分流时吸入高浓度氧 PaO_2 往往可提高,用这种方法可对二者进行鉴别。

3. 弥散障碍　是肺换气功能障碍的一种形式,指肺泡膜面积减少或肺泡膜异常增厚和弥散时间缩短而引起的气体交换障碍。

第二节 基本知识

一、急性呼吸衰竭

1. 定义和诊断标准　呼吸衰竭是指肺通气和(或)肺换气功能严重障碍,致动脉血氧分压(PaO_2)低于正常范围,伴或不伴有动脉血二氧化碳分压($PaCO_2$)增高的病理过程。一般以成年人在海平面标准大气压下,静息和呼吸室内空气时,PaO_2低于 60 mmHg (1 mmHg＝0.133 kPa),或(和)$PaCO_2$高于 50 mmHg 作为诊断呼吸衰竭的标准。

肺气体交换障碍发生较快或机体不能进行有效代偿,将产生致命的低氧血症和高碳酸血症,即急性呼吸衰竭。若呼吸衰竭产生过程为渐进性(一般为 3 天以上),机体则可进行代偿,称为慢性呼吸衰竭。

2. 病因分类　肺气体交换涉及两个环节,首先为通气(依赖"通气泵"作用),其次为肺换气(肺泡和血液之间的气体交换过程)。根据气体交换的两个环节,可按常见病因分为肺衰竭和泵衰竭。

(1)肺衰竭:是各种原因引起的肺泡气体交换不足的病理状态。主要表现为动脉氧合不足,而无明显的二氧化碳潴留。动脉血二氧化碳可通过增加通气泵做功而排出。

引起肺衰竭的疾病包括:

呼吸道气流受限:①上呼吸道梗阻:喉头水肿、喉痉挛、异物、肿瘤、外伤、感染等;②广泛和严重的下呼吸道阻力增加:支气管哮喘严重发作、慢性支气管炎、阻塞性肺气肿和肺心病。

肺实质疾病:①肺实质性疾病:严重肺部感染、毛细支气管炎、间质性肺疾病、肺水肿、肺栓塞和各种原因引起的肺实质损伤;②急性呼吸窘迫综合征(ARDS)。

(2)泵衰竭:通气泵由胸廓、呼吸肌以及调节呼吸肌收缩和舒张的神经系统组成,主要影响 CO_2 排出。通气泵的主要功能是保持一定的跨肺压梯度。

泵衰竭常见原因包括:

呼吸肌疲劳或衰竭:气道阻力增加和肺顺应性降低导致呼吸肌过负荷;

胸廓和胸膜病变:严重气胸、大量胸腔积液、连枷胸、脊柱侧后凸、腹膜炎、血胸、上腹部和胸部术后;

神经肌接头病变:重症肌无力、药物阻滞作用;

运动神经病变:脊髓损伤、脊髓灰质炎、格林—巴利综合征、肌萎缩侧索硬化；

中枢神经系统抑制或功能紊乱：脑血管意外、病毒性脑炎、细菌性脑膜炎、药物中毒、脑水肿、颅脑外伤、中枢性通气不足综合征。

3. 临床表现　患者均有胸闷气急，呼吸困难，辅助呼吸肌活动增强。严重时有呼吸节律紊乱，如陈-施氏呼吸、叹息样呼吸，主要见于中枢神经系统疾病。严重者神志障碍，烦躁不安，进而谵妄、昏迷、抽搐。早期心动过速、血压增高，严重时心率减慢、血压下降。同时伴 CO_2 潴留者可有头痛、嗜睡、扑翼样震颤和睡眠颠倒。

动脉低氧血症是急性呼吸衰竭的主要特征，可伴有 CO_2 潴留和酸中毒。动脉血气分析发现 PaO_2 降低，可伴有 $PaCO_2$ 增加和 pH 值下降。可伴有肝、肾功能损害。大多同时伴有酸碱和电解质紊乱。

4. 治疗原则　急性呼吸衰竭的治疗原则为在保证气道通畅的前提下，尽快改善和纠正低氧血症、CO_2 潴留和代谢功能紊乱。具体步骤如下：

（1）保证气道通畅：保持气道通畅，迅速清除气道分泌物，定时吸痰；气道充分湿化，增强排痰功能；有支气管痉挛时，给予支气管扩张剂。严重者，应迅速进行经鼻或经口气管插管。

（2）氧气疗法：氧疗目的为使 SaO_2 至少保持在 90% 以上，同时又无氧中毒产生。吸入氧浓度和持续时间视具体情况而定。

呼吸心脏骤停和急性肺水肿等患者，应立即使用高浓度氧或纯氧吸入，以保证脑等对缺氧十分敏感的重要脏器的氧供。一般认为，吸入氧浓度＞50% 称为高浓度氧疗，但时间不宜过长（尤其是纯氧吸入），在 SaO_2 升至 90% 以上并稳定后应尽量降低吸氧浓度，预防氧中毒。如果增加吸入氧浓度缺氧改善不明显，提示患者的低氧血症主要由于肺不张和肺泡水肿等所致的肺内静脉血分流增加导致，此时需采用机械通气改善肺内分流以纠正改善低氧血症。

对于缺氧伴明显的二氧化碳潴留的患者，一般采用低浓度（吸氧浓度＜35%）持续给氧。原因如下：① 中枢化学感受器对二氧化碳改变的反应减弱，主要靠低氧血症刺激外周化学感受器。若吸入高浓度氧，动脉血氧分压迅速上升，减弱或消除缺氧外周化学感受器反应，肺泡通气量减少，二氧化碳潴留反而加重，甚至发生二氧化碳麻醉。② 严重缺氧伴有明显二氧化碳潴留，PaO_2 与 SaO_2 的关系处于氧离曲线的陡直段，吸入氧浓度稍增加（如 2%），PaO_2 和血 SaO_2 就可明显提高（分别为 15 mmHg 和 40%），此时，仍有轻度缺氧，可保持对外周化学感受器的刺激作用。③ 低浓度吸氧可改善低通气肺区的肺泡氧分压。吸氧浓度不同时肺泡氧分压与肺泡通气量的关系曲线，有前段陡直，后段平坦的特点，当肺泡通气不足时，稍增加吸氧浓度即可提高

P_AO_2,而 P_AO_2 增高时,肺泡通气量随之降低。如吸氧浓度达 30% 以上时,P_AO_2 明显增高,但肺泡通气量则低于 1.5 L/min,易导致二氧化碳潴留加重,P_ACO_2 可达 100 mmHg 以上。④ 间歇氧疗不能防止二氧化碳进一步潴留,反而加重缺氧。所以对二氧化碳潴留的缺氧患者应采取低浓度吸氧。

(3)机械通气:对于经氧疗和气道通畅治疗仍不能缓解低氧血症和二氧化碳潴留的呼吸衰竭患者,需采用机械通气治疗,以维持氧合、改善通气、增加肺容积、降低呼吸做功。通气模式和参数根据病情选用和设定。

(4)纠正酸碱失衡和电解质紊乱:急性呼吸衰竭常有以下几种类型的酸碱失衡:① 呼吸性酸中毒;② 呼吸性酸中毒合并代谢性酸中毒;③ 呼吸性酸中毒合并代谢性碱中毒;④ 呼吸性碱中毒;⑤ 呼吸性碱中毒合并代偿性碱中毒。伴随酸碱失衡可产生电解质的细胞内外和体内外重新分布,导致电解质紊乱。

(5)控制感染:感染是导致急性呼吸衰竭最常见的病因之一,控制感染是呼吸衰竭治疗的重要组成。经验性选用抗生素治疗应尽早开始,并根据本地区或本单位呼吸道感染细菌学分布情况、细菌耐药情况选择药物。同时,在抗生素使用之前尽快通过呼吸道分泌物细菌学检查明确病原菌,根据其药敏情况进行目标性抗感染治疗。

(6)营养支持:呼吸衰竭患者由于发热、呼吸做功增加等因素,能量消耗增加,易出现负氮平衡。不但削弱免疫功能,使感染不易控制,而且加重呼吸肌疲劳和呼吸衰竭。因此,需重视患者的营养支持,给予 25~30 kcal/kg 的能量支持。根据患者情况,可通过鼻胃管、鼻肠管、静脉、口服等途径补充。

(7)防治并发症:严重缺氧和二氧化碳潴留患者,易并发消化道出血、心力衰竭、休克、肝肾功能损伤等,应积极进行防治。如应用制酸剂,保护胃肠道功能,纠正有效循环血量不足,积极抗休克治疗等。

(8)治疗原发病和基础疾病。

二、急性呼吸窘迫综合征

1. 概念　急性呼吸窘迫综合征(ARDS)是发生于严重感染、休克、创伤及烧伤等疾病过程中,肺实质细胞损伤导致的以进行性低氧血症、呼吸窘迫为特征的临床综合征。X 线胸片呈现斑片状阴影为其影像学特征;肺顺应性降低、肺内分流增加而肺毛细血管静水压不高为其病理生理特征。

2. 病因与危险因素　多种病因均可导致 ARDS。根据肺损伤的机制,可将 ARDS 的病因分为直接肺损伤因素和间接肺损伤因素。

直接肺损伤因素主要包括:① 严重肺部感染,包括细菌、真菌、病毒及肺囊虫等感染;② 误吸,包括胃内容物、烟雾及毒气等误吸;③ 肺挫伤;④ 淹溺;⑤ 肺栓塞,包括脂肪、羊水、血栓栓塞等;⑥ 放射性肺损伤;⑦ 氧中毒等。

间接肺损伤因素主要包括：① 严重感染及感染性休克；② 严重非肺部创伤；③ 急性重症胰腺炎；④ 体外循环；⑤ 大量输血；⑥ 大面积烧伤；⑦ 弥散性血管内凝血；⑧ 神经源性（见于脑干或下丘脑）损伤等。

3. 病理生理特征　ARDS 的基本病理生理改变是肺泡上皮和肺毛细血管内皮通透性增加所致弥漫性肺间质及肺泡水肿。由于肺泡及间质水肿、肺泡表面活性物质减少及肺泡塌陷导致的肺容积减少、肺顺应性降低和严重的通气/血流（V/Q）比例失调和肺循环改变特别是肺内分流明显增加，是 ARDS 的病理生理特征。

（1）肺容积减少：ARDS 患者早期就存在肺容积减少，表现为肺总量、肺活量、潮气量和功能残气量明显低于正常。由于 ARDS 患者的肺容积明显减少，实际参与通气的肺泡减少，常规或大潮气量机械通气易导致肺泡过度膨胀和气道平台压力过高，加重肺及肺外器官损伤。

（2）肺顺应性降低：肺顺应性降低是 ARDS 的特征之一，表现为需要较高的气道压力，才能达到所需的潮气量。肺顺应性降低主要与肺泡表面活性物质减少引起的表面张力增高和肺不张、肺水肿导致的肺容积减少有关。ARDS 亚急性期，肺组织如出现广泛的纤维化，可使肺顺应性进一步降低。

（3）V/Q 比例失调：V/Q 比例失调是导致 ARDS 患者严重低氧血症的主要原因。ARDS 早期肺内分流可高达 30% 以上。广泛的肺不张或肺水肿产生的真性分流导致低氧血症难以通过提高吸入氧浓度改善，通过机械通气应用肺复张手法及一定水平的呼气末正压（PEEP），可使部分肺泡通气增加，减少肺内分流，进而改善低氧血症和氧合。ARDS 时，肺微血管痉挛或狭窄、肺栓塞及血栓形成可使部分肺单位周围毛细血管血流量明显减少或中断，V/Q比例升高，即导致死腔样通气。ARDS 后期死腔率可高达 60%。

（4）肺循环改变：ARDS 肺循环的主要改变是肺毛细血管通透性明显增加。通透性增高性肺水肿是 ARDS 病理生理改变的基础。肺动脉高压伴肺动脉嵌顿压正常是 ARDS 肺循环的另一个特点。早期 ARDS 时，肺动脉高压是可逆的，后期常不可逆。值得注意的是，尽管肺动脉压力明显增高，但肺动脉嵌顿压一般为正常，这是与心源性肺水肿的重要区别。

4. 临床表现

（1）症状和体征

① 症状：ARDS 的临床表现大都在原发病的症状基础上出现。往往起病急，有时缓慢。多在感染、休克、创伤等原发病的救治过程中发生，出现呼吸频速、呼吸困难、口唇及指端发绀。呼吸频速和发绀进行性加重是其临床特点。

呼吸频速、呼吸窘迫是 ARDS 特征性的临床表现。通常在 ARDS 起病

1~2 天内,发生呼吸频速,呼吸频率大于 20 次/分,并逐渐进行性加快,可达 30~50 次/分。随着呼吸频率增快,呼吸困难也逐渐明显,危重者呼吸频率可达 60 次/分以上,呈现呼吸窘迫症状。

随着呼吸频速、呼吸困难症状的发展,缺氧症状也愈益明显,患者表现烦躁不安、心率增速、唇及指甲发绀。缺氧症状并不因为吸入氧气而获得改善。此外,在疾病后期,多伴有肺部感染,表现为发热、畏寒等症状。

② 体征:疾病初期除呼吸频速外,可无明显的呼吸系统体征,随着症状加重,出现唇及指甲发绀,吸气时锁骨上窝及胸骨上窝下陷,有的患者胸部听诊可闻及少数干性啰音及湿性啰音。

(2)辅助检查

① X 线胸片:早期胸片常为阴性,进而出现肺纹理增加和斑片状阴影,后期为大片实变阴影,并可见支气管气像。

② CT 扫描:与正位胸片相比,CT 扫描能更准确的反映病变肺区域的大小。CT 上病变范围常能较准确地反映气体交换的异常和肺顺应性的改变。另外,CT 扫描能发现气压伤及小灶性的肺部感染,如间质性肺气肿、肺脓肿等。

③ 动脉血气分析:是评价肺气体交换的主要临床手段。在 ARDS 早期,常常表现为呼吸性碱中毒和不同程度的低氧血症。

④ 肺力学监测:ARDS 肺力学特征的改变主要包括顺应性降低、气道阻力增加。

⑤ 血流动力学监测:血流动力学监测对 ARDS 的诊断和治疗具有重要意义。ARDS 的血流动力学常表现为肺动脉嵌顿压正常或降低,有助于与心源性肺水肿鉴别。

⑥ 血管外肺水监测:可用指示剂稀释法测定血管外肺水的含量。正常人血管外肺水含量不超过 500 ml,ARDS 患者的血管外肺水可增加到 3 000~4 000 ml。

5. 诊断与鉴别诊断标准

(1)ARDS 的诊断:目前被广泛采用的是 1992 年欧美 ARDS 联席会议提出的诊断标准。① 急性起病;② $PaO_2/FiO_2 \leqslant 200$ mmHg(不管 PEEP 水平);③ 正位 X 线胸片显示双肺均有斑片状阴影;④ 肺动脉嵌顿压 $\leqslant 18$ mmHg,或无左心房压力增高的临床证据。急性肺损伤为 ARDS 的早期阶段,除满足 $PaO_2/FiO_2 \leqslant 300$ mmHg 外,其余条件与 ARDS 一致。

虽然欧美联席会议的 ARDS 诊断标准广泛应用于临床,但其准确性不高,存在诸多需要改进之处。2011 年 10 月在德国柏林举行的第 23 届欧洲危重病医学年会上,ARDS 标准再次被推陈出新,形成 ARDS 的柏林诊断标准

（表 9-1）。

表 9-1　ARDS 柏林诊断标准

柏林标准	ARDS		
	轻　度	中　度	重　度
起病时间	一周之内急性起病的已知损伤或者新发的呼吸系统症状		
低氧血症	P/F 201～300 且 PEEP≥5 cmH$_2$O	P/F 101～200 且 PEEP≥5 cmH$_2$O	P/F≤100 且 PEEP≥10 cmH$_2$O
肺水肿来源	不能被心功能不全或液体过负荷解释的呼吸衰竭＊＊		
X 线胸片	双侧浸润影	双侧浸润影	浸润影至少累及 3 个象限

（2）ARDS 与心源性肺水肿的鉴别：ARDS 与心源性肺水肿的临床表现有很多相似之处，但临床治疗手段相差甚远，如不能及时鉴别，往往会延误病情，导致严重后果。ARDS 与心源性肺水肿的不同临床特点见表 9-2。

表 9-2　ARDS 与心源性肺水肿的鉴别诊断

	ARDS	心源性肺水肿
发病机制	肺实质细胞损害、肺毛细血管通透性增加	肺毛细血管静水压升高
起　病	较缓	急
病　史	感染、创伤、休克等	心血管疾病
痰的性质	非泡沫状稀血样痰	粉红色泡沫痰
体　位	能平卧	端坐呼吸
胸部听诊	早期可无啰音 后期湿啰音广泛分布，不局限于下肺	湿啰音主要分布于双下肺
X 线检查		
心脏大小	正常	常增大
血流分布	正常或对称分布	逆向分布
叶间裂	少见	多见
支气管血管袖	少见	多见
胸膜渗出	少见	多见
支气管气像	多见	少见
水肿液分布	斑片状，周边区多见	肺门周围多见

续表

	ARDS	心源性肺水肿
治疗反应		
强心利尿	无效	有效
提高吸氧浓度	难以纠正低氧血症	低氧血症可改善

6. 治疗原则　鉴于 ARDS 是感染、创伤等导致的多器官功能障碍综合征（MODS）的一个重要组成部分，对 ARDS 的治疗应该认为是防治 MODS 的一部分。治疗应从感染、创伤的早期开始。其原则为纠正缺氧，提高全身氧输送，维持组织灌注，防止组织进一步损伤。在治疗上可分为病因治疗和支持治疗。

（1）病因治疗：控制致病因素，及时去除或控制致病因素是 ARDS 治疗最关键的环节。

（2）机械通气治疗：机械通气是当前 ARDS 治疗的主要手段，目标是促进塌陷肺泡复张，改善通气/血流失调，纠正或改善顽固性低氧血症，控制肺损伤进一步发展。肺保护性通气是近十多年来 ARDS 机械通气策略的重大突破，是 ARDS 治疗的基础和前提。

① 小潮气量通气：小潮气量是 ARDS 肺保护性通气策略的重要内容。对 ARDS 患者进行机械通气时应采用 6 ml/kg 以下的小潮气量通气。对于已使用 6 ml/kg 的患者，若平台压在 30 cmH_2O 以上，仍有可能导致呼吸机相关肺损伤，需要进一步降低潮气量、平台压控制在 30 cmH_2O 以下。

② 肺复张：肺复张是促进塌陷肺泡复张的关键，是纠正低氧血症和保证呼气末正压（PEEP）效应的前提。

目前采用的肺复张手法包括控制性肺膨胀（sustained inflation，SI）、PEEP 递增法及压力控制法（PCV 法）。SI 的实施是在机械通气时采用持续气道正压的方式，一般设置正压水平 30～45 cmH_2O（1 cmH_2O＝0.098 kPa），持续 30～40 秒，然后调整到常规通气模式。PEEP 递增法的实施是将呼吸机调整到压力模式，首先设定气道压上限，一般为 35～40 cmH_2O，然后将 PEEP 每 30 秒递增 5 cmH_2O，气道高压也随之上升 5 cmH_2O，为保证气道压不大于 35 cmH_2O，高压上升到 35 cmH_2O 时，可只每 30 秒递增 PEEP 5 cmH_2O，直至 PEEP 为 35 cmH_2O，维持 30 秒，随后每 30 秒递减 PEEP 和气道高压各 5 cmH_2O，直到实施肺复张前水平。压力控制法的实施是将呼吸机调整到压力模式，同时提高气道高压和 PEEP 水平，一般高压 40～45 cmH_2O，PEEP 15～20 cmH_2O，维持 1～2 分钟，然后调整到常规通气模式。

肺复张可导致患者血流动力学波动，出现心输出量和平均动脉压的明显下降。实施肺复张手法的过程中，如动脉收缩压降低到 90 mmHg 或比复张前下降 30 mmHg，心率增加到 140 次/分钟，或比复张前增加 20 次/分，经皮动脉血氧饱和度（SpO_2）降低到 90% 或比复张前降低 5% 以上，以及出现新发生心律失常时，应及时终止肺复张。

③ 设置 PEEP：肺复张后使用恰当的 PEEP 维持塌陷肺泡复张是 ARDS 肺保护性通气策略的重要内容。充分复张塌陷肺泡后应用适当水平 PEEP 可防止呼气末肺泡塌陷，改善低氧血症，并避免剪切力，减轻呼吸机相关肺损伤。

不同 ARDS 患者所需 PEEP 水平不同，与 ARDS 的病程、肺的可复张性、肺损伤类型及严重程度等因素密切相关。通常，ARDS 患者病情越重、塌陷肺泡越多，需要的 PEEP 水平越高。高可复张性患者使用高水平 PEEP 后，肺复张容积明显增加，顺应性得到改善；低可复张性患者使用高水平 PEEP 后肺复张容积无显著增加，顺应性反而降低。因此，塌陷肺泡可复张性好的重症 ARDS 患者需设置较高水平 PEEP。

④ 俯卧位通气：俯卧位通气是重症 ARDS 肺保护治疗的重要补充。对于积极的肺复张实施后仍难以改善其低氧血症，且采用小潮气量通气后气道平台压仍 >30 cmH_2O 的患者应尽早采用俯卧位通气。俯卧位通气前，应考虑患者有否严重的低血压、室性心律失常、颜面部创伤及未处理的不稳定性骨折等俯卧位通气的相对禁忌证。

（3）液体管理与肺水清除

① 保证器官灌注前提下，限制性液体管理。限制性液体管理对改善 ARDS 患者肺水肿具有重要的临床意义。但限制液体输注量、减轻肺水肿的同时可能会导致有效循环血量下降和器官灌注不足。因此 ARDS 患者的液体管理必须考虑二者的平衡。在维持循环稳定、保证器官灌注的前提下，限制性液体管理是积极有利的。

② 提高胶体渗透压有利于减轻肺水肿。低蛋白血症可加重肺水肿，导致 ARDS 病情恶化，导致机械通气时间延长，病死率增加。因此，对低蛋白血症的 ARDS 患者，有必要提高白蛋白水平，以提高胶体渗透压，维持组织灌注的前提下实现液体负平衡，减轻肺水肿。

（4）营养支持：ARDS 早期营养支持值得重视。肠道功能正常或部分恢复的患者，尽早开始肠内营养，有助于恢复肠道功能和保持肠黏膜屏障，防止毒素及细菌移位引起 ARDS 恶化。肠道功能障碍的患者，采用肠外营养，根据全身情况决定糖脂热卡比和热氮比。总热卡量不应超过患者的基本需要，一般为 25～30 kcal/(kg·d)。

（5）肺外器官的功能支持：肺外器官的功能支持是 ARDS 治疗不可忽视的重要环节。近年来，早期有力的呼吸支持使患者较少死于低氧血症，而主要病死原因是 MODS。ARDS 恶化可诱发或加重其他器官发生功能障碍,而肺外器官的衰竭反过来又可加重 ARDS。加强肺外器官功能支持,防止 MODS 的发生、发展,可能是当前改善 ARDS 患者预后的重要手段。

(6) ARDS 治疗六步法:重度 ARDS 是临床治疗的难点,机械通气是 ARDS 的重要治疗手段。近年来,逐步提出以小潮气量通气为主的 ARDS 呼吸功能支持的 6 步治疗法。治疗流程如下:

步骤 1. 测量气道平台压力,如果<30 cmH$_2$O,进入步骤 2a。如果>30 cmH$_2$O,进入步骤 2b。

步骤 2a. 实施肺复张和(或)使用高 PEEP。

步骤 2b. 实施俯卧位通气或高频振荡通气。

步骤 3. 评价氧合改善效果、静态顺应性和死腔通气,如果改善明显则继续治疗,如果改善不明显,则进入下一步。

步骤 4. 给予吸入 NO 治疗,如果几小时内没有反应,则进入下一步。

步骤 5. 给予糖皮质激素治疗,个体化评价患者的风险与收益。

步骤 6. 考虑实施体外生命支持(ECMO),入选者高压通气时间须小于 7 天。

每一步骤实施后,都应仔细评价氧合改善效果、静态顺应性和死腔通气。如果改善明显则继续治疗。如果改善不明显,则进入下一步。

三、慢性阻塞性肺疾病急性加重期

1. 概念　慢性阻塞性肺疾病(COPD)是一种具有气流受限特征的疾病,气流受限不完全可逆,呈进行性发展,与肺部对有害颗粒或有害气体的异常炎症反应有关。临床上,慢性支气管炎和肺气肿是导致 COPD 最常见的疾病。慢性支气管炎指支气管的慢性非特异性炎症,临床上以慢性咳嗽咳痰或慢性喘息为特征;肺气肿指终末细支气管以远出现异常持久扩张,并伴有肺泡壁和支气管正常结构的破坏,而无明显的肺组织纤维化。

慢性阻塞性肺疾病急性发作(AECOPD)指在疾病过程中,短期内咳嗽、咳痰、气短和(或)喘息加重、痰液增多,呈脓性或黏液脓性,可伴发热症状,并需改变 COPD 基础日常用药。

2. 病因　慢性阻塞性肺疾病(COPD)急性发作的主要原因包括支气管—肺部感染、大气污染、肺栓塞、肺不张、胸腔积液、气胸、左心功能不全等,另外还有 1/3 急性发作无明显的诱因。其中支气管—肺部感染为最常见诱因。

3. 临床表现　支气管分泌物增多,进一步加重已有的通气功能障碍,使胸闷、气促加重。严重时可出现呼吸衰竭的症状,如发绀、头痛、嗜睡和神志恍惚等。

听诊肺部可有湿啰音,合并哮喘者可闻及哮鸣音。如剑突下出现心脏搏动,其心音较心尖部明显增强,提示并发早期肺源性心脏病。

4. 严重程度评估　对 COPD 急性发作患者的严重度进行评估,主要依据患者的病史、症状和体征、肺功能、动脉血气指标、X 线胸片和其他的辅助检查。应特别注意患者本次发病时呼吸困难和咳嗽的频率和严重程度,另外还有痰液的性状和日常生活受限的情况。当患者出现以下情况时提示严重的急性发作:胸腹矛盾运动、辅助呼吸肌的参与、意识状态的恶化、出现右心功能不全或休克等。

第一秒用力呼气量(FEV_1)<1L,或呼气峰流速(PEF)<100 L/min 提示存在严重的急性发作,但严重患者的稳定期亦会出现这种改变。此外,由于急性发作患者有时不能配合简单的肺功能检查,所以 FEV_1 和 PEF 并不是可靠的评价指标。

动脉血气分析是非常重要的评价疾病严重程度的指标,对合理的氧疗和机械通气治疗有指导意义。但对动脉血气指标进行分析时,需结合患者稳定期的水平进行考虑。

常规 X 线胸片检查能帮助临床医生明确 COPD 急性发作的诱因,排除与 COPD 急性发作有相似临床表现的其他疾病,如肺栓塞、气胸、肺水肿等。

5. 治疗原则　首先应确定导致病情急性加重的原因,最常见的是细菌或病毒感染,使气道炎症和气流受限加重。

(1) 控制性氧疗:氧疗是 COPD 急性加重期患者的基础治疗。给氧途径包括鼻导管和文丘里面罩。一般吸入氧浓度为 28%～30%,吸入氧浓度过高时引起二氧化碳潴留的风险加大。应注意复查动脉血气以确定氧合满意而未引起二氧化碳潴留或酸中毒。对于氧疗不能维持满意氧合的较严重的呼吸衰竭患者,需使用机械通气治疗。

(2) 抗生素:大多数 COPD 急性发作由细菌感染诱发,故抗生素在这类患者的治疗中具有重要地位。COPD 急性加重并有脓性痰是应用抗生素的指征。应根据患者所在地常见病原菌选择经验性抗生素治疗,并及时留取痰标本培养,根据培养结果及时调整药物。长期应用广谱抗生素和激素者易继发真菌感染,应予以关注。

(3) 支气管舒张药物:严重喘息症状可给予较大剂量雾化吸入治疗,如应用沙丁胺醇或异丙托溴胺。对于雾化装置的选择,MDI 和喷射雾化剂都可以达到舒张支气管的效果。但 MDI 具有简单、便携、便宜等优点,为了增加药物的吸入频率,可将 NDI 与储雾罐联合使用。另外,对于严重的 AECOPD 患者还可以口服或静脉应用茶碱以缓解气道痉挛,但需控制给药剂量和速度,以免发生中毒,有条件者可监测茶碱的血药浓度。

(4) 糖皮质激素:口服或静脉应用糖皮质激素有扩张支气管和减轻

AECOPD炎症反应的作用。能帮助患者快速缓解急性期症状和恢复肺功能。常用激素有甲强龙、地塞米松和泼尼松龙。甲强龙与地塞米松相比,能更明显改善肺功能。

(5) 其他治疗措施:合理补充液体和电解质维持身体水电解质平衡。注意补充营养,保证热量和蛋白质的摄入。积极排痰治疗,注意痰液的湿化、刺激咳痰、叩击胸部、体位引流等,并选用祛痰药。积极处理伴随疾病(如冠心病、糖尿病)及并发症(如气胸、心功能衰竭、休克、肾功能不全等)。

(6) 机械通气治疗:对于意识清楚、咳痰能力较强、血流动力学稳定的患者,出现轻中度呼吸性酸中毒(7.25<动脉血 pH<7.35)及明显呼吸困难(辅助呼吸肌参与、呼吸频率>25 次/分)时,需应用 NPPV 辅助呼吸,以缓解呼吸肌疲劳,预防呼吸功能不全进一步加重。当患者出现以下情况时,应采用有创机械通气:① 危及生命的低氧血症[PaO_2<50 mmHg 或 PaO_2/吸入氧浓度(FiO_2)<200 mmHg];② $PaCO_2$进行性升高伴严重的酸中毒(动脉血 pH≤7.20);③ 严重的神志障碍(如昏睡、昏迷或谵妄);④ 严重的呼吸窘迫症状(如呼吸频率>40 次/分、矛盾呼吸等)或呼吸抑制(如呼吸频率<8 次/分);⑤ 血流动力学不稳定;⑥ 气道分泌物多且引流障碍,气道保护能力丧失;⑦ NPPV 治疗失败的严重呼吸衰竭患者。

有创机械通气治疗的过程中,需进行严密监测,以适时终止有创通气,转变为无创通气辅助呼吸。由于 COPD 急性加重主要是由支气管—肺部感染引起,AECOPD 患者建立有创人工气道有效引流痰液并合理应用抗生素后,在 IPPV 5~7 天时,支气管—肺部感染多可得到控制,临床上表现为痰液量减少、黏度变稀、痰色转白、体温下降、白细胞计数降低、X 线胸片上支气管—肺部感染影消退,这一肺部感染得到控制的阶段称为"肺部感染控制窗(pulmonary infection control window,PIC 窗)"。PIC 窗是支气管—肺部感染相关的临床征象出现好转的一段时间,出现 PIC 窗后若不及时拔管,则很有可能随插管时间延长并发呼吸机相关肺炎(VAP)。出现 PIC 窗时患者痰液引流问题已不突出,而呼吸肌疲劳仍较明显,需要较高水平的通气支持,此时撤离有创机械通气,继之无创通气,既可进一步缓解呼吸肌疲劳,改善通气功能,又可有效地减少 VAP,改善患者预后。

四、重症哮喘

1. 概念 支气管哮喘是一种慢性气道炎症性疾病,这种慢性炎症可导致气道反应性增加,通常会出现广泛多变的可逆性气流受限,并引起反复发作性喘息、气急、胸闷或咳嗽等症状。急性发作的严重支气管哮喘称为重症哮喘(表 9 - 3)。

表 9 - 3　支气管哮喘急性发作的病情严重度分级

临床特点	轻　度	中　度	重　度	危　重
气短	步行、上楼时	稍事活动	休息时	
体位	可平卧	喜坐位	端坐呼吸	
讲话方式	连续成句	常有中断	单字	不能讲话
精神状态	可有焦虑/尚安静	时有焦虑或烦躁	常有焦虑、烦躁	嗜睡意识模糊
出汗	无	有	大汗淋漓	
呼吸频率	轻度增加	增加	常＞30 次/分	
辅助呼吸肌活动及三凹征	常无	可有	常有	胸腹矛盾运动
哮鸣音	散在,呼吸末期	响亮、弥漫	响亮、弥漫	减弱、乃至无
脉率(次/分)	＜100 次/分	100～120 次/分	＞120 次/分	＞120 次/分或变慢不规则
奇脉(收缩压下降)	无(10 mmHg)	可有(10～25 mmHg)	常有(＞25 mmHg)	无
用 β_2 激动剂后呼气峰流速预计值或最佳值%	＞80%	60%～80%	＜60% 或＜100 L/分或作用时间＜2 小时	
动脉血氧分压(PaO_2)(吸空气)	正常	60～80 mmHg	＜60 mmHg	
动脉血二氧化碳分压($PaCO_2$)	＜45 mmHg	≤45 mmHg	＞45 mmHg	
动脉血氧饱和度(SaO_2)(吸空气)	＞95%	91%～95%	≤90%	
动脉血 pH			降低	

2. 病因　重症哮喘形成的原因较多,发生机制也较为复杂,哮喘病人发展成为重症哮喘的病因往往是多方面的。作为临床医生在抢救重症哮喘病人时应清醒地认识到,若要有效地控制病情,寻找并排除每位患者发展成重症哮喘的病因是非常重要的。

目前已基本明确的病因主要有以下一些：① 变应原或其他致喘因素持

续存在;② β_2 受体激动剂应用不当和(或)抗感染治疗不充分;③ 脱水、电解质紊乱和酸中毒;④ 突然停用激素,引起"反跳现象";⑤ 有严重并发症或伴发症,如并发气胸、纵隔气肿或伴发心源性哮喘发作、肾功能衰竭、肺栓塞等均可使哮喘症状加重等。部分哮喘患者经解除支气管痉挛等处理后气道痉挛和(或)肺过度充气仍难以纠正,此时需积极地寻找原因并予以处理。常见的原因有:① 大量痰栓的形成;② 感染未控制(如合并严重的肺部真菌感染);③ 合并肺栓塞或其他器官功能不全等。

3. 临床表现 重症哮喘患者的主要临床表现包括:不能平卧,讲话不连贯,烦躁不安,呼吸频率>30 次/分,胸廓饱满,胸廓运动幅度下降,辅助呼吸肌参与呼吸,心率>120 次/分,成人的呼气峰流速(PEF)<100 L/分,动脉血氧分压(PaO_2)<60 mmHg(1 mmHg=0.133 kPa),动脉血二氧化碳分压($PaCO_2$)≥45 mmHg,动脉血 pH 下降。X 线胸片表现为肺充气过度,气胸或纵隔气肿。心电图呈肺性 P 波,电轴右偏,窦性心动过速。病情更危重者会出现嗜睡或意识模糊,胸腹呈矛盾运动(膈肌疲劳),哮鸣音消失。

4. 治疗原则

(1) 氧疗:重症哮喘常由于通气/血流比失调导致不同程度的低氧血症,因此原则上应及时给予吸氧治疗。吸氧流量为 1~3 L/分,吸氧浓度一般不超过 40%,维持 SpO_2 大于 90% 即可。普通氧疗后氧合改善仍不明显的患者,可考虑给予机械辅助通气治疗。此外,为避免气道干燥,吸入的氧气应经过加温加湿。

(2) 解除支气管痉挛:对于重症哮喘患者不宜经口服或直接 MDI 给药,因为此时病人无法深吸气、屏气,也不能协调喷药与呼吸同步。可供选择的给药方式包括:① 借助储雾器使用 MDI 给药。② 以高压氧气为动力,雾化吸入 β_2 受体激动剂或(和)抗胆碱能药物。一般情况下,成人每次雾化吸入喘乐宁 1~2 ml(含沙丁胺醇 5~10 mg),每日 3~4 次。③ 静脉给予氨茶碱:氨茶碱 0.25 g 加入 100 ml 葡萄糖液中 30 分钟静滴完毕,继后予以氨茶碱 0.5 g 加入葡萄糖液中持续静点,建议成人每日氨茶碱总量一般不超过 1~1.5 g。对于老年人、幼儿及肝肾功能障碍、甲亢或同时使用甲氰咪呱或大环内酯类抗生素等药物者,应监测氨茶碱血药浓度。④ 一般可在 20 分钟内静脉推注 2 g 的硫酸镁,也可与支气管扩张剂联合雾化吸入。

(3) 糖皮质激素的应用:一旦确诊为重症哮喘,在应用支气管解痉剂的同时,应及时足量地从静脉快速给予糖皮质激素,建议使用琥珀酸氢化可的松(因为该药为水溶制剂)(400~1 000 mg/天)或甲基泼尼松龙(160~240 mg/天)。地塞米松抗炎作用较强,但由于在血浆和组织中半衰期长,对脑垂体—肾上腺轴的抑制时间长,故应短时间使用或尽量避免使用。另外,吸入激素和吸入 β_2

受体激动剂可联合应用,治疗中、重度急性加重的哮喘患者。

(4) 纠正脱水:重症哮喘由于存在摄水量不足,加之过度呼吸及出汗,常存在不同程度的脱水,导致气道分泌物黏稠,痰液难以排出,影响通气,因此补液有助于纠正脱水,稀释痰液,防止黏液栓形成。一般每日输液 3 000~4 000 ml,通常初始治疗时所需补液量往往较大,可根据临床监测情况决定补液量。

(5) 积极纠正酸碱失衡和电解质紊乱:重症哮喘时,由于缺氧、过度消耗和入量不足等原因易于出现代谢性酸中毒,而在酸性环境下,许多支气管扩张剂不能充分发挥作用,故及时纠正酸中毒非常重要。建议在动脉血 pH<7.2时可使用碱性药物。如果要立即实施机械通气,补碱应慎重,以避免过度通气造成呼吸性碱中毒。由于进食不佳和缺氧造成的胃肠道反应,患者常伴呕吐,并出现低钾、低氯性碱中毒,应予以补充。

(6) 机械通气:经氧疗及全身应用激素、雾化吸入 β_2 激动剂等药物治疗后,病情仍持续恶化,出现神志改变、呼吸肌疲劳、血气分析 $PaCO_2$ 由低于正常转为正常或高于 45 mmHg 者,需考虑机械辅助通气。无创正压通气(NPPV)的并发症较少,对于伴有二氧化碳潴留的早期重症哮喘患者、无NPPV 的禁忌证,可选择 NPPV 治疗。NPPV 治疗期间,需密切监测疗效。如患者病情恶化,应尽快改为有创正压通气治疗。

重症哮喘患者有创正压通气的绝对适应证为重症哮喘伴血流动力学不稳定、呼吸浅表伴神志不清或昏迷、心跳呼吸骤停。对于二氧化碳进行性升高伴酸中毒的患者,出现下列情形之一即进行有创机械通气:以往哮喘发作至呼吸停止患者、以往有重症哮喘发作史、使用糖皮质激素的情况下、再发重症哮喘。

重症哮喘患者由于存在严重的肺动态充气,应采用较小潮气量通气(5~7 ml/kg)。由于气道痉挛至呼气困难、呼气时间延长,应适当降低呼吸频率,通常设置为 8~12 次/分,并调整吸气流速以延长呼气时间。为防止气压伤的发生,限制气道平台压力低于 30 cmH_2O。对于 PEEP 的设置,一直存在争议,对于气流受阻较轻的患者,设置低水平 PEEP(5 cmH_2O 左右),患者可能从中受益。

(7) 镇静剂和肌松剂:对重症哮喘患者,镇静剂能使患者较为舒适,减少人机对抗和呼吸不同步,降低氧耗和二氧化碳的产生,降低内源性 PEEP。常用的药物有咪达唑仑和异丙酚等速效、短效药物。肌松剂减少人机对抗、减少气压伤的发生和呼吸做功,但也会带来严重的副作用,如气道分泌物的潴留、组胺释放增加等。所以,重症哮喘患者尽量避免肌松剂的使用,除非经足量镇静、支气管舒张药物治疗后仍存在人机对抗、气道压力明显增高等,可考虑短期应用。

第十章　重症循环

第一节　基础理论

一、血流量、血流阻力和血压

血流动力学是指血液在心血管系统中流动的力学,主要研究血流量、血流阻力、血压以及它们之间的相互关系。由于血管系统是比较复杂的弹性管道系统,血液是含有血细胞和胶体物质等多种成分的液体而不是理想液体,因此血流动力学既具有一般流体力学的共性,又有其自身的特点。

（一）血流量与血流速度

血流量指单位时间内流过血管某一截面的血量,其单位通常以 ml/min 或 L/min 来表示。血流速度（blood velocity）指血液中一个质点在管内移动的线速度。当血液在血管内流动时,血流速度与血流量成正比,而与血管的横截面积成反比。

1. 泊肃叶定律　泊肃叶研究了液体在管道系统中流动的规律。通过泊肃叶定律（Poiseuille's law）可以计算出流量。该定律表示为：

$$Q = \pi \Delta P r^4 / 8\eta L$$

其中,Q 是液体流量,ΔP 是管道两端的压力差,r 为管道半径,L 是管道长度,η 是液体的黏滞度。K 为常数,与液体黏滞度 η 有关。由该式可知单位时间内的血流量与血管两端的压力差（$P_1 - P_2$）以及血管半径的 4 次方成正比,而与血管的长度成反比,可见血管直径是决定血流量多少的重要因素。

2. 层流和湍流　血液在血管内流动的方式可分为层流和湍流两类。层流是一种规则运动,液体每个质点的流动方向都一致,并与血管的长轴平行,但各质点的流速不同,在血管轴心处流速最快,越靠近管壁,流速越慢,泊肃叶定律适用于层流状态。人体的血液循环在正常状态下属于层流形式,然而,当血液的流速加快到一定程度后,层流被破坏,血液中各个质点的流动方向不再一致,出现旋涡,即发生湍流。此时泊肃叶定律不再适用。湍流的形成条件以雷诺数（Reynolds 数）来判断,参数定义为：

$$Re = VD\sigma / \eta$$

其中,Re 为 Reynolds 数,没有单位。V 为血液在血管内的平均流动速率

（单位为 cm/s），D 为管腔直径（单位为 cm），σ 为血液密度（单位为 g/cm³），η 为血液黏滞度（单位为泊）。一般当 Re 数超过 2 000 时，就可发生湍流。因此在血流速度快，血管口径大，血液黏滞度低的情况下，容易产生湍流。正常情况下，心室内存在着湍流，一般认为这有利于血液的充分混合。病理情况下，如房室瓣狭窄、主动脉瓣狭窄以及动脉导管未闭等，均可因湍流形成而产生杂音。

（二）血流阻力

血流阻力（blood resistance）指血液在血管内流动时所遇到的阻力。其产生的原因是由于血液流动时发生摩擦所消耗的能量一般表现为热能，血液流动时的能量逐渐消耗，促使血液流动的压力逐渐降低。湍流时，血液在血管中的流动方向不一致，阻力更大，故消耗的能量更多。

血流阻力一般不能直接测量，而是要通过测量血流量和血管两端压力差计算得出。三者关系可用下式表示：

$$R = \Delta P / Q$$

公式中 Q 代表血流量，ΔP 代表血管两端压力差，R 代表血流阻力。血流阻力与血管两端压力差成正比，与血流量成反比。结合泊肃叶定律，可得到计算血流阻力的公式：

$$R = 8\eta L / \pi r^4$$

公式中 R 代表血流阻力，η 代表血流黏滞度，L 为血管长度，r 为血管半径。由该式可知血流阻力与血管的黏滞度以及血管长度成正比，与血管半径的 4 次方成反比。当血管长度相同时，血液黏滞度越大，血管直径越小，血流的阻力也就越大。在同一血管床内，影响血流阻力的最主要因素为血管半径。因此体内各段血管中以微动脉处的阻力最大。机体对血流量的分配调节就是通过控制各器官阻力血管的口径进行的。

血液黏滞度的变化也可以影响血流阻力。在其他因素恒定情况下，黏滞度越高，血管阻力越大。影响血液黏滞度的主要因素有：① 血细胞比容，血液中血细胞占全血容积的百分比称为血细胞比容（hematocrit），是决定血液黏滞度最重要的因素。血细胞比容越大，血液黏滞度就越高。② 血流的切率，血流的切率是指在层流的情况下，相邻两层血液流速的差和液层厚度的比值。切率较高时，层流现象更为明显，血液黏滞度较低。相反当切率较低时，红细胞发生聚集，血液黏滞度增高。③ 血管口径，大的血管口径不影响血液黏滞度，但当血液在直径小于 0.2～0.3 mm 的微动脉内流动时，只要切率足够高，则血液黏滞度随着血管口径的变小而降低。④ 温度，血液的黏滞度随温度的降低而升高。人体的体表温度比深部温度低,故血液流经体表部分时黏滞度会升高。如果将手指浸在冰水中,局部血液的黏滞度可增加2倍。

（三）血压

血压是指血管内的血液对于单位面积血管壁的侧压力,也即压强。广义的血压包括心血管系统内各处的血压,包括动脉压和静脉压,通常在临床上我们所说的血压仅指动脉压。血压的形成有以下四个主要因素:

1. 血液充盈 心血管系统的血液充盈是形成动脉血压的前提条件,血液充盈的程度可用循环系统平均充盈压来表示,约为7 mmHg。平均充盈压值与血量和循环系统容量相关,如果血量增多,或血管系统容量变小,则循环系统平均充盈压就增高,反之亦然。

2. 心脏射血 心脏射血是血压形成的必要条件,心室收缩时所释放的能量分为两部分,一部分推动血液流动,是血液的动能,另一部分形成对血管壁的侧压力即压强,使血管壁扩张,是血液的势能,即压强能。在心脏舒张期,大动脉发生弹性回缩,将一部分势能转化成推动血液流动的动能,使血液继续向前流动。由于心脏射血是间断的,因此在心动周期中动脉血压的变化也是周期性的。另外,动脉血压是逐渐降低的,因为血液从大动脉流向心房的过程中不断消耗能量。

3. 外周阻力 由于小动脉和微动脉对血流存在阻力,因此每次心室搏出的血液中,仅约1/3的血液在收缩期流到外周,其余的血液暂时贮存在主动脉和大动脉中,因而使得动脉血压升高。若外周阻力降低,难以维持正常血压。

4. 主动脉和大动脉的弹性贮器作用 当心室收缩射血时,主动脉和大动脉被动扩张,贮存一部分血液,当心室舒张时,主动脉和大动脉弹性回缩,使血液继续向前流动,并使舒张压维持在一定水平。

在临床上,常用听诊法间接测定肱动脉的收缩压和舒张压,也可用导管插入血管直接测量血压,通过压力传感器将压强能的变化转变为电能变化,精确地测出心动周期中各瞬间的血压数值,此时可绘制连续的压力时间曲线,通过微积分的方法计算平均动脉压。

二、心脏泵血功能的评定

心脏在循环系统中所起的主要作用就是泵出血液以适应机体新陈代谢的需要,因此在临床实践中评价心脏泵血功能非常重要。常用的评定心脏泵血功能的指标包括心输出量、每搏输出量、心指数、射血分数和心脏作功量。

（一）心输出量、每搏输出量与心指数

每一次心搏左心室或右心室射出的血液量,称每搏输出量。每分钟射出的血液量为每分输出量,简称心输出量,等于心率与每搏输出量的乘积。左右两心室的输出量基本相等,正常成年人在安静状态下左室舒张期末期

容积约为 $120\sim130$ ml,搏出量为 $60\sim80$ ml,平均约 70 ml,每分输出量约为 5 L/min($4.5\sim6.0$ L/min)。心输出量与机体新陈代谢水平相适应,可因性别、年龄及其他生理情况而不同,如女性比同体重男性的心输出量约低 10%,青年人心输出量大于老年人。成年人在剧烈运动时心输出量可高达 $25\sim35$ L/min,麻醉情况下则可降低到 2.5 L/min。

在对比不同个体的心泵功能时,需要用体表面积对心输出量实测值进行校正,得到单位体表面积的心输出量数值,称为心指数(cardiac index,CI)。心指数也因代谢、年龄等不同而变化。中等身材的成年人心指数约为 $3.0\sim3.5$ $L/(min \cdot m^2)$,这时的心指数也称为静息心指数,是评定不同个体心功能的常用指标。肌肉运动时,心指数随运动强度的增加成比例地增高,妊娠、进食、情绪激动时,心指数也有不同程度的增高。应该指出,在心指数的测定过程中,并没有考虑心室舒张容积的变化。因此,对病理状态下心脏泵功能评估,其价值不如射血分数。

（二）射血分数

每搏输出量占心室舒张末期容积的百分比,称为射血分数。射血分数反映心室泵血的效率,静息状态下左心室射血分数(LVEF)>50%,右心室射血分数(RVEF)>40%,运动负荷状态可上升 5% 以上。在一定范围内,当心室舒张末期容积增大时,每搏输出量相应增加,射血分数基本不变。当心室收缩功能减退并且心室腔异常扩大时,每搏输出量可能仍在正常范围内,但射血分数则明显下降,提示心室收缩功能明显减退。

（三）心脏作功量

心脏收缩推动血液进入动脉,一方面形成动脉血管内压力,另一方面推动血液快速流动,因此,心脏射血所释放的机械能转化为动脉血管内的压强能及血流的动能。心室一次收缩所作的功,称为每搏功,即每搏功=每搏输出量×射血压力+动能。一般情况下,动能可以略而不计(仅占<1%)。射血压力=平均动脉压-平均左房压。

右心室搏出量与左心室相等,但肺动脉平均压仅为主动脉平均压的 1/6 左右,故右心室作功量也只有左心室的 1/6。

上述心脏泵血功能的评定指标有不同的临床意义,心输出量、每搏输出量、心指数主要用于心脏对全身氧输送和氧代谢情况的计算,射血分数主要用于评估心室肌的收缩能力,而心肌的作功量与心肌的耗氧量相平行。

三、微循环

微循环为微动脉与微静脉之间微血管中的血液循环,最基本的功能是运送营养物质到组织,并带走组织中的代谢产物。

（一）微循环的组成

典型的微循环由微动脉、后微动脉、毛细血管前括约肌、真毛细血管、直捷通路、动—静脉吻合支和微静脉等部分组成。人体各个器官、组织的结构和功能不同，微循环的结构也就不同。微动脉管壁有环行的平滑肌，其舒缩活动可控制微循环的血流量。微动脉分支成为管径更细的动脉，称为后微动脉。每根后微动脉供血给一根至数根真毛细血管。在真毛细血管起始端通常有1～2个平滑肌细胞，形成环状的毛细血管前括约肌，其收缩状态决定进入真毛细血管的血流量。毛细血管的血液经微静脉进入静脉，最细的微静脉管径不超过20～30 μm，管壁没有平滑肌，属于交换血管。较大的微静脉则有平滑肌，属于毛细血管后阻力血管。微静脉的功能在于其舒缩状态可以影响毛细血管血压，从而影响体液交换和静脉回心血量。微动脉和微静脉之间还可以通过直捷通路和动—静脉吻合支相互沟通。直捷通路指血液经后微动脉和通血毛细血管进入微静脉的通路，通血毛细血管即为后微动脉的移行，其管壁平滑肌逐渐减少至消失。直捷通路常见于骨骼肌中，它通常处于开放状态，血流速度较快，其功能在于使血液快速、直接地通过微循环进入静脉。

（二）微循环的功能

微循环的基本功能是进行物质交换，血液、细胞和组织液之间的物质交换是通过组织液作为中介进行的，扩散是血液和组织液之间进行物质交换最重要的方式，滤过和重吸收虽然在物质交换中只占很小一部分，但在组织液的生成中起重要的作用。此外微循环还是调节各组织器官的血液灌流量、回心血量和有效循环血容量，组织液生产与回流的重要场所。

1. 物质交换　毛细血管内外物质交换是通过扩散、吞饮及滤过—重吸收三种方式。血浆中和组织液中的水、各种晶体物质、小分子有机物均可以以扩散形式或滤过—重吸收的形式自由通过，内皮细胞膜的脂质双分子层是O_2、CO_2及脂溶性物质扩散的直接径路，大分子物质的转运还可通过毛细血管内皮细胞的吞饮作用实现。

2. 血流量和血容量调节　微动脉、后微动脉、毛细血管前括约肌和微静脉的舒缩活动直接影响到微循环的血流量。微动脉的口径决定了微循环的血流量。当交感神经兴奋以及缩血管活性物质（如儿茶酚胺、血管紧张素、加压素等）在血中浓度增加时，微动脉收缩，毛细血管前阻力增大，一方面可以提高动脉血压，另一方面却减少微循环的血流量。后微动脉和毛细血管前括约肌主要受体液因素的调节，它们的舒缩活动取决于儿茶酚胺等缩血管物质与舒血管物质的综合作用。微静脉的口径变化在一定程度上控制着回心血量及微循环内的血容量。其平滑肌也受交感缩血管神经和体液中血管活性物质的影响。微静脉对交感神经兴奋和儿茶酚胺的敏感性较微动脉低，但对缺氧和酸性代谢产物的耐受性比微动脉大。

微循环有很大的潜在容量。安静状态时,真毛细血管仅 20% 开放,容纳全身血量 5%～10%,在某些病理状态下全身微循环真毛细血管大量开放,循环血量将大量的滞留在微循环内,导致静脉回心血量和心输出量减少。因此,微循环血流量直接与整体的循环血量密切相关。

3. 组织液的生成与重吸收　影响组织液的生成与重吸收的因素包括毛细血管静水压、血浆胶体渗透压、组织液静水压、组织液胶体渗透压、毛细血管通透性和淋巴回流。

其中毛细血管静水压和组织液胶体渗透压是组织液的滤过力;血浆胶体渗透压和组织液静水压是组织液的重吸收力。这两对力量之差称为有效滤过压,即:

$$有效滤过压＝(毛细血管静水压＋组织液胶体渗透压)－$$
$$(血浆胶体渗透压＋组织液静水压)$$

血液在毛细血管中流过,有效滤过压逐渐降低,在静脉端转为负值,组织液在毛细血管动脉端为净滤过,静脉端为净回收。毛细血管动脉端滤过的液体,约 90% 可在毛细血管静脉端重吸收入血,约 10% 的组织液则进入毛细淋巴管生成淋巴液。正常情况下,组织液的生成与回流维持着动态平衡,是保证血浆与组织液含量相对稳定的重要因素,一旦因某种原因使动态平衡失调,如毛细血管通透性改变、静水压升高或降低,血浆胶体渗透压的变化,将产生组织液减少(脱水)或组织液过多(水肿)。

四、休克的细胞代谢改变

休克时有效循环血容量减少,组织灌注不足,细胞代谢紊乱,总体表现分解代谢增加,合成代谢减少。休克时细胞代谢的改变既是组织低灌注的结果,又是发生多器官功能障碍的原因。

1. 糖代谢紊乱　休克时组织低灌注,细胞有氧氧化减少,糖代谢以无氧酵解为主。但休克严重酸中毒时,也可以抑制糖酵解限速酶(如磷酸果糖激酶)的活性,从而抑制糖酵解,并且休克时糖原分解和糖异生增强,同时细胞对胰岛素的反应性降低,使胰岛素分解和促进葡萄糖摄取能力减弱,可能出现高血糖。

2. 脂肪代谢障碍　正常情况下,细胞供能优先选择脂肪酸。休克时,组织细胞缺血缺氧,ATP 合成减少,脂肪分解代谢增加,骨骼肌和脂肪的脂蛋白脂酶活性降低,长链脂肪酸廓清能力下降,造成脂肪酸蓄积,导致高甘油三酯血症。

3. 蛋白质代谢障碍　休克时,蛋白质分解代谢增加,合成减少,血中氨基酸水平升高,尿素生成增加。

4. 代谢性酸中毒　休克时,无氧酵解增强,乳酸产生增加,肝脏不能及时充分将其清除,因此表现为代谢性酸中毒、高乳酸血症,使心肌收缩力下降,血管平滑肌对儿茶酚胺反应性下降,从而导致多器官功能障碍。

五、休克时的器官功能障碍

休克常合并多器官功能损害,其重要的病理生理基础是细胞损伤,甚至细胞死亡。细胞损伤主要包括细胞膜、线粒体和溶酶体的损伤。

（一）细胞损伤

1. 细胞膜的变化　缺氧、自由基的产生、细胞因子等导致细胞膜的损伤,细胞膜是休克最早发生损伤的部位,表现为细胞膜通透性增加,钠—钾离子泵功能障碍,细胞水肿。

2. 线粒体的变化　线粒体是细胞能量产生的主要部位,休克早期主要为功能改变,表现为呼吸功能抑制和 ATP 产生减少,休克后期则表现为线粒体肿胀、形态结构发生改变,甚至崩解死亡。

3. 溶酶体的变化　休克时缺血、缺氧以及酸中毒等可以导致溶酶体肿胀,空泡形成,溶酶体酶释放增加,甚至引起细胞自溶,此外,溶酶体损伤还可以引起肥大细胞脱颗粒、白细胞聚集,加重炎性反应。

（二）器官功能障碍

1. 肺　休克早期,由于呼吸中枢兴奋,呼吸加快加深,通气过度,可导致低碳酸血症和呼吸性碱中毒;继之,由于交感—儿茶酚胺系统兴奋和其他血管活性物质的作用,可使肺血管阻力升高;进一步发展可出现呼吸衰竭。其病理生理机制主要是肺泡毛细血管膜的损伤,表现为:① 毛细血管通透性增加:肺毛细血管内皮细胞、肺泡上皮细胞损害,表现为肺间质和肺泡水肿;② 肺容量降低:肺水肿液充满肺泡,导致肺泡通气减少;肺泡表面活性物质合成减少,引起肺泡塌陷;间质性肺水肿压迫小气道使通气量减少;③ 肺顺应性下降:早期与肺泡表面张力增高和肺不张、肺水肿有关,后期主要与肺纤维化和肺实变有关;④ 肺内分流增加及通气/血流比失调:肺内分流的基础是肺泡水肿、广泛微小肺不张,而通气/血流比失调的基础是间质性水肿压迫小气道和小气道痉挛。

2. 肾　休克时急性肾损伤发生率亦较高,常出现在休克发生后 1～5 天,可表现为少尿、血清肌酐升高、高钾血症、代谢性酸中毒等,也可表现为非少尿型肾损伤。休克早期导致急性肾损伤的原因主要是肾脏灌注不足,随着休克的发展,缺血再灌注损伤、缺氧、药物等则是肾损伤的重要原因。

3. 心　休克患者合并心功能障碍并非少见,既可以表现为收缩功能障碍,也可以表现为舒张功能障碍。其主要原因为:有效循环血容量减少导致冠脉灌注减少,心肌缺氧;交感神经兴奋,心率增快,心肌耗氧量增加;以及缺氧、酸中毒、高钾血症、心肌抑制因子释放等。

4. 胃肠　休克早期可因肠道血管痉挛而发生缺血,继而可转变为淤血,肠壁因而发生水肿甚至坏死。此外,胃肠的缺血缺氧,还可使消化液分泌抑制,胃肠运动减弱。有时胃肠黏膜糜烂或形成应激性溃疡。并且可通过下列机制促使休克恶化:① 肠道黏膜屏障功能减弱或破坏,肠道细菌毒素被吸收,引起肠源性感染;② 胃微循环淤血,加之胃肠黏膜糜烂坏死和 DIC 的形成都可导致胃肠道出血,从而使血容量进一步减少;③ 胃肠道缺血、缺氧,可刺激肥大细胞释放组胺等血管活性物质,因而微循环障碍进一步加剧。

5. 肝　休克常常导致肝功能障碍,主要表现为肝功能不全和黄疸。其主要原因有:① 低血压和有效循环血量减少可使肝动脉血液灌流量减少,从而引起肝细胞缺血缺氧,严重者可导致肝小叶中央部分肝细胞坏死;② 休克时由于腹腔内脏的血管收缩,致使门脉血流量急剧减少,加重肝细胞的缺血性损害;③ 肝内微循环障碍和 DIC 形成;④ 在肠道产生的毒性物质经门静脉进入肝,对肝细胞有直接损害作用。

6. 脑　休克早期,由于血液的重分布和脑血流的自身调节,可以保证脑的血液供应,因而除了因应激引起的烦躁不安外,没有明显的脑功能障碍的表现。当动脉血压低于 7 kPa 或脑循环出现 DIC 时,脑的血液循环障碍加重,脑组织缺氧,严重者可导致颅内压升高和脑水肿。

六、血流动力学监测的意义

血流动力学是血液在循环系统(心脏和血管)中流动的力学,主要研究压力、容积、血流量以及它们之间的相互关系。随着重症监测技术的进步,血流动力学监测已成为重症患者救治不可缺少的手段。

(一)血流动力学监测目的

1. 协助疾病诊断与鉴别诊断　血流动力学监测获取心输出量、心脏容积和压力、血流速度、血管阻力等指标,通过对监测结果的分析,可对重症患者的休克类型进行诊断和鉴别。休克患者置入肺动脉漂浮导管监测心脏压力和心输出量的变化,对于诊断心源性休克和鉴别急性肺水肿有重要的意义。

2. 连续评价循环状态　通过连续血流动力学监测,可以评价患者心脏前负荷、心肌收缩力、后负荷等循环状态及其变化,为休克的早期诊断和治疗提供依据。休克代偿期患者在血压下降之前已经出现组织低灌注,乳酸水平开始升高,动态监测动脉血乳酸及乳酸清除率可以及早发现休克并给予早期治疗。

3. 指导和评价治疗　通过连续、动态的监测手段,获得准确的监测结果,正确认识和解读结果,全面分析病情,选择恰当的循环支持方式。治疗前后连续、动态监测对治疗的疗效和反应性进行评估,可以进一步指导治疗方案的调整,提高治疗的准确性。

4. 实现滴定式和目标性治疗 血流动力学监测指导治疗方案的制定并评价治疗效果,实现"监测—治疗—监测—治疗"的滴定式治疗模式。休克患者常合并多器官功能障碍(如 ARDS、心肌抑制、AKI 等),根据循环状态制定治疗目标,可以满足不同类型休克患者治疗的需要。

5. 评估疾病严重程度 有效循环血量是保证器官灌注的前提,休克患者的循环状态也是影响患者转归的重要因素。动脉血乳酸、混合静脉血氧饱和度是反映组织灌注的重要指标,与休克患者预后密切相关。

(二)血流动力学监测指标的临床意义

血流动力学通过采用有创或无创监测的方法监测心脏压力、容量、流量、氧代谢等指标,用于诊断与评估病情、指导和评价治疗,对重症患者的诊治具有重要的临床意义。

1. 压力指标 通过留置动脉导管、中心静脉导管或肺动脉导管可以获得压力指标,主要压力指标包括中心静脉压、动脉压、右房压、肺动脉嵌压、肺动脉压等,临床上常用压力指标来反映容量负荷,如用中心静脉压反映右心前负荷,肺动脉嵌压反映左心前负荷。在监测和解读结果时需注意压力指标受心室顺应性、瓣膜反流、胸腹腔压力等因素的影响,因此测量结果应选择呼气末读取。

2. 容量指标 采用超声或 PiCCO 监测等方法可以测定心腔内容量获得容量指标,主要的容量指标包括左室舒张末期容积(LVEDV)、胸腔内血容积(ITBV)、全心舒张末期容积(GEDV)、下腔静脉直径等。心脏容量指标在压力变化过程中保持相对独立,不会受到胸膜腔压力、腹腔压力等影响,因此容量指标比压力指标能更准确地反映心脏前负荷。但是,心功能是影响液体反应性的重要因素,心功能曲线的个体差异性决定了容量指标的绝对值难以准确预测液体反应性。

3. 流量指标 流量指标可以通过 Swan-Ganz 导管、PiCCO、超声、阻抗等方法测得,主要的流量指标包括心输出量、主动脉峰流速等,漂浮导管采用温度稀释法监测心输出量仍然是临床"金标准"。流量指标反映心脏泵血功能,受心率、心肌收缩性、前负荷和后负荷等因素影响。心输出量联合动脉、静脉和肺动脉压力等监测参数可以进行每搏输出量、阻力、氧代谢等参数的计算,进一步评估血流动力学状态。

4. 氧代谢指标 氧代谢指标反映机体的氧供需平衡状况,主要的氧代谢指标包括氧输送(DO_2)、氧消耗(VO_2)、混合静脉血氧饱和度(SvO_2)、中心静脉血氧饱和度($ScvO_2$)、动脉血乳酸浓度和乳酸清除率等。DO_2 是指单位时间里(每分钟)心脏通过血液向外周组织提供的氧输送量,VO_2则代表外周组织消耗和利用的氧量,DO_2与VO_2平衡是休克复苏的目标。SvO_2和$ScvO_2$反映组织氧摄取情况,并可通过计算动—静脉氧差来估计心输出量。动脉血乳酸对于评价氧供和氧耗平衡具有重要意义,乳酸下降以及高乳酸清除率是休克复苏有效的重要指标。

5. 动态指标 某一个监测指标和数据往往不能真实反映血流动力学状态,动态监测血流动力学指标并正确解读,具有重要的临床意义。目前常用的动态指标包括ΔCVP、右房压变异(ΔRap)、主动脉血流峰速度变异($\Delta Vpeak$)、动态前负荷指标等。动态前负荷指标是通过心肺交互作用机制来评价容量状态、预测液体反应性的功能指标,主要有收缩压变异(SPV),脉压变异(PPV),每搏输出量变异(SVV)等。

6. 微循环指标 微循环是组织器官物质、营养、信息传递的重要场所,因此微循环障碍将导致器官功能障碍。微循环监测方法包括直接法和间接法。直接法可通过活体显微镜(IVM)、激光多普勒、侧流暗视野成像(SDF)等方法测量皮肤、黏膜、甲床等微血管血流;间接法则通过测定SvO_2、$ScvO_2$、动脉血乳酸、静脉—动脉二氧化碳分压差[$P(v\text{-}a)CO_2$]等间接反映微循环灌注。目前微循环指标也被列入休克的复苏目标,具有重要的临床意义。

七、血管活性药物

血管活性药(vasoactive drugs)通过调节血管舒缩状态,改变血管功能和改善微循环血流灌注而达到抗休克目的。包括血管收缩药和血管扩张药。

血管收缩药可收缩皮肤、黏膜血管和内脏血管,增加外围阻力,使血压回升,从而保证重要生命器官的微循环血流灌注。常用于收缩血管的拟交感神经药有去甲肾上腺素、肾上腺素、多巴酚丁胺、多巴胺和异丙肾上腺素等。

1. 去甲肾上腺素 是肾上腺素生物合成的前体,兼具 α、β 肾上腺素受体活性,低剂量时,主要刺激 β 肾上腺素受体,增加心肌收缩力,提高心率。大剂量时,主要作用于 α 肾上腺素受体,收缩外周血管,增加外周血管阻力,提高平均动脉压。去甲肾上腺素是感染性休克首选的血管活性药物。

2. 肾上腺素 作用于 α、β 肾上腺素受体,刺激 β_1 受体,可使心肌收缩力增强,心率加快。作用于 β_2 受体,使血管扩张,降低周围血管阻力而减低舒张压,还可以松弛支气管平滑肌、抑制肥大细胞脱颗粒,减少过敏介质的释放;兴奋 α 受体,可使皮肤、黏膜血管及内脏小血管收缩,提高平均动脉压。肾上腺素可用于过敏性休克等休克的治疗。

3. 多巴酚丁胺 是人工合成的儿茶酚胺类药,主要兴奋心脏的 β_1 受体,对 β_2 受体激动作用稍弱,对 α 受体仅有微弱兴奋作用。5~10 $\mu g/(kg \cdot min)$的多巴酚丁胺,有良好的增加心肌收缩力,增加心排血量的作用,作用强度与剂量呈正相关。多巴酚丁胺对外周血管的收缩作用轻微,不增加肺血管阻力,这与其兴奋 β_2 受体引起血管扩张有关。多巴酚丁胺适用于由于心输出量减少而导致的休克和低心排量综合征。在大剂量时,多巴酚丁胺可引起心率的加快,甚至出现心律失常,心肌的氧耗量也相应增大。多巴酚丁胺常用剂量为 $2\sim10\ \mu g/(kg \cdot min)$,应用时从小剂量开始。

4. 多巴胺 是去甲肾上腺素的前体,其血流动力学效应是刺激 α、β 肾上腺素受体和多巴胺受体,小剂量($2\sim5\ \mu g/kg \cdot min^{-1}$)时,作用于多巴胺受体,使肾血流和尿量增加;中等剂量($5\sim10\ \mu g/kg \cdot min^{-1}$)时,作用于 β 肾上腺素受体,增加心肌收缩力;大剂量($>10\ \mu g/kg \cdot min^{-1}$)时,作用于 α 肾上腺素受体,收缩血管,全身血管阻力增加。感染性休克时多巴胺可用于去甲肾上腺素的替代治疗,多巴胺可以增加休克患者肾脏血流,增加尿量,但不改善患者肾功能。多巴胺有引起快速心律失常(室上性/室性心动过速)的可能,需密切监测。

5. 异丙肾上腺素 主要兴奋 β 受体,对 β_1 和 β_2 受体均有较强的兴奋作用,对 α 受体几乎无作用。异丙肾上腺素心脏 β 受体兴奋作用,可使心肌收缩力增加、心率加快、传导加速,从而使心排量增加,但心脏所付出的代价是心肌需氧量增加,其程度相当可观,可导致心肌缺血或心梗范围扩大。异丙肾上腺素使收缩压升高,外周血管阻力降低,舒张压下降,脉压差增大,使平均压下降。其兴奋支气管平滑肌的 β_2 受体而扩张支气管,解除支气管痉挛的作用比肾上腺素强。由于其强烈兴奋心脏,可引起包括室颤在内的严重心律失常,限制了异丙肾上腺素的应用。目前异丙肾上腺素主要用于心脏传导阻滞,用于伴心动过缓的低心排状态,也可用于严重支气管痉挛。一般用量为 $0.01\sim0.1\ \mu g/(kg \cdot min)$。

血管扩张药:包括 α-肾上腺素能受体阻滞药、M-胆碱能受体阻滞药及其他直接作用于血管的血管扩张药,能解除血管痉挛,使微循环灌注增加,从而改善组织器官缺血、缺氧及功能衰竭状态。常用的血管舒张剂有硝普钠、硝酸甘油、酚妥拉明等。① 硝普钠:扩张动静脉,增加心排血量,减轻心脏前后负荷,使用过程中需要监测血中硫氰酸盐水平;② 硝酸甘油:一般剂量可扩张静脉,减轻前负荷,减轻肺淤血,此外还能扩张冠状动脉,可用于心肌缺血引起的心源性休克;③ 酚妥拉明:直接松弛血管平滑肌。

八、抗高血压药物

血压的生理调节极为复杂,在众多的神经体液调节机制中,交感神经系统、肾素-血管紧张素及内皮素系统的调节起着重要作用,许多抗高血压药物往往通过这些系统发挥降压效应。根据药物在血压调节系统中的主要影响及部位,1999 年 WHO 与 ISH 提出将抗高血压药物分成以下六类:利尿剂、β-受体阻滞剂、钙离子拮抗剂、血管紧张素转换酶抑制剂(ACEI)、血管紧张素Ⅱ(A2)受体拮抗剂、α_1 受体阻滞剂等。

1. 利尿剂 利尿剂是治疗高血压的常用药,单独治疗轻度高血压,也常与其他降压药合用。一般认为利尿剂初期的降压机制是排钠利尿,使细胞外液和血容量减少,血压降低。长期应用利尿剂,当血容量及心输出量已逐渐恢复至正常时,血压仍可持续降低,其可能的机制如下:① 因持续排钠而降低动脉壁细胞内 Na^+ 的含量,并通过 Na^+-Ca^{2+} 交换机制,使细胞内 Ca^{2+} 量减少;② 降低血管平滑肌对缩血管物质(如去甲肾上腺素)的反应性;③ 诱导动脉壁产生扩血管物质,如激肽、前列环素(PGI_2)等。利尿剂的降压起效较平稳、缓慢,持续时间相较长,作用持久,服药 2~3 周后作用达到高峰。

临床常用的利尿剂主要有噻嗪类、袢利尿剂和醛固酮受体拮抗剂三类。

常见不良反应有:① 电解质紊乱(低氯性碱中毒、低血钾、低血镁、低血钠)、潴留现象(高尿酸血症、高钙血症);② 代谢性变化(高血糖、高脂血症);③ 高敏反应(皮疹、光敏性、发热等);④ 增高血尿素氮,偶可致弛缓性麻痹性痴呆或低血钾性肾病。

2. β受体阻滞剂 β受体阻滞剂均有良好的抗高血压作用,其作用机制主要有三个方面:① 对心脏β受体的阻滞,使心率降低和心肌收缩力减弱,心输出量减少,心肌耗氧量降低,从而降低血压。② 对肾素—血管紧张素系统的抑制,肾脏近球旁细胞的 β 受体兴奋可促使分泌并释放肾素,通过肾素—血管紧张素系统导致血压升高,而 β 受体阻滞剂可抑制之,从而降低血压。③ 对中枢神经的作用,直接作用于中枢神经系统的 β 受体,减少交感神经冲动的传出。该类药物可分为三代:第一代受体选择性差,如普萘洛尔;第二代具选择性 β_1 受体阻断作用,如阿替洛尔、美托洛尔;第三代兼有 α_1 受体阻断、β_2 受体兴奋和钙拮抗作用,如拉贝洛尔、塞利洛尔等。

临床上 β 受体阻断剂已广泛用于治疗高血压,对轻、中度高血压有效,对高血压伴心绞痛者还可减少发作。此外,对伴有心输出量及肾素活性偏高者、伴脑血管病变者疗效也较好。

临床应用注意事项:① 心率不低于 50 次/分,窦缓、房室传导阻滞者忌用;② 可诱发或加重支气管痉挛,慢支、哮喘、肺气肿患者慎用;③ 可掩盖低血糖症状,糖尿病患者慎用;④ 严重心功能不全患者慎用。

3. 钙离子拮抗剂 钙离子拮抗剂主要通过阻断钙离子通道,抑制细胞外钙离子内流,松弛血管平滑肌,舒张血管,降低血压。降低血压的同时并不降低重要器官的血流量。钙离子拮抗剂分为二氢吡啶类和非二氢吡啶类。二氢吡啶类常见药物为硝苯地平、尼群地平等;非二氢吡啶类常见药物为维拉帕米、地尔硫䓬等。

临床常用于治疗轻、中、重度高血压,可单用或与利尿剂、β受体阻断剂合用。

常见不良反应有:与其他降压药物合用时易致体位性低血压;反射性激活交感神经协同致心动过速;影响肠道平滑肌钙离子转运,引起便秘。

4. 血管紧张素Ⅰ转换酶抑制剂(ACEI) 肾素—血管紧张素—醛固酮系统(RAAS)在血压调节及高血压发病中都有重要影响。ACEI能使血管舒张,血压下降,其作用机制:① 抑制循环中RAAS:ACEI主要抑制无活性血管紧张素Ⅰ转化为有活性的血管紧张素Ⅱ,对血管、肾脏有直接影响。并通过交感神经系统及醛固酮分泌而发生间接作用,这是用药使外周阻力降低的主要原因。② 抑制局部组织中RAAS:组织中的血管紧张素Ⅰ转化酶(ACE)与药物的结合较持久,进而降低去甲肾上腺素释放,降低交感神经对心血管系统的作用。③ 减少缓激肽的降解:当ACE(即激肽酶Ⅱ)受到药物抑制时,组织内缓激肽(bradykinin,BK)降解减少,局部血管BK浓度增高。BK是血管内皮L—精氨酸—NO途径的重要激活剂,发挥强有力的扩血管效应及抑制血小板功能。ACEI适用于各型高血压,不伴有反射性心率加快,不易引起电解质紊乱和脂质代谢障碍,可降低糖尿病、肾病等患者肾小球损伤的可能性,可防止和逆转高血压患者血管壁的增厚和心肌细胞增生肥大,并改善高血压患者的生活质量,降低死亡率。

常见药物有卡托普利、依那普利、贝那普利等。

不良反应发生率较低,一是与血管紧张素Ⅱ抑制有关的不良反应,如低血压、肾功能损伤、钾潴留等;二是与抑制缓激肽降解致缓激肽体内过多聚集有关的不良反应,如咳嗽、血管神经性水肿等。禁用于严重双侧肾动脉狭窄、严重主动脉狭窄、肥厚型或限制型心肌病、严重颈动脉狭窄、缩窄性心包炎、严重肾功能不全、中性粒细胞减少症、严重贫血、妊娠、哺乳期妇女、高尿酸性肾结石患者。

5. 血管紧张素Ⅱ受体阻滞剂(ARB) ARB选择性阻断血管紧张素Ⅱ受体1(AT1),进而阻断异常激活的肾素—血管紧张素—醛固酮系统,通过抑制血管收缩、降低外周阻力、抑制醛固酮分泌、消除水钠潴留来达到降压的作用。

常见药物有氯沙坦、缬沙坦、厄贝沙坦等。

不良反应与ACEI类似,与抑制缓激肽降解致缓激肽体内过多聚集有关,如咳嗽、血管神经性水肿等。三类患者不能使用ACEI或ARB类药物:① 孕妇;② 高血钾患者;③ 双肾动脉狭窄患者。

6. α_1受体阻滞剂 选择性阻滞血管平滑肌α_1受体,使血管平滑肌松弛、血管扩张而降压。对代谢没有明显的不良影响,并对血脂代谢有良好作用。可用于各种程度的高血压治疗。

常见药物有哌唑嗪、特拉唑嗪等。

其主要不良反应为首剂现象(低血压),一般服药数次后首剂现象即可消失。注射过快可引起心动过速、心律失常、诱发或加剧心绞痛。冠心病、胃炎、消化性溃疡、肾功能不全者慎用。

九、心律失常的电生理学特性

(一) 正常心肌电生理

1. 正常心肌细胞膜电位　静息膜电位指心肌细胞在静息期,细胞膜两侧处于内负外正的极化状态,膜内负于膜外约-90 mV。动作电位指心肌细胞兴奋时,发生除极和复极,形成动作电位。它分为 5 个时相:

(1) 0 相为除极期:Na^+ 快速内流,膜电位迅速减小,从静息时的-90 mV 上升至+30 mV。

(2) 1 相为快速复极初期:由 K^+ 短暂外流和 Cl^- 内流,使膜电位迅速向负极转化。

(3) 2 相为缓慢复极期:主要有 Ca^{2+} 内流,另有少量 Na^+ 经慢通道内流,同时 K^+ 外流及 Cl^- 内流,是多种离子流入、流出细胞相互平衡的结果。此期复极缓慢,图形平坦,又称平台期。

(4) 3 期为快速复极末期:细胞膜对 K^+ 的通透性增加,K^+ 快速外流,膜电位恢复到静息电位水平。动作电位从 0 期到 3 期末完成了除极和复极,这段时间称为动作电位时程(APD)。

(5) 4 期为静息期:此期细胞膜虽然已恢复到内负外正的极化状态,但细胞内 Na^+ 多 K^+ 少。在此期内,通过 Na^+-K^+-ATP 酶的作用,排出 Na^+ 并摄入 K^+,使膜内外恢复到静息时的离子分布状态。

2. 自律性　是自律细胞自发地发生节律性兴奋的特性,自律细胞在复极达到最大舒张电位后,立即开始自动缓慢除极,当达到阈电位时,即引起又一次动作电位的发生。影响自律性的因素主要是自动除极的速率、最大舒张电位水平和阈电位水平。

3. 传导性　传导的快慢主要受 0 期除极的最大速率、静息膜电位和阈电位水平的影响。在一定范围内,膜电位负值越大,0 期除极的速率越快,兴奋的传导越快;反之则慢。兴奋前膜电位水平与刺激所激发的 0 期除极最大速率之间的关系称为膜反应性。

4. 兴奋性和有效不应期　兴奋性是指细胞受到刺激后产生动作电位的能力。心肌细胞从除极开始到复极膜电位恢复到-60 mV 的一段时程内,刺激不能引起动作电位,称为有效不应期(effective refractory period,ERP)。一般来讲,ERP 长则兴奋性低,不易发生快速型心律失常。

5. 快反应和慢反应电活动

（1）快反应细胞包括心房肌细胞、心室肌细胞和希—普细胞。其 0 相除极速率快，传导速度也快，呈快反应电活动，其除极由 Na^+ 内流所促成。

（2）慢反应细胞包括窦房结及房室结细胞，其除极慢，传导也慢，呈慢反应电活动，除极由 Ca^{2+} 内流促成。心肌病变时，由于缺氧缺血使膜电位减小，快反应细胞也表现出慢反应电活动。

（二）心律失常发生的电生理机制

心律失常发生的电生理机制主要有冲动形成异常、冲动传导障碍，或二者兼有。

1. 冲动形成异常

（1）自律性异常：自律细胞 4 相自发除极速率加快、或最大舒张电位减小、或阈电位变大均可使冲动形成增多而引起快速型心律失常。非自律细胞（心房肌、心室肌）的静息膜电位如小于 $-60\ mV$，也可发生 4 期自动除极，表现出异常自律性，并可引起异位节律。临床常见引起自律性升高的因素主要有：体内儿茶酚胺增多、药物中毒、电解质紊乱（低血钾、高血钙）、心肌缺血缺氧、心肌代谢障碍等。

（2）后除极与触发活动：后除极是在一个动作电位中继 0 相除极后又遇到强刺激时所发生的除极，其频率较快，振幅较小，呈振荡性波动，膜电位不稳定，可引起单个、多个或一连串的震荡电位，即触发活动。后除极分早后除极与迟后除极两种。

2. 冲动传导障碍与折返激动形成

（1）单纯性冲动传导障碍：包括传导减慢、传导阻滞、单向传导阻滞等，后者的发生可能与邻近细胞不应期长短不一或病变引起的传导递减有关。

（2）折返激动形成：折返激动是指冲动沿传导通路下传后，又经另一条传导通路返回至原处，并可反复运行的现象。单次折返引起一次期前收缩，连续折返则引起阵发性心动过速、扑动或颤动。如预激综合征的发生是由于房室连接旁路，在心房、房室结和心室间形成折返所致。

十、抗心律失常药物

（一）抗心律失常药物分类

抗心律失常药是一类用于治疗心脏节律紊乱的药物，主要是通过影响心肌细胞膜的 Na^+、Ca^{2+} 及 K^+ 转运，影响心肌细胞动作电位各时期，抑制自律性和（或）中止折返而纠正心律失常。抗心律失常药物的分类已沿用了近 30 年，Vaughan Williams 分类法根据药物作用的电生理特点将抗心律失常药物分为四类。

1. Ⅰ类　钠通道阻滞剂，阻断心肌和心脏传导系统的钠通道，具有膜稳定作用,降低动作电位 0 相除极上升速率和幅度,减慢心肌传导速度,延长动作电位间期(APD)与有效不应期(ERP)。根据药物对钠通道阻滞作用的不同,又分为三个亚类,即Ⅰa、Ⅰb、Ⅰc。

(1) Ⅰa 类:适度阻滞钠通道,复活时间常数 1～10 s,以延长 ERP 最为显著,药物包括奎尼丁、普鲁卡因胺、丙吡胺等。属广谱抗心律失常药,用于治疗室上性及室性心律失常。

(2) Ⅰb 类:轻度阻滞钠通道,复活时间常数<1 s,轻度降低动作电位 0 相上升速率,降低自律性。药物包括利多卡因、苯妥英钠、美西律等,适用于室性心律失常。

(3) Ⅰc类:重度阻滞钠通道,复活时间常数>10 s,显著降低动作电位 0 相上升速率和幅度,减慢传导性的作用最强。药物包括普罗帕酮、恩卡尼、氟卡尼等,适用于治疗室上性及室性心律失常。

Ⅰ类药物对病态心肌、重症心功能障碍和缺血心肌特别敏感,应用要谨慎。尤其Ⅰc类药物,易诱发致命性心律失常,如室颤、室性心动过速。

2. Ⅱ类　β受体阻滞药,抑制交感神经兴奋所致的起搏电流、钠电流和 L-型钙电流增加,表现为减慢 4 相舒张期除极速率而降低自律性,降低动作电位 0 相上升速率而减慢传导性。药物包括普萘洛尔、阿替洛尔、美托洛尔等。适用于室上性及室性心律失常。

3. Ⅲ类　选择性延长动作电位时程的药物(钾通道阻滞剂),抑制多种钾电流,延长 APD 和 ERP。药物包括胺碘酮、索他洛尔、溴苄铵、依布替利和多非替利等。适用于室上性及室性心律失常。

4. Ⅳ类　钙通道阻滞剂,主要阻滞心肌细胞钙通道,降低窦房结自律性,减慢房室结传导性,延长不应期。包括维拉帕米和地尔硫䓬等。主要适用于室上性心律失常。

(二)常用抗心律失常药物

1. 奎尼丁(quinidine)　属Ⅰa 类抗心律失常药物,可用于各种快速型心律失常。包括:① 房性和室性期前收缩;② 转复心房扑动和心房颤动,转复室上性和室性心动过速;③ 预激综合征。对心力衰竭、低血压、严重窦房结病变、高度房室传导阻滞、妊娠禁用。常见的不良反应有眩晕、耳鸣、精神失常等金鸡纳反应,胃肠道反应以及过敏反应。该药所致心脏毒性反应较为严重,治疗浓度可见室内传导阻滞、Q—T 间期延长,高浓度致房室传导阻滞。

2. 普鲁卡因胺(procainamide)　属Ⅰa 类抗心律失常药物。其作用与奎尼丁相似,主要用于室性心律失常,尤其是急性心肌梗死的室性心律失常,也可用于复律治疗。对该药或普鲁卡因过敏、有红斑狼疮史、起搏或传导功能障碍、重症肌无力、严重高血压、洋地黄中毒等患者禁用;支气管哮喘、肝肾功能障碍者慎用;孕妇、哺乳妇女慎用。不良反应同奎尼丁,但较轻。用量过大可引起白细胞减少,长期应用可致红斑狼疮样综合征。

3. 利多卡因(lidocaine) 属Ⅰb类抗心律失常药物。主要用于室性心律失常的治疗,是急性心肌梗死患者的室性期前收缩、室性心动过速及心室颤动的首选药。禁用于对利多卡因过敏者、高度房室传导阻滞、心力衰竭等。不良反应较轻。

4. 美西律(mexiletine) 属Ⅰb类抗心律失常药物。用于各种室性心律失常,尤其对强心苷中毒、心肌梗死或手术所致室性早搏、室性心动过速等有效。禁用于重度心力衰竭、心源性休克、缓慢心律失常和心室内传导阻滞。不良反应少而轻。长期使用可出现抗核抗体阳性。

5. 苯妥英(phenytoin) 属Ⅰb类抗心律失常药物。与强心苷竞争 Na^+-K^+-ATP 酶,抑制强心苷中毒所致的触发活动。主要用于治疗室性心律失常,特别对强心苷中毒引起的室性心律失常有效。禁用于妊娠、低血压、窦性心动过速、Ⅱ度及Ⅲ度房室传导阻滞。苯妥英快速静注容易引起低血压,高浓度可引起心动过缓。

6. 普罗帕酮(propafenone) 属Ic类抗心律失常药物。适用于各种室上性和室性期前收缩、室上性和室性心动过速、伴发心动过速和心房颤动的预激综合征。禁用于妊娠及哺乳期妇女、病态窦房结综合征、心力衰竭、房室传导阻滞。本药一般不宜与其他抗心律失常药合用,以避免心脏抑制。少数用药者出现心动过缓、房室传导阻滞,还可引起直立性低血压。

7. 普萘洛尔(propranolol) 属Ⅱ类抗心律失常药物。主要用于室上性心律失常,特别是交感神经亢进、甲状腺功能亢进及嗜铬细胞瘤等所致者效果良好。长期应用对脂质代谢和糖代谢有不良影响,故高脂血症、糖尿病患者应慎用。本药可致窦性心动过缓、房室传导阻滞,并可能诱发心力衰竭和哮喘、低血压等。突然停药可产生反跳现象。

8. 阿替洛尔(atenolol) 属Ⅱ类抗心律失常药物。主要用于室上性心律失常,减慢心房颤动和心房扑动时的心室率。对室性心律失常亦有效。不良反应与普萘洛尔相似,对糖尿病及哮喘患者应慎用。

9. 艾司洛尔(esmolol) 属Ⅱ类抗心律失常药物。主要用于室上性心律失常,减慢心房颤动和心房扑动时的心室率。不良反应常见低血压、轻度抑制心肌收缩。

10. 胺碘酮(amiodarone) 属Ⅲ类抗心律失常药物。适用于:① 房性心律失常,如心房颤动和心房扑动的转复;② 结性心律失常;③ 室性心律失常,包括室性期前收缩、室性心动过速的治疗,以及室性心动过速或心室颤动的预防。禁用于窦性心动过缓和窦房阻滞、高度传导阻滞、甲状腺功能异常、碘过敏、妊娠期和哺乳期。不良反应与剂量大小及用药时间长短有关。常见心血管反应有窦性心动过缓、房室传导阻滞及 Q—T 间期延长。

11. 维拉帕米（verapamil）　维拉帕米属Ⅳ类抗心律失常药物。治疗室上性和房室结折返引起的心律失常效果好，为阵发性室上性心动过速首选药（现在已逐渐被更为安全的腺苷取代）。对急性心肌梗死、心肌缺血及强心苷中毒引起的室早有效。禁用于Ⅱ、Ⅲ度房室传导阻滞、心功能不全、心源性休克患者。

12. 腺苷（adenosine）　腺苷为内源性嘌呤核苷酸，作用于 G 蛋白耦联的腺苷受体，缩短 APD，降低自律性。同时抑制 $I_{Ca(L)}$，延长房室结 ERP，抑制交感神经兴奋所致的滞后除极。临床用于迅速终止折返性室上性心动过速，使用时需静脉快速注射给药。

第二节　基本知识

一、休克

休克是指在各种致病因素（包括出血、过敏、严重感染、创伤等）作用下，导致有效循环血量明显下降，引起组织器官灌注不足、细胞代谢紊乱和器官功能障碍的临床综合征。

（一）病因分类

各种原因均可导致休克，其中常见原因主要包括失血与失液、感染、心源性、神经源性、过敏等。

1. 失血与失液性休克　创伤、出血等导致失血，烧伤、呕吐、腹泻等导致失液，均可引起休克，休克的发生与失血和失液的量和速度有关，失血量超过全身血容量的 20％，则可引起休克，失血量超过 50％，则可导致死亡。

2. 感染性休克　严重感染（脓毒症）是由细菌、真菌以及其他微生物感染引起，可以引起休克，革兰阴性菌是最常见的感染源，主要致病菌是大肠杆菌和克雷伯菌，葡萄球菌等革兰阳性菌也可致感染性休克。

3. 心源性休克　是由各种心脏原因引起的急性心功能衰竭，导致心输出量降低，有效循环血量下降，组织器官灌注减少而引起的休克，常见于急性心肌梗死、急性心肌炎、心包填塞等。

4. 神经源性休克　是由于强烈的神经刺激，如创伤、疼痛、咳嗽、排尿等引起某些血管活性物质如缓激肽等释放增加，导致周围血管扩张，有效循环血量减少，而引起的休克。

5. 过敏性休克　是由过敏反应引起的休克，是由于抗原与致敏后产生的

IgE 以及肥大细胞等免疫反应细胞结合,释放组胺、缓激肽等物质,导致血管扩张,有效循环血量减少,而引起的休克。

（二）病理生理学分类

休克的分类方法有多种,目前被广泛接受的是按照病理生理学改变,将休克分为低血容量性休克、分布性休克、心源性休克和梗阻性休克。

1. 低血容量性休克　是失血失液等原因引起的休克。其基本机制为循环血容量丢失,是各种原因引起的显性或不显性有效循环血量减少,组织灌注不足。

2. 分布性休克　感染性休克、神经源性休克和过敏性休克均属于分布性休克。分布性休克的基本机制是血管收缩舒张功能失调,容量血管扩张,内脏血流重新分布,有效循环血量相对不足。

3. 心源性休克　是由急性心肌梗死、急性心肌炎等心脏原因引起的急性心功能衰竭,心脏前负荷正常,但心排血量减少,导致组织器官低灌注而引起的休克。

4. 梗阻性休克　是心脏内外流出道梗阻导致心排血量减少而引起的休克。主要包括腔静脉梗阻、心包填塞、肺动脉栓塞、张力性气胸等。

（三）休克分期

微循环障碍是导致休克器官功能障碍的重要原因,根据微循环的变化可把休克分为三个期：缺血性缺氧期、淤血性缺氧期和休克难治期。

1. 缺血性缺氧期　休克早期交感—肾上腺髓质系统兴奋,儿茶酚胺大量释放,刺激 α 受体,引起微动脉、毛细血管前括约肌收缩,毛细血管前阻力增加,微循环灌流量减少,少量血液经直捷通路和少数真毛细血管流入微静脉和小静脉,因此发生组织缺血缺氧。此阶段微循环特点为"少灌少流"。

2. 淤血性缺氧期　休克若未能纠正,进一步发展则进入淤血性缺氧期。由于缺血缺氧,酸性代谢产物蓄积,血管对儿茶酚胺反应性下降,后微动脉和毛细血管前括约肌舒张,而微循环后括约肌对儿茶酚胺敏感性低,处于收缩状态,毛细血管后阻力增加,血液淤滞在微循环,有效循环血量减少,组织缺血缺氧加重。同时,微血管通透性增加,毛细血管内血液的淤滞还可增加流体静水压,血浆渗漏到组织间隙,进一步减少循环血量。此阶段微循环特点为"少灌多流"。

3. 休克难治期　即微循环衰竭期,发展至该期提示休克严重恶化。在微循环血液淤滞的基础上,进一步浓缩,微循环血流淤滞加重甚至不流,血液处于高凝状态,消耗凝血因子,激活纤溶系统,并可能出现局灶性或弥漫性出血,即表现为弥散性血管内凝血（DIC）。组织细胞因严重缺氧发生变性坏死,重要脏器出现功能、代谢障碍,引起多器官功能障碍。此阶段微循环特点为

"不灌不流"。

（四）临床表现

休克早期交感神经兴奋,患者常表现为精神紧张、烦躁、易激惹,可发现心动过速。当出现血压下降,收缩压下降至＜90 mmHg 或较基础血压下降 40 mmHg 或脉压差减少(＜20 mmHg),组织灌注减少时,患者则可表现为意识淡漠、嗜睡甚至昏迷,肢端皮肤湿冷、苍白或灰白,甚至可见网状青斑,脉搏细弱,尿量减少(尿量＜0.5 ml/kg·h^{-1}),尿色变深。不同类型休克还有部分特征性表现,如心源性休克可见颈静脉充盈,瓣膜病变患者可闻及杂音,过敏性休克患者可见皮肤发红、瘙痒等,梗阻性休克可见颈静脉怒张等。

（五）血流动力学监测与特征

1. 血流动力学监测　休克患者需要实施血流动力学监测,早期发现休克、评估休克严重程度、鉴别休克类型并指导治疗。通过有创或无创血流动力学监测,获取监测信息,评估患者容量状态、液体反应性、心肌收缩能力、组织灌注、氧代谢以及微循环等血流动力学状态,并确定复苏目标实施休克复苏。

2. 血流动力学特征　不同病理生理机制引起的休克其血流动力学特征不同。

（1）低血容量性休克:显性/不显性容量丢失导致心排血量减少,因此其血流动力学特点为前负荷减少,充盈压降低,心排血量减少,体循环阻力代偿性增加。

（2）分布性休克:血管舒缩功能失调,血流重新分布,因此其血流动力学特点为心排血量正常或增加,前负荷及充盈压正常或减少,体循环阻力降低。

（3）心源性休克:心脏原因导致的心排血量减少,因此其血流动力学特点为前负荷或充盈压增加,心排血量减少,体循环阻力代偿性增加。

（4）梗阻性休克:心脏内外流出道梗阻导致心排血量减少,因此其血流动力学特点为心排血量减少,体循环阻力增加,前负荷或充盈压随病因不同而不同。

（六）诊断与鉴别诊断

休克主要根据病史、临床表现、血流动力学特征进行诊断。低血容量性休克需要有容量丢失或补充不足病史,感染性休克则需要有高度怀疑或明确感染灶。低血压不一定是休克,收缩压下降至＜ 90 mmHg 或较基础血压下降 40 mmHg 或脉压差减少(＜ 20 mmHg),并合并组织灌注不足,方可诊断休克。休克患者需鉴别休克类型,病史、体征以及血流动力学监测的不同特征性表现有助于鉴别休克类型。

（七）治疗原则

休克治疗原则是纠正原发病,改善组织器官灌注,具体措施包括:

1. 一般治疗　积极治疗原发病,清除休克病因。创伤、出血患者给予加压包扎止血,必要时外科止血;张力性气胸导致的梗阻性休克立即胸腔引流减压;感染性休克患者早期充分抗生素治疗,局部感染灶引流;过敏性休克患者脱离过敏原等。

2. 液体复苏　各种休克都存在有效循环血量减少,补充血容量可以增加心排血量,改善组织灌注。液体复苏是低血容量性休克的治疗基础。感染性休克早期液体复苏是增加循环血量、改善组织灌注的有效措施,一旦临床诊断感染性休克,应尽快积极液体复苏;心源性休克也可能存在循环血量相对不足,若 PAWP$<$10～12 mmHg,也可适当输注液体、增加心排血量。

复苏液体可以选择晶体液（生理盐水和等张平衡液）、胶体液（白蛋白和人工胶体）和输血,晶体液和胶体液的理化和生理学特性不同,晶体液分子量小,渗透压低,可经外周静脉快速输注,复苏后大部分存留在血管外,有增加全身和肺水肿风险。胶体液分子量大,渗透压高,扩容效力和在血管内存留时间较晶体液长,但在凝血功能、肾功能等安全性方面需密切监测。输血的时机取决于患者的年龄、是否有基础心脏病、是否有出血等。

休克复苏过程中需要观察神志、心率、血压和尿量的变化,但这些临床指标作为复苏目标有其局限性,SvO_2、$ScvO_2$、动脉血乳酸浓度和乳酸清除率、动静脉二氧化碳分压差（$Pv\text{-}aCO_2$）等能够反映组织氧代谢和灌注,常被用来作为复苏目标。对于感染性休克目前把 MAP $\geqslant$65 mmHg、CVP $\geqslant$8 mmHg、$ScvO_2$$\geqslant$70%、动脉血乳酸正常作为早期复苏目标。对出血未控制的失血性休克患者,早期采用控制性复苏,收缩压维持在 80～90 mmHg,以保证重要脏器的基本灌注,并尽快止血。对于合并颅脑损伤的失血性休克患者则需维持收缩压在 90 mmHg 以上,以保证脑灌注。

3. 血管活性药物与正性肌力药物

经过液体复苏或输血后,血压仍不能恢复或组织灌注仍不能改善,则需要使用血管活性药物和正性肌力药物。

（1）去甲肾上腺素:低剂量时,主要刺激 β 肾上腺素受体,增加心肌收缩力。大剂量时,主要作用于 α 肾上腺素受体,收缩外周血管,增加外周血管阻力,提高平均动脉压。去甲肾上腺素是感染性休克首选的血管活性药物。

（2）肾上腺素:作用于 α、β 肾上腺素受体,肾上腺素可用于治疗过敏性休克,感染性休克时可作为联合治疗用药。

（3）血管加压素（抗利尿激素）:由下丘脑分泌,有收缩血管平滑肌的作用。感染性休克早期血浆血管加压素增加,随着休克恶化,血管加压素水平

降低,因此小剂量输注血管加压素可以减少感染性休克时其他缩血管药物用量。

(4) 多巴胺:多巴胺有引起快速心律失常(室上性/室性心动过速)可能,用于感染性休克时需密切监测。

(5) 血管舒张剂:休克使用缩血管药物后血管痉挛或微循环障碍则可使用血管舒张剂。常用的血管舒张剂有硝普钠、硝酸甘油、酚妥拉明等。

(6) 正性肌力药物:心源性休克或低心排的感染性休克,在优化容量状态后还需给予正性肌力药物提高心输出量。常用的正性肌力药物有洋地黄制剂、多巴酚丁胺、磷酸二酯酶抑制剂等。① 洋地黄制剂:洋地黄制剂一般不用于心源性休克早期,因为早期心肌梗死对洋地黄耐受性差,易引起毒性反应,仅在存在房颤伴有快速心室率时考虑。② 多巴酚丁胺:多巴酚丁胺是 β_1 肾上腺素受体激动剂,可以增加心肌收缩力,提高心输出量,适用于心输出量低、容量正常或偏高的休克。当有冠脉三支病变时,多巴酚丁胺可能会产生冠脉窃血,加重缺血区缺血程度。③ 磷酸二酯酶抑制剂:常用的磷酸二酯酶抑制剂有氨力农和米力农,磷酸二酯酶抑制剂通过增加细胞内 cAMP 浓度和钙离子浓度,增加心肌收缩力,增加心排血量,此外还可能通过扩张小动脉,引起血压下降,与剂量有关。适用于对洋地黄、利尿剂、血管扩张剂治疗无效或效果欠佳的心力衰竭。

4. 其他治疗

(1) 原发病治疗:急性心肌梗死患者尽早行再灌注治疗;感染性休克患者应尽早留取标本(血、尿、痰、引流液等)并给予广谱抗菌药物治疗,明确局部感染灶则行感染灶清创、引流;过敏性休克则停止进入并脱离可疑过敏原,尽早使用组胺拮抗剂,首选苯海拉明和雷尼替丁;对于失血性休克,确定出血部位,早期外科干预是抢救失血性休克最重要的手段。

(2) 糖皮质激素:严重感染性休克时常常继发肾上腺皮质功能不全,表现为大量液体复苏后血压仍难以维持,需要大剂量血管活性药物维持血压,给予小剂量糖皮质激素替代治疗可以减少或撤离血管活性药物的使用,用法为经静脉滴注或泵入氢化可的松 200～300 mg/d,疗程 5～7 天。

(3) 心脏辅助:心源性休克治疗后休克仍无法纠正者,可考虑主动脉球囊反搏(IABP)、左室辅助泵等机械性辅助循环。

(4) 防治并发症:① 呼吸衰竭:保持呼吸道通畅,给予持续氧疗,必要时呼吸机辅助呼吸;② 急性肾功能衰竭:补充血容量,纠正水电解质紊乱及酸碱失衡,必要时进行肾脏替代治疗;③ 保护脑功能:使用脱水剂,合理使用镇静剂或冬眠合剂;④ 防治凝血功能异常:凝血异常时可适当补充消耗的凝血因子,早期可适当给予肝素抗凝。

二、急性心力衰竭

急性心力衰竭是指由于急性心脏病变引起心排血量显著、急骤降低导致的组织器官灌注不足和急性肺淤血综合征。急性右心衰即急性肺源性心脏病，主要为大块肺梗死引起。临床上急性左心衰较为常见，以肺水肿或心源性休克为主要表现是严重的急危重症。

（一）病因

下列原因使心排血量在短时间内急剧下降引起急性心功能不全。常见的病因有：

（1）急性弥漫性心急损害引起的心肌收缩无力。如急性心肌炎、广泛急性心肌梗死等。

（2）急性机械性阻塞引起的心脏压力负荷加重，排血受阻。如严重的瓣膜病变、动脉总干或大分支栓塞等。

（3）急性心脏容量负荷加重。如外伤、急性心肌梗死或感染性心内膜炎引起的瓣膜病变等，以及过快或过多静脉输血或输入含钠液体。

（4）急性心室舒张功能受限。如急性大量心包积液或积血等。

（5）严重的心律失常。如严重的室性心律失常、室颤等。

（二）临床表现

根据心排血量减少的速度、程度和持续时间、代偿功能的不同有四种不同表现。

1. 急性肺水肿　为急性左心功能不全最常见表现，因左心室排血不足或左心房排血受阻引起肺静脉及肺毛细血管压急剧升高所致。典型表现为突发呼吸急促、端坐呼吸、口唇青紫、常咳出粉红色泡沫痰。两肺可及广泛的水泡音和哮鸣音。X线可见肺门部典型蝴蝶形阴影由肺门向周围扩散。严重肺水肿时，可见双肺的大片阴影。

2. 休克　由于心脏排血功能低下导致心排血量不足引起的休克称为心源性休克。心排血量显著减少且发生突然时，机体来不及通过增加循环血量进行代偿，但通过神经反射可使周围血管显著收缩，以维持血压保证重要脏器的灌注。临床上除一般休克的表现外，多伴有心功能不全、肺毛细血管楔压升高、颈静脉怒张等表现。

3. 晕厥　心脏本身排血功能减退，心输出量减少引起的脑部缺血、发生短暂的意识丧失，成为心源性晕厥。晕厥发作持续数秒钟时可有四肢抽搐、呼吸暂停、发绀等表现，称为阿-斯综合征。发作大多短暂，发作后意识常立即恢复。主要见于急性心脏排血受阻或严重心律失常。

4. 心脏骤停　为严重心功能不全表现。

（三）诊断与鉴别诊断

根据典型症状和体征,诊断急性心功能不全并不困难,主要应与其他原因(特别是血管功能不全)引起的昏厥、休克和肺水肿相鉴别。昏厥当时,心率、心律无明显过缓、过速、不齐或暂停,又无引起急性心功能不全的心脏病基础的,可以排除心源性昏厥。心源性休克时静脉压和心室舒张末压升高,这与其他原因引起的休克不同。肺水肿伴肺部哮鸣音时应与支气管哮喘鉴别,此时心尖部奔马律有利于肺水肿的诊断。其他原因引起的肺水肿,如肺血管通透性改变(感染、过敏、有毒气体吸入和放射性肺炎等)、肺间质淋巴引流不畅或胸腔负压增高、支气管引流不畅等,根据相应病史和体征不难与急性心功能不全引起的肺水肿鉴别。但心脏病患者可由非心源性原因引起肺水肿,而其他原因引起的肺水肿合并心源性肺水肿的也并不罕见。B 型尿钠肽(BNP)在心力衰竭的诊断有重要价值,血浆 BNP 水平与心力衰竭的 NYHA 分级呈正相关,以 BNP 100 pg/ml 作为临界值的阴性预测值达到 90%,而 BNP 超过 400 pg/ml 提示患者存在心力衰竭的可能性达 95%。

（四）治疗原则

1. 体位　患者取坐位或半卧位,双腿下垂,以减少下肢静脉回流。

2. 吸氧　高流量鼻导管给氧或面罩给氧,对病情特别严重者应采用面罩呼吸机持续正压通气,使肺泡内压增加,一方面可以增加气体交换,另一方面可以对抗组织液向肺泡内渗透。在应用 PEEP 时应注意血容量不足的患者应补充足够血容量,以代偿回心血量的不足。

3. 镇静　吗啡 3～5 mg 静脉注射可迅速扩张体循环,减少静脉回流,降低左房压。还能减轻烦躁不安和呼吸困难,降低周围血管阻力,从而减轻左室后负荷,增加心排出量。

4. 利尿　呋塞米 20～40 mg 静注,在利尿作用开始前即可通过扩张静脉系统降低左心房,减轻呼吸困难症状。对血压偏低的患者,尤其是急性心肌梗死或主动脉狭窄引起的肺水肿应慎用,以免引起低血压或休克。

5. 血管扩张剂　舌下含服或静脉滴注硝酸甘油可迅速降低肺毛细血管楔压或左房压,缓解症状的效果常很显著,但有引起低血压可能。确定收缩压在 100 mmHg 或以上后,舌下含服首剂 0.3 mg,5 分钟后复查血压,再给 0.3～0.6 mg,5 分钟后再次测血压。如收缩压降低至 90 mmHg 或以下,应停止给药。静脉滴注硝酸甘油的起始剂量为 10 μg/min,在监测血压状态下,每 5 分钟增加 5～10 μg/min,直至症状缓解或收缩压下降至 90 mmHg 以下。病情稳定后可逐步减量至停用,突然终止静滴可能引起症状反跳。

6. 其他治疗

（1）静脉注射氨茶碱 0.25 g 可缓解支气管痉挛,减轻呼吸困难。

（2）洋地黄药物对室上性快速心律失常引起的肺水肿有显著疗效。洋地黄减慢房室传导，使心室率减慢，从而改善左室充盈，降低左房压，应首选静脉用药。静脉注射毛花苷 C 或地高辛：对 1 周内未使用过地高辛首次剂量为毛花苷 C 0.6 mg，地高辛 0.5～0.75 mg，1 周内用过地高辛者宜从小剂量开始。对急性心肌梗死，在急性期 24 小时内不宜用洋地黄类药物；二尖瓣狭窄所致肺水肿洋地黄类药物也无效。后两种情况如伴有心房颤动快速心室率，则可谨慎应用洋地黄类药物减慢心室率，有利于缓解肺水肿。

（3）对高血压心脏病引起的肺水肿滴注硝普钠，可迅速有效地减轻心脏前后负荷，降低血压。由 15～20 μg/min 开始，每 5 分钟增加 5～10 μg/min，直至症状缓解，或收缩压降低至 100 mmHg 或以下。长期用药可引起氰化物和硫氰酸盐中毒。

（4）伴低血压的肺水肿患者宜先静脉滴注多巴胺，保持收缩压 100 mmHg以上，再进行扩血管药物治疗。

（5）持续血液滤过：可以有效清除患者的体液，降低前负荷，减轻肺充血及外周水肿，还可以维持内环境稳定。

（6）重组 B 类利钠肽（脑钠肽）：脑钠肽作为内源性血管扩张剂和神经内分泌拮抗剂，能明显降低 PAWP，通过降低外周血管阻力，降低心脏后负荷，提高心排出量。

（7）钙通道增敏剂：如左西孟旦，加强收缩蛋白对离子的敏感性，在正性肌力作用的同时促进血管平滑肌 ATP 依赖的钾通道开放，扩张外周血管。

三、严重心律失常

严重心律失常是指足以引起血流动力学障碍、短暂神志丧失以及猝死的心律失常。按其发作时心率的快慢，分为快速型和缓慢型心律失常两种类型。

（一）病因

引起心律失常的原因分生理性因素和病理性因素两大类。

1. 生理性因素　如运动、进食、体位变化、睡眠、吸烟、饮酒或咖啡、冷热刺激等。

2. 病理性因素

（1）心血管疾病：包括功能性或器质性心血管疾病。

（2）内分泌疾病：如甲亢或甲减、垂体功能减退、嗜铬细胞瘤等。

（3）代谢异常：如发热、低血糖、恶病质等。

（4）药物影响：如洋地黄类、拟交感或副交感神经药物、交感或副交感神经阻滞剂、抗心律失常药物、扩张血管药物、抗精神病药物等。

（5）毒物或药物中毒：如重金属（铅、汞）中毒、食物中毒，乌头碱中毒等。

（6）电解质紊乱：如低血钾、高血钾、低血镁等。

（7）麻醉、手术或心导管检查。

（8）物理因素：如电击、淹溺、冷冻、中暑等。

（二）诊断与心电图特征

1. 注意发作时的心率、节律（规则与否、漏搏感等），发作起止与持续时间，发作时有无低血压、昏厥或近乎昏厥、抽搐、心绞痛或心力衰竭等表现，以及既往发作的诱因、频率和治疗经过，有助于判断心律失常的性质。

2. 发作时体检应着重于判断心律失常的性质及心律失常对血流动力学状态的影响。听诊心音了解心室搏动率的快慢和规则与否，结合颈静脉搏动所反映的心房活动情况，有助于作出心律失常的初步鉴别诊断。若神志丧失，应立即判断呼吸循环情况，有必要时行心肺复苏术，以免延误抢救时机。

3. 心电图特征。心电图检查是诊断心律失常的关键。

（1）快速性心律失常

① 房性心动过速（房速）：窦性心律基础上，连续提早出现三个或三个以上的 P′-QRS—T 波群，频率多在 120～160 次/分，节律规则，P—R 间期正常或延长，QRS 波群为室上性，T 波方向与 QRS 主波方向一致。

② 快速心房扑动（房扑）、心房颤动（房颤）：窦性 P 波消失，出现连续、规则的房扑波或连续、不规则的房颤波，在Ⅱ、Ⅲ、aVF 或 V1 导联上最明显；QRS 波群形态与窦性心律的相同，有时可见差异性心室内传导；房扑波呈锯齿样、大小一致、频率规则，250～350 次/分，房室比例多为（2∶1）～（4∶1），有时呈不规则房室传导；房颤波大小、形态不一，且不整齐，心室率绝对不规则，120～180 次/分。

③ 阵发性室上性心动过速（室上速）：快而规则的心率（R-R 间期规律一致）、160～220 次/分；QRS 波群为室上性型（与窦性心律的 QRS 波形基本相同）。QRS 波群时间<0.01 s。根据电生理特性分类为房室结内折返性心动过速、房室间折返性心动过速、房内折返性心动过速、窦房结折返性心动过速和自律性房性心动过速，室上速发作期或发作后短期内 S-T 段可压低、T 波可倒置。

④ 室性心动过速（室速）：连续 3 个或以上的室早；QRS 波宽大畸形，T 波方向与主波方向相反，时限>0.12 秒；心律基本规整，心室率多在 120～230 次/分；P 波与 QRS 波无固定关系（房室分离），通常心房频率低于室速的频率；少数室上性冲动可下传至心室，表现为 P 波后正常的 QRS 波（心室夺获）；室上性冲动部分夺获心室，与室性搏动共同使心室除极而形成 QRS 波群（室性融合波），其 QRS 形态介于窦性与室性之间。尖端扭转型室速：常由室性早搏诱发。表现为突然发生的快速 QRS 波群，R-R 间期很不规则，QRS 主波方向沿等电位线上下扭转。

⑤ 心室扑动（室扑）与心室颤动（室颤）：QRS 波群与 T 波不能辨认，而

出现连续的颤动波或扑动波。室扑时心室波较大而规则,频率多在 150～250 次/分;室颤时则波形与频率均不规则,150～300 次/分。室颤常发生在频发多元性室性早搏时,且多起始于前一心搏的 T 波和 U 波上。

(2)缓慢性心律失常

① 窦性心动过缓(窦缓):窦性 P 波,P—R 间期 0.12～0.20 s,心率<60 次/分。

② 窦性停搏:窦性 P 波,一段延长 P—P 间期内无 P 波及 QRS 波,其后出现逸搏心律。

③ Ⅲ度房室传导阻滞:P 波与 QRS 波完全无关,心房率>心室率,心室率 30～45 次/分。

(三)治疗原则

心律失常急性期处理方式应以恢复血流动力学稳定为核心。急性期处理强调效率,通过纠正或控制心律失常,达到稳定血流动力学状态、改善症状的目的。

1. 首先识别纠正血流动力学障碍 心律失常急性期控制应根据血流动力学决定处理原则。血流动力学状态不稳定包括:进行性低血压、休克的症状及体征、急性心力衰竭、进行性缺血性胸痛、意识障碍等。血流动力学不稳定的异位快速心律失常应尽早采用电复律终止,对于严重的缓慢性心律失常要尽快采用临时起搏治疗。血流动力学相对稳定者,可根据心电图的特点、结合病史及体检进行诊断及鉴别诊断,选择相应治疗措施。

2. 基础疾病和诱因的治疗 某些诱因也可直接导致心律失常,如低血钾、酸碱平衡紊乱、甲状腺功能亢进等,纠正诱因后,心律失常得到控制。

3. 严重心律失常的处理原则

(1)终止心律失常的治疗。

(2)改善症状:有些心律失常不容易立刻终止,但快速的心室率会使血流动力学恶化或伴有明显症状,减慢心室率可稳定病情,缓解症状,如快速房颤、房扑。

4. 各种心律失常的紧急处理

(1)窦性心动过速(窦速):① 寻找并去除引起窦速的原因。② 控制窦速建议使用对基础疾病以及窦速均有作用的药物,如心肌缺血时使用 β 阻滞剂等。③ 在窦速的原因没有根本纠正之前,不应追求将心率降至正常范围。④ 无明显诱因或病因的窦速,伴有明显症状时,可适当应用控制心率的药物,如 β 阻滞剂。⑤ 对少见的不适当窦速,窦房结折返性心动过速,可考虑射频消融治疗。

(2)室上速:① 刺激迷走神经:在发作早期使用效果较好。患者可以通过深吸气后屏气，用力做呼气动作（Valsalva 法）、或用压舌板等刺激悬雍垂（即咽喉部）产生恶心感、压迫眼球、按摩颈动脉窦等方法终止心动过速。② 药物治疗：a. 腺苷：腺苷对窦房结和房室结传导有很强的抑制作用，可出现窦性停搏，房室阻滞等缓慢性心律失常。冠心病患者、严重支气管哮喘、预激综合征不宜选用。b. 维拉帕米：0.15～0.2 mg/kg（一般可用 5 mg）稀释到 20 ml 后 10 分钟内缓慢静注。无效者 15～30 分钟后可再注射一次。c. 地尔硫䓬：将注射用盐酸地尔硫䓬 15～20 mg 用 5 ml 以上的生理盐水或葡萄糖溶液溶解，约 3 分钟缓慢静注。无效者 15 分钟后可重复一次。d. 普罗帕酮：1.0～1.5 mg/kg（一般可用 70 mg），稀释到 20 ml 后 10 分钟内缓慢静注。无效者 10～15 分钟后可重复一次，总量不宜超过 210 mg。室上速终止后即停止注射。e. 胺碘酮：上述方法无效或伴有器质性心脏病应用上述药物存在禁忌证时可应用胺碘酮。f. 其他：静脉注射 β-阻滞剂、洋地黄类药物，在其他药物无效的情况下可以用。③ 食管心房快速刺激：可用于所有室上速患者，特别适用于无法用药，有心动过缓病史者。④ 伴明显低血压和严重心功能不全者：原则上应首选同步直流电复律或食管心房调搏。

（3）房速：① 短阵房速：如无明显血流动力学影响，可以观察。② 持续房速：抗心律失常药（包括洋地黄类和 β 受体阻滞剂）通过不同机制延长房室结有效不应期，增加其隐匿性传导，减慢房室传导，使心室率减慢。③ 慢性持续性房速：急性处理主要以维持血流动力学稳定，治疗心衰为主。

（4）房颤与房扑：① 评价血栓栓塞的风险并确定是否给予抗凝治疗。② 控制心室率：a. 急性房颤发作时，心室率控制的靶目标为 80～100 次/分；b. 不伴心衰、低血压或预激综合征的患者，可选择静脉 β 受体阻滞剂或非二氢吡啶类钙离子拮抗剂来控制心室率；c. 合并左心功能不全、低血压者应给予胺碘酮或洋地黄类药物；d. 合并急性冠脉综合征的房颤患者，控制房颤室率首选静脉胺碘酮。③ 复律：血流动力学不稳定的新发房颤或症状明显者，可考虑进行复律治疗。复律方法有电复律和药物复律。a. 电复律：快速心室率房颤患者伴发严重心肌缺血症状、低血压、休克、意识障碍或急性心力衰竭；预激综合征伴房颤的患者出现快速心室率或血流动力学不稳定均需考虑电复律；房扑最简单有效的治疗为电复律。b. 药物复律：对血流动力学稳定但症状明显的患者可以使用药物复律。对于新发房颤，无器质性心脏病者推荐普罗帕酮，有器质性心脏病的新发房颤患者推荐静脉应用胺碘酮。不推荐使用洋地黄类药物。

（5）宽 QRS 波心动过速：宽 QRS 心动过速为频率超过 100 次/分，QRS 宽度超过 120ms 的心动过速。① 单形性室性心动过速（单形室速）：a. 非持续性单形室速：急性情况下发生于器质性心脏病患者的非持续室速，很可能是恶性室性心律失常的先兆。若无禁忌证,可以应用 β 阻滞剂。对于上述治疗措施效果不佳且室速发作频繁,症状明显者可以按持续性室速用抗心律失常药,预防或减少发作。b. 持续性单形室速:寻找并纠正可能存在的诱因,合并心肌缺血的患者必要时可考虑行主动脉内球囊反搏(IABP)和急诊再灌注治疗。有血流动力学障碍者应立即同步直流电复律。血流动力学稳定的单形室速首选胺碘酮。② 多形性室性心动过速(多形室速):指 QRS 形态在任一心电图导联上不断变化,节律不规则的室性心动过速,频率 100~250 次/分。常见于器质性心脏病,持续性多形性室速可蜕变为室扑或室颤,造成严重血流动力学障碍。血流动力学不稳定的多形室速应按室颤处理,进行心肺复苏并及早电复律。③ 伴 QT 间期延长的多形性室速称为尖端扭转型室速(TdP):是多形室速的一种特殊类型,已经发生 TdP 的患者,首要措施是停用一切可以引起 QT 间期延长的药物。临时起搏适用于并发心动过缓及有长间歇者,以 90~110 次/分(有些患者可能需要更快)的频率起搏,消除长间歇,缩短 QT 间期,从而抑制扭转室速发作。急性期处理后,应评价是否具有安装埋藏式体内除颤器(ICD)指征。

(6) 室颤/无脉性室速:① CPR:院外无目击者的室颤、无脉性室速,急救人员到达现场应立即进行 CPR,包括胸外按压、开通气道、救生通气、电复律。高质量的 CPR 是抢救成功的重要保障。② 尽早电除颤:院内有目击者的室颤和无脉室速或院外有条件获得除颤器的情况下,一旦取得除颤器,应立即予以最大能量(双相波 200J,单相波 360J)非同步直流电复律,除颤后立即重新恢复 CPR,直至 5 个周期的按压与通气后评估心律,确定是否需要再次除颤。③ 药物:a. 肾上腺素:当至少 1 次除颤和 2 分钟 CPR 后室颤/无脉室速仍持续时,可给予静脉应用肾上腺素,1 mg/次,每 3~5 分钟重复一次;b. 胺碘酮:当室颤/无脉室速对 CPR、除颤和肾上腺素治疗无效时,在持续 CPR 下可考虑给予胺碘酮 300 mg 或 5 mg/kg 葡萄糖溶液稀释后快速静注。如循环未恢复,可再追加一次胺碘酮,150 mg 或 2.5 mg/kg 溶于 20 ml 葡萄糖溶液快速静注;c. 利多卡因:如果没有或不能用胺碘酮,可用利多卡因,初始剂量为 1~1.5 mg/kg 静注。如果室颤/无脉室速持续,每隔 5~10 分钟后可再用 0.5~0.75 mg/kg 静注,直到最大量为 3 mg/kg;d. 硫酸镁:当心脏骤停为 TdP 时,可以给予硫酸镁 1~2 g,加 5% 葡萄糖 10 ml 稀释静注。其他心律失常不推荐使用硫酸镁。④ 室颤或室速终止后,应采用心肺复苏指南中复苏后处理的措施维持患者的稳定,并对心脏骤停的可逆原因及因素进行处理,包括纠正组织缺氧、电解质紊乱、机械因素及血容量不足。室颤/或无脉搏室速终止后,一般需要静脉胺碘酮维持。用法参见持续单形室速。对反复发生的室颤/室速,胺碘酮需要的剂量可能较大。

(7) 缓慢性心律失常：主要常见的可造成血流动力学障碍的情况包括严重的窦缓，窦性停搏，窦房阻滞，快慢综合征，Ⅱ、Ⅲ度房室阻滞，心脏停搏、电机械分离。① 若心动过缓造成血流动力学障碍，如低血压、心绞痛、心衰加重、晕厥前兆或晕厥等，需要紧急处理。无灌注的缓慢性心律失常(如心室停搏或无脉性电活动)往往是疾病终末期的表现，可造成心脏骤停，应实施心肺复苏。② 药物治疗：首选阿托品，起始剂量为 0.5 mg 静脉注射，必要时重复，总量不超过 3.0 mg。二线药物包括肾上腺素、异丙肾上腺素和多巴胺。肾上腺素在阿托品或起搏无效时可以使用；异丙肾上腺素，$2\sim10\ \mu g/min$ 静脉输注，根据心率和心律反应调速；多巴胺 $2\sim10\ \mu g/(kg \cdot min)$，可以单独使用，也可以和肾上腺素合用。注意当合并急性心肌缺血或心肌梗死时应用上述药物可导致心肌耗氧量增加，加重心肌缺血，产生新的快速心律失常。③ 起搏治疗：对有血流动力学障碍但仍有脉搏的心动过缓，应尽早实行起搏治疗。起搏方法有经食管电极起搏、经皮起搏、经静脉起搏等方法。详见急性心律失常处理常用技术。④ 积极寻找并治疗可逆性诱因，包括肺栓塞、急性下壁心肌梗死、心肌炎、低血容量、低氧、心包填塞、张力性气胸、酸中毒、药物过量、体温过低和高钾血症等。

四、急性冠状动脉综合征

急性冠状动脉综合征(ACS)是以冠状动脉粥样硬化为病理基础，心肌急性缺血缺氧、氧供需不平衡为病理过程的一组临床综合征。

（一）分类与机制

1. 分类　根据发病时心电图 ST 段是否抬高，可将 ACS 分为两大类：急性 ST 段抬高性心肌梗死和非 ST 段抬高性 ACS，而后者根据心肌损伤血清生物标志物(肌酸激酶同工酶或心脏肌钙蛋白)升高与否又可分为非 ST 段抬高性心肌梗死和不稳定型心绞痛。

2. 发病机制　冠状动脉粥样硬化斑块的形成并发生破裂，血小板激活及血栓形成是急性冠状动脉综合征发病的共同机制。一般来说，稳定的斑块只会引起血管腔狭窄而不会引起堵塞。但 ACS 患者体内往往存在易损斑块，易损斑块表层纤维帽较薄、脂核大、富含炎症细胞和组织因子。在内皮功能失调、局部炎症及血流剪切力作用下易发生裂隙、糜烂或破裂。血液中的血小板开始与暴露的胶原、组织因子、脂质等接触并迅速激活，激活后的血小板在内皮受损处黏附聚集，促使凝血酶活化，最终形成血栓。在急性 ST 段抬高性心肌梗死时，血栓是以纤维蛋白原为主，称为红色血栓，冠状动脉常常完全阻塞，非 ST 段抬高性 ACS 时，其血栓是以血小板为主的白色血栓，冠状动脉虽严重狭窄但常常不完全阻塞。

（二）诊断

1. 冠心病病史或易患因素。

2. 临床表现　不稳定型心绞痛是 ACS 发作时的典型临床表现，包括心前区的疼痛及放射痛，疼痛剧烈时伴频繁的恶心、呕吐等消化道症状，胸痛发作时间一般都达到或超过 15 分钟。包括三种类型：（1）静息下心绞痛；（2）一个月内新近发生的劳累后心绞痛；（3）心绞痛发作频繁及持续时间增加，硝酸甘油不能缓解。

胸痛是 ACS 诊断的重要依据之一，但也有少数患者可以无痛或疼痛部位不典型。

3. 心电图特征

（1）急性 ST 段抬高性心肌梗死：在面向心肌坏死区导联上出现 ST 段呈弓背向上抬高，超早期可见巨大 T 波，再结合 ST—T 动态演变诊断并不困难。

（2）非 ST 段抬高性 ACS：ST—T 段动态变化是最有诊断价值的心电图表现，症状发作时可记录到一过性 ST 段改变（常表现 2 个或以上相邻导联 ST 段下移≥0.1 mV），症状缓解后 ST 段缺血性改变改善。

4. 心肌损伤标志物　心肌梗死时会出现心肌损伤标志物的升高。肌钙蛋白增高是诊断心肌梗死的敏感指标，肌钙蛋白于起病 3～4 小时后升高，其中肌钙蛋白 I 于 11～24 小时达高峰，7～10 天降至正常，肌钙蛋白 T 于 24～48 小时达高峰，10～14 天降至正常。肌酸激酶同工酶起病后 4 小时内增高，16～24 小时达高峰，3～4 天恢复正常。不稳定心绞痛每 6 小时监测一次肌钙蛋白，如连续两次正常，可除外心肌梗死。

5. 冠状动脉造影　可发现冠状动脉病变狭窄或梗死的部位，并估计其程度。

6. 超声心动图　可发现 AMI 及严重心肌缺血时室壁节段性运动异常。同时有助于了解左心室功能，诊断室壁瘤和乳头肌功能失调等。

（三）治疗原则

1. 急救处理　立即给予开放静脉通路，吸氧，舌下含服硝酸甘油，描记 12 导心电图，连续心电监测、血压和血氧饱和度监测，伴有严重低氧血症者，需面罩加压给氧或气管插管并机械通气，并给予镇痛治疗。

2. 溶栓及介入治疗

（1）急性 ST 段抬高性心肌梗死：无禁忌证者应立即急诊给予静脉溶栓或介入治疗，溶栓治疗具有快速、简便、经济、易操作的特点，仍然是较好的选择。溶栓治疗时间窗应在发病 12 小时内，若发病 12～24 小时内仍有持续或间断的缺血症状和持续 ST 段抬高，仍可考虑溶栓治疗。常用溶栓药物有尿激酶、链激酶、重组组织型纤溶酶原激活物(rtPA)。介入治疗是急性 ST 段抬高性心肌梗死急性期的首选治疗。除年龄大于 75 岁,有溶栓禁忌证,合并有心衰或心源性休克外应首先考虑介入治疗。

(2)急性非 ST 段抬高性 ACS:针对急性非 ST 段抬高性 ACS 一般不主张进行溶栓治疗,因为溶栓药物兼有促凝作用,对于白色血栓而言会增加心梗风险,应以抗凝治疗为主。也一般不进行急诊介入治疗,应予综合治疗,观察,必要时择期介入。

3. 抗栓治疗

(1)抗血小板治疗:① 阿司匹林:所有患者只要无禁忌,均应立即口服水溶性阿司匹林或嚼服肠溶阿司匹林 300 mg,继以 100 mg/d 长期维持。② 塞氯吡啶、氯吡格雷:对阿司匹林不能耐受者,可长期服用此类药物。塞氯吡啶剂量为每次 250 mg,每日 2 次口服;氯吡格雷初始负荷量 300 mg,继以75 mg/d。

(2)抗凝治疗:急性期推荐使用普通肝素或低分子量肝素抗凝治疗,急性期后,以下情况需口服抗凝剂治疗:① 超声心动图提示心腔内有活动性血栓,口服华法林3~6 个月;② 合并心房颤动者;③ 不能耐受阿司匹林和氯吡格雷者,可长期服用华法林,维持 INR 在 2~3。若需在阿司匹林和氯吡格雷的基础上加用华法林时,需注意出血的风险,严密监测 INR,缩短监测间隔。

4. 抗心肌缺血和其他治疗

(1)硝酸酯类:可含服、口服或静脉使用。

(2)β受体阻滞剂:有缩小心肌梗死面积、减少复发性心肌缺血、再梗死、室颤及其他恶性心律失常作用,对降低急性期病死率有肯定的疗效。无该药禁忌证时,应于发病后 24 小时内常规口服应用。应用时应监测心率及血压,心率应控制在 60~90 次/分为宜,有心衰、哮喘及传导阻滞者禁用。

(3)血管紧张素转换酶抑制剂(ACEI)和血管紧张素受体阻滞剂(ARB):可减少充盈性心力衰竭的发生,降低病死率。如无禁忌证,所有患者均应给予 ACEI 长期治疗。如果患者不能耐受 ACEI,可考虑换用 ARB。

(4)钙离子拮抗剂:有扩冠、改善侧支循环、稳定斑块的作用。

(5)他汀类药物:除调脂作用外,他汀类药物还具有抗炎、改善内皮功能、抑制血小板聚集的多效性,因此,所有无禁忌证的患者入院后应尽早开始他汀类药物治疗,且无需考虑胆固醇水平。所有心肌梗死后患者都应该使用他汀类药物将低密度脂蛋白胆固醇水平控制在 2.6 mmol/L(100 mg/dl)以下。

五、高血压危象

高血压危象指在高血压基础上突然发生全身小动脉强烈痉挛,外周阻力骤增,导致血压急剧升高并引起一系列临床症状。

（一）病因

高血压危象是发生在高血压患者病程中的一种特殊临床现象,可发生于缓进型或急进型恶性高血压、各种肾性高血压、嗜铬细胞瘤、妊娠高血压综合征等,也见于主动脉夹层剥离和脑出血。其诱因包括情绪紧张、过度劳累、精神创伤、寒冷及月经期和更年期内分泌失调等。

（二）临床表现

1. 血压突然升高　收缩压升高可达 200 mmHg 以上,严重时舒张压也显著增高,可达120 mmHg 以上。

2. 交感神经强烈兴奋表现　发热、出汗、心率加快、皮肤潮红、口干、尿频、排尿困难及手足颤抖等。

3. 靶器官急性损害的表现

（1）急性肺水肿:胸闷、心悸、气急、咳嗽,甚至咯泡沫痰。

（2）高血压脑病:头痛、头晕、视物不清或失明,严重的可出现暂时性瘫痪、失语,更重的则抽搐、昏迷。

（3）急性肾功能损害:尿少,血浆肌酐和尿素氮升高,蛋白尿及血尿。

（三）诊断

患者有高血压病史及诱因,出现血压突然急剧升高,收缩压达 200 mmHg 以上,并伴有心绞痛、心功能不全、肾功能不全、视乳头水肿、渗出、出血等靶器官严重损害者可诊断。

（四）治疗原则

1. 患者取半卧位,去除可能的诱因。

2. 降血压　应在加强监护条件下立即接受静脉药物降压治疗,尽快使血压降至160～170/100～110 mmHg,优先考虑静脉给予能快速发挥作用的药物,达到目标血压后应口服降压药长期治疗以防复发。同时切忌降压过度,导致重要器官灌流不足。

3. 处理并发症,保护心、脑、肾重要器官

（1）高血压脑病:首选硝普钠降压,在降压的同时注意控制脑水肿和抽搐。

（2）左心功能衰竭:在应用硝普钠、硝酸甘油或酚妥拉明扩张血管的同时应用利尿剂,合并冠心病者可考虑给予 β 受体阻滞剂。

（3）肾功能不全:可选用酚妥拉明扩血管治疗,速尿利尿,慎用保钾利尿剂。

第十一章　重症消化

第一节　基础理论

一、胃肠道动力

1. 胃的运动　分为以下三种：① 容受性舒张，当机体咀嚼或吞咽食物时，咽、食管等处的感受器受到食物的刺激，引起胃底和胃体的平滑肌舒张，使胃的容积增大的过程即容受性舒张。② 紧张性收缩，它使得胃腔内具有一定的压力，一方面能够促进食糜进入十二指肠，还有助于胃液渗入食物内部，促进化学性消化，另一方面可使胃保持一定的形态和位置，防止胃下垂的发生。③ 蠕动，这是消化管共有的运动形式，是一种由平滑肌顺序收缩所产生的波形运动。蠕动能够充分混合食物与胃液，促进胃液发挥化学消化作用，同时能够搅拌和磨碎食物，并推动其前进。

2. 小肠的运动　分为三种形式：① 紧张性收缩，空腹时即存在，进食后则显著增强。能使小肠平滑肌保持一定的紧张度，维持肠道的形态和腔内压。② 分节运动，小肠肠壁环行肌的节律性收缩和舒张即分节运动。在食糜所在的一段肠道，环形肌在许多不同部位同时收缩，把食糜分割成许多节段，随后，原来收缩的部位发生舒张，而原先舒张的部位发生收缩，将原先的食糜节段分为两半，而相邻的两半则合并为一个新的节段，如此反复交替进行，使食糜不断分开又不断混合。③ 蠕动，小肠的蠕动存在于小肠的任何部位，并向肠的远端传播，每个蠕动波只把食糜推进数厘米。蠕动的意义在于使经过分节运动的食糜向前推进，到达新的肠段，从而开始新的分节运动。

二、胃肠黏膜屏障

胃肠道不仅是消化吸收的重要器官，而且还是人体一道重要的自然屏障。胃肠黏膜屏障障碍是造成菌群易位、内毒素血症并进而导致全身炎症反应综合征（SIRS）、多脏器功能障碍综合征（MODS）和多器官功能衰竭（MOF）的一个重要原因。

1. 胃肠黏膜屏障的构成

（1）机械屏障：肠黏膜表面的黏液层、肠上皮本身及其紧密连接、上皮基底膜、黏膜下固有层等组成了肠机械屏障，其结构的完整性对防止细菌易位起重要作用。

（2）化学屏障：由胃肠道分泌的胃酸、胆汁、消化酶、溶菌酶等化学物质构成了化学屏障。胃酸能杀灭进入胃肠道的细菌,抑制细菌的黏附和定植;胆汁酸盐能与内毒素结合,形成难以吸收的去垢剂样复合物,从而阻止内毒素的吸收;肠道分泌的大量消化液可稀释毒素,清洁肠腔,使潜在的条件致病菌难以黏附到肠上皮上;溶菌酶能破坏细菌的细胞壁,使细菌裂解。

(3)生物屏障:肠道作为人体最大的细菌库,寄居着大约$10^{13}\sim10^{14}$个细菌,肠道内常驻菌群的数量、分布相对恒定,形成一个相互依赖又相互作用的微生态系统,这就是肠道的生物屏障。肠菌中绝大多数细菌为厌氧菌如乳酸杆菌、双歧杆菌等,还有较少的兼性厌氧菌与需氧菌。其中厌氧菌紧密黏附于肠上皮上,形成菌膜屏障。

(4)免疫屏障:肠道系统有丰富的淋巴组织,全身60％的淋巴细胞在肠管及系膜内。肠道相关淋巴组织(GALT)和各种分泌性抗体(以 SIgA 为主)共同构成了免疫屏障。GALT 包括分布于肠道黏膜上皮层淋巴细胞(IEL)、固有层淋巴细胞(LPL)、派尔集合淋巴小结(Peyerpatches)等。

2. **肠黏膜屏障功能损伤的机制**

肠道黏膜屏障功能的破坏主要表现为肠黏膜支持能力下降以及肠黏膜的通透性损伤。其具体的机制包括:

(1)缺血、缺氧与胃肠黏膜损伤:胃肠黏膜缺血、缺氧可直接引起肠上皮细胞肿胀、萎缩和坏死,导致黏膜屏障功能受损。缺血、缺氧还可导致有氧代谢障碍,影响糖酵解,造成细胞内酸中毒,使肠黏膜通透性增加,从而引起胃肠黏膜屏障的损伤。

(2)肠黏膜缺血—再灌注损伤:当缺血缺氧的胃肠道重新获得血液灌注时,还易发生缺血—再灌注损伤。其主要机制是:肠缺血期间,大量 ATP 分解成次黄嘌呤,同时缺血促使黄嘌呤脱氢酶向氧化酶转化。组织再灌注后,氧输送和利用增加,次黄嘌呤被氧化成黄嘌呤,释放大量活性氧自由基。大量有活性氧代谢产物形成,导致细胞功能障碍甚至死亡,从而损伤肠黏膜。

(3)全身炎症反应与胃肠黏膜损伤:当发生全身炎症反应时,机体释放各种炎症介质,并激活凝血通路,造成凝血功能障碍,形成广泛血栓,导致胃肠黏膜微循环障碍。

(4)细菌易位及内毒素损伤:重症病人容易引起菌群失调,生物屏障的破坏,致病菌得以定植、繁殖并呈优势生长。它们产生的毒素及蛋白酶等能够抑制肠上皮细胞蛋白质的合成,使绒毛受损,从而损伤肠黏膜屏障。

3. **胃肠黏膜屏障的保护**　急性黏膜损伤后,有 3 种局部机制能够对黏膜上皮进行修复:① 绒毛收缩,通过减少基底膜的面积来减少因损伤而裸露的黏膜面积。② 上皮重建,通过上皮细胞的移位来封闭暴露的基底膜。③ 关闭上皮细胞间隙和紧密连接。

三、肠道细菌移位

肠道细菌移位（bacterial translocation，BT）由 WOLO CHOW 于 1966 年首先提出，是指肠道内细菌通过肠黏膜上皮进入固有层，随后进入肠系膜淋巴结甚至肠外器官的现象。后来学者将其概念进行了扩展：原寄居于肠道的正常菌群或内毒素及代谢产物通过肠黏膜屏障大量侵入肠道以外的组织器官的现象。

1. 肠道正常菌群　正常情况下，人体肠道寄居着大量菌群，主要为大肠埃希菌、双歧杆菌、产气肠杆菌、变形杆菌等。正常菌群对宿主有生物拮抗、营养免疫、抗衰老，甚至抑肿瘤的功能，生理状态下，这些细菌的种类和数量维持着动态平衡。

2. 肠道细菌移位的发生机制　肠道细菌移位和内毒素移位发生的主要条件包括以下三方面：① 肠道细菌过度繁殖与菌群失调；② 宿主的免疫功能低下；③ 肠道黏膜屏障的破坏。常见的导致肠道黏膜损伤的疾病：

（1）严重感染、手术等应激状态：应激状态时，为保证心脑等重要器官的血供，机体会对血液进行再分布，使肠黏膜缺血缺氧，进而导致黏膜上皮细胞坏死；此外严重应激状态时常常伴随着大量炎症因子的释放如 IL-1、TNF 等，这些细胞因子可以导致肠黏膜通透性升高，最终导致肠道细菌移位。

（2）急性胰腺炎：患者严重呕吐、渗出、摄入减少等使有效循减少，甚至引起休克，使得肠道灌注降低而缺血缺氧，肠黏膜屏障受损而造成肠道细菌移位；急性胰腺炎早期往往伴随着全身系统性炎症，释放出大量的炎症因子，也称"炎症风暴"，导致肠道黏膜损伤进而导致肠道细菌移位；重症急性胰腺炎患者早期常常伴随着腹腔高压，容易导致肠道缺血性损伤进而导致肠道细菌移位。

（3）急性肠道缺血再灌注损伤（IRI）：研究表明再灌注损伤与氧化应激密切相关。小肠 IRI 会引起局部组织损害，黏膜屏障功能受损，导致肠道细菌和 LPS 移位，引起网状内皮系统发生系列反应，导致相关介质及细胞因子大量释放，损伤肠黏膜屏障，最终造成细菌和 LPS 的移位。

（4）抗生素不合理使用：抗生素的不合理使用容易导致肠道黏膜损伤，正常菌群可显著减少或消失而致病菌可大量增殖。

四、消化道分泌功能和胃肠激素

胃肠激素是一类存在于胃肠道黏膜层及胰腺内的内分泌细胞和旁分泌细胞分泌、由胃肠壁的神经末梢所释放的一组小分子高效能生物活性物质，由于这些激素几乎都是肽类，所以称为胃肠肽。多数胃肠肽也存在于中枢神经系统中，如促胃液素、缩胆囊素、促胃动素、生长抑素、血管活性物质等，因其双重分布的特性，故称为脑肠肽。胃肠激素具有众多的生理与药理作用，其与胃肠道疾病的发生、发展也有密切的关联。在重症患者中,由于胃肠道功能受累,消化道分泌功能和胃肠激素水平都会有显著的变化。

1. 以肠道为中心的内分泌代谢 肠道分泌是指肠道所产生的激素以体液为媒介对靶细胞产生效应,经典的肠道内分泌功能由肠道内分泌细胞(EEC)完成,EEC能产生超过30种不同激素,使肠道成为"人体最大的内分泌器官"。肝血流75%由门静脉提供。门静脉的血流主要来自肠系膜静脉,独特的门静脉系统为肝肠之间紧密联系提供了有利条件,肝是肠道激素分泌后的首个接受器官。短期禁食即可引起肠和肝的代谢、内分泌发生改变。接受肠外营养支持的SBS患者,可见胃肠道激素如胃泌素、促胰液素、胰多肽、血管活性肠肽等均明显下降。

肠道与中枢神经之间具有双向通信,来自迷走神经和脊髓传入神经、免疫递质、肠道激素和肠道细菌源性信号分子从肠道传至中枢。自主神经和神经内分泌因子从中枢反馈回肠道,这就是"肠—脑轴"或"脑—肠轴"。在食欲与摄食行为产生过程中,食欲刺激素、胆囊收缩素(CCK)、YY肽(PYY)、GLP-1等激素均参与调节。除此之外,该轴还参与调控炎症、应激反应、情绪和疼痛等。肠道激素在肠—脑轴中扮演着尤为重要的角色。

2. 肠道内分泌功能障碍 重症患者多有胃肠功能和代谢功能紊乱,而且一旦肠功能紊乱,往往预示患者预后不良。目前已清楚重症患者存在诸多胃肠道激素分泌异常,从而导致其他器官和系统功能的紊乱。肠道内分泌功能障碍是指肠道内分泌功能不足或紊乱所导致机体肠—组织器官功能轴的改变,对组织器官或系统造成损害。无论是重症患者还是短肠综合征,均存在肠道内分泌功能障碍。

3. 胃肠激素与胃肠功能的关系 胃肠激素的相对分子质量小,均在10 000以下,其经典的作用途径为内分泌途径。胃肠激素还可以通过血液循环或局部组织液扩散的旁分泌途径;或从神经末梢释放到其邻近靶细胞的神经分泌途径;有的还作用于内分泌细胞或旁分泌细胞影响其他激素的释放。

(1) 胃泌素:胃泌素具有刺激胃酸、胃蛋白酶的分泌,使胃窦和幽门括约肌收缩,帮助消化,延缓胃排空,促进黏膜生长的作用。长期大剂量注射胃泌素可引起大鼠壁细胞增生,高密度的胃泌素可使培养的十二指肠黏膜细胞、小肠黏膜细胞及结肠黏膜细胞的DNA合成增加,从而促进其生长。早期应激状态下也可引起胃泌素分泌增加。胃泌素刺激胃酸分泌,在引起消化道应激损伤的诸多因素中,胃酸分泌增多被认为是黏膜损伤发病机制的一个重要因素。因此危重症患者易发生消化道出血,可能与高胃泌素血症促使胃酸分泌增多,导致胃黏膜损伤有关。但是在重症患者晚期,由于胃肠道是重症患者最容易受累的器官之一,胃泌素的分泌细胞受累,可引起胃泌素分泌减少,也会导致胃肠道对细菌、内毒素的排除能力降低，从而增加细菌及内毒素移位的机会。监测胃泌素水平的变化有助于了解重症患者胃肠道功能的变化。

（2）缩胆囊素：是刺激胰液分泌和胆囊收缩的主要激素，它可刺激胆囊收缩及 Oddi 括约肌扩张，从而促进胆汁的分泌及排出，刺激胰腺消化酶、碳酸氢盐的分泌，使近端胃松弛，增加胃顺应性，抑制胃窦运动，增强幽门括约肌紧张度，使胃排空延缓。内源性缩胆囊素具有促进胃黏膜血流，防止胃黏膜受胆酸、乙酸等损伤的作用。缩胆囊素是参与神经保护和修复的重要物质，是一种内源性的神经保护因子。重症患者血清胆囊收缩素水平降低，外源性胆囊收缩素可以引起小肠动力增强及通过时间缩短。

（3）促胃动素：主要的作用是在消化间期刺激胃和小肠运动。下丘脑—垂体轴参与消化间期胃运动的调节可能是通过调节血浆中促胃动素的浓度而实现的，中枢神经系统与促胃动素的调节有密切的关系。缺血、缺氧时胃肠黏膜最易受累，胃肠蠕动减少，机体调动代偿机制使促胃动素分泌增加，促进胃肠蠕动。当胃肠低血流灌注不能及时改善，胃肠黏膜损害进一步加重，胃肠分泌细胞逐渐丧失分泌功能，会导致促胃动素分泌明显减少，胃肠运动减弱，出现腹胀、肠鸣音减弱，甚至呕血、便血等胃肠功能障碍或衰竭表现。

（4）生长抑素：主要由胰岛、胃肠黏膜中 D 细胞分泌的多肽类激素。其能够抑制生长激素的释放，所以被命名为生长抑素。生长抑素有多种分子形式，主要有生长抑素 14 和生长抑素 28 等。生长抑素几乎对所有的生理性内外分泌反应均有抑制作用，具有抑制胃消化间期肌电复合波和胃排空、抑制回肠和胆囊收缩、抑制肠道内容物转运等作用。

（5）血管活性肠肽：是一种非胆碱能非肾上腺素能抑制系统的神经递质，对胃肠活动起抑制性调节作用，引起全胃肠环形肌松弛。在胃肠道黏膜中，以结肠和十二指肠分布最多，其主要的功能为松弛胃底平滑肌，抑制胃酸和胃蛋白酶分泌，刺激水和碳酸氢盐分泌，促进胰岛素、胰高血糖素等的释放。

（6）P 物质：P 物质具有迅速收缩平滑肌的能力，相对于缓激肽而言，P 物质属于速激肽类，而相对于血管活性肠肽而言，P 物质则是主要的兴奋性神经递质，其直接作用于纵行肌、环形肌引起收缩，促进胃肠蠕动。P 物质可能是通过参与消化间期移行性复合运动来调节胃肠蠕动的。P 物质不仅是神经源性炎症中的重要介质，而且还作用于外周 T 细胞上的胃肠肽受体，发挥免疫调节作用。

（7）5-羟色胺：又名血清素，是参与调节胃肠道运动和分泌功能的重要神经递质和旁分泌信号因子，95％的 5-羟色胺在胃肠道的肠嗜铬细胞及肠神经元中合成。5-羟色胺信号系统异常可导致胃肠道动力及分泌功能异常、内脏高敏感性，与慢性便秘、肠易激综合征、腹泻及功能消化不良等胃肠道功能性疾病密切相关。

胃肠道(包括胰腺)中的内分泌细胞分泌的特殊化学物质,通过血液循环作用于靶细胞,也可通过局部弥散等方式作用于邻近的靶细胞。胃肠激素的主要生理功能是调节胃肠道自身的活动(如分泌、运动、吸收等)。胃肠激素分泌紊乱与临床上许多疾病的发生和发展有密切关系,监测胃肠激素水平的变化、消化道分泌功能对于了解重症患者的胃肠功能有非常重要的作用。但是目前,对危重症成人胃肠功能障碍时胃肠激素水平及变化的研究尚少,胃肠激素对人胃肠运动的确切作用有待于更进一步的研究。

第二节 基本知识

一、急性胃肠功能障碍

急性胃肠功能障碍(acute gastrointestinal dysfunction,AGD)是继发于创伤、烧伤、大手术、休克等重症疾病引起的一种胃肠道急性病理改变,以胃肠黏膜屏功能障碍、消化吸收功能障碍和胃肠动力障碍为主要特征,不是一组独立的疾病,而是多器官功能障碍综合征(multiple organ dysfunction syndrome,MODS)的一部分。约 62% 的重症患者会出现胃肠道症状,而胃肠功能是决定重症患者预后的一项重要因素,功能不全的胃肠道将可能成为MODS 的策源地和发动机。

(一)临床表现

重症病人的胃肠道不适常无法直接表达,故重症的胃肠道症状及治疗有其自己的特点。

1. 呕吐 因脏器或胸腹部肌肉的收缩导致的胃肠内容物经口吐出,重症患者的呃逆应与呕吐同等对待。常规手术术后患者恶心呕吐的治疗及预防,相关指南已很多见,但机械通气的重症患者的呕吐如何处理,尚缺乏系统的研究,但有呕吐风险的患者,在无其他禁忌的情况下,床头应抬高 30°～45°,防止误吸的发生。

2. 高度胃残留量 单次胃残留量超过 200 ml,定义为高度胃残留,此时需密切的床旁评估与监测;如果单纯的胃残留量在 200～500 ml,不应停止输注肠内营养;若胃残留量超过 500 ml,则应停止经胃营养,考虑幽门后喂养。但需要注意的是,幽门后喂养易引发小肠扩张,少数引起穿孔,故不作常规推荐。药物治疗方面,高度胃潴留时推荐使用上消化道促动力药物,如甲氧氯普胺(即胃复安)等,但不推荐使用全消化道促动力药物,如必利类药物。

3. 腹泻 稀水样便每日超过 3 次,且大便量超过 200～250 g/d 或

250 ml/d,则称为腹泻。常规的腹泻分为动力型、分泌型、渗透型和渗出型,但重症患者的腹泻分类更习惯于从病因角度来分,分为疾病本身相关(如短肠综合征的患者)、药物相关(如抗生素相关性腹泻)、食物或喂养相关(肠内营养不耐受等)。

对于重症患者腹泻的治疗,主要有对症治疗和对因治疗。对症治疗包括调整水电解质平衡,维持血流动力学稳定及脏器功能保护,如纠正低血容量以防止肾功能损害等。可能的病因主要包括药物性的因素、疾病本身的因素以及营养耐受不良等原因,因此对因治疗方面包括停用通便药物、山梨醇、乳果糖、抗生素等药物;治疗吸收功能障碍、炎症性肠病等疾病本身的问题;对于肠内营养不耐受导致的腹泻,可以通过减慢输注速度、调整喂养管位置、营养液稀释后输注、配方中加入可溶性纤维以延长通过时间来改善。

此外,近年来常有报道的严重或反复发作的难辨梭状芽孢杆菌相关性腹泻,对于此类腹泻的治疗,目前认为口服万古霉素优于甲硝唑。

4. 下消化道麻痹　便秘及顽固性便秘包括排便不适、大便干结、排便疼痛等,重症患者常无法正常表达,如接呼吸机后持续镇静或意识障碍等,故建议使用下消化道麻痹这一概念。其主要是因为肠道蠕动功能受损,3 天以上无大便而无机械性梗阻,肠鸣音存在或不存在。

治疗上尽可能停用抑制胃肠动力药物(如儿茶酚胺类、镇静药、类罂粟碱等),纠正损害胃肠动力的机体状态(如高血糖、低钾血症等),同时可使用促胃肠动力药物。通便药物由于有一定的延迟效应,因此可早期使用或预防性使用。

5. 肠管扩张　CT 或者腹部 X 线平片上测得小肠直径超过 3 cm,结肠直径超过 6 cm,其中盲肠直径超过 9 cm,则称为肠管扩张。常见的原因包括肠梗阻、中毒性巨结肠、Ogilvie's 综合征等。

治疗方面,首先要注意纠正水、电解质失衡,鼻胃管减压可能有效,但对于择期开腹手术的患者不推荐常规放置鼻胃管。排除机械性梗阻后,对于盲肠直径超过 10 cm 而在 24 小时内无缓解,应考虑静脉使用新斯的明;若非手术治疗 24~48 小时仍无效,推荐行结肠镜检查;非手术治疗联合结肠镜检查应持续尝试 48~72 小时,除非结肠直径进一步进展至 12 cm 以上。

(二)分级与处理

2012 年欧洲重症学会的腹部问题工作组推出急性胃肠损伤(acute gastrointestinal injury,AGI)的概念,并将其分为 4 级。

Ⅰ级:有发展为胃肠功能障碍或衰竭的风险,表现为胃肠功能部分受损,例如腹部手术后第一天的恶心、呕吐、肠鸣音减弱,休克早期的肠蠕动减少。这种胃肠损伤多为暂时性的、自限性的,常伴随一般情况的好转而消失,无须特殊处理,推荐损伤后 24～48 小时内行早期肠内营养。

Ⅱ级:胃肠功能障碍,表现为急性发生的胃肠道症状,胃肠道的消化吸收功能受损,需要外界干预才能满足机体对营养物质和水分的需求,如胃轻瘫伴高度胃残留或反流、下消化道麻痹、腹泻、腹高压Ⅰ级(腹内压 12～15 mmHg)、肉眼可见胃内容物或粪便内有血、喂养不耐受(72 小时内的喂养尝试仍然不能通过肠内途径达到每日 20 kcal/kg 体重的喂养目标)。治疗方面主要是治疗腹高压,促进胃肠动力的恢复及高度胃残留的处理。

Ⅲ级:胃肠功能衰竭,即使外界干预,胃肠功能也无法恢复。表现为持续性的肠内营养不耐受,治疗后仍无法改善,可能导致 MODS 的持续或加重,如持续性的胃肠麻痹、出现肠管扩张或进一步加重、腹高压进展为Ⅱ级(腹内压 15～20 mmHg)、腹腔灌注压＜60 mmHg。治疗方面主要包括腹高压的监测及靶向性治疗,同时注意排除腹部可能存在的其他问题,如胆囊炎、腹膜炎、肠缺血等,定时尝试小剂量肠内营养;在入 ICU 的最初 7 天内,若肠内营养无法达到目标热卡量,不推荐使用肠外营养来补充,因为其可能会增加院内感染的发生率。

Ⅳ级:胃肠功能衰竭伴有远隔器官功能的严重损害,直接或立即威胁生命,同时加重 MODS 及休克,如肠管缺血坏死,胃肠道出血导致失血性休克,需要减压的腹腔间隙综合征(abdominal compartment syndrome,ACS)、Ogilvie's syndrome 等,应立即行开腹手术或其他急诊干预措施以挽救生命,无有效的非手术治疗方案。

二、重症急性胰腺炎

急性胰腺炎(acute pancreatitis,AP)是指各种病因引起的胰酶激活,继而胰腺组织消化自身、水肿、出血,甚至坏死、感染,伴全身炎症反应,伴或不伴其他器官功能损害的疾病。临床上主要以急性上腹部疼痛、恶心呕吐、发热和血胰酶升高等为特点。疾病严重程度轻度不一,轻型急性胰腺炎(mild acute pancreatitis,MAP)临床多见,为自限性疾病。而重症急性胰腺炎(severe acute pancreatitis,SAP)指伴有持续性(超过 48 小时)器官功能障碍的急性胰腺炎,病情凶险,常继发感染、休克等并发症,病死率高。

(一)流行病学

急性胰腺炎是常见的临床急腹症,近年来发病率呈现上升趋势,美国 1998 年的发病率为 40/100 000,2009 年全美 AP 的住院例数为 220 000,AP 也成为全美最常见的胃肠疾病出院诊断。SAP 约占 AP 总数的 20% 左右,尽管近年来 SAP 的综合治疗已取得重要进展,但病死率仍高达 17%。

(二)病因及发病机制

SAP 病因的主要病因包括胆石症、高甘油三酯血症、酒精、高钙血症(如甲状旁腺功能亢进等)、Oddis 括约肌功能障碍、药物和毒素、ERCP(最为常见的医源性因素)、创伤、手术等等。胆石症一直是第一位的病因,约 40% 的 AP 发生与胆石症有关。研究表明超过 20% 的 60 岁以上的患者会发生胆石症,3%～7% 的胆石症患者最终会发生 AP。小胆石更容易通过胆囊管,下行堵塞胰管或胰管与胆管的共同开口,导致胰液排出受阻、胰酶激活,导致 AP 的发生,因此<5 mm 的结石相对于大结石更容易引发 AP。在中国,随着人们饮食结构的改变,高甘油三酯血症已超过酒精成为 AP 的第二大病因。罕见的病因包括胰腺分裂、壶腹部及胰腺炎肿瘤、血管炎等等。此外,约 10% 的 AP 病因不明,称之为特发性 AP。

有关急性胰腺炎的确切发病机制目前尚未十分明确。近年来的研究已由"胰酶消化学说"、"自由基损伤学说"转至"胰腺微循环障碍学说"、"胰腺腺泡内钙超载学说"、"白细胞内皮细胞间相互作用学说"和"细胞因子学说"等方面。

大多数学者认为,急性胰腺炎是致病因素引起胰腺腺泡细胞内的胰蛋白酶过度激活,进而导致腺体自身消化和局部炎症反应。当细胞内阻止胰蛋白酶原活化或降低胰蛋白酶活性的保护机制被抑制后,急性胰腺炎随即发生。这些保护机制包括:无活性的胰蛋白酶原的合成,胰蛋白酶的自溶,酶的区室作用,降低细胞内游离 Ca^{2+} 浓度,合成特殊的胰蛋白酶抑制剂,如丝氨酸蛋白酶抑制剂 Kazal 1 型(serine protease inhibitor Kazal type 1,SPINK1)。当胰蛋白酶原在腺泡细胞内被激活为有活性的胰蛋白酶后,其他一些酶,如弹性蛋白酶,磷脂酶 A_2,补体和激肽途经也被激活。另外,中性粒细胞、巨噬细胞和淋巴细胞等释放的炎症介质如 IL-1,IL-6,IL-8,胰腺组织内的淋巴细胞释放 TNF-α,这些炎症介质的释放导致了全身的炎症反应和远隔器官的损害。

(三)临床分期

以前的 SAP 临床分期分为三期:急性反应期(发病至 2 周);全身感染期(发病 2 周至 2 个月);残余感染期(发病 2 个月以后)。最新的 SAP 共识将其分为两期:

(1)早期:发病 1 周以内,以 SIRS 反应为其主要临床表现,常并发远隔器官功能障碍,甚至引发 ACS、MODS 导致死亡,是 SAP 的第一个死亡高峰。

(2)后期:发病 1 周以后,此时 SIRS 反应期基本消退,主要的问题是各种感染并发症,包括脓毒症、休克、出血、血栓、肠瘘等,此为 SAP 的第二个死亡高峰。

(四)辅助检查

1. 实验室检查

(1)血、尿淀粉酶:血清淀粉酶在起病后 6～12 小时开始升高,48 小时开始下降,持续 3～5 天。升高至正常值的 3 倍以上才具有诊断意义。有多达 1/5 的 AP 患者在入院时血清淀粉酶正常,尤其是酒精性 AP 和高甘油三酯导致的 AP 中常见。临床其他一些基本也会导致血清淀粉酶升高,比如急性胆囊炎、消化道穿孔、肠梗阻、急性肠系膜缺血、异位妊娠等,临床上应注意鉴别。尿淀粉酶升高较晚,在发病后 12～14 小时开始升高,下降缓慢,持续 1～2 周。

(2) 血清脂肪酶:较血清淀粉酶对于 AP 的诊断具有更高的敏感性和特异性。通常在起病后 24～72 小时开始上升,可持续至发病后 14 天。在肾脏疾病、急性胆囊炎、急性阑尾炎时亦可升高。此外,糖尿病患者的脂肪酶水平较非糖尿病患者更高,因此在诊断合并有糖尿病患者的 AP 时,需脂肪酶超过正常值上限 3～5 倍更多。

血清淀粉酶及脂肪酶水平的高低与 SAP 的病情严重度无相关性,不能提示疾病病情的严重程度。

(3) 常用炎症反应指标:主要包括血清白细胞计数(WBC)、C 反应蛋白(CRP)、前降钙素原(PCT)。在无免疫系统疾病存在时,AP 时 WBC 和 CRP 的升高程度反映炎症反应的强弱,PCT 更多反映的是是否合并感染。此外,监测血乳酸、红细胞压积(Hct)、血清甘油三酯、血清钙等对评估 AP 的严重度也有一定价值。

2. 影像学检查

(1) 胸腹部 X 线平片:腹部平片如有十二指肠或小肠节段性扩张或右侧横结肠段充气梗阻,常提示有腹膜炎及肠麻痹的存在。

(2) 腹部超声:B 超检查可发现胰腺明显肿大、边缘模糊、不规则、回声增强、不均匀等异常,胰腺中还可有小片状低回声区或无回声区。亦可了解肝胆系统情况;后期对于脓肿及假性囊肿有诊断意义。

(3) CT:CT 检查是诊断 SAP 的重要手段,准确率可达 70%～80%,可显示胰腺和胰腺后的图像。SAP 可见肾周围区消失、网膜囊和网膜脂肪变性、密度增厚、胸腔积液、腹水等病变。增强 CT 扫描更有利于全面、细致、精确地显示 AP 时胰腺及胰周、腹膜后等部位的病变,对于评估疾病的严重度有重要临床意义。CTV 门静脉成像能很好地提示 SAP 后期是否并发门静脉系统血栓,意义重大。

(五)诊断标准

1. AP 的诊断标准 最常是以下列三项标准存在两项来确立:① 临床表现:与疾病相一致的腹痛;② 实验室检查血清淀粉酶和/或脂肪酶升高 3 倍以上,和/或③ 腹部影像学检查提示胰腺炎特征性的发现。

2. SAP 的诊断标准 1992 年的亚特兰大标准为 AP 合并有以下 4 项临

床表现之一：① 伴有 1 个或 1 个以上器官功能障碍；② 伴有胰腺坏死、假性囊肿或胰腺脓肿等局部并发症；③ Ranson 评分≥3 分；④ APACHE Ⅱ 评分≥8 分。最新的亚特兰大标准修订版将 SAP 的诊断标准修订为 AP 合并有持续性（>48 小时）的器官功能障碍，器官功能障碍以修订的 Marshall 评分来定义。

（六）治疗原则

1. 液体复苏　SAP 早期液体复苏能显著降低过度炎症反应和器官功能障碍发生率，并能降低在院死亡率。目前对于 SAP 的复苏倾向使用平衡盐溶液。对大多数急性胰腺炎患者而言，在第一个 24 小时内输注 2 500～4 000 ml 液体足以达到复苏目标。过度的液体治疗会增加并发症发生率及死亡率。由于年龄及合并症（如心衰）等个体化因素，指南有关液体输注速率的提法，必须充分考虑个体差异，警惕并发症的发生。如何监测和判断 SAP 液体反应性是另一个难点，红细胞比容、血尿素氮作为急性胰腺炎预后的判断指标，但不能用作评估患者对于液体复苏的反应，不应仅关注其绝对值，而要同时关注其变化趋势。由于 SAP 病人存在腹腔高压的因素，传统的压力监测指标都存在问题，但总体来说，多参数完整评估替代单一参数更为可靠。

2. 病因治疗　尽快明确病因，设法去除病因。

（1）胆源性 AP：首先要鉴别有无胆管梗阻病变，凡伴有胆管梗阻者，一定要及时解除梗阻。

（2）高甘油三酯血症性 AP：早期检测血脂水平，治疗的关键是迅速降低血甘油三酯水平；通常认为血清甘油三酯高于 4.4 mmol/l，应该慎用脂肪乳剂；药物治疗可采用小剂量低分子肝素和胰岛素，能够激活脂蛋白酯脂肪酶，加速乳糜微粒降解，显著降低血 TG 值；对于重症高 TG 血症性胰腺炎可使用药物非洛贝特或采取血浆置换。

（3）胰腺休息疗法：如禁食、胃肠减压、抑酸和抑制胰酶分泌及胰蛋白酶抑制治疗。

3. 抗生素预防胰腺坏死感染的重新评价　多年来抗生素应用通常是重症急性胰腺炎感染预防的主要手段，但其实际效果多年来一直存在争议。早年多项研究显示，预防性抗生素使用可以降低 SAP 感染的发生率和死亡率。但最新的临床研究显示，没有证据支持应针对重症急性胰腺炎患者常规预防性应用抗生素。

4. 急性胰腺炎营养支持模式的变迁　40 年来急性胰腺炎营养模式发生了显著变化，从最新指南中可以看出 SAP 营养治疗的几大趋势：① 肠内营养的作用和地位越来越重要，肠外营养成为二线治疗。② 过去以"控制胰酶为重心"的模式，近来明显被"以肠源性感染预防治疗为中心"的模式所取代，早期肠内营养是近年最大的实践进展。同时,我们也注意到,尽管有 RCT 研究结果支持 SAP 时经胃肠内营养的可行性,但是,在临床实践中较重的病例胃排空障碍显著,耐受性显著下降,实施经胃肠内营养有许多困难。

5. 重症急性胰腺炎外科处理的演变　重症急性胰腺炎治疗在过去 100 多年间是在争议中前进和发展的。期间经历了多次"手术治疗"到"保守治疗"反复,直到本世纪初期确定了:"无菌性坏死尽量行非手术治疗,坏死感染后采用外科治疗"这一原则,国内外都基于这一治疗观念制定了指南。然而,十多年来胰腺坏死感染的治疗实践发生了重大变化,微创介入逐渐成熟,并且取代了相当部分的手术治疗,微创介入目前衍生出许多新技术,其中有经皮穿刺引流术、经皮穿刺持续负压冲洗引流术、内镜下经胃腔坏死组织引流术和腹膜后肾镜引流术。

三、急性肝功能衰竭

急性肝功能衰竭(acute liver failure,ALF)一般是指患者肝脏受损后短时间内出现的严重临床综合征。ALF 临床上主要表现为严重的消化道症状,黄疸迅速加深,出血倾向,并先后出现各种并发症。

（一）病因

急性病毒性肝炎是 ALF 的最常见病因,占所有病例的 72%,除此之外,其他一些药物也可引起肝衰竭,如硬膜外麻醉药、抗抑郁药单氨氧化酶抑制剂、抗结核药、中草药等。另外肝移植术后也可发生 ALF,多见于肝移植术后早期。

（二）病理

由肝炎病毒、药物中毒、毒蕈中毒所致 ALF,肝脏病理特点是广泛肝细胞变性坏死,肝细胞大块或者弥漫性坏死,肝细胞消失,肝脏体积缩小,一般无肝细胞再生,多有网状结构塌陷,残留肝细胞肿胀、气球样变性、胞质嗜酸性小体形成,汇管区炎症细胞浸润,极少数可表现为多发局灶性肝细胞坏死。妊娠急性脂肪肝、Reye 综合征等肝病理特点为肝细胞内微泡状脂肪浸润,线粒体严重损害,而致代谢功能失常,肝小叶至中带细胞增大,胞质中充满脂肪空泡,呈蜂窝状,无大块肝细胞坏死,肝脏缩小不明显。

（三）发病机制

不同病因引起的 ALF 的机制不同,是多种因素作用的结果。以肝炎病毒和药物导致的肝损害为代表。在病毒引起的 ALF 中,病毒固然可以引起肝细胞的损伤,但免疫机制的参与可能更加重要。以前以为 ALF 的发病主要是原发性肝损伤,包括免疫病理反应和病毒本身的作用,由体液免疫、细胞免疫介导的免疫性肝损伤和多种病毒混合感染、病毒基因变异等均可加重肝细胞损伤进而导致肝衰竭。现在认为细胞因子过度激活和细胞代谢紊乱起到主要作用,免疫反应释放的细胞因子和炎症介质通过对肝内皮细胞的损伤,引起缺血性肝细胞损伤并且通过损伤肝细胞的浆膜而致肝细胞坏死。细胞代谢紊乱机制包括自由基过量生成、谷胱甘肽的耗竭、细胞膜脂质过氧化、钙自稳调节机制障碍等。

（四）诊断

1. 临床诊断　　ALF 的临床诊断需要依据病史、临床表现以及辅助检查等综合分析而定：急性起病,2 周内出现Ⅱ度及以上肝性脑病并有以下表现者：① 极度乏力,并有明显畏食、腹胀、恶心呕吐等消化道症状；② 短期内黄疸进行性加深；③ 出血倾向明显,PTA≤40%,且排除其他原因；④ 肝脏进行性缩小。

2. 组织病理学表现　　组织病理学检查在肝功能衰竭的诊断、分类以及预后判定上具有重要价值,但由于肝衰竭患者凝血功能极差,实施肝穿刺具有一定的风险,因此在临床工作中应特别注意。急性肝功能衰竭时,肝细胞呈现一次性坏死,坏死面积≥肝实质的 2/3,或者亚大块坏死,或桥接坏死,伴存活肝细胞严重变性,肝窦网状支架不塌陷或者非完全性塌陷。

（五）治疗原则

1. 一般治疗

（1）卧床休息,减少体力消耗,减轻肝脏负担,避免外界刺激。

（2）加强病情监护,密切观察患者精神状态、神志、血压、尿量。

（3）高碳水化合物、低脂、适量蛋白饮食,保证每日 1 500 kcal 以上总热量。

（4）积极纠正低蛋白血症。

（5）注意纠正水、电解质及酸碱平衡紊乱。

（6）注意消毒隔离,加强口腔护理,预防医院内感染。

2. 针对病因和发病机制的治疗

（1）针对病因治疗或特异性治疗：针对病因采取不同治疗措施。对于HBV 复制活跃的病毒性肝炎肝功能衰竭患者,目前多主张早期采取有效的抗病毒治疗,以阻止 HBV 复制,继而阻止免疫病理损伤。

（2）免疫调节治疗：目前对于肾上腺皮质激素在肝功能衰竭治疗中的应用尚存在不同意见,但在非病毒感染性肝功能衰竭,如自身免疫性肝病及急性酒精中毒（严重酒精性肝炎）等是糖皮质激素治疗的适应证。其他原因所致的肝功能衰竭早期,若病情发展迅速且无严重感染、出血等并发症者,可酌情使用。

（3）促肝细胞生长治疗：为减少肝细胞坏死,促进肝细胞再生,可酌情使用促肝细胞生长素和前列腺素 E1 脂质体等药物,但疗效尚需进一步确认。

（4）其他治疗：可应用肠道微生态调节剂、乳果糖或拉克替醇,以减少肠道细菌易位或内毒素血症;酌情选用改善微循环药物及抗氧化剂,如 NAC 和还原型谷胱甘肽等治疗。

3. 并发症防治

（1）肝性脑病：严重感染、出血及电解质紊乱等。限制蛋白饮食,应用乳果糖或拉克替醇口服或高位灌肠,可酸化肠道,促进氨的排出,减少肠源性毒素吸收;视患者的电解质和酸碱平衡情况酌情选择精氨酸、鸟氨酸、门冬氨酸等降氨药物;酌情使用支链氨基酸或支链氨基酸精氨酸混合制剂以纠正氨基酸失衡。

（2）脑水肿：有颅内压增高者,给予高渗性脱水剂,如 20% 甘露醇或甘油果糖,但肝肾综合征患者慎用;袢利尿剂一般选用呋塞米,可与渗透性脱水剂交替使用。

（3）肝肾综合征：药物治疗包括内脏血管收缩药物,包括垂体后叶素类似物（鸟氨酸加压素、特利加压素）,生长抑素类似物（奥曲肽）,α 肾上腺素受体激动药物（去甲肾上腺素）。特利加压素联合白蛋白虽可明显改善 I 型肝肾综合征患者的肾小球滤过率,增加肌酐清除率,但急性肝功能衰竭患者慎用特利加压素以免因脑血流量增加而加重脑水肿。

（4）感染：预防为主,一旦出现感染应积极抗感染治疗。

（5）出血：对门脉高压性出血患者,为降低门脉压力,首选生长抑素类似物,也可使用垂体后叶素或联合应用硝酸酯类药物,可用三腔管压迫止血;或行内镜下硬化剂注射或套扎治疗止血;内科保守治疗无效时,可手术治疗。

4. 人工肝支持治疗　人工肝是指通过清除体内有害物质,补充必需物质,改善内环境,暂时替代衰竭肝脏的部分功能,能为肝细胞再生及肝功能恢复创造条件或等待机会进行肝移植。人工肝支持系统分为非生物型、生物型和混合型三种。

5. 肝移植和肝细胞移植　肝移植是治疗晚期肝功能衰竭最有效的治疗手段。肝细胞移植是对获得完整正常的肝脏或手术切下的部分肝组织,进行体外分离纯化,将分离纯化的肝细胞植入体内,恢复或重建肝功能的一种手段。在目前供肝缺乏的情况下,肝细胞移植可以作为肝移植治疗的辅助治疗手段,为患者自体肝细胞的恢复、再生和增殖创造机会和时间,同时在肝功能衰竭与肝移植之间架起桥梁,为患者争取到等待供肝的时间。

四、急性消化道出血

ICU 患者中急性消化道出血的发生率为 5%～25%,其中,机械通气患者急性消化道出血的发生率为 1.5%～4%。急性消化道出血来势凶险,需及时诊断和紧急处理。

（一）诊断

1.初步判断出血部位

根据有无呕血或胃管引流液性状可大致判断出血部位；但其确诊主要依靠内镜检查。

估计出血量：血和黑粪的量，以及胃内血液经胃管等引流出的量对判定出血量有一定作用；但最有价值的是观察血流动力学变化。若出现明显的出血（呕血、肉眼看到的出血、胃管吸出"咖啡样"液体、血便或黑粪），同时出血24小时内收缩压下降20 mmHg以上，心率增快20次/分以上，坐位时收缩压下降10 mmHg以上，或血红蛋白下降20 g/L（2 g/dl）以上，并且输血后测定的血红蛋白数值不高于所输血的单位数减20 g/L（2 g/dl）等情况，称为消化道"大出血"。

2.判断出血是否停止

（1）生命体征转平稳，排便间隔时间延长，黑粪由稀变干，胃管引流液颜色越来越浅或变无色说明出血停止。

（2）生命体征不平稳，心率增快，反复呕吐或频繁排黑粪，肠鸣音活跃，经胃管或三腔二囊管监测出血情况，冰水冲洗以后，引流液仍呈鲜红色或颜色变浅后又呈鲜红色，则提示出血尚未停止。

3.病因诊断方法

（1）内镜检查，尤其是血流动力学不稳时，是急性上消化道出血的首要诊断工具。

（2）腹部血管造影通常用于原因不明的消化道反复出血，或出血量大的活动性出血。

（3）放射性核素扫描可观察到血管内有放射性核素标记的血液渗至血管外，可诊断出血速度仅0.5 ml/min的出血。

（4）其他方法：若反复黑粪的急性上消化道出血且内镜无法确定出血原因，可选择小肠镜、小肠气钡双重造影、消化道钡剂透视及胶囊内镜等方法。

（二）治疗原则

1.立即补液输血，维持血容量。

2.对于食管静脉曲张破裂大出血的患者，可迅速放置三腔二囊管压迫止血：压迫12～24小时后如胃管冲洗不见活动出血，可松掉牵拉，观察24小时如未再出血即可放气拔管。同时应用垂体后叶素（必要时可联用硝酸甘油）或生长抑素及其类似物降低门脉压力。建议12小时内行内镜检查。

3.应用制酸剂迅速提高胃内pH，创造胃内止血的条件。

4.对合并有凝血功能障碍的患者，可输注血小板悬液、凝血酶原复合物以及其他促凝血药物改善凝血功能紊乱。

5. 对药物不能控制病情者,应立即行紧急内镜检查,已明确诊断,并可在内镜下做止血治疗,进行胃镜下喷洒凝血酶、去甲肾上腺素液及进行点凝血、弹夹、激光治疗 GV 破裂出血,注射硬化剂治疗等方法。常规不推荐行二次内镜检查,除非出现再次出血。

6. 若出血部位不明确,应先行上消化道内镜检查,若阴性,则行结肠镜检查,若仍为阴性,则行小肠镜检查;若内镜结果均为阴性,行 DSA 检查明确出血部位后,予以动脉血管栓塞治疗。若经内镜及介入检查不能明确出血部位或有效止血,则应行急诊手术,术中可行内镜或血管造影检查,以明确出血部位,并行相应治疗。

7. 对消化道溃疡或应激性溃疡大出血的患者,在出血停止后,应继续使用抗溃疡药物至溃疡愈合。

五、腹腔内高压与腹腔间隔室综合征

早在 19 世纪末 20 世纪初,腹腔压力对于呼吸功能和心血管功能的不良影响就已经有所报道,但是直到最近十年,腹腔高压(intra abdominal hypertension, IAH)和腹腔间隔室综合征(abdominal compartment syndrome, ACS)的诊治才得到广泛的关注。

(一)病因,分级与测量方法

1. IAH 及 ACS 的常见病因　一项涉及 13 家 ICU 的调查中发现,IAH 的总体发病率为 58.8%,其中内科 ICU 为 54.4%,外科 ICU 为 65%。而腹腔内压力(intra abdominal pressure, IAP)大于 15 mmHg 的患者总体发病率为 28.9%,其中内科 ICU 为 29.8%,外科 ICU 为 27.5%。ACS 的总体发病率为 8.2%,其中内科 ICU 为 10.5%,外科 ICU 为 5%。常见的 IAH 及 ACS 相关病因包括因胃潴留、肠梗阻、腹部大手术,尤其是高张缝合后、脓毒症、急性胰腺炎等。

2. IAH 分级　根据 WSACS 推出的共识,IAH 共分为四级:

Ⅰ级,IAP 在 12～15 mmHg 之间;

Ⅱ级,IAP 在 16～20 mmHg 之间;

Ⅲ级,IAP 在 21～25 mmHg 之间;

Ⅳ级,IAP>25 mmHg。

3. IAP 的测量方法　包括直接法和间接法。前者是通过导管穿刺或将测压管直接放置在腹腔间隙间,连接测压装置测定腹腔内压(具体方法是患者平卧位,插入留置导尿管排空膀胱,连接测压管,将生理盐水 25 ml 注入导尿管后,零点在腋中线位置,在患者呼气末标尺测量所得水柱高度即为患者腹腔压)。后者将气囊导管置入胃腔或者膀胱中通过注入生理盐水测定水柱高度,得到腹内压。2006 年 WSACS 推荐使用膀胱内测压确定腹内压。将

IAP零点与其他常规压力测量的零点统一在腋中线位置（如中心静脉压、动脉压等），以便于换算和校正。

（二）诊断和治疗

1. IAH/ACS中的心肺功能变化　发生IAH或者ACS的患者往往伴随一系列的心肺功能异常，包括前负荷、后负荷的改变、心肌收缩力的异常以及肺不张等。其对心脏的影响相关机制有很多因素：首先，由于横膈向头侧上移，导致胸腔内压力（intra thoracic pressure，ITP）的上升，IAP上升水平的约50%会传递到胸腔。其次，IAP和ITP对于上下腔静脉以及心房的直接压迫作用可导致全身静脉压力升高，进而引起静脉回心血量的减少。此外，由于IAP和ITP对于主动脉、肺动脉及全身血管的压迫作用，从而影响心脏的后负荷。

2. IAH/ACS与液体复苏　IAP的改变与终末脏器的灌注是密切相关的，因此，液体复苏始终是ACS治疗中一个重要的议题。危重症病人由于炎症介质的大量释放、毛细血管的渗漏、大量液体渗出、血管舒缩障碍等，引起血流动力学改变，出现血压下降，器官灌注减少，最终引起器官功能障碍和多脏器功能障碍综合征。在腹腔脏器中，肾脏由于对灌注水平的高度依赖性，最易受到IAP升高的影响。IAH患者急性肾损伤的发生与肾灌注梯度（renal filtration gradient，FG）的下降密切相关。生理状态下，肾小球滤过压等于平均动脉压（mean arterial pressure，MAP）减去IAP。近端肾小管压与腹内压相当，因此，FG＝MAP－2×IAP。在IAH或者ACS发生时，腹腔压力将对肾功能和尿量产生明显的影响，因此，尿量减少常常是IAH时首先出现的体征变化。

在临床实践中，为了纠正患者的脏器灌注障碍和血流动力学异常，往往需要大量的液体复苏，但是过多的液体可能进一步加重毛细血管的渗出，引起器官组织水肿加剧，IAP进一步升高。尽管ACS患者有很多特殊性，但是其液体复苏的总体原则和其他危重病患者并没有显著的差别，包括尽可能改善终末器官的灌注以维持足够的氧输送并且逆转终末器官的功能不全，同时尽可能避免液体复苏相关的各种并发症。在危重病患者中，早期液体复苏是治疗的重要目标，常用的CVP等复苏目标具有一定的误导性，因此CVP只能作为对机体容量指标的初步观察，而不能作为机体容量反应的快速指示，尤其在IAH状态下。

3. IAH/ACS的非手术治疗　非手术治疗是IAH/ACS治疗中的第一选择，主要的措施包括：① 鼻胃管减压，常用与胃扩张或者肠梗阻的患者；② 短期使用肌松药物，可有效改善腹壁顺应性，注意同时做好镇静镇痛；③ 利尿剂可以用来排出多余的液体，但是在血流动力学不稳定的患者中应谨慎应用,很多体外技术如持续性血液滤过;④ 限制性液体复苏被认为可以降低 IAP,在维持血流动力学稳定的基础上减少液体量有助于改善 IAH/ACS,增加终末器官灌注;⑤ 经皮穿刺引流应用简单,在腹腔积液较多的患者可以有效地降低 IAP。近年来,微创治疗 ACS 的技术得到了长足的发展,从而大大降低了手术率,经皮置管引流是其中最重要的技术,特别是对液性的腹腔内积聚,具有非常良好的治疗效果,在多种临床疾病中被证明有效。

4. IAH/ACS 的外科治疗　尽管内科保守治疗以及微创治疗近年来取得了很多进展,但是对于很多原发性 ACS 患者,减压手术仍然是治疗的唯一选择。腹腔开放的手术切口和术式有多种选择,已有手术切口的患者,延用原手术切口无疑是最佳的选择,而对于尚未接受过手术的患者,则有三种常见的术式可供选择:① 从剑突至耻骨联合的纵向切口全层切开腹壁,仅在两端留少量的完整筋膜用于之后的重建;② 沿肋缘下的双侧横行切口,同样也是全层切开;③ 腹前壁沿白线的筋膜切开术,这种术式的优点是减轻腹腔压力的同时保持腹膜腔的完整。腹腔开放后出现出血和感染的概率并不显著高于其他腹部外科手术。对于被迫选择腹腔开放的患者,术后必须要进行细致和谨慎的管理,而最重要的就是选择合适的覆盖物。理想的覆盖物应该可以保护腹腔脏器,防止消化道瘘的发生,不伤及筋膜和皮肤,操作简单,护理简便,同时还需要保留进入腹腔的通道并有助于逐步关闭腹腔。

在重症病人的治疗中,IAP 应该作为体温、血压、心率、呼吸频率和氧饱和度之后的"第六生命体征"。因此,IAP 的监测应该在所有的 ICU 成为常规的床边监测项目,对于那些具有 IAH/ACS 发生高危因素的患者,其监测频率更应达到每天 4 次或以上。此外,目前 IAP 测量技术尽管有效,但还是有些粗糙和繁琐。通过一些微创以及自动化技术,不断提高 IAP 监测精确性和简易性,是发展的重要方向,目标是让 IAP 成为心率和血压一样可以轻易获得的指标。

第十二章 重症肾脏

第一节 基础理论

一、肾小球滤过功能

血液流经肾小球毛细血管网的滤过是一种超滤过(ultrafiltration),也称超滤,即血浆中除蛋白质外几乎所有成分均能被滤过进入肾小囊腔而形成超滤液,也称原尿。单位时间内两肾生成的超滤液量称为肾小球滤过率(glomerular filtration rate,GFR)。正常成年人的 GFR 为 125 ml/min 左右,故每天两肾的肾小球滤过液总量可达 180 L。

(一)有效滤过压

有效滤过压是指促进超滤的动力与对抗超滤的阻力之间的差值。超滤的动力包括肾小球毛细血管血压和肾小囊内超滤液胶体渗透压,正常情况下前者约为 45 mmHg,后者接近于 0 mmHg。超滤的阻力包括肾小球毛细血管内血浆胶体渗透压和肾小囊内压,正常情况下前者约为 25 mmHg,后者约为 10 mmHg。因此,肾小球有效滤过压=(肾小球毛细血管血压+囊内液胶体渗透压)-(血浆胶体渗透压+肾小囊内压),由此可得出肾小球毛细血管的有效滤过压为 10 mmHg。

(二)影响肾小球滤过的因素

1. 肾小球毛细血管血压 正常情况下,当收缩压在 80～180 mmHg 范围内变动时,由于肾血流量的自身调节作用,肾小球毛细血管血压可保持相对稳定,GFR 基本不变。如超出此自身调节范围,肾小球毛细血管血压、有效滤过压和 GFR 将发生相应的改变。如循环血量减少、剧烈运动、强烈的伤害性刺激或情绪激动等情况,可使交感神经活动加强,入球小动脉强烈收缩,导致肾血流量、肾小球毛细血管血压下降,从而影响 GFR。

2. 肾小囊内压 当肾盂或输尿管结石、肿瘤压迫或任何原因引起输尿管阻塞时,小管液或终尿不能排出,可引起逆行性压力升高,最终导致囊内压升高,从而降低有效滤过压和 GFR。

3. 血浆胶体渗透压 正常情况下,血浆胶体渗透压不会发生大幅度波动。血浆胶体渗透压下降,可使有效滤过压和 GFR 增加。

4. 肾血浆流量(renal plasma flow,RPF) 对 GFR 的影响是通过改变滤过平衡点而非有效滤过压实现的。当 RPF 增大时,GFR 增加;反之,当 RPF

减少时,GFR 减少。

5. 滤过系数(Kf) 是指在单位有效滤过压的驱动下,单位时间内经过滤过膜的滤液量。凡能影响滤过膜通透系数和滤过面积的因素都能影响 GFR。

二、肾素—血管紧张素系统

(一)肾素—血管紧张素系统

肾素—血管紧张素系统(renin-angiotensin system,RAS)或肾素—血管紧张素—醛固酮系统(renin-angiotensin-aldosterone system,RAAS)是人体内重要的体液调节系统。正常情况下,它对心血管系统的正常发育、心血管功能稳态、电解质和体液平衡的维持,以及血压的调节均有重要作用。

肾素是由肾脏近球细胞分泌的一种酸性蛋白酶,其作用于血管紧张素原,水解生成血管紧张素Ⅰ(AngⅠ),在血管紧张素转换酶(ACE)的作用下,AngⅠ生成血管紧张素Ⅱ(AngⅡ),AngⅡ在血浆和组织中可进一步酶解成为血管紧张素Ⅲ(AngⅢ)。

(二)血管紧张素调节尿生成

AngⅡ对尿生成的调节包括直接作用于肾小管影响其重吸收功能,改变GFR 和间接通过血管升压素和醛固酮而影响尿的生成。AngⅡ可促进近端小管对 Na^+ 的重吸收(包括直接作用和影响肾血流动力学)。

AngⅡ和 AngⅢ均可刺激肾上腺皮质球状带合成和释放醛固酮,醛固酮作用于远曲小管和集合管的上皮细胞,可增加 K^+ 的排泄和增加 Na^+、水的重吸收。

(三)肾素分泌的调节

肾素的分泌受多方面因素的调节,包括肾内机制、神经和体液机制。

1. 肾内机制 肾内感受器是位于入球小动脉的牵张感受器和致密斑,当肾动脉灌注压降低时,入球小动脉壁受牵拉的程度减小,可刺激肾素释放;反之,当灌注压升高时则肾素释放减少。当 GFR 减少或其他因素导致流经致密斑的小管液中 Na^+ 量减少时,肾素释放增加;反之,通过致密斑处 Na^+ 量增加时则肾素释放减少。

2. 神经机制 肾交感神经兴奋时释放去甲肾上腺素,后者作用于颗粒细胞膜中的 β 受体,可直接刺激肾素释放。如急性失血、血量减少、血压下降等,可反射性兴奋肾交感神经,从而使肾素释放增加。

3. 体液机制 循环血液中的儿茶酚胺,肾内生成的 PGE_2 和 PGI_2,均可刺激颗粒细胞释放肾素。AngⅡ、血管升压素、心房钠尿肽、内皮素和 NO 则可抑制肾素的释放。

三、肾脏泌尿功能的调节

正常成年人终尿的排出量约 1 500 ml/d,其渗透浓度变动范围为 50~

1 200 mOsm/(kg·H_2O)。终尿的渗透浓度高于血浆渗透浓度称为高渗尿,低于血浆渗透浓度的尿液则称为低渗尿。尿量和尿渗透浓度可受多种因素影响而发生很大变化,肾脏通过稀释和浓缩功能调节尿液的量和渗透浓度。

1. 尿液的稀释　尿液的稀释主要发生在远端小管和集合管。如果机体内水过多而造成血浆晶体渗透压下降,可使血管升压素的释放被抑制,远曲小管和集合管对水的通透性很低,水不能被重吸收,而小管液中的 NaCl 继续被重吸收,故小管液的渗透浓度进一步降低,形成低渗尿,尿液稀释,引起尿量增加。如血管升压素完全缺乏或肾小管和集合管缺乏血管升压素受体时,可出现尿崩症(diabetes insipidus),每天可排出高达 20 L 的低渗尿。

2. 尿液的浓缩　在失水、禁水等情况下,血浆晶体渗透压升高,可引起尿量减少,尿液浓缩,终尿的渗透浓度可高达 1 200 mOsm/(kg·H_2O)。尿液浓缩也发生在远端小管和集合管,是由于小管液中的水被继续吸收而溶质仍留在小管液中所造成的。同其他部位一样,肾对水的重吸收方式是渗透,其动力来自肾髓质部肾小管和集合管内、外的渗透浓度梯度,换言之,水的重吸收要求小管周围组织液是高渗的,人类肾最多能生成 4～5 倍于血浆渗透浓度的高渗尿。可见,肾髓质的渗透浓度梯度是尿浓缩的必备条件。

四、肾功能评价指标及其意义

肾脏是一个重要的生命器官,其主要功能是生成尿液,以维持体内水、电解质、蛋白质和酸碱等代谢平衡。同时也兼有内分泌功能,如产生肾素、红细胞生成素、活性维生素 D 等,调节血压、钙磷代谢和红细胞生成。肾功能常用的评价指标及其意义如下:

1. 尿量　是最常用的肾功能评价指标,其检测方法简便,是判断肾功能严重程度、预后的重要指标。成人尿量一般 1 000～2 000 ml/24 h,如果每日尿量超过 2 500 ml 称为多尿,每日尿量少于 400 ml 称为少尿,少于 100 ml 则称为无尿。

2. 血清肌酐(serum creatinine, Scr)　是肌酸的代谢产物,主要由肾小球滤过排出体外,肾小管基本不重吸收且排泌量也较少,在外源性 Scr 摄入量稳定的情况下,血中的浓度取决于肾小球滤过能力,当肾实质损害,GFR 降低到临界点后(即正常人的 1/3 时),血肌酐浓度就会明显上升,故测定血肌酐浓度可作为 GFR 受损的指标。

3. 肾小球滤过率　肾小球的功能主要是滤过,评估滤过功能最重要的参数是肾小球滤过率(GFR),GFR 指单位时间内两肾生成的超滤液量,正常成人为 125 ml/min 左右。GFR 与 RPF(肾血流量)的比值称为滤过分数(filtration fraction, FF)。从 GFR 和红细胞比容可计算 RPF。若 RPF 为 660 ml/min,GFR 为 125 ml/min,则 FF 约为 19%。这表明当血液流经肾脏时,约有 19% 的血浆经滤过进入肾小囊腔,形成超滤液。GFR 和 FF 是衡量肾功能的指标。

4. 内生肌酐清除率 Cr 大部分从肾小球滤过,不被肾小管重吸收,排泄量很少,故肾脏在单位时间内把若干毫升血液中的 Cr 全部清除出去,称为内生肌酐清除率(endogenous creatinine clearance rate,Ccr)。成人参考值80～120 ml/min,老年人随年龄增长,有自然下降趋势。Ccr 是判断肾小球损害的敏感指标,当 GFR 降低到正常值的 50%,Ccr 可低至 50 ml/min,但血 Cr、尿素氮测定仍可在正常范围,故 Ccr 是较早反映 GFR 的敏感指标。

5. 血尿素氮(blood urea nitrogen,BUN) 是蛋白质代谢的终末产物,体内氨基酸脱氨基分解成 α-酮基和 NH_3,NH_3 在肝脏内和 CO_2 生成尿素,因此尿素的生成量取决于饮食中蛋白质摄入量、组织蛋白质分解代谢及肝功能状况。尿素主要经肾小球滤过随尿排出,正常情况下 30%～40% 被肾小管重吸收,肾小管有少量排泌,当肾实质受损害时,GFR 降低,致使血浓度增加。成人 BUN 参考值 3.2～7.1 mmol/L。

6. 血 β_2-微球蛋白(β_2-microglobulin,β_2-MG) 是体内有核细胞包括淋巴细胞、血小板、多形核白细胞产生的一种小分子球蛋白,与免疫球蛋白稳定区的结构相似。β_2-MG 广泛存在于血浆、尿、脑脊液、唾液及初乳中。正常人血中 β_2-MG 浓度很低,参考值 1～2 mg/L,可自由通过肾小球,然后在近端小管内几乎全部被重吸收。在评估肾小球滤过功能上,血 β_2-MG 升高比 Scr 更灵敏,在 Ccr 低于 80 ml/min 时即可出现 β_2-MG 升高,而此时 Scr 浓度多无改变。当体内有炎症或肿瘤时,血中 β_2-MG 浓度也可增高。

7. 胱抑素 C(Cys C) 是一种半胱氨酸蛋白酶抑制剂,其分子量仅有 13 kD,生理条件下带正电荷,能自由从肾小球滤过,又被肾小管上皮细胞重吸收并在胞内降解,并不再重新回到血液中。此外,肾小管上皮细胞本身也不分泌 Cys C 至管腔内。因此,血浆 Cys C 浓度主要由肾小球滤过功能决定。在正常情况下,血浆 Cys C 含量一般较稳定,不易受年龄、性别、药物、炎症等因素的影响。而当肾小球滤过率下降时,血浆 Cys C 浓度可显著增加;若肾小管功能下降(肾小球滤过率正常)时,肾小管对 Cys C 的重吸收降解受阻,尿中Cys C 浓度则显著增加。因此,胱抑素 C 是反映肾功能受损的重要指标。

第二节　基本知识

一、急性肾损伤的病因

2002 年，ADQI(acute dialysis quality initiative)组织提出了急性肾损伤(acute kidney injury，AKI)的概念。AKI 是指各种原因引起的肾功能损害，在短时间(数小时至数日)内出现血中氮质代谢产物蓄积，水、电解质和酸碱平衡失调及全身并发症，是一种严重的临床综合征。近年来，医学界常用 AKI 的概念替代急性肾衰竭(acute renal failure，ARF)。

AKI 的病因，传统分类包括肾前性、肾性、肾后性三种类型。严重感染一直是 AKI 发生的首要病因，占 50% 以上。

（一）肾前性

由于大出血、大量失液、过度利尿等病因引起急性血容量不足，充血性心力衰竭、急性心肌梗死、严重心律失常、心脏压塞、肺栓塞等所致心排出量降低，全身性疾病如严重感染、休克、过敏反应、肝肾综合征等引起有效循环血量减少或重新分布，以及肾血管病变或药物等因素引起的肾血管阻力增加等病因，均可导致肾血流的低灌注状态，使 GFR 不能维持正常而引起少尿。初时，肾实质并无损害，属功能性改变；若不及时处理，可使肾血流量进行性减少，发展成为急性肾小管坏死，出现 AKI。

（二）肾性

主要是由肾缺血和肾毒素所造成的肾实质性急性病变。临床上能导致肾缺血的因素很多，如大出血、脓毒性休克、血清过敏反应等。肾毒素物质有：氨基糖甙类抗生素如庆大霉素、卡那霉素等；重金属如汞、铝、砷等；其他药物如放射造影剂、环孢素、两性霉素 B 等；有机溶剂如四氯化碳、乙二醇、苯等；生物类毒物如蛇毒、蕈毒等。肾缺血和肾毒素对肾的影响不能截然分开，也常交叉同时作用，如挤压综合征、感染性休克等。

（三）肾后性

由于尿路梗阻所致，包括双侧肾、输尿管以及盆腔肿瘤压迫输尿管，引起梗阻以上部位的积水。膀胱内结石、肿瘤以及前列腺增生、前列腺肿瘤和尿道狭窄等引起双侧上尿路积水，使肾功能急剧下降。

二、急性肾损伤诊断

根据原发疾病、临床表现、实验室及影像学检查，以及 AKI 的分级标准作出诊断。2002 年，ADQI 组织根据 Scr、GFR 及尿量变化，提出了 AKI 的 RIFLE(Risk-Injury-Failure-Loss-End stage renal disease，RIFLE)分期标准

(表 12-1)。2005 年 AKIN(acute kidney injury network)对 RIFLE 标准进行了修改,AKIN 采用 Scr 及尿量两个指标对 AKI 的诊断达成共识(表 12-2),AKIN 分期诊断标准规定了诊断 AKI 的时间窗(48 h),强调了 Scr 的动态变化及血容量对尿量的影响,为临床上 AKI 的早期干预提供了重要参考。

表 12-1　AKI 的 RIFLE 分期诊断标准

分　级	Scr 或 GFR 标准	尿量标准
危险期(Risk)	Scr 增至基础值×1.5 或 GFR 下降 >25%	<0.5 ml/(kg·h)× 6 h
损伤期(Injury)	Scr 增至基础值×2 或 GFR 下降>50%	<0.5 ml/(kg·h)× 12 h
衰竭期(Failure)	Scr 增至基础值×3 或 GFR 下降>75%,或 Scr>4 mg/dl (350 $\mu mol/L$),且急性增加至少>0.5 mg/dl(44 $\mu mol/L$)	<0.3 ml/(kg·h)× 24 h 无尿×12 h
肾功能丧失期(Lost)	肾功能完全丧失(需要 RRT>4 周)	
终末肾病期(End)	肾功能完全丧失>3 个月	

注:Scr=血清肌酐,GFR=肾小球滤过,RRT=肾替代治疗。

表 12-2　AKI 的 AKIN 分期诊断标准

分　期	Scr 标准	尿量标准
1 期	绝对值升高≥0.3 mg/dl 或相对升高≥50%	<0.5 ml/(kg·h),时间 >6~12 h
2 期	相对升高>200%~300%	<0.5 m/(kg·h),时间 ≥12 h
3 期	相对升高>300%或在≥4.0 mg/d 基础上再急性升高≥0.5 mg/dl,或开始 RRT 或年龄小于 18 岁、GFR<35 ml/(min·1.73m²)	少尿<0.3 ml/(kg·h) ≥24 h 或无尿≥12 h

三、急性肾损伤临床表现

临床上 AKI 分为少尿型和非少尿型。而典型的少尿型 AKI 依临床病程可分为起始期、维持期(少尿期)、恢复期。

(一)起始期

患者在各种病因(如低血压、缺血、严重感染和肾毒素等)的打击下,肾脏损伤即开始启动。在尚未出现明显的肾实质损伤时,AKI 往往是可以预防的,但随着病程演进,肾小管上皮细胞发生明显损伤,GFR进一步下降,临床上AKI综合征的表现则会变得更加明显,开始进入维持期。

(二)维持期

又称少尿期,本期经典病程为7～14天,长者可达1个月以上。少尿期时间越长,病情愈重,预后愈差。

1. 尿量减少 此期尿量骤减或逐渐减少,但也有患者不出现少尿,称为非少尿型AKI。非少尿型AKI病人在进行性氮质血症期间,每日尿量维持在400 ml以上,甚至1 000～2 000 ml,其发病机制目前仍不清楚。与少尿型比较,非少尿型急性肾衰竭临床表现轻,进程缓慢,严重的水、电解质和酸碱平衡紊乱、胃肠道出血等并发症少,但病死率可高达20%以上,临床上仍须重视。

2. 进行性氮质血症 由于GFR降低,蛋白质的代谢产物不能经肾排泄,含氮物质积聚于血中,称氮质血症(azotemia)。如同时伴有发热、感染、损伤,则蛋白质分解代谢增加,血中BUN和Cr升高更快。氮质血症时,血内其他毒性物质如酚、胍等亦增加,最终形成尿毒症(uremia)。临床表现为恶心、呕吐、头痛、烦躁、倦怠无力、意识模糊,甚至昏迷。

3. 水、电解质和酸碱平衡失调

(1)水过多:随着少尿期延长,体内水分大量积蓄,加上体内本身的内生水,易发生水过多甚至水中毒(water intoxication)。严重时可发生高血压、心力衰竭、肺水肿及脑水肿。水中毒是AKI的主要死因之一。

(2)高钾血症(hyperkalemia):正常人90%的钾离子经肾排泄。少尿或无尿时,钾离子排出受限,特别是组织分解代谢增加(如严重挤压伤),钾由细胞内释放到细胞外液;酸中毒时细胞内钾转移至细胞外,有时可在几小时内血钾迅速升高达危险水平,是AKI死亡的常见原因之一。

(3)高镁血症(hypermagnesemia):正常情况下,60%镁由粪便排泄,40%由尿液排泄。在AKI时,血镁与血钾多呈平行改变。高镁血症时心电图表现为P—R间期延长、QRS波增宽、T波增高。高血镁可引起神经肌肉传导障碍,出现低血压、呼吸抑制、麻木、肌力减弱、昏迷,甚至心脏骤停。

(4)低钠血症(hyponatremia)和低氯血症(hypochloridemia):两者多同时存在。低钠血症可因水过多致稀释性低钠血症,或因皮肤、胃肠道及利尿剂导致失钠性低钠血症。严重者可致血渗透浓度降低,水向细胞内转移,出现细胞水肿,表现为疲乏、嗜睡、定向力消失,甚至低渗昏迷等。低氯血症常见于呕吐、腹泻或应用大量袢利尿剂者,表现为腹胀、呼吸浅、抽搐等代谢性碱中毒症状。

(5)高磷血症(hyperphosphatemia)和低钙血症(hypocalcemia):AKI时

会发生血磷升高,有 $60\%\sim80\%$ 的磷转向肠道排泄,并与钙结成不溶解的磷酸钙,影响钙的吸收,出现低钙血症。血钙过低会引起肌肉抽搐,并加重高血钾对心肌的毒性作用。

(6) 代谢性酸中毒(metabolic acidosis):为 AKI 的主要病理生理改变之一。因缺氧而使无氧代谢增加,无机磷酸盐等非挥发性酸性代谢产物排泄障碍,加之肾小管损害以及丢失碱基和钠盐,分泌 H^+ 及其与 NH_3 结合的功能减退,导致体内酸性代谢产物的积聚和血 HCO_3^- 浓度下降,产生代谢性酸中毒并加重高钾血症。临床表现为呼吸深而快,呼气带有酮味,面部潮红,并可出现胸闷、气急、嗜睡及意识障碍,严重时血压下降、心律失常,甚至出现心脏停搏。

4. 全身并发症 心血管系统可以表现为高血压、急性肺水肿和心力衰竭、心律失常、心包炎等;消化系统常见食欲减退、恶心、呕吐、腹胀、腹泻,亦可出现消化道出血、黄疸等;神经系统表现为疲倦、精神萎靡,若出现意识淡漠、嗜睡或烦躁不安甚至昏迷者,提示病情严重;贫血和 DIC 等。

(三) 恢复期

进入恢复期后,肾小球滤过功能逐渐开始恢复,直至 GFR 达到正常范围。但与肾小球功能恢复相比较,肾小管再生、修复常需数月,肾小管功能恢复也相对较慢。在早期多尿阶段,由于肾小管上皮细胞功能尚未完全恢复,虽尿量明显增加,但 BUN、Cr 和血钾仍继续上升,尿毒症症状并未改善。当肾功能进一步恢复、尿量大幅度增加后,则又可出现低钾血症、低钠血症、低钙血症、低镁血症和脱水现象,此时病人仍然处于氮质血症及水电解质失衡状态。待 BUN、Cr 开始下降时,则病情好转,即进入后期多尿阶段。若肾功能持久不恢复,提示遗留永久性肾损害,少数病例可出现肾组织纤维化而转变为慢性肾功能不全。

四、急性肾损伤治疗原则

AKI 治疗原则:① 积极治疗原发病;② 加强液体管理,维持液体平衡;③ 调节电解质及酸碱平衡;④ 肾脏替代治疗;⑤ 控制感染。

(一) 少尿期治疗

1. 液体管理 对于轻度 AKI,主要是补足容量,改善和防止低灌注的发生。对于较重 AKI 病人,少尿阶段应严格控制水、钠摄入量,在纠正了原有的体液缺失后,应坚持"量出为入"的原则。血流动力学监测有助于了解血容量和心功能状态,为液体治疗提供依据。无论少尿还是多尿,是防止 AKI 的加重还是促进 AKI 的恢复,液体管理都必不可少。

2. 纠正电解质、酸碱平衡紊乱 重视高钾血症,当血钾>5.5 mmol/L,应给予积极处理,当血钾>6.5 mmol/L或心电图呈高血钾波形时,应紧急实施血液净化治疗。轻度代谢性酸中毒不需要处理,血碳酸氢盐浓度<15 mmol/L,可予以补碳酸氢钠。

3. 营养支持　合理的营养支持可以最大限度地减少蛋白分解,减缓BUN、SCr升高,有助于肾损伤细胞的修复和再生,提高 AKI 病人的生存率。如病情允许,肠内营养是首选营养支持途径。

4. 控制感染　是减缓 AKI 发展的重要措施,积极处理感染灶,采取各种措施预防导管相关性感染。选择抗生素应注意避免肾毒性,并根据药代动力学和药效学调整用量和用法。

5. 血液净化治疗　是将患者的血液引至体外,并通过净化装置除去其中某些致病物质,净化血液达到治疗疾病的一种技术。血液净化治疗是目前治疗 AKI 的重要措施:

(1)血液透析(hemodialysis,HD):血液透析时,溶质清除的主要机制包括弥散与超滤。HD 模式的特点是对小分子物质,包括 BUN、Cr、钾、钠等清除效率高,但对炎症介质等中分子物质清除能力差。

(2)血液滤过(hemofiltration,HF):是利用滤过膜两侧的压力差,通过超滤的方式清除水和溶质,对流和弥散作用是溶质转运的主要机制,所以 HF 有利于中、大分子物质的清除,对于全身炎症反应综合征的治疗效果更佳。

(3)血液透析滤过(hemodialysis,HDF):综合了血液透析和血液滤过的优点,即通过弥散高效清除小分子物质,又可通过对流高效清除中分子物质。

(4)腹膜透析:操作简单,安全而易于实施,不需要建立血管通路和抗凝,适合于有出血倾向、手术后、创伤以及颅内出血等病人。但水分和溶质的清除缓慢,效果较差。

(二)多尿期的治疗

多尿期由于 GFR 尚未恢复,肾小管的浓缩功能仍较差,SCr、BUN 和血钾还可以继续上升;当尿量明显增加时,又会发生水、电解质失衡,此时病人全身状况仍差,蛋白质不足,容易感染,故临床上仍不能放松监测和治疗。治疗重点为维持水、电解质和酸碱平衡,仍需 RRT 控制氮质血症,并治疗原发病和防止各种并发症。

五、急性肾损伤预防

即使是轻微的 AKI 也可能影响患者的近期和远期预后,医院内获得性AKI 仍有较高的病死率,可高达 50% 左右。早期发现导致 AKI 的危险因素,给予早期干预对预防 AKI 意义重大。

1. 维持肾脏灌注压　严密监测病人的血流动力学变化,维持适当心排出量、平均动脉压和血管容量,保证肾灌注,防止肾脏缺血。

2. 避免使用肾毒性药物

（1）高龄、全身性感染、心衰、肝硬化、肾功能减退、血容量不足和低蛋白血症患者,对肾脏毒性药物尤为敏感,应高度重视。

（2）药物的肾毒性与剂量和血药浓度直接相关,应选择合适剂量和给药方法。

（3）避免肾毒性药物联合使用。

3. 控制感染　是预防 AKI 的重要措施,积极查找感染源,彻底清除感染灶,合理应用抗生素,预防导管相关感染和呼吸机相关肺炎。

4. 清除肾毒性物质　积极液体复苏可减轻肌红蛋白尿的肾毒性,预防 AKI。

5. 预防造影剂肾损伤　严格限制造影剂剂量,高危病人应使用非离子等渗造影剂,静脉输入等张液体降低造影剂肾病的发生率。

六、横纹肌溶解综合征

横纹肌溶解综合征指一系列因素影响横纹肌的细胞膜、膜通道及其能量供应,引起横纹肌细胞膜的完整性破坏,包括肌红蛋白（myoglobin，Mb）、肌酸磷酸激酶（creatine phosphokinases，CK）以及离子和小分子毒性物质等细胞内容物释放,常导致威胁生命的代谢紊乱和 AKI。

（一）病因

广义上讲,横纹肌溶解综合征是由于骨骼肌破坏导致细胞内容物释放入血和从尿排出的综合征。除了创伤因素外,非创伤因素包括遗传性病因、过量运动、肌肉挤压、缺血—代谢异常、极端体温、药物毒物、感染等因素均可导致横纹肌溶解综合征。

1. 创伤性因素　任何原因造成的大面积肌肉损伤或缺血,均可导致横纹肌溶解综合征,包括直接和间接损伤。由创伤所致的横纹肌溶解综合征曾命名为间隙综合征或挤压综合征。间隙综合征指肢体因创伤或受挤压后骨筋膜间隙压力增高造成的神经肌肉缺血的局部表现;而挤压综合征是指直接创伤或缺血—再灌注所造成肌损伤的全身表现。

2. 非创伤性因素　尽管横纹肌溶解综合征最早是在创伤患者中发现,但是目前非创伤因素造成的横纹肌溶解综合征至少是创伤性横纹肌溶解的 5 倍以上。

（1）肌肉缺血：由于休克、碳氧血红蛋白血症、哮喘、溺水等造成的全身广泛肌肉缺血。局部包扎过紧、长时间使用抗休克衣及空气夹板等造成局部肌肉缺血;外科手术时间过长及脊髓损伤造成的机体制动时间过长。另外,由于肝素诱导的血栓、潜水导致的气体栓塞、脉管炎造成的动脉和静脉的阻塞。

（2）电解质和渗透压的改变及代谢性疾病：电解质紊乱（低钾、低磷）、严重水肿、糖尿病酮症酸中毒、糖尿病高渗性昏迷、甲状腺机能减退等代谢性疾病均可导致横纹肌溶解综合征。

（3）过度的高温和低温：冻伤或者过热均可造成横纹肌溶解综合征。

（4）感染：感染是造成横纹肌溶解的原因之一，流感病毒是引起横纹肌溶解的最常见的病毒，单纯疱疹病毒、EB 病毒、柯萨奇病毒及艾滋病病毒感染引起的横纹肌溶解综合征也有报道，但其确切的发生机制尚不十分明确。军团杆菌是引起横纹肌溶解综合征的最常见细菌，也有链球菌属、沙门氏菌属等的报道。

（5）药物和酒精：据文献报道，引起横纹肌溶解综合征的药物达 150 余种，部分他汀类降脂药物（洛伐他汀、辛伐他汀、普伐他汀）引起横纹肌溶解综合征已经明确。如果他汀类药物与其他药物（红霉素、克拉霉素、阿奇霉素、伊曲康唑、华法令、双香豆素、地高辛、吉非贝齐、环孢素、氯唑沙宗等）合用时发生横纹肌溶解综合征的机会增加，酗酒也是导致横纹肌溶解综合征的原因之一。

（6）过度劳累：由于能量代谢的底物利用障碍或缺乏造成的劳累型横纹肌溶解综合征，多发生于剧烈运动，如军事训练、举重、长跑之后。

（二）临床特征

1. 不同程度的肌肉肿胀和肢体无力。

2. 黑"茶色"小便提示肌红蛋白尿。

3. 肌酸激酶及其他肌酶（转氨酶、醛缩酶、乳酸脱氢酶等）均升高。

4. SCr、BUN、尿酸升高；高钾、低或高钙、高磷及代谢性（乳酸）酸中毒。

5. 血小板减少或 DIC。

6. 部分患者可发热，白细胞计数升高。

7. 30％左右的横纹肌溶解综合征患者合并 AKI。

8. 创伤性横纹肌溶解综合征常伴有低血容量休克、代谢紊乱及心脏受损。

（三）诊断

1. 具有创伤性或非创伤性的致病因素。

2. 有横纹肌溶解综合征的临床特征。

3. 实验室检测

（1）当肌细胞损伤或死亡时，CK 释放入血，血浆 CK>1 000 U/L 提示肌肉损伤，当 CK>20 000 U/L 时出现 Mb 尿，排除其他原因造成的损伤可以诊断为肌肉损伤。心肌、骨骼肌和脑中均存在 CK，为进一步鉴别 CK 的来源，常做同工酶分析，正常人 CK-MB/CK<1％，当其比值介于 1％～3％时，可以提示为骨骼肌受损。

（2）血、尿 Mb 检测为阳性。

（3）尿二羧基酸排泄可作为确定酶缺陷的代谢肌病或横纹肌溶解综合征的判断指标。

4. 病理改变

（1）肌活检显示,50%的横纹肌溶解综合征患者无肌肉损伤症状,因此,肌肉活检并非诊断非创伤性横纹肌溶解综合征的必要手段,病理可见,横纹肌组织部分肌纤维消失,间质炎细胞浸润。

（2）肾活检显示,当合并 AKI 时,远端肾单位有 Mb 管型形成;近端肾小管坏死,上皮细胞脱落;单克隆抗体 En Vision 法阳性。

（四）治疗原则

1. 阻止进一步肌肉损害,去除可逆性导致肌肉损害的因素,包括解除挤压外力、妥善固定伤肢,必要时切开筋膜腔,充分减压,以改善肢体循环,减少有害物质吸收。

2. 纠正低血容量和肾脏缺血。一旦发生横纹肌溶解综合征则应早期开始液体治疗,及时纠正休克,保证血容量以稀释到达肾脏的 Mb。

3. 促进 Mb 从肾脏排出,应用碳酸氢钠碱化尿液。甘露醇通过促进肌红蛋白 Fe^{2+} 的释放,减少肌红蛋白对肾小管的直接和间接毒性作用,以及潜在的血管扩张作用,可提高肾血流,减少肾缺血状态。应注意大量使用碳酸氢钠可加重低钙血症,甘露醇用量过大可诱发和加重肾损害。

4. 血液净化治疗横纹肌溶解综合征时,Cr、BUN 及血 K^+ 浓度迅速升高,尽早行血液净化治疗可以有效降低 Cr、BUN 及血 K^+ 浓度。Mb 的分子量为 17 000,不能通过透析膜,血液滤过或血浆置换可以清除 Mb。另外,横纹肌溶解综合征时大量的炎症介质释放,血液净化治疗对清除炎症介质、避免其他脏器的继发性损害具有重要意义。

第十三章　重症神经

第一节　基础理论

一、神经系统结构与功能

神经系统包括中枢神经系统和周围神经系统两大部分,前者指脑和脊髓部分,后者指脑和脊髓以外的部分,包括脑神经与支配肢体的周围神经。中枢神经包括脊髓、脑干、大脑皮层、小脑和基底节。它们对运动的调节如下:

脊髓是最低层次的运动中枢,是完成躯体运动最基本的反射中枢。其主要功能是通过神经回路传导最基本的、定型的和反射性运动活动。脊髓的反射活动构成了运动调节的基础。

脑干在运动控制中主要起承上启下的作用。此外,脑干还是初级抓握反射和眼球运动等许多中枢所在。

大脑皮层是最高级的运动控制中枢,对运动的控制极其复杂,它还是语言区、听区、视区、躯体运动与感觉等多个中枢。此外,大脑皮层还可以通过直接控制单腿平衡反应,视觉翻正反射和皮层抓握反射,实现对功能活动所需的快速、精确的运动调节。

小脑是运动中枢调制结构,并无传出纤维直接到达脊髓,而是通过脑干运动系统和大脑皮层对随意运动起启动、监测、调节和矫正作用。小脑通过脑干前庭通路参与控制运动平衡,调整姿势,通过红核脊髓及网状结构参与对牵张反射的调节,影响肌张力,纠正运动偏差,使运动精确完善。

基底节接受几乎所有大脑皮层的纤维投射,其传出纤维经丘脑前腹核和外侧腹核接替后,又回到大脑皮层,从而构成基底节与大脑之间的回路,通过各级结构的调节,人的运动才能顺利、协调的完成。

神经组织中有神经细胞和神经胶质细胞两大类细胞。神经细胞又称神经元,是构成神经系统结构和功能的基本单位,其主要功能是接受刺激和传递信息。神经胶质细胞又称胶质细胞,是神经组织中除神经元以外的另一大类细胞,具有支持、滋养神经元的作用,也有吸收和调节某些活性物质的功能。胶质细胞虽有突起,但不具轴突,也不产生动作电位。胶质细胞可终身具有分裂繁殖能力,还能够吞噬因损伤而解体破碎的神经元,并能修补填充,形成瘢痕。

神经纤维的主要功能是传导兴奋,在神经纤维上传导兴奋或动作电位称为神经冲动。神经对所支配的组织具有两种作用,即功能性作用和营养性作用,功能性作用也就是神经系统对组织器官的调节作用,营养性作用主要通过神经元生成释放某些营养性因子来维持所支配组织正常的代谢与功能。如运动神经损伤后,由于完全或部分失去神经的营养性作用,神经所支配的肌肉内糖原合成减慢,蛋白质分解加快,肌肉逐渐萎缩。

二、血脑屏障

血脑屏障是指脑毛细血管壁与神经胶质细胞形成的血浆与脑细胞之间的屏障和由脉络丛形成的血浆和脑脊液之间的屏障,该屏障能够阻止某些有害物质由血液进入脑组织。

（一）血脑屏障的结构特点

血脑屏障的物质基础是脑的毛细血管,有以下三个特点:

1. 脑毛细血管内皮细胞间相互"焊接"得十分紧密。

2. 毛细血管内皮细胞外的基底膜是连续的。

3. 毛细血管壁外表面积的85%都被神经胶质细胞的终足所包绕。

（二）物质通过血脑屏障的方式

物质可以通过扩散或载体转运的方式由血液进入脑组织,或者从脑组织进入血液。以扩散方式通过血脑屏障的物质最主要的是水和气体。脂溶性物质及脂溶剂容易透过亲脂性的质膜,因而也能迅速扩散入脑,已知扩散最快的物质是乙醇。葡萄糖、氨基酸和各种离子是靠载体转运的。

（三）血脑屏障的影响因素

物质通过血脑屏障的难易取决于两方面的影响因素:一方面是物质本身的性质和状态,如物质的脂溶性、亲水性和与血浆蛋白的结合程度等;另一方面是血脑屏障的结构和功能,如载体运转系统和生物转化作用等。新生儿血脑屏障发育不全,通透性较高。中枢神经系统疾病常引起血脑屏障结构和功能的剧烈变化。如血管性脑水肿,使脑毛细血管内皮细胞间紧密连接开放,屏障的通透性显著提高以致血浆白蛋白(分子量为69 000)这样的大分子物质都可通过屏障。严重脑损伤导致血脑屏障的严重破坏,使血清蛋白也可通过屏障进入脑组织。随损伤的修复,大分子物入脑首先停止。完全恢复后小分子物交换加快现象也会消失,此时血脑屏障功能已经正常。电离辐射、激光和超声波都可使血脑屏障的通透性增加。

三、神经系统的运动调控

（一）脊髓对运动的调节

1. 脊髓的运动神经元　在脊髓的前角中,存在大量运动神经元(α和γ运动神经元),其轴突(α和γ神经纤维)经前根离开脊髓后直达所支配的肌肉。

2. 牵张反射　神经支配的骨骼肌受到外力牵拉使其伸长时,能产生反射效应,引起受牵扯的同一肌肉收缩,此称为牵张反射。牵张反射有两种类型:一种为腱反射(也称位相性牵张反射),另一种为肌紧张(也称紧张性牵张反射)。

腱反射是指快速牵拉肌腱时发生的牵张反射,包括膝反射、跟腱反射等。腱反射的临床意义是了解神经系统的功能状态。腱反射减弱或消退,提示反射弧某一环节的损害或中断;腱反射亢进,提示高位中枢病变。

肌紧张是指缓慢持续牵拉肌腱时发生的牵张反射,其表现为受牵拉肌肉能发生紧张性收缩,阻止被拉长。肌紧张是维持躯体姿势最基本的反射活动,是姿势反射的基础,对于维持站立姿势是必不可少的。

3. 屈肌反射与对侧伸肌反射

(1)屈肌反射:在脊动物的皮肤接受伤害性刺激时,受刺激一侧的肢体出现屈曲的反应,关节的屈肌收缩而伸肌弛缓,称为屈肌反射。

(2)对侧伸肌反射:屈肌反射的强度与刺激强度有关,例如足部的较弱刺激只引致踝关节屈曲,刺激强度加大,则膝关节及髋关节也可发生屈曲。如刺激强度更大,则可在同侧肢体发生屈肌反射的基础上出现对侧肢体伸直的反射活动,称为对侧伸肌反射。

(二)脑干对运动的调节

1. 脑干网状结构易化区和抑制区　脑干网状结构对脊髓的牵张反射有易化和抑制两种作用,通过脑干网状结构易化区和抑制区的活动实现。

(1)脑干网状结构易化区:分布于脑干中央区域的背侧部分,包括延髓网状结构背外侧部、脑桥和中脑的背盖,向上一直延伸到间脑网状结构。易化区经常处于一定程度的兴奋状态,通过网状脊髓束和前庭脊髓束兴奋γ运动神经元而提高伸肌紧张。

(2)脑干网状结构抑制区:较小,位于延髓网状结构的腹内侧部分,通过网状脊髓束经常抑制γ运动神经元,降低伸肌紧张,抑制牵张反射。

在正常情况下,易化区活动比抑制区强一些,易化区有自发放电,和脑干网状上行激动系统一样,它的兴奋来自各种上传通路的侧支。而抑制区并无自发的兴奋,它的兴奋来自大脑皮质某些区、尾状核和旧小脑下行抑制系统。如果切断联系,抑制区的兴奋即消失。

2. 去大脑僵直　在中脑上、下叠体之间切断脑干的动物,称为去大脑动物。去大脑动物由于脊髓与低位脑干相连接,因此不出现脊休克现象,很多躯体和内脏的反射活动可以完成,血压不下降;而在肌紧张活动方面反而出现亢进现象,动物四肢伸直,头尾昂起,脊柱挺硬,称为去大脑僵直。去大脑僵直主要是伸肌紧张性亢进,四肢坚硬如柱。

(三)小脑对运动的调节

小脑对于维持姿势、调节肌紧张、协调随意运动均有重要的作用。根据小脑的传入、传出纤维的联系,可以将小脑划分为三个主要的功能部分,即前庭小脑、脊髓小脑和皮层小脑。

前庭小脑主要由绒球小结叶构成,与身体平衡功能有密切关系。

脊髓小脑由小脑前叶(包括单小叶)和后叶中间带区(旁中央小叶)构成。前叶抑制肌紧张,后叶中间带加强肌紧张。

皮层小脑指后叶的外侧部,它仅接受由大脑皮层感觉区、运动区、联络区传来的信息。它的功能与精巧运动有关,主要与运动计划的形成及运动程序的编制有关。

(四)基底神经节对运动的调节

基底神经节包括尾(状)核、壳核、苍白球、丘脑底核、黑质和红核。尾核、壳核和苍白球统称纹状体。基底神经节有重要的运动调节功能,在随意运动的稳定、肌紧张的控制、本体感觉传入冲动信息的处理都有重要的调节作用。

临床上在基底神经节损害的主要表现可分为两大类:一类是具有运动过多而肌紧张不全的综合征,如舞蹈病与手足徐动症等;另一类是具有运动过少而肌紧张过强的综合征,实例是震颤麻痹(帕金森病)。临床病理的研究指出,舞蹈病与手足徐动症的病变主要位于纹状体,而震颤麻痹的病变主要位于黑质。

(五)大脑皮层对运动的调节

1. 大脑皮层的主要运动区(大脑皮层的中央前区的 4 区和 6 区是控制躯体运动的运动区) 运动区的功能特征:① 交叉调节支配躯体的运动,即一侧皮层主要支配对侧躯体的肌肉。但头面部肌肉的支配多数是双侧性的。② 具有精细的功能定位,即一定部位皮层的刺激引起一定肌肉的收缩。功能代表区的大小与运动的精细复杂程度有关;运动愈精细而复杂的肌肉,其代表区也愈大。③ 运动区的定位安排呈身体的倒影,下肢代表区在顶部,上肢代表区在中间部,头面部肌肉代表区在底部(头面部代表区内部的安排仍为正立而不倒置)。

其他运动区:① 运动辅助区:位于皮层内侧面(两半球纵裂内侧壁)4区之前。刺激该区可引起肢体运动和发声,反应一般为双侧性;② 第一、二感觉区:也与躯体运动有关,如第一感觉区破坏可使已学会的操作性运动(如用刀、叉吃饭)丧失;③ 8、18、19 区与眼外肌运动有关。

2. 锥体系 皮层的躯体运动调节功能,是通过锥体系和锥体外系下传而完成的。锥体系一般是指由皮层发出经延髓锥体而后下达脊髓的传导系(即锥体系或称皮层脊髓束);由皮层发出抵达脑神经神经运动核的纤维(皮层脑干束),虽不通过延髓锥体,也应包括在锥体系的概念之中。因为,后者与前者在功能上是相似的,两者都是由皮层运动神经元下传抵达支配肌肉的脊髓前角运动神经元和脑神经核运动神经元的最直接通路。

3. 锥体外系 协调随意运动的下行通路,锥体系以外所有控制脊髓运动神经元活动的下行通路。皮层下的某些核团(尾核、壳核、苍白球、黑质、红核等)有下行通路控制脊髓的运动神经元活动,由于它们的通路在延髓锥体之外,因此称为锥体外系。锥体外系的核团直接接受大脑皮层下行纤维的联系,而且接受锥体束下行纤维侧支的联系,同时还经过丘脑对大脑皮层有上行纤维的联系。锥体外系对脊髓反射的控制常是双侧性的,其功能主要与调节肌紧张、肌群的协调性运动有关。

由于锥体系和锥体外系在皮层的起源互相重叠的,因此皮层运动区的损伤效应就难以分清是属于锥体系还是锥体外系功能缺损。同时,锥体束下行经过脑干时,还发现许多侧支进入皮层下核团调节锥体外系的活动。所以,从皮层到脑干之间,由于种种病理过程产生的运动障碍往往是由于锥体系和锥体外系合并损伤的结果。但是到达延髓尾端水平,锥体束出现相对独立性,延髓锥体的损伤效应可以认为主要是锥体系功能缺损。

四、植物神经系统的功能

植物神经系统亦称自主神经系统。它包括中枢植物神经系统和周围植物神经系统,中枢植物神经系统包括大脑皮质、下丘脑、脑干的核及脊髓各个阶段的侧角,周围植物神经系统包括交感神经、副交感神经节前纤维、节后纤维及内脏神经节。其功能主要是支配内脏器官(消化道、呼吸道、心血管、膀胱等)和内分泌腺、汗腺,调节内脏功能和腺体分泌。植物神经系统的任何部位受到损害和刺激均可导致植物神经紊乱。植物神经紊乱可引起全身各系统的症状,这些症状可为独立性疾病,亦可为某种疾病的伴随症状。

植物神经是一种自律性神经,能够自动调整脏腑之间的功能活动,不受人主观意志的控制,但容易受到情志活动的影响。在植物神经中,可分为交感神经和副交感神经。

交感神经系植物神经系统的重要组成部分,由脊髓发出的神经纤维到交感神经节,再由此发出纤维分布到内脏、心血管和腺体。交感神经的主要功能使瞳孔散大、心跳加快、皮肤及内脏血管收缩、冠状动脉扩张、血压上升、小支气管舒张、胃肠蠕动减弱、膀胱壁肌肉松弛、唾液分泌减少、汗腺分泌汗液、立毛肌收缩等。当机体处于紧张活动状态时,交感神经活动起着主要作用。

副交感神经系统的作用与交感神经作用相反,它虽不如交感神经系统具有明显的一致性,但也有相当关系。它的纤维不分布于四肢,而汗腺竖直肌、肾上腺、甲状腺、子宫等具有副交感神经分布处。副交感神经系统可保持身体在安静状态下的生理平衡,其作用有三个方面:① 增进胃肠活动,消化腺分泌,促进大小便的排出,保持身体的能量。② 瞳孔缩小以减少刺激,促进肝糖原的生成,以储蓄能源。③ 心跳减慢,血压降低,支气管缩小,以节省不必要的消耗,协助生殖活动,如使生殖血管扩张,性器官分泌液增加。

五、神经系统症状与体征

神经系统结构及功能的损害,在临床上会产生相应的症状、体征或综合征。准确识别这些症状和体征有助于推测病变的部位和确定疾病的性质。

(一)意识障碍

意识是指大脑的觉醒程度,是机体对自身和周围环境的感知和理解功能,并通过人们的语言、躯体运动和行为等表达出来;或被认为是中枢神经系统对内、外环境的刺激所做出的应答反应的能力,该能力减退或消失就意味着不同程度的意识障碍。

按意识障碍的严重程度,意识范围的大小、内容及脑干反射把意识障碍分为:

1. 意识水平下降的意识障碍

(1)嗜睡:是意识障碍的早期表现,处于睡眠状态,唤醒后定向力基本完整.但注意力不集中,记忆稍差,如不继续对答,又进入睡眠。

(2)昏睡:处于较深睡眠状态,较重的疼痛或言语刺激方可唤醒,作简单模糊的回答,旋即熟睡。

(3)昏迷:意识丧失,对言语刺激无应答反应,可分为浅、中、深昏迷。

2. 伴意识内容改变的意识障碍

(1)意识模糊:或称朦胧状态,意识轻度障碍,表现意识范围缩小,常有定向力障碍,突出表现是错觉,幻觉较少见,情感反应与错觉相关,可见于癔症发作。

(2)谵妄状态:较意识模糊严重,定向力和自知力均有障碍,注意力涣散,与外界不能正常接触。常有丰富的错觉、幻觉,以错视为主,形象生动而逼真,以至有恐惧、外逃或伤人行为。急性谵妄状态常见于高热或中毒,如阿托品类中毒;慢性谵妄状态多见于慢性酒精中毒。

3. 特殊类型的意识障碍 即醒状昏迷或称睁眼昏迷,包括:

(1)去皮质综合征:患者睁眼闭眼均无意识,光反射、角膜反射存在,对外界刺激无意识反应,无自发言语及有目的动作,呈上肢屈曲、下肢伸直的去皮质强直姿势,常有病理征。因脑干上行网状激活系统未受损,故保持觉醒—睡眠周期,可无意识的咀嚼和吞咽。见于缺氧性脑病,脑血管疾病及外伤等导致的大脑皮质广泛损害。

(2)无动性缄默症:病人能注视检查者及周围的人,貌似觉醒,但不能言语,不能活动;病人出现大、小便失禁,肌肉松弛,但无锥体束征,因此又叫睁眼昏迷。主要见于脑干上部或丘脑的网状激活系统受损,而大脑半球及其传出通路无病变。

（二）失语症

失语症是由于脑损害所致的语言交流能力障碍，即后天获得性的对各种语言符号（口语、文字、手语等）的表达及认识能力的受损或丧失。

1. Broca 失语　以往称为运动性失语等。临床特点以口语表达障碍最为突出。病变累及优势半球 Broca 区（额下回后部），还有相应皮层下白质及脑室周围白质甚至顶叶及岛叶的损害。

2. Wernicke 失语　以往称为感觉性失语。患者对别人和自己讲的话均不理解，或仅理解个别词或短语，病变位于优势半球 Wernicke 区（颞上回后部）。

3. 命名性失语　是以命名不能为主要特征的失语，呈选择性命名障碍。病灶多在优势半球颞中回后部或颞枕交界区。

（三）感觉障碍

按病变的性质可分为以下两类：① 刺激性症状。感觉路径刺激性病变可引起疼痛，感觉过敏，也可引起感觉倒错、感觉过度等（质变）。② 抑制性症状。感觉路径受破坏时出现的感觉减退或缺失。同一部位各种感觉均缺失称为完全性感觉缺失；同一个部位仅某种感觉缺失而其他感觉保存，则称为分离性感觉障碍。也可分为：

1. 末梢型　肢体远端对称性完全性感觉缺失，呈手套袜子形分布，可伴有相应区内运动及自主神经功能障碍。见于多发性神经病。

2. 周围神经型

（1）感觉障碍局限于某一周围神经支配区，如桡神经、尺神经等受损；

（2）如一肢体多数周围神经的各种感觉障碍，为神经干或神经丛病变。

3. 节段型

（1）单侧节段性完全性感觉障碍（后根型）：见于一侧脊神经根病变（如脊髓外肿瘤），出现相应支配区的节段性完全性感觉障碍.可伴有后根放射性疼痛即根性痛，如累及前根还可出现节段性运动障碍。

（2）单侧节段性分离性感觉障碍（后角型）：见于一侧后角病变（如脊髓空洞症），表现为相应节段内痛、温度觉丧失，而触觉、深感觉保留。

（3）双侧对称性节段性分离性感觉障碍（前连合型）：见于脊髓中央部病变（如髓内肿瘤早期及脊髓空洞症），使前连合受损，表现双侧对称性节段性分离性感觉障碍。

4. 传导束型

（1）脊髓半切综合征：表现病变平面以下对侧痛、温觉丧失，同侧深感觉丧失及上运动神经元瘫痪，见于髓外肿瘤早期、脊髓外伤。

（2）脊髓横贯性损害：病变平面以下传导束性全部感觉障碍，伴有截瘫或四肢瘫、尿便障碍,见于急性脊髓炎、脊髓压迫症后期。

5. 交叉型 表现为同侧面部、对侧偏身痛温觉减退或丧失,并伴有其他结构损害的症状和体征。如小脑后下动脉闭塞所致的延髓背外侧综合征。

6. 偏身型 脑桥、中脑、丘脑及内囊等处病变均可导致对侧偏身(包括面部)的感觉减退或缺失,可伴有肢体瘫痪或面舌瘫等。

7. 单肢型 因大脑皮质感觉区分布较广,一般病变仅损及部分区域,故常表现为对侧上肢或下肢感觉缺失,有复合感觉障碍为其特点。

(四)瘫痪

瘫痪是指随意运动功能减低或丧失,是神经系统的常见症状之一。

1. 弛缓性瘫痪 又称下运动神经元瘫痪。临床表现瘫痪肌肉的肌张力降低或消失,腱反射减弱或消失较早,(可在几周后)发生肌肉萎缩。肌电图显示神经传导速度异常,并有失神经电位。

(1)周围神经:瘫痪分布与每支周围神经的支配一致,并伴有相应区域感觉障碍。

(2)神经丛:常引起一个肢体的多数周围神经瘫痪、感觉及自主神经功能障碍。

(3)前根:呈节段性分布的弛缓性瘫痪,前根损害多见于髓外肿瘤压迫、脊髓膜炎症或椎骨病变,因后根亦常同时受侵犯而常伴有根性疼痛和节段性感觉障碍。

(4)脊髓前角细胞:瘫痪呈节段性分布,无感觉障碍。慢性者多因部分性损伤的前角细胞受到病变刺激出现肉眼可分辨的肌纤维束跳动,称肌束颤动,或肉眼不能识别而仅在肌电图上显示的肌纤维性颤动。

2. 痉挛性瘫痪 又称上运动神经元瘫痪。瘫痪肌肉无肌束颤动,不出现肌萎缩,但长期瘫痪后活动减少,可出现废用性肌萎缩。患肢肌张力增高,腱反射亢进,浅反射减弱或消失,出现病理反射。

(1)皮质:皮质运动区局限破坏性病损可引起对侧单肢瘫;当病变为刺激性时,对侧躯体相对应部位出现局限性阵发性抽搐。

(2)内囊:因运动纤维集中,即使病灶较小也足以损及整个锥体束,造成对侧较均等性偏瘫,包括中枢性面瘫、舌下神经瘫。内囊后肢锥体束之后为传导对侧半身感觉的丘脑辐射及传导两眼对侧视野的视辐射,此处损害还可以引起对侧偏身感觉减退及对侧同向性偏盲,称为"三偏"征。

(3)脑干:交叉性瘫痪。

(4)脊髓:脊髓半切损害表现为脊髓半切综合征。横贯性损害时产生受损平面以下两侧肢体痉挛性瘫痪、完全性感觉障碍及括约肌功能障碍。

（五）共济失调

共济失调是小脑、本体感觉及前庭功能障碍所致的运动笨拙不协调，而并非肌无力，可累及四肢、躯干等引起姿势、步态和语言障碍。

1. 小脑性共济失调

（1）姿势和步态的改变：表现为站立不稳、步态蹒跚、两足远离叉开、左右摇晃不定，并举起上肢以维持平衡，多见于小脑蚓部病变。小脑半球损害时行走患侧倾斜。

（2）协调运动障碍：表现为随意运动的协调性障碍，一般远端比近端重，精细动作比粗大动作影响明显。

（3）言语障碍：由于发音器官唇、舌、喉肌共济失调可使说话缓慢，含糊不清，声音呈断续、顿挫及爆发式，表现为吟诗样语言和爆发性语言。

（4）眼动障碍：眼球运动肌共济运动失调可出现粗大的共济失调性眼球震颤。

（5）肌张力减低：见于急性小脑病变。

2. 大脑性共济失调

（1）额叶性共济失调：出现于额叶或额桥小脑束病变时，表现如同小脑性共济失调，如体位性平衡障碍、步态不稳、向后或向一侧倾倒。除有对侧肢体共济失调外，常伴有腱反射亢进、肌张力增高、病理反射阳性，以及精神症状、强握反射和强直性跖反射等额叶损害表现。

（2）顶叶性共济失调：表现对侧患肢不同程度的共济失调，闭眼时症状明显，深感觉障碍多不重。两侧旁中央小叶后部受损可出现双下肢感觉性共济失调及大小便障碍。

（3）颞叶性共济失调：较轻，可表现一过性平衡障碍，不易早期发现。

3. 感觉性共济失调　深感觉障碍使病人不能辨别肢体的位置及运动方向，并丧失重要的反射冲动，可产生感觉性共济失调。脊髓后索损害时症状最明显，表现站立不稳，迈步不知远近，落脚不知深浅，常目视地面，在黑暗处步行更加不稳。其特点是：睁眼时共济失调不明显，闭眼时明显，即视觉辅助可使症状减轻；闭目难立征阳性，闭眼时身体立即向前后左右各方向摇晃，幅度较大，甚至倾倒；检查音叉震动觉及关节位置觉缺失。

4. 前庭性共济失调　因失去身体空间定向功能可产生前庭性共济失调，主要以平衡障碍为主，特点是站立或步行时躯体易向病侧倾斜，摇晃不稳，沿直线行走时更为明显，改变头位可使症状加重，四肢共济运动多正常。其特点是：眩晕、呕吐、眼球震颤明显。

六、脑电图

脑电图（EEG）是反映脑功能状态的电生理指标，是脑皮质神经细胞电活动的总体反应,受丘脑的节律性释放所影响。由于脑电活动与新陈代谢活动相关,因此,也受到代谢活动因素的干扰,例如氧摄取、皮质血流量等。

健康人除个体差异外,在不同年龄阶段,脑电图都各有其特点,但就正常成人脑电图来讲,其波形、波幅、频率和位相等都具有一定的特点。临床上根据其频率的高低将波形分成以下四种:

β波:频率在 13 C/s 以上,波幅约为 δ 波的一半,额部及中央区最明显。

α波:频率在 8~13 C/s,波幅 25~75 μV,以顶枕部最明显,双侧大致同步,重复节律地出现 δ 波称 θ 节律。

Φ波:频率为 4~7 C/s,波幅 20~40 μV,是儿童的正常脑电活动,两侧对称,颞区多见。

δ波:频率为 4 C/s 以下,δ 节律主要在额区,是正常儿童的主要波率,单个的和非局限性的小于 20 μV 的 δ 波是正常的,局灶性的 δ 波则为异常。δ波和 β 波统称为慢波。

因小儿的脑组织正在不断发育与成熟之中,因此其正常脑电图也常因年龄增长而没有明确的或严格的界限,具体内容很复杂,一般非专业人员不易掌握。

第二节　基本知识

一、颅内压增高症

（一）定义

颅内压(intracranial pressure,ICP)是指颅腔内容物对颅腔内壁的压力,又称脑压。脑脊液循环通畅时,通常以侧卧位腰段蛛网膜下腔穿刺所测得的脑脊液静水压力为代表,亦可经颅内监测系统测得。正常成人为 80~180 mmH$_2$O,在病理状态下,压力超过 200 mmH$_2$O 时,即为颅内压增高。

颅内压增高是 ICU 内的危急症,常见引起颅内压增高的原因有:脑外伤、脑卒中、脑肿瘤、脑积水、肝性脑病、中枢神经系统静脉回流障碍、脑炎和脑脓肿等。快速诊断、加强监护和及时治疗是处理颅内压增高的关键。ICU内颅内压管理的目标水平为<200 mmHg。至今,手术减压、渗透治疗、维持容量相对平衡、降低脑代谢和亚低温仍然是改善 ICP 的主要治疗方法。

（二）病因与发病机制

1.病因

（1）颅内实质病变:出血(硬膜外、硬膜下、脑实质内),脑肿瘤,脑脓肿。

（2）脑容量增加:脑水肿,脑炎,缺血性脑卒中,缺氧,肝性脑病,毒素和药物等。

（3）脑脊液容量增加：脑积水，脉络丛乳头状瘤，脑脊液吸收减少，脑脊液流出道梗阻。

（4）颅内血容量增加：创伤性脑损伤，血管炎，高血压脑病，子痫，高热等。

2. 颅内压增高的主要机制　根据 Monroe-Kellie 原理，颅腔内容物与颅腔容积相适应是维持正常颅内压的条件。颅缝闭合后的颅腔不能扩展，其容积恒定不变，约为 1 400～1 500 ml。颅腔内容物主要为脑、血液及脑脊液，三者的体积虽都不能被压缩，但在一定范围内可互相代偿。一般颅腔内容物容积增加 5% 尚可获得代偿，超过 8%～10% 时则出现明显的颅内压增高。颅内压增高由于病因不同而有急性和慢性之分、局部和全脑之分，其临床症状有轻重之分。

（三）临床表现

1. 颅内高压的表现　头痛、呕吐、视乳头水肿、意识和精神障碍（特别是定向力障碍）、高血压（伴或不伴有心动过缓和呼吸不规则）、第六颅神经麻痹、自发性眶周淤血。其中，头痛、呕吐、视乳头水肿称为颅内压升高三主征。

2. 脑疝形成　当颅内压增高超过一定的代偿能力时，脑组织受挤压并向邻近阻力最小的方向移动，若被挤入硬膜或颅腔内生理裂隙，即为脑疝形成。临床常见的脑疝有以下两种。

（1）小脑幕切迹疝：多见于小脑膜以上病变。为部分颞叶或（和）脑中线结构经小脑幕切迹向下疝出。① 意识障碍。由清醒逐渐进入嗜睡，甚至昏迷，或由浅昏迷突然发展为中度或深度昏迷。系脑干受压，脑血流量减少，网状结构上升性激活系统机能受损所致。② 瞳孔变化。早期病灶侧瞳孔可短暂缩小，随后患侧瞳孔逐渐散大，对光反射迟钝或消失。当脑疝终末期时，瞳孔明显散大，对光反应消失，眼球固定不动（动眼神经损害）。③ 瘫痪。病灶对侧肢体出现瘫痪，系大脑脚锥体束受损害所致。晚期也可呈去大脑强直，系中脑严重受压、缺血，损害网状结构下行性抑制系统所致。④ 生命体征改变。初期呼吸深而慢，继之出现潮式呼吸，过度换气或双吸气；晚期呼吸不规律，浅快而弱直至呼吸停止。脉搏先慢后快，血压先升后降，是延髓中枢衰竭的表现。

（2）枕骨大孔疝：多见于后颅凹占位病变，也可见于小脑幕切迹疝的晚期。颅内压增高使小脑扁桃体向下疝入枕骨大孔，按发展的快慢，分为慢性型和急性型两种。① 慢性型。早期有枕部疼痛，颈项强直，舌咽、迷走、副神经、舌下神经轻度损害，患者意识清楚。偶可出现四肢强直、呼吸轻度抑制、病情发展超出代偿能力后，生命体征迅速恶化并出现昏迷等。② 急性型。可突然发生,也可由于腰穿,用力等促使原有的慢性型枕骨大孔疝急剧加重所致。由于延髓生命中枢受压,小脑供血障碍,颅内压迅速增高,临床上出现严重枕下痛及颈项强直、眩晕、吞咽困难、肌张力降低,四肢弛缓性瘫痪,呼吸及循环迅速进入衰竭状态,也可突然昏迷、呼吸心跳停止。

（四）诊断

颅内压增高有急性、亚急性和慢性之分。一般病程缓慢的疾病多有头痛、呕吐、视乳头水肿等症状。而急性、亚急性脑疾病由于病程短,病情发展较快,多伴有不同程度的意识障碍,且无明显视乳头水肿,此时确诊颅内压增高常较困难,需要进行下列检查予以确定。

（1）眼底检查。在典型的视乳头水肿出现之前,常有眼底静脉充盈扩张、搏动消失,眼底微血管出血,视乳头上下缘可见灰白色放射状线条等改变。

（2）婴幼儿颅内压增高早期可发现前囟的张力增高,颅缝分离,叩诊如破水壶声音。

（3）脱水试验治疗。20％甘露醇 250 ml 快速静脉滴注或速尿 40 mg 静脉推注后,若头痛、呕吐等症状减轻,则颅内压增高的可能性较大。

（4）影像学检查。脑血管造影对脑血管病、多数颅内占位性病变有诊断价值。头颅 CT、MRI 检查,对急性、亚急性颅内压增高而无明显视乳头水肿者,是安全可靠的显示颅内病变的检测手段。

对疑有严重颅内压增高,特别是急性、亚急性起病有局限性脑损害症状的患者,切忌盲目腰穿检查。只有在诊断为脑炎或脑膜炎和无局限性脑损害的蛛网膜下腔出血症,方可在充分准备后行腰穿检查。

（五）治疗原则

1. 一般治疗

（1）卧床,避免颈部扭曲和胸部受压,以利于颅内静脉回流。动态监测意识、瞳孔、各项生命体征变化。

（2）有条件者行颅内压监测,以指导治疗。颅内压（ICP）监测方法可分为有创监测和无创监测,动态监测 ICP 对于判断病情和指导治疗显得尤为重要。紧急情况下,根据临床症状可以判断颅内压增高,并给予及时治疗。但是,在未监测颅内压的情况下进行治疗,往往缺乏目标导向,很难维持良好的脑灌注压。在以下 3 类情况下应行有创颅内压监测:① 有颅内压升高的危险因素持续存在;② 昏迷患者（GCS 评分＜8 分）;③ 经过 ICU 积极治疗仍提示预后较差的病人。

2. 病因治疗　对于已明确病因的患者,应予相应治疗,如切除颅内肿瘤、清除颅内血肿、控制颅内感染等,这是最根本、有效的治疗方法。

3. 对症治疗　预防颅内压增高引起的二次脑损伤是 ICU 治疗的主要任

务。颅内压增高治疗的主要目标是：颅内压＜20 mmHg，脑灌注压＞60 mmHg。目前仅有的小样本临床研究均不能支持或反对一些治疗 ICP 的方法，如过度通气、甘露醇、脑脊液引流和糖皮质激素等。主要的治疗方法为：① 外科减压；② 镇静；③ 保持良好的脑灌注；④ 低温治疗；⑤ 短时过度通气；⑥ 高剂量戊巴比妥治疗；⑦ 渗透疗法。

二、脑卒中

脑卒中，又称为脑血管意外，是目前导致成人躯体功能障碍和长期家庭护理的首要原因，是脑血管疾病最严重的并发症。脑卒中是指急性起病，由于脑局部血液循环障碍所导致的神经功能缺损综合征。临床上表现为一次性或永久性脑功能障碍的症状和体征。包括颅内和颅外动脉、静脉及静脉窦的疾病，但以动脉疾病为多见。高血压、动脉硬化为本病的主要致病因素，多见于中老年人。根据其病理变化分为出血性脑卒中和缺血性脑卒中两大类。

（一）出血性脑卒中

出血性脑卒中（脑出血）是指原发性脑实质出血，也称自发性脑出血。占全部脑卒中的 10%～30%。重症脑出血是指出血量大，在脑内形成巨大血肿，直接破坏脑组织结构；或脑出血位于脑干、小脑、脑室等部位；或继发严重的并发症，如颅内压增高、脑疝、脑积水、中枢性高热、急性肺损伤及上消化道出血等。

1. 病因与病理生理

（1）病因：可分为两大类，即与高血压有关的脑出血和非高血压所致的脑出血。高血压病是脑出血最常见、最重要的原因，脑出血患者有高血压者约占 95%。非高血压性脑出血，可见于脑血管畸形、脑动脉淀粉样变性、脑瘤卒中、血液病、脑外伤等多种原因。脑血管畸形是较常见的原因，也是年轻人发生脑出血的主要原因之一，约占非高血压性脑出血的 25%。

（2）病理生理：出血对脑组织的直接破坏和急性颅内压增高是产生脑出血临床症状的病理生理学基础。其中最重要的是脑内血肿、血肿分解产物和脑组织直接损伤释放出的血管活性物质所致的脑水肿、局部脑血流量、凝血纤溶系统变化及颅内压增高。

2. 临床表现　可分为急性期全脑症状和急性期的局限性神经症状。

（1）急性期全脑症状：脑出血常发生于 50 岁以上患者，既往多有高血压病史。活动中或情绪激动时突然起病，少数在安静状态下发生，睡眠中发病少见。发病后症状在数分钟至数小时达到高峰。重症者血压常明显升高，出现头痛、呕吐、意识障碍、脑膜刺激征，有明确的局灶性神经功能缺损，迅速出现高热、上消化道出血等并发症。

（2）急性期的局限性神经症状

① 基底节区出血：为最常见的脑内出血部位，约占 70%，其中壳核出血最常见。出血若累及内囊，称为内囊区出血，其典型临床表现为对侧"三偏"（偏瘫、偏身感觉障碍、偏盲）。

② 脑叶出血：约占脑出血的 5%～10%，常见原因有动静脉畸形、Moyamoya 病、血管淀粉样变性和肿瘤等。其特点为出血量不多，病情不重，局灶或全身性癫痫发作的几率较高，局灶神经症状和体征与出血部位相关。

③ 脑干出血：原发性脑干出血占脑出血的 10% 左右，且绝大多数为脑桥出血，少数为中脑出血，延髓出血极为少见。

④ 中脑出血：突然出现复视，上眼睑下垂，一侧或两侧瞳孔散大，不同轴的水平或垂直性眼震，同侧肢体共济失调，也可表现为 Weber 或 Benedikt 综合征，严重者可昏迷和出现去大脑性强直状态，常迅速死亡。

⑤ 脑桥出血：一侧出血可见病灶侧周围性面瘫和对侧偏瘫。若波及双侧时可致深昏迷，且可出现双侧周围性面瘫、四肢瘫、交叉性瘫痪、交叉性感觉障碍、针尖样瞳孔、双侧眼球运动障碍、高热和去大脑性强直等。严重者可伴胃出血、急性肺水肿、急性心肌缺血，甚至心肌梗死等多脏器功能损害。

⑥ 延髓出血：常表现为突然猝倒、昏迷并很快死亡，部分轻症者可出现截瘫、呃逆、面部感觉障碍或 Wallenberg 综合征。

⑦ 小脑出血：占脑出血的 10%，表现为突发性枕后疼痛、眩晕、复视、步态不稳伴恶心呕吐。查体可见眼球震颤，病灶侧肢体肌张力和腱反射低下及共济失调或轻瘫、周围性面瘫、锥体束征和颈项强直。严重者可压迫脑干，很快进入昏迷和死亡。

⑧ 脑室出血：绝大多数为继发性，系脑实质出血破入脑室所致。轻者可仅有头痛、恶心、呕吐、颈项强直、脑膜刺激征阳性，临床上易与蛛网膜下腔出血相混淆。严重者可突然昏迷、高热、肌张力增高、皮肤苍白、发绀或大汗、瞳孔缩小或忽大忽小、眼肌麻痹及双侧病理反射征阳性，有时伴去大脑性强直，呼吸先深慢后变浅快，可于较短时间内死于脑疝。

3. 辅助检查

（1）影像学检查：颅脑 CT 是脑出血最有效最迅速的确诊方法。0.5 ml 以上的出血常可通过脑 CT 扫描清楚地显示出来，并可准确地了解脑出血的部位、出血量、占位效应、是否破入脑室和蛛网膜下腔以及周围脑组织受累情况。MRI 对脑干和小脑极少量出血的检出率高于 CT。MRI 的表现主要取决于血肿内含铁血黄素的变化，并可发现脑血管畸形、血管瘤及肿瘤等病变。对中青年非高血压性脑出血，或 CT、MRI 检查疑有血管异常者，应进行脑血管造影，查出异常血管。

（2）脑脊液检查：没有条件或不能进行脑 CT 扫描者，或疑有中枢神经系统感染者可进行腰穿检查，脑脊液压力常升高，可呈均匀血性。如颅压增高明显，并已有小脑天幕疝形成者应禁做腰穿。同时监测患者血、尿常规、血糖、肝肾功能、凝血系列、电解质及心电图情况，有助于了解患者的全身状态。

4. 诊断　大多数发生在 50 岁以上的高血压患者。常于体力活动或情绪激动时发病，病情进展迅速。血压常明显升高，出现头痛、恶心、呕吐等颅内高压表现，有偏瘫、失语等局限性神经功能缺损症状和脑膜刺激征，可伴有意识障碍。脑 CT 和 MRI 扫描可协助确诊。腰穿 CSF 多呈血性且压力增高，CSF 细胞学检查可见红细胞。

5. 鉴别诊断

（1）蛛网膜下腔出血、脑梗死、脑栓塞，脑外伤：根据发病年龄、病因、起病形式、体征及头颅 CT 检查可鉴别。

（2）对发病突然、迅速昏迷、局灶体征不明显者，应与昏迷引起的全身性疾病鉴别。应仔细询问病史，并进行相关实验室检查，并进行头颅 CT 检查除外脑出血。

6. 治疗原则

（1）基本原则：脱水降颅压，减轻脑水肿；调整血压；防治继续出血及并发症；促进神经功能恢复。

（2）内科治疗

① 一般治疗：保持安静、就地诊治、减少搬动，密切监测血压、呼吸、脉搏、瞳孔、意识状态等生命体征。维持呼吸道通畅，持续给氧。

② 脱水降颅压：颅内压（ICP）升高主要由于早期血肿占位效应和血肿周围脑组织的水肿。脑出血后 3～5 天，脑水肿达到高峰期，治疗选用 20% 甘露醇、速尿、甘油果糖和白蛋白等。有条件者可结合 ICP 监测水平，指导脱水降颅压治疗。

③ 控制血压：降颅压治疗后，收缩压≥200 mmHg，舒张压≥100 mmHg时，应降血压治疗，使血压保持在略高于发病前水平。收缩压＜180 mmHg或舒张压＜105 mmHg 时可不必使用降压药。降压幅度不宜过大，防止因血压下降过快而造成低灌注，加重脑损害。如血压过低，应找出原因及时处理，并选用多巴胺等升压药物。

④ 低温治疗：于头部和颈部大血管处放置冰帽、冰袋或冰毯以降低脑部温度和新陈代谢，有利于减轻脑水肿，降低颅内压，减少自由基产生，促进神经功能缺损恢复，改善患者预后。实施越早，效果越好，建议在脑出血发病 6 小时内给予，治疗时间至少持续 48～72 小时。低温治疗时体温应控制在 34～36℃。

（3）手术治疗：主要采用的方法有：去骨瓣减压术、小骨窗开颅血肿清除术、内镜血肿清除术、微创血肿清除术和脑室出血穿刺引流术。

（4）康复治疗：只要患者病情平稳，病情不再进展，康复治疗应尽早进行。

（二）缺血性脑卒中

缺血性脑卒中（脑梗死）是指因脑部血液循环障碍，缺血、缺氧所致的局限性脑组织的缺血性坏死或软化。当前国际广泛使用 TOAST 病因分型，将缺血性脑卒中分为大动脉粥样硬化型、心源性栓塞型、小动脉闭塞型、其他明确病因型和不明原因型等五种卒中。

1. 动脉粥样硬化性血栓性脑梗死　是我国最常见的脑梗死类型。它是在脑动脉粥样硬化等原因引起的血管壁病变的基础上，管腔狭窄、闭塞或有血栓形成，造成局部脑组织因血液供应中断而发生缺血、缺氧性坏死，引起相应的神经系统症状和体征。

（1）病因与临床表现：以中老年患者多见，病前有梗死的危险因素，如高血压、糖尿病、冠心病及血脂等。常在安静状态下或睡眠中起病，临床表现决定于梗死灶的大小和部位，主要为局灶性神经功能缺损症状和体征。不同部位脑梗死的临床表现各异。

（2）诊断与鉴别诊断：出现局灶性的神经功能缺损，梗死的范围与某一脑动脉的供应区域相一致。头部 CT 在早期多正常，24～48 小时内出现低密度灶。脑脊液正常。头颅 CT 等检查有助于早期诊断，血管造影可发现狭窄或闭塞的动脉。需和以下疾病鉴别。

① 与脑出血、蛛网膜下腔出血、脑栓塞等其他脑血管病鉴别。

② 硬膜下或硬膜外血肿：多有头部外伤史，病情进行性加重，出现急性脑部受压的症状。

③ 颅内占位性病变：颅内肿瘤或脑脓肿等也可引起局灶性神经功能缺损，类似于脑梗死。脑脓肿可有其他部位感染或全身性感染的病史，头部 CT 及 MRI 检查有助于明确诊断。

（3）治疗原则

① 基本原则：根据不同的病因、发病机制、临床类型、发病时间等确定治疗方案，实施以分型、分期为核心的个体化和整体化治疗原则。在一般内科支持治疗的基础上，可酌情选择改善脑循环、脑保护、抗脑水肿、降颅压等措施。在时间窗内有适应证者可行溶栓治疗。

② 溶栓治疗：是目前最重要的恢复血流措施。重组织型纤溶酶原激活剂（rt-PA）和尿激酶（UK）是我国目前使用的主要溶栓药物。溶栓方法包括静脉溶栓和动脉溶栓。a. 尿激酶：100 万～150 万 U，溶于生理盐水 100～

200 ml,持续静滴 30 分钟,用药期间应严密监护患者;b. rt-PA:剂量为 0.9 mg/kg(最大剂量为 90 mg)静脉滴注,其中 10% 在最初 1 分钟内静脉推注,其余持续滴注 1 小时,用药期间及用药 24 小时内严密监护患者。

③ 抗血小板聚集治疗:不符合溶栓适应证且无禁忌证的缺血性脑卒中患者应在发病后尽早给予口服阿司匹林 150~300 mg/d。急性期后可改为预防剂量(50~150 mg/d)。溶栓治疗者,阿司匹林等药物应在溶栓 24 小时后开始使用。对于不能耐受阿司匹林者,可考虑选用氯吡格雷等抗血小板治疗。

④ 抗凝治疗:常用的抗凝药物主要包括普通肝素、低分子肝素、华法林。使用抗凝治疗时,应监测部分凝血活酶时间(APTT),使其控制在正常范围的 1.5 倍之内,抗凝剂量是要因人而异。

⑤ 外科或介入治疗:对大脑半球的大面积梗死等,可实施开颅减压术。介入治疗包括颅内外血管经皮腔内血管成形术及血管内支架置入等,其与溶栓治疗的结合越来越受重视。

2. 脑栓塞 是指由脑外各部位的固体、液体或气体栓子随血液进入脑血管内,造成动脉阻塞,引起相应供血区脑组织缺血、坏死和脑功能障碍的一种急性脑血管病,又称缺血性脑卒中或栓塞性脑梗死。约占脑卒中的 15%~20%。可发生在任何年龄,但以中老年人为多。脑栓塞的预后主要取决于栓塞部位、大小、数目以及原发病的程度。急性期病死率为 15% 左右,多死于严重脑水肿并发的脑疝、脑干梗死、多部位梗死、肺部感染和心力衰竭。

(1)病因与临床表现:按栓子来源的不同,可分为以下几种:

① 心源性栓子:占所有脑栓塞的 75%,系由心内膜和瓣膜上的栓子脱落所造成,常见于心房颤动、心瓣膜病、感染性心内膜炎、心肌梗死等。

② 非心源性栓子:动脉粥样硬化斑块性栓塞;脂肪栓塞;空气栓塞;医源性栓塞(主要在血管内介入性诊断和治疗中);其他如癌细胞、虫卵和寄生虫栓子等。

脑栓塞可发生在任何年龄,多在活动时急骤发病,无前驱症状,局灶性神经体征在数秒或数分钟达到高峰,多表现为完全性卒中。大多数的栓塞发生在颈内动脉系统,其临床表现为突发偏瘫、失语、同向偏盲、偏身感觉障碍或癫痫发作。少数椎—基底动脉系统栓塞者表现为复视、眩晕、共济失调、交叉性瘫,多无严重意识障碍及颅压增高等全脑症状。较大动脉栓塞致严重脑梗死或多发性梗死者,可因昏迷、全身抽搐、颅压增高及脑疝而死亡。

(2)诊断与鉴别诊断:诊断要点为:

① 无前驱症状,突然发病,病情进展迅速且多在几分钟内达高峰。

② 局灶性脑缺血性症状明显。

③ 明显的原发疾病及栓子来源。

④ 脑 CT 和 MRI 能明确脑栓塞的部位及大小。注意与其他脑血管病，如脑血栓形成和脑出血等鉴别。

（3）治疗原则

① 一般治疗：脑栓塞的治疗大多与脑血栓形成相同，包括急性期的综合治疗，尽可能恢复脑部的血液循环，进行物理和康复治疗。但应注意的是：a. 由于脑栓塞易并发梗死部位的出血，应严密观察病情变化，及时复查头颅 CT。b. 动脉主干闭塞造成严重脑水肿时应进行脱水、降颅压治疗，严重者应外科手术干预。c. 心源性脑栓塞容易复发，发病后 10 天内栓子容易再次脱落，故发病后 4～6 天内要求绝对卧床休息。d. 对感染性栓塞应使用抗生素，并禁用溶栓和抗凝治疗，防止扩散。

② 原发病治疗：有助于脑栓塞的恢复和防止复发。如先天性心脏病或风湿性心脏病有手术适应证者应积极进行手术治疗；心源性栓塞患者需卧床休息数周，纠正心律失常，控制心率，防治心衰；有亚急性细菌性心内膜炎者应积极彻底行强有力的抗生素治疗；骨折患者应减少活动，固定骨折部位。急性期过后，可长期使用小剂量阿司匹林等药物。

③ 预防：脑栓塞的预防主要进行抗凝和抗血小板治疗，能防止被栓塞的血管发生逆行性血栓形成和预防复发，同时对原发病的有效防治可根除栓子的来源，防止复发。

三、癫痫持续状态

（一）定义

癫痫持续状态是指一次癫痫发作持续 30 分钟以上或者连续发作，在间期患者的意识不能恢复至清醒状态。癫痫是反复发作的神经元异常放电所致的暂时性中枢神经系统功能失常的综合征。包括原发性和继发性。原发性癫痫病因不明；继发性癫痫的常见病因包括颅脑外伤、颅内血管病变、中枢神经系统感染、出生损伤、颅脑肿瘤、缺氧疾病、代谢疾病、内分泌疾病、心血管疾病、中毒等。

（二）临床表现

1. 全身强直　阵挛性发作（大发作），表现为突然意识丧失，先为强直性，后为阵挛性痉挛。常伴尖叫一声、面色青紫、尿失禁、舌咬伤、口吐白沫、瞳孔散大，持续数十秒钟后痉挛发作自然停止，进入昏睡状态。醒后有短时间的头昏、疲乏，对发作过程不能记忆。

2. 失神性发作（小发作）　表现为发作性精神活动突然中断、意识丧失，可伴有肌阵挛或自动症，一次发作历时数秒至十几秒钟，脑电图出现 3 次/秒棘慢波。

3. 单纯性部分性发作　表现为某一局部或一侧肢体的强直性、阵挛性发作，或感觉异常发作，意识清楚，历时多短暂。若发作范围扩及其他肢体或全身时，称杰克森发作。发作后患肢可有暂时性瘫痪，称 Todd 麻痹。

4. 复杂性部分发作(精神运动性发作)　表现以阵发性精神症状、意识障碍和自动症为特征。发作自动症时病人可无意识地重复一些动作，如吸吮、咀嚼、咂咀、搓手、拍掌、转圈，甚至游走、奔跑、自伤、伤人等。

5. 植物神经性(或间脑)发作　常见头痛型、腹痛型、晕厥型、肢痛型、心血管性发作。

（三）诊断及鉴别诊断

确切的癫痫发作史，或(和)专科医生目击癫痫发作过程，包括当时环境、发作过程、发作时的姿态、面色、声音，有无肢体抽搐及其大致的顺序，有无情感、行为失常等。了解发作时有无意识丧失对诊断全面强直—阵挛发作是关键，间接的依据是咬舌、尿失禁。

脑电图检查发现痫性放电，亦是强有力证据。

鉴别诊断：癔症、晕厥、过度换气综合征、偏头痛、短暂性脑缺血发作等。

（四）治疗原则

1. 一般治疗：密切监测血压、呼吸、脉搏、瞳孔、意识状态等生命体征，维持呼吸道通畅，持续给氧，防止吸入性肺炎或窒息。

2. 从速控制发作：依据癫痫持续状态的临床类型选择用药。选用速效药物静脉给药，首剂应足量，控制不良时应及时重复给药，对顽固性的病例应多种药物联合使用。发作控制后应给予足够的维持量。可选择的药物有咪达唑仑、安定、氯硝安定等，必要时可联合应用肌松剂。用药时注意呼吸功能抑制及循环影响。待癫痫诱因去除、抽搐控制后，可尝试逐步减量，并过渡至鼻饲常规抗癫痫药物。

3. 防治脑水肿，保护脑组织，高热须物理降温。

4. 积极纠正发作引起的全身性代谢紊乱。

5. 及时识别和纠正可能的促发因素。

6. 预防和控制感染等并发症。

7. 应注意所选药物的毒副作用，如氨茶碱、可卡因、异烟肼、三环类抗抑郁药以及所有呼吸兴奋剂均可诱发痫性发作。

四、重症肌无力

重症肌无力是一种神经—肌肉传递障碍的获得性自身免疫性疾病。由于患者体内存在乙酰胆碱抗体，该抗体作用于运动神经原末梢和骨骼肌细胞所构成的运动终板，尤其是突触后膜的乙酰胆碱受体，使功能性乙酰胆碱受体数量减少而导致动作电位产生障碍，乃至神经肌肉传导障碍。重症肌无力危象是指急骤发生呼吸肌严重无力,出现呼吸麻痹而导致急性呼吸衰竭,可危及患者生命。

（一）病因与发病机理

重症肌无力主要是突触后膜乙酰胆碱受体（AChR）发生病变所致,与免疫机制紊乱有关。约70%病例有胸腺增生,另15%患者有胸腺瘤。此外,患者常伴发其他免疫性疾病,少数可有家族性遗传重症肌无力。胸腺细胞功能研究证明,胸腺中肌样上皮细胞表面具有AChR,这种受体在特定的遗传素质影响和胚胎期病毒感染下,导致胸腺内肌样上皮细胞的烟碱型—AChR致敏,产生循环抗体,在补体激活和参与下,破坏突触后膜,导致突触后膜溶解破坏等一系列形态学改变,从而发生肌无力。

（二）临床表现

女性多于男性,任何年龄组均可发病。大多起病隐袭,首发症状多为一侧或双侧眼外肌麻痹,如眼睑下垂、斜视和复视。重症呼吸肌受累,可出现咳嗽无力、呼吸困难,进而呼吸衰竭。心肌偶可受累,常引起突然死亡。

（三）诊断与鉴别诊断

重症肌无力的诊断主要根据病史和临床表现。可行新斯的明试验阳性,甲基硫酸新斯的明0.5～1.0 mg肌内注射,15～30分钟后症状好转为阳性。

需与肌无力综合征、格林巴利综合征、多发性肌炎、延髓麻痹等鉴别诊断。

（四）治疗原则

1. 一般治疗　避免感染、过度疲劳等诱发肌无力危象。禁用神经肌肉传递阻滞药物,如氨基糖甙类抗生素、奎尼丁、普萘洛尔、氯丙嗪及肌松剂等。

2. 常规治疗　乙酰胆碱酯酶抑制剂仍然是首选药物。① 溴化斯的明15～30 mg/次,每日3～4次,口服;② 吡啶斯的明60 mg/次,每日3～4次,口服。

3. 其他治疗　血浆置换;胸腺摘除;糖皮质激素使用;肌无力危象时机械通气治疗等。

第十四章　心肺脑复苏

第一节　基础理论

心肺复苏(cardiopulmonary resuscitation，CPR)是指针对心跳呼吸骤停采取的抢救措施。随着技术的进步，患者恢复自主呼吸和循环的可能性较以往有了很大的提高，但是长时间心脏停搏后导致缺血缺氧性脑病，却成为影响预后的严重障碍。故有学者提出心肺脑复苏(cardiopulmonary-cerebral resuscitation，CPCR)的概念，旨在强调脑保护和脑复苏的重要性。目前多数文献中 CPR 和 CPCR 是通用的。

现代 CPR 的基本框架形成于 20 世纪 50～60 年代，其标志是确立了 CPR 的四大基本技术，即口对口人工呼吸、胸外心脏按压、体表电除颤和肾上腺素等药物的应用。国际复苏联络委员会(ILCOR，International Liaison Committee on Resuscitation)于 2000 年颁布了第一部国际性复苏指南，即《国际心肺复苏和心血管急救指南 2000》。2005 年 ILCOR 根据复苏医学领域的研究成果进行科学的证据评估，对指南进行更新。2010 年，ILCOR 和美国心脏病学会(AHA)发布了新的《心肺复苏与心血管急救指南》，将四个早期生存链改为五个链环来表达实施紧急生命支持的重要性，即：① 立即识别心脏停搏并启动应急反应系统；② 尽早实施心肺复苏 CPR，强调胸外按压；③ 快速除颤；④ 有效的高级生命支持；⑤ 综合的心脏骤停后治疗。

一、心搏呼吸骤停的原因

导致心搏呼吸骤停的原因很多，但以心血管疾病引起者最多，非心血管病变，如休克、缺氧、严重水电解质平衡和代谢紊乱、中毒和呼吸系统疾病等均可导致心搏骤停。常见的心搏呼吸骤停可治性原因归纳为"5H5T"。

	Hypoxia	低氧血症
	Hypovolemia	低血容量
5H	Hydrogen ion(acidosis)	酸中毒
	Hypo/Hyperkalemia	低/高钾血症
	Hypothermia	低体温

续表

5T	Toxin	中毒
	Tamponade(cardiac)	心脏压塞
	Tension pneumothorax	张力性气胸
	Thrombosis，Pulmonary	肺栓塞
	Thrombosis，coronary	冠状动脉血栓

二、心搏呼吸骤停后病理生理改变

（一）缺氧和 CO_2 潴留

心搏骤停时循环立即中断，全身组织失去氧的供应，机体处于严重缺氧状态，且心搏骤停后常继以呼吸停止，因而造成大量二氧化碳潴留。故缺氧和二氧化碳潴留对机体的影响，是心搏骤停的病理生理改变的基础。缺氧和二氧化碳潴留对机体造成以下病理生理改变。

1. 代谢性酸中毒　当心搏骤停、供氧中断，使组织细胞有氧氧化受阻，维持机体生命的细胞内线粒体的能量代谢即由有氧代谢转变为无氧代谢。在无氧代谢时，不仅能量的产生比有氧代谢时明显减少，且无氧糖酵解产生大量丙酮酸，在无氧状态下生物氧化无法进行，以及脱羧辅酶受抑制，不能进入三羧酸循环氧化分解。大量丙酮酸即经还原型尼克酰胺腺嘌呤核苷酸（$NADH_2$）作用变为乳酸。体内迅速聚积的大量乳酸，导致了代谢性酸中毒。

2. 呼吸性酸中毒　当心跳骤停细胞缺氧时细胞膜的通透性改变，离子通过细胞膜的主动交换功能被破坏，而由被动性的弥散功能所取代，所以时常发生离子交换紊乱现象。在正常情况下，细胞内的 K^+ 浓度较细胞外高 20～50 倍，心肌细胞内的 K^+ 可较细胞外高 40 倍。由于 Na^+-K^+ 泵功能障碍和细胞膜通透性改变，细胞内的 K^+ 外逸，造成细胞外高钾，这种高钾状况，常是心脏不能复跳或复苏过程中心脏再度停跳的原因之一。另一方面细胞外 Na^+ 进入细胞内致细胞内水肿。过多的 H^+ 向细胞内弥散造成细胞内、外酸中毒。机体为了保持酸碱平衡，由体内缓冲系统用储备碱进行缓冲。在缓冲的过程中产生大量二氧化碳，使二氧化碳分压（$PaCO_2$）增高。加上由于呼吸停止，CO_2 排出障碍，CO_2 潴留体内。由于 CO_2 的弥散性强，容易透过细胞膜，以致进一步造成离子交换紊乱，产生呼吸性酸中毒。

可以看出，心搏骤停之后，之所以在短期内就发生严重的酸中毒，是由于代谢性酸中毒加呼吸性酸中毒的缘故。混合性酸中毒单纯用碱剂治疗多不能奏效，必须在保证呼吸道通畅的情况下进行有效的人工呼吸，改善机体的通气与换气功能，与补碱治疗相结合。

3. 能量生成减少和耗竭　在正常情况下，糖经过氧化，分解成丙酮酸，再经脱羧辅酶 A 变为乙酰辅酶 A 而进入三羧酸循环。在此过程中产生大量高能磷酸键。当缺氧时,糖转为无氧酵解,此时虽也能产生少量高能磷酸键,但仅相当于有氧代谢的 1/19,远不足供应机体需要。而当缺氧继续加剧时,无氧酵解也只能维持 4～6 分钟。无氧酵解停止时,能量来源即告断绝。机体各器官的细胞,全靠储存的能量存活,各器官细胞对三磷酸腺苷(ATP)等的储存量各不相同,在能量完全耗竭的情况下,细胞就不能维持存活。如不及时纠正缺氧以及早恢复能量的产生,则对于机体的复苏,尤其是能量消耗快、储存少的器官(如脑)的功能恢复,将产生重大影响。

4. 细胞损伤　缺氧和酸中毒都会导致细胞膜的损伤,出现离子泵功能障碍,水、Na^+ 和 Ca^{2+} 内流,细胞内水肿,跨膜电位明显下降。线粒体是细胞内能量生成的主要部位,缺氧和酸中毒使线粒体发生功能障碍,甚至肿胀破裂,细胞内的溶酶体也遭到破坏,释放出大量的水解酶,引起细胞自溶。这种变化,在脑的皮层细胞最易发生。故当缺氧时间稍长,患者神志未能很快恢复时,即应考虑到有脑水肿存在,及早采取措施防治脑水肿。

(二) 机体重要器官的变化

1. 心脏　心搏骤停后的心脏变化主要为缺氧和酸中毒所造成的后果。在能量来源中断并迅速耗竭的情况下,持续存在的缺氧使心肌内不能合成 ATP,而心脏复苏所需时间与 ATP 的储存量有密切关系。ATP 储存量越少,则复苏所需的时间越长。故有人主张在缺氧的早期即供给一定量的 ATP 等能量药物,对心、脑等重要器官的复苏可能有一定的意义。

此外,过多的酸性代谢产物还能直接抑制心肌及血管平滑肌,使心肌及周围血管失去张力。并降低心肌的室颤阈,诱发室颤。酸中毒引起的心肌细胞内低钾及细胞外高钾常在心脏复苏过程中引起各种心律失常。

2. 脑

(1) 脑组织微循环在复苏过程中的变化:心搏骤停后微循环内很易发生血液凝聚,当大循环恢复后,微循环内的凝血仍需一段时间才能解决。这种恢复速度在机体各器官中有很大差别,如心肌微循环,当冠状动脉灌注恢复后,心肌的氧供即很快地全部恢复;而脑组织则是各器官中恢复最慢的,在心脏复跳以后的数分钟内,只有 10%～20% 的脑组织恢复了氧的供应,在复跳 10～20 分钟以后,大部分脑组织可恢复氧供,但全部脑组织恢复供氧则需要 30～40 分钟。故在脑组织微循环渐次恢复的过程中,仍然有部分脑组织处于缺氧状态。

(2) 脑组织缺氧损伤:脑组织缺氧导致中枢神经系统功能障碍,主要与缺氧所致的脑水肿和神经细胞受损有关。

脑水肿包括细胞毒性和血管源性两种机制。前者在缺血期间既已启动,属细胞内水肿,在再灌注期可继续加重;后者继发于再灌注后,主要与多血象和内源性损伤因子(包括递质和介质等)对血管内皮细胞的损伤有关。脑细胞水肿是由于 ATP 减少,能量耗竭,细胞膜功能丧失,Na^+-K^+ 泵失调,细胞内 Na^+ 浓度增高,同时细胞膜损伤通透性改变,细胞外液中的钠离子及水分进入细胞内,形成脑细胞水肿,使脑的体积增大导致颅内压上升。而颅内压的增高又阻断脑循环,使脑缺氧进一步加重,严重者可发生脑疝。

缺氧还可直接损害神经细胞,在脑缺氧死亡的病例中,很多病例死前并无颅内压增高情况。在造成缺氧性脑病的动物实验中也发现脱水疗法不及持续冬眠成活率高。这都说明脑组织损害不仅仅是脑细胞水肿一种病变所造成的。由缺氧所造成的神经细胞损害与脑组织微循环的恢复有密切关系,在动物实验中应用肝素或链激酶等药物以改善微循环时,则脑循环的阻断时间可加倍延长。这提示在治疗脑缺氧时,不仅要应用脱水疗法还要同时应用改善脑的微循环、降低脑代谢等疗法。脑细胞受损主要表现为细胞膜损伤通透性增加,线粒体损伤,氧化磷酸化功能障碍,溶酶体膜损伤,溶酶释放蛋白水解,导致进一步的细胞损伤。

3. 肾脏　心搏骤停使肾脏的血液供应发生急剧改变,由于肾素—血管紧张素系统反馈功能的极度紊乱,导致肾血管的强烈收缩,肾血流量严重减少,肾脏严重缺血。如缺血超过一定时间则肾小球过滤率降低,肾小管发生功能障碍,终至肾小管急性坏死引起急性肾衰竭。这种由于缺血引起的肾小血管收缩,即使自主心跳已经恢复,而机体仍处于低血压状态并持续 30～60 分钟以上时,也常使肾小管阻力成倍增高。甚至在经过各种治疗已使有效循环恢复,动脉压正常的情况下,肾血流量的减少仍可持续一段时间。故在心跳骤停的病例中,有时急性肾衰竭可发生在自主心跳已恢复后的 24～72 小时内。此外,肾小管毛细血管内凝血也是导致急性肾衰竭的因素之一。

急性肾衰竭一旦发生,就给复苏的完全成功带来新的困难,如水和电解质的紊乱、酸中毒的加重、氮质血症的形成和出血倾向的增加等等都给治疗造成矛盾和困难。故肾功能的正常与否也是决定抢救成功的关键之一,必须及早注意,防患于未然。

三、脑代谢和脑灌注

脑组织代谢的特点:脑重量占体重的 2%,脑血流占心排出量的 15%,而耗氧量占全身的 20%～25%。在全身各组织器官中,脑对氧的需要量最大,对缺氧的耐受性最差。脑灰质比白质的耗氧量多 5 倍,对缺氧的耐受性更差。脑内氧、葡萄糖和 ATP 的储存很少,主要靠葡萄糖的完全氧化供给。脑循环停止 10 秒,即可引起大脑缺氧而昏迷,停止 4～5 分钟后大脑的葡萄糖及糖原储备耗竭。

心搏骤停对脑血流灌注及脑功能的影响：全脑停循环后的血流灌注分为 3 个阶段：① 心搏骤停时为无血流灌注(no flow)期(5 分钟以上停跳，即使自主血流恢复，仍有血流灌注障碍)；② 短暂的脑充血期(30 分钟左右)；③ 延迟性的全脑或多灶性低灌注(low-flow)期。

在无灌注期发生的病理生理改变包括：① ATP 依赖性 Na^+－K^+ 泵功能障碍，细胞膜去极化；② 谷氨酸释放；③ 经 N-methyl-D-aspartate (NMDA)受体介导，造成兴奋性损伤；④ 导致钙内流，细胞内钙水平升高；⑤ 激活一系列第二信使，增加钙通透和谷氨酸释放，从而放大损伤；⑥ 通过与线粒体呼吸链相互作用，而增加氧自由基形成；⑦ 多种酶类的激活(脂酶、蛋白酶和核酸酶等)。

在心脏复跳，恢复脑血流灌注后，脑损害仍在继续。重新获得氧作为酶促氧化反应的底物，因线粒体功能障碍，产生再氧合损伤。再氧合损伤是一系列的瀑布样生化反应，包括铁离子、氧自由基、NO、儿茶酚胺、氨基酸等释放以及钙移位等。最终结果是线粒体损伤和 DNA 断裂，易受损脑部位的易受损神经元死亡(凋亡)，形成缺血缺氧性脑病。

四、心搏呼吸骤停的判断

心脏呼吸骤停的判断越迅速越好，只需进行患者有无应答反应、有无呼吸及有无心跳三方面的判断。院内急救可能略有区别(如监测下的心跳骤停)，但也应避免不必要的延误，如找听诊器听心音、量血压、接 ECG、检查瞳孔等。

1. 判断患者有无反应　循环停止 10 秒钟，大脑因缺氧而发生昏迷，故意识消失是心搏骤停的首要表现。判断意识消失的方法是拍打或摇动患者，并大声呼唤。

2. 判断有无呼吸　心搏停止者大多呼吸停止，偶尔也可有叹息样或不规则呼吸，有些患者则有明显气道梗阻表现。判断的方法是：用眼睛观察胸廓有无隆起的同时，施救者将自己的耳面部靠近患者口鼻，感觉和倾听有无气息。判断时间不应超过 10 秒钟。若不能肯定，应视为呼吸不正常，立即采取复苏措施。

3. 判断有无心跳　徒手判断心搏骤停的方法是触颈总动脉搏动，首先用食指和中指触摸到甲状软骨，向外侧滑到甲状旁沟即可。也应在 10 秒钟内完成。

近年来，触摸颈动脉搏动判断心跳的方法受到质疑，原因在于即使是受过训练的医务人员，也很难在短时间内准确判断脉搏，从而导致复苏的延误甚至放弃。2010 年 AHA 指南取消了既往 CPR 程序中的"看、听和感觉呼吸"，强调在确认成人患者无反应且没有呼吸或不能正常呼吸后立即开始复苏步骤。专业医务人员检查脉搏的时间不应超过 10 秒钟；若 10 秒钟内不能确定存在脉搏与否，立即进行胸外按压。

五、心肺复苏有效的指征

在急救中判断心肺复苏是否有效，可以根据下列五方面进行综合考虑：

1. 瞳孔　复苏有效时，瞳孔由大变小，如瞳孔由小变大、固定，则说明复苏无效。

2. 面色（口唇）　复苏有效时，面色由紫绀转为红润，若变为灰白，则说明复苏无效。

3. 颈动脉搏动　按压有效时，每按压一次可触摸到颈动脉一次搏动，若中止按压搏动亦消失，则应继续进行胸外按压，如果停止按压后脉搏仍然存在，说明病人心搏已恢复。

4. 神志　复苏有效时，可见患者有眼球活动，睫脊反射与对光反射出现，甚至手脚开始活动。

5. 出现自主呼吸　自主呼吸出现，并不意味可以停止人工呼吸，如果自主呼吸微弱，仍应坚持口对口呼吸。

第二节　基本知识

一、心搏呼吸骤停基本生命支持

基本生命支持（basic life support，BLS）是心搏骤停后挽救生命的基础，主要包括突发心搏骤停（SCA）的识别、紧急反应系统的启动、早期心肺复苏（CPR）、迅速使用自动体外除颤仪（AED）除颤。其基本目的是在尽可能短的时间里进行有效的人工循环和人工呼吸，为心脑提供最低限度的血流灌注和氧供。

2010 年《心肺复苏及心血管急救指南》中一个重要变更是心肺复苏程序的变化：C—A—B 代替 A—B—C，建议在进行通气之前开始胸外按压。虽然尚无人体或动物实验研究依据证明实施心肺复苏时先进行 30 次按压而不是 2 次通气可以提高存活率，但胸外按压可以产生血流，而且对院外成人心搏骤停的研究表明，如果有旁观者尝试实施胸外按压，则存活率可提高。动物实验研究数据证明，延误或中断胸外按压会降低存活率，所以在整个复苏过程中应尽可能避免延误和中断。胸外按压几乎可以立即开始，而确定头部位置并实现密封以进行口对口或气囊面罩人工呼吸的过程则需要一定时间。如果有两名施救者在场，可以减少开始按压的延误：第一名施救者开始胸外按压，第二名施救者开放气道并准备好在第一名施救者完成第一轮 30 次胸外按压后立即进行人工呼吸。无论有一名还是多名施救者在场，从胸外按压开始心肺复苏都可以确保患者尽早得到这一关键处理。

（一）立即识别和启动紧急反应系统

如果单个急救者发现一个无反应成人（即对刺激无运动或无反应）或目击一个成年人突然倒地，在确定周围环境安全后，施救者要立即拍打患者的双肩及呼叫患者，以判断患者的反应，并判断患者有无呼吸及动脉搏动。最新的指南强调了对任何无呼吸或无正常呼吸的成年人无反应者，应该在最短时间启动紧急反应系统。

（二）胸外按压

胸外按压指的是在胸骨中下部进行的有力并有节奏的按压。这些按压通过增加胸内压及直接按压心脏产生血流。按压产生的血流可为心肌和脑组织提供一定水平的血流灌注，对于恢复自主循环和减轻脑缺氧损害至关重要。尤其在停跳倒地时间超过 5 分钟以上的患者，有效胸外按压可增加电除颤成功的可能性。目前认为，高质量的胸外按压是复苏成功的关键。施行胸外心脏按压时，患者必须平卧，背部垫一木板或平卧于地板上，施救者立于或跪于患者一侧。其要点如下：

（1）按压部位：为胸骨下 1/2 处，简化的按压部位为将手掌置于胸部中央相当于双乳头连线水平即可。

（2）按压手法：是施救者用一只手的掌根置于按压点，另一手掌重叠于其上，手指交叉并翘起；双肘关节与胸骨垂直，利用上身的重力快速下压胸壁。

（3）按压频率：至少 100 次/分钟，按压深度至少为 5 cm；婴儿和儿童按压深度至少达到胸廓前后径的 1/3 或婴儿 4 cm，儿童 5 cm。

（4）按压和放松时间大致相当，放松时手掌不离开胸壁，但必须让胸廓充分回弹。

（5）按压/通气比：对多数年龄段患者实施单人 CPR 以及成人实施双人 CPR 均按照 30∶2 给予按压和通气。

（6）最大限度地减少按压中断的次数和时间。

（7）正确的胸外按压极易疲劳，多人施救应尽可能轮换进行，以免影响按压质量。一般约 2 分钟应轮换 1 次，可利用轮换时间进行心律等检查。

（三）开放气道

心脏停搏后昏迷的患者舌根、软腭及会厌等口咽软组织松弛后坠，必然导致上呼吸道梗阻。解除上呼吸道梗阻的基本手法有：

（1）仰头抬颏法，施救者一手置于患者额头，轻轻使头部后仰，另一手置于其颏下，轻轻抬起使颈部前伸。

（2）托颌法，施救者的食指及其他手指置于下颌角后方，向上和向前用力托起,并利用拇指轻轻向前推动颏部使口张开。托颌法适用于怀疑存在颈椎损伤(如高处坠落伤、头颈部创伤、浅池跳水受伤等)患者。如果托颌法未能成功开放气道,应改用仰头抬颏法。

(四)人工呼吸

1. 口对口和口对鼻人工通气 CPR 的基本技术之一,施救者一手捏住患者鼻子,另一手推起患者颏部保持气道开放,眼睛观察胸部运动。平静吸气后,用口包住患者口腔向里吹气,通气时间 1 秒钟以上,给予足够的潮气量以能见到胸廓起伏。对口腔严重创伤而不能张开者、口对口通气无法密闭者或溺水者在水中施救等,可采用口对鼻通气。

2. 应用气囊—面罩进行人工通气 院内 CPR 时一般用气囊—面罩进行人工通气,通气量只需使胸廓隆起即可,频率保持在 8~10 次/min,避免快速和过分用力加压通气,成人 CPR 期间的潮气量大约 500~600 ml(6~7 ml/kg)就足够了,过度通气可能有害,应予避免。球囊—面罩通气能导致胃胀气、误吸等并发症。

无论采取何种通气方式,均要求在通气前开始胸外按压,单人施救者应首先进行 30 次胸外按压,然后开放患者气道进行 2 次人工呼吸。

(五)使用 AED 进行早期除颤

任何施救者目睹发生院外心搏骤停且现场有 AED,施救者应从胸外按压开始心肺复苏,并尽快使用 AED。当有 2 名或以上的施救者在场的时候,当第二名施救者启动紧急反应系统并取回 AED(或者在院内的手动除颤仪)的同时,第一名施救者就要开始胸外按压。除颤流程:打开 AED、遵循 AED 的提示操作、在放电后立即继续胸外按压(最少的中断)。对于有心电监护的患者,从心室颤动到给予电击的时间不应超过 3 分钟,并且在等待除颤器就绪时进行心肺复苏。早期体表电除颤是心搏骤停后存活的关键。

二、心搏呼吸骤停高级生命支持

高级生命支持(advanced life support,ALS)是基本生命支持的延续,是以高质量的复苏技术、复苏器械、设备和药物治疗,力争最佳疗效和预后的复苏阶段,是生存链中重要环节。ALS 主要措施包括气道管理、通气支持、恢复和维持自主循环、药物治疗和生理参数监测。

(一)气道管理和人工通气

在 ALS 阶段,开放呼吸道和保障充分通气仍然是重要的。心脏骤停期间气道管理的最佳方法要根据施救者经验和能力、心搏骤停现场的条件决定。

1. 常用的基本气道管理

(1)口咽通气管(oropharyngeal airways):虽然研究没有专门考虑在心搏骤停患者使用口咽通气管,但它可以防止舌头阻塞气道,有助于球囊—面罩通气时有充足的通气。口咽通气管插入不当会导致舌移动到喉咽部,引起气道阻塞。为便于球囊—面罩通气,口咽通气管可用于没有咳嗽或呕吐反射的无意识(无反应)的患者,而且仅由受过培训的人员操作。

(2)鼻咽通气管(nasopharyngeal airways):对气道阻塞或有气道阻塞风险的患者特别是牙关紧闭妨碍放置口咽通气管时很有用。对非深度意识障碍的患者,鼻咽通气管比口咽通气管更容易耐受。严重颅面部损伤的病人应慎用鼻咽通气管。与所有辅助设备一样,安全使用鼻咽通气管需充分培训、实践和再培训。

2. 高级气道

(1)食管—气管导管(esophageal-tracheal tube,Combitube)的优点是隔离气道、降低误吸的风险和通气更可靠,用食管—气管导管时确认位置很有必要,如果其末端在食管或气管的位置识别错误,可能会出现致命并发症。

(2)喉罩(laryngeal mask airway,LMA)是一种新型的畅通呼吸道的方法,喉罩提供比面罩更安全和可靠的通气方法,操作简便,副作用少。需要时可将喉罩直接插入喉头,然后向气罩内注入适量空气,即可覆盖住喉头,连接呼吸机辅助呼吸。

(3)气管插管:是可靠而有效的人工气道。

3. 人工通气 一旦高级气道建立,便可连接呼吸机或呼吸囊进行辅助通气,必要时继续进行胸外按压。

(二)建立复苏用药途径

心搏骤停的用药途径有3种:静脉途径、骨髓腔途径、气管途径。一般优先采用静脉途径,静脉通路难以建立或根本无法建立时,考虑采用后两者。经骨髓腔用药达到充分血浆浓度的时间与中心静脉相当,目前已有用于成人骨髓腔穿刺置管的套针,此外,骨髓腔途径也可以用于抽取骨髓进行静脉血气分析、电解质和血红蛋白浓度等检测。某些抢救药物可通过气管给予。已证明 CPR 时气管内应用肾上腺素的剂量,是静脉用药剂量的 3～10 倍,故肾上腺素气管内给药时,单次剂量为 3 mg。

(三)心肺复苏期间的静脉输液

如果心搏骤停与大量液体丧失导致的低血容量有关,应及时补液以迅速恢复血容量。无低血容量存在时,过量输注液体似乎并无益处,输注过多含糖液体容易引起高血糖,从而加重停跳后的神经系统功能障碍。

(四)复苏药物

1. 肾上腺素 目前被推荐作为心搏骤停的标准缩血管药首选使用。其 α 肾上腺能受体活性导致体循环血管收缩,从而提高冠状动脉和脑灌注压,增加心脑血流量,有利于自主循环恢复和保护脑功能。肾上腺素的用法是 1 mg

静脉或骨髓腔内注射,每 3～5 分钟重复 1 次。若静脉通路未能及时建立,可通过气管导管使用肾上腺素,每次 2～2.5 mg。不推荐大剂量应用肾上腺素,特殊情况下考虑使用更高剂量(如 β 肾上腺受体阻滞药或钙通道阻滞药中毒等)。有时自主循环恢复后仍然需要用肾上腺素输注维持血压,应调节输注速率,以达到合适的血压水平,剂量过大可能导致心动过速和加重心肌缺血,并可能诱发 VF 和 VT。

2. 血管加压素　是天然的抗利尿激素,大剂量时刺激血管平滑肌上的 V1 受体,产生强效缩血管作用。虽然有证据表明血管加压素较肾上腺素具备部分优点,但目前尚无足够证据支持将血管加压素常规作为肾上腺素的替代,或与肾上腺素联合使用,也无证据证实其能够改善猝死患者的生存出院率。在 1 mg 肾上腺素不能恢复自主循环时,可考虑应用血管加压素 40 U 静脉注射。也可以用血管加压素 40 U 代替首剂肾上腺素使用。血管加压素可能在心室停顿的治疗时更有效果。

3. 胺碘酮　是作用于心肌细胞膜的抗心律失常药,通过对钠、钾和钙等离子通道的影响发挥作用。胺碘酮具有 α、β 肾上腺受体阻滞功能。与安慰剂和利多卡因比较,胺碘酮应用于 3 次电击后仍持续 VF 的患者,可提高存活入院率。用于人类或动物 VF 或血流动力学不稳定的 VT 时,可能改善对电击除颤的反应。胺碘酮可用于对 CPR、电击除颤和缩血管药等治疗无反应的 VF/无脉搏 VT 患者,初始剂量为 300 mg,用 5% 葡萄糖液稀释到 20 ml 静脉或骨髓腔内注射,随后可追加 150 mg。

4. 利多卡因　是一种相对安全的抗心律失常药,但用于心脏停搏的抢救治疗,其短期或长期效果均未得到证实。近年来的研究发现,利多卡因用于心脏停搏,自主循环恢复率低于胺碘酮,而心室停顿的发生率高于后者。故目前仅推荐在没有胺碘酮时应用利多卡因抢救心搏骤停。顽固性 VF/VT 而无胺碘酮可供使用时,可考虑静脉注射利多卡因 100 mg(1～1.5 mg/kg)。若 VF/VT 持续存在,每隔 5～10 分钟追加 0.5～0.75 mg/kg,第 1 小时的总剂量不超过 3 mg/kg。

5. 阿托品　阿托品是 M 型胆碱能受体拮抗剂,可阻断迷走神经对窦房结和房室结的作用,增加窦房结自主节律性,促进房室结传导。其应用指征为:血流动力学不稳定的窦性、房性或交界性心动过缓。用法为阿托品 1 mg 静脉或骨髓腔内注射,可重复使用。2010 年 AHA 指南不再建议在治疗无脉性心电活动/心跳停止时常规使用阿托品。

6. 碳酸氢钠　复苏后动脉血气分析显示 pH<7.1(BE－10 mmol/L 以下)可考虑应用碳酸氢钠。有以下情况时可考虑积极应用:① 存在危及生命的高钾血症或高血钾引起的停搏;② 原有严重的代谢性酸中毒;③ 三环类抗

抑郁药中毒等。应用碳酸氢钠不必要完全纠正酸中毒,以免发生医源性碱中毒。

7. 镁剂与钙剂　镁离子在神经的化学传递方面具有重要的作用,而钙离子在心肌细胞收缩机制中有重要作用,但极少有资料支持心搏骤停后应用镁剂和钙剂能够获得益处。

三、心肺复苏后处理

心肺复苏后处理是指自主循环恢复后采取的进一步治疗措施,应该在ICU进行。脑保护(brain protection)和脑复苏(brain resuscitation)是两个不同的概念,前者指缺血前应用药物或采取措施预防脑损害发生,后者则是已发生全脑缺血后采取措施来预防和治疗缺血性脑损害,但目前在临床实践中,二者的具体措施并无大的差别。心肺复苏后处理的主要内容有:体温管理(包括高热的控制和轻度低温疗法)、呼吸支持、循环支持、抽搐/肌阵挛的处理和血糖控制。

(一)体温管理

1. 低温脑保护的可能机制　低温治疗可作用于缺血缺氧性脑损害病理生理进程的多个靶点,主要包括:① 延缓最初的 ATP 消耗速率;② 降低兴奋性神经递质的释放;③ 改变细胞内信使的活性;④ 减轻血脑屏障的破坏;⑤ 减轻炎性反应;⑥ 改变基因表达和蛋白质合成;⑦ 降低细胞内钙浓度;⑧ 改变谷氨酸受体调节。

2. 高热的治疗　复苏 72 小时内的体温升高均应进行积极的治疗。心搏骤停后最初 24 小时内发生高热甚为常见。研究表明,体温在 37℃ 以上时,每升高 1℃,不良神经学结局的风险便增加。应采用药物或主动性降温等方法将体温控制在正常范围,对于复跳后血流动力学稳定、自发出现的轻度低温不必主动升温。

3. 治疗性轻度低温疗法　是指对心搏骤停后恢复自主循环而仍然昏迷的患者采取的一种轻度降温措施。复苏后仍处于昏迷状态的患者,将体温控制在 32℃～34℃,持续至少 48 小时,可以改善神经学结局和提高存活率。

(二)自主循环恢复后的呼吸支持

自主循环恢复后缺氧和高碳酸血症,均可能增加再次停跳或继发性脑损伤的风险,故保障充分的氧供和维持正常 $PaCO_2$ 水平是复苏后呼吸管理的基本目标。

(三)自主循环恢复后的循环支持

自主循环复苏后的早期阶段大多仍然需要应用缩血管药维持血压,应该加强血流动力学监测,全面评价患者的循环状态,指导治疗。当高度怀疑急性心肌梗死时,应立即启动针对急性心梗的治疗,恢复冠状动脉灌注,不应因为患者昏迷或正接受治疗性轻度低温疗法而延缓介入治疗。

（四）控制抽搐/肌阵挛

抽搐时脑代谢增加，癫痫发作时颅内压升高，均加重脑损伤，故复苏期间发生的抽搐/肌阵挛均应积极控制。可选用苯二氮䓬类、苯妥英、异丙酚或巴比妥类药，不主张常规使用肌肉松弛剂。

（五）自主循环恢复后的血糖控制

复苏后高血糖与不良的神经学预后之间有强烈相关性，但目前尚不能肯定将血糖控制在何种目标水平最为恰当。值得注意的是，复苏后的昏迷患者存在发生低血糖后不容易被及时发现的风险。一般认为，用胰岛素将血糖控制在 8～10 mmol/L 水平是合理的。

四、心肺脑复苏预后评估

根据格拉斯哥—匹兹堡脑功能表现计分（CPC）划分为 5 级：① 脑功能完好：患者清醒警觉，有工作和正常生活能力，可能有轻度心理及神经功能缺陷、轻度语言障碍、不影响功能的轻度偏瘫或轻微颅神经功能异常。② 中度脑功能残障：患者清醒，可在特定环境中部分时间工作或独立完成日常活动，可能存在偏瘫、癫痫发作、共济失调、构音困难、语言障碍或永久性记忆或心理改变。③ 严重脑功能残障：患者清醒，因脑功能损害依赖他人的日常帮助，至少存在有限的认知力，脑功能异常的表现各不相同，或可以行动、严重记忆紊乱或痴呆，或瘫痪而仅依赖眼睛交流，如闭锁综合征。④ 昏迷及植物性状态：无知觉，对环境无意识，无认知力，不存在与周边环境的语言或心理的相互作用。⑤ 死亡：确认脑死亡或传统标准认定的死亡。

植物性状态：是指具有睡眠—觉醒周期，丧失自我和环境意识，但保留部分或全部下丘脑—脑干自主功能的一种临床状态。该状态可以是急慢性脑损害的恢复过程中的暂时表现，也可能是脑损害的不可逆永久性结局。植物性状态持续一个月以上称为持续植物性状态。

植物性状态的诊断标准包括：① 没有自我和环境意识的任何表现，不能与他人交流。② 对视觉、听觉、触觉或伤害性刺激，不能发生持续的、可重复的、有目的或自发的行为反应。③ 没有语言理解或表达的证据。④ 存在具有睡眠觉醒周期的间断觉醒状态。⑤ 下丘脑—脑干自主功能保留充分，足以保障在医疗和护理下生存。⑥ 大小便失禁。⑦ 不同程度的存在颅神经反射（瞳孔对光反射、头—眼反射、角膜反射、前庭—眼反射和呕吐反射）和脊髓反射。

五、脑死亡

脑死亡定义是全脑（包括脑干）功能不可逆性丧失的状态。其诊断包括先决条件、临床判定、确认试验和观察时间 4 个方面。

（1）先决条件：昏迷原因明确、排除各种原因的可逆性昏迷。

（2）临床判定：深昏迷、脑干反射全部消失和无自主呼吸。

（3）确认试验：脑电图呈电静息、体感诱发电位 P36 以上波形消失或经颅多普勒超声无脑血流灌注，其中至少一项阳性。

（4）观察时间：首次判定后，12 小时复查无变化，方可判定。

但应注意我国尚无明确的"脑死亡"诊断标准，即使脑死亡明确，能否放弃抢救，在我国出于伦理学方面的原因，也应征求患者家属意见方可执行。

第十五章　多发性创伤

第一节　基础理论

一、多发性创伤的概念

多发性创伤(multiple injury)是指单一的创伤因素造成 2 个或 2 个以上解剖部位损伤且至少 1 个部位威胁生命,又称为多发伤。按简明创伤分级(abbreviated injury scale,AIS)标准,人体分为 9 个解剖部位:头部、面部、颈部、胸部、腹部及盆腔、脊柱、上肢、下肢、皮肤。多发伤是指上述 9 个解剖部位中有两个或两个以上部位受伤。

多发性创伤应与复合伤区别,复合伤(combined injury)是指由于 2 种或 2 种以上致伤因素所造成的损伤。如核爆炸所致的放射伤、烧伤复合伤等。

多发性创伤的主要特点包括:

1. 多发伤伤情重、病情变化快、死亡率高,常涉及多部位、多脏器,以致很快出现多器官功能不全或衰竭。

2. 生理紊乱严重、休克发生率高,以低血容量休克最常见,后期常为感染性休克。

3. 低氧血症发生率高,严重创伤可直接导致或继发急性呼吸窘迫综合征。

4. 诊断困难、易漏诊误诊,特别是合并颅脑损伤的伤员因意识障碍而不能准确表达,增加诊断的难度。

5. 处理顺序与原则的矛盾多,由于多个损伤需要处理,其先后顺序可能发生矛盾。不同性质的损伤处理原则不同,如颅脑伤合并内脏伤大出血,休克治疗与脱水治疗的矛盾。如处理不当,需优先处理的创伤没有获得优先处理,将有可能造成病情加重甚至死亡。

6. 感染等并发症多,多发伤由于组织器官广泛损伤、破坏、失血,全身生理紊乱严重,容易发生各种并发症,机体免疫、防御系统破坏容易导致感染的发生。

7. 多器官功能障碍发生率高,多发伤可造成机体严重而持续的炎症反应,加之休克、应激、免疫功能紊乱及全身因素作用,极易引起急性肾损伤、ARDS、心力衰竭,甚至是多器官功能障碍。

二、创伤后的病理生理

（一）炎症与免疫反应

在致伤因子的刺激下，伤后数小时内就会出现炎症反应，如有细菌污染、异物存留或有较多坏死的组织，则炎症反应更为严重，其病理变化与一般急性炎症反应基本相同。

创伤性炎症对组织修复有积极作用，但是，过度的炎症反应可因大量血浆渗出而使血容量减少，组织内压过高，局部血循环受阻，组织破坏产物和细胞碎片入血后可损害其他器官。

炎症反应与免疫反应两者关系很密切。许多免疫因子可激发、诱导和调控炎症反应，炎症细胞如中性粒细胞和单核细胞也具有重要免疫功能。严重创伤后机体免疫功能发生紊乱或失调，既可能低下，也可能亢进。

严重创伤后早期，各种免疫细胞和多种液体介质也参与了早期的炎症反应。此时免疫细胞处于一种激发状态（pre-primed），如病情平稳，则炎症反应逐渐消退，损伤组织得以修复；如再次出现致伤因素（如组织坏死、出血、感染等），则可使处于激发状态的免疫细胞释放大量炎症性介质，最终可形成全身炎症反应综合征，严重者可导致多器官功能障碍综合征（multiple organ dysfunction syndrome，MODS）。

（二）内分泌系统的改变

1. 通过下丘脑—垂体—肾上腺皮质系统的活动，分泌促肾上腺皮质激素（ACTH）、抗利尿激素（ADH）及生长激素（GH）。促肾上腺皮质激素使肾上腺皮质分泌肾上腺皮质激素。肾上腺皮质激素参与机体能源的动用，促进葡萄糖异生，使血糖升高，促进脂肪分解，产生能量。还参与儿茶酚胺对血管功能的调节，维持血压。肾上腺皮质激素还能抑制炎性反应，减少血管渗出，减轻炎症的损害作用。抗利尿激素可减少水分排泄，加强肾远曲小管和集合小管对水分的重吸收，从而有利于维持体液容量及循环血量。

2. 创伤引起交感神经—肾上腺髓质的变化，分泌大量去甲肾上腺素和肾上腺素（儿茶酚胺）。创伤后的儿茶酚胺分泌可调节心血管功能，保证心脑等重要脏器的血液供应，可促进肝脏和肌肉的糖原分解，抑制胰岛素分泌，同时增加胰高糖素，使血糖升高，可以激活脂肪酶，从而促进贮存脂肪水解为脂肪酸，成为主要的能量来源，同时还使肌肉释放氨基酸。

3. 创伤所致的失血及体液减少可刺激肾上腺皮质分泌醛固酮。醛固酮作用于肾脏，减少碳酸氢钠的排泄，增强肾小管对钠离子的重吸收，从而保存钠离子，有利于维持血浆容量及间质体液容量。

（三）蛋白质代谢改变

在创伤发生以后，有机体细胞原生质溶解。由于糖皮质类固醇和儿茶酚胺的作用,机体蛋白质分解加速,其中耗损最大的是骨骼肌的细胞群,肌肉体积明显减少。细胞原生质溶解产物释放进细胞外液以及其排泄产生负氮平衡。在严重创伤伴有感染时,肌肉的 50%～60% 可以消耗掉,同时,还有脂肪的丧失。伤后约在第 10 天起,机体进入合成代谢期,蛋白质代谢开始进入正氮平衡,直至完全恢复分解代谢时所丢失的蛋白质量。消瘦的肌肉只要维持肌肉神经的完整性,就可以完全恢复。同时,丢失的脂肪也得到恢复。

（四）体液代谢改变

创伤后尽管有细胞原生质的消耗,机体通过各种机制得以保存细胞外液,从而维持血及血浆容量。醛固酮和抗利尿激素分泌增加,尿量减少,减少机体水分的排泄和丧失,减少尿、唾液、汗液内钠的丧失,增加空肠内钠的再吸收。钠离子可保持细胞外液中的水分,即可保持细胞外液容量。

（五）能量供给的改变

在创伤后,特别在严重创伤后,一方面伤员无法进食,另一方面虽然机体的糖原可在伤后数小时内提供能量,但贮存的糖原总量有限,很快就消耗殆尽,肌肉蛋白质也可氧化而提供一些能量,但所需的能量主要依靠脂肪提供。能量来源就从外源性饮食转向内源性脂肪氧化。贮存的脂肪水解变为脂肪酸及甘油。脂肪酸及甘油循环至不同组织,肌肉可直接燃烧脂肪酸。在肝脏内脂肪酸降解,然后再为其他组织所利用。创伤后能源的改变使血浆游离脂肪酸含量增高。

（六）主要内脏器官的功能变化

心血管：创伤后出现血容量减少,儿茶酚胺分泌增多,通过减少皮肤、肌肉等处的血流量来维持生命器官的血液灌注,如血容量丢失过大,则出现血压下降、循环衰竭。

肺脏：伤后因能量需要或失血、感染等原因,常出现呼吸增强,如胸腹部损伤和疼痛等原因影响肺通气时,可发生呼吸障碍。通气障碍能引起低氧血症和高碳酸血症,即呼吸性酸中毒。过度通气则导致低碳酸血症,即呼吸性碱中毒。肺挫伤和胸外严重损伤、休克、大量输血输液等情况下可发生急性呼吸窘迫综合征（ARDS）。

肾脏：失血、失液导致肾血流量减少,经垂体抗利尿激素和醛固酮的作用,加强排钾保钠和肾小管对水分的再吸收,有助于体液保留。如伤后血红蛋白、肌红蛋白游离分解产生卟啉类和其他组织损伤崩解产物,可损伤肾小管,导致急性肾损伤。

肝脏：严重创伤后肝血流量减少,血清胆红素和转氨酶升高,蛋白代谢和解毒作用增强。

胃肠道：大面积烧伤、颅脑伤或腹部大手术后可发生应激性溃疡,表现为胃肠黏膜急性出血、糜烂和坏死,是上消化道出血常见的病因之一(约占11％～36％)。

脑:体温中枢受损时可出现体温过高或过低。脑血流不足可发生低血氧,进而诱发脑水肿。颅脑创伤后还可发生躁动或嗜睡,甚至昏迷。

三、多发性创伤的评估

(一)多发性创伤的早期评估

多发伤患者的早期评估,主要是首先明确有无危及生命的损伤及生命体征情况,包括大出血、呼吸道梗阻、心搏骤停、张力性气胸、腹部实质性脏器出血、脑疝等,以及患者呼吸、心率、血压及意识状态等基本的生命体征情况,以便决定如何实施最初的抢救治疗措施。多发伤患者遵循"先救命后治疗"的急救原则,要先抢救危及生命的损伤,早期评估应与抢救处理同步进行。

(二)多发性创伤的进一步评估

1. 病史采集、全面体检　伤员经过初次评估和必要的紧急处理后送至医院。二次评估是对创伤伤员从头到脚的全面检查和评估。应按照解剖部位的顺序和诊断学的要求全面检查,尤其是无反应和不稳定的伤员,有遗漏创伤部位的潜在可能性。为了不遗漏重要伤情,常用"CRASH-PLAN"以指导检查。其含义是:C＝cardiac(心脏),R＝respiratory(呼吸),A＝abdomen(腹部),S＝spine(脊髓),H＝head(头颅),P＝pelvis(骨盆),L＝limb(四肢),A＝arteries(动脉),N＝nerves(神经)。在紧急情况下,可在几分钟内根据伤情,对呼吸、循环、消化、泌尿、脑、脊髓以及四肢骨骼各系统进行必要的检查,然后按各部位伤情的轻重缓急安排抢救顺序。

对受伤过程的详细了解和损伤机制的分析对完整准确的医学评估非常重要。询问病史时要注意这方面的问题。

选择辅助检查和实验检查,医师根据检查和评估的结果决定治疗以及进一步检查的方案,而不能依赖于特殊检查的结果。

在创伤救治过程中,应随时对新情况或原有病情的变化进行评估,调整诊断治疗方案。特别是多发伤、复杂伤伤员,须随时修正诊断,调整治疗方案。对是否急诊手术的判断也会随着病情变化而改变,评估必须反复进行。

2. 诊断与实验室检查　在伤情允许时,可以选择辅助性诊断技术。选择辅助诊断技术应考虑到伤员的全身情况及诊断技术对治疗决策的影响。

(1)穿刺:准确率达90％,可作为胸腹创伤首选方法。对腹膜外血肿准确性差。

(2)X线:为骨关节伤的首选方法,也常用于其他部位伤。孕妇应用有潜在危害。

(3)B超:可在床边进行,可反复,对腹腔积血、实质性脏器损伤和心包填塞准确性高,空腔脏器和腹膜后损伤准确性差。主要用于腹部创伤。

（4）CT：实质性脏器损伤可以定性,血肿准确性高,颅脑、胸腹创伤意义较大。用于血流动力学稳定的伤员。

（5）MRI：主要用于脑脊髓伤。金属异物影响检查。

（6）血管造影：可以同时进行诊断和治疗,能够判定出血来源。

（7）内镜技术：可以同时进行诊断和治疗。费用昂贵,费时。在特定情况下有意义,用于胸腹创伤。

3. 创伤严重程度的定量评估　多发伤病人常用损伤严重程度评分(injury severity score, ISS)来评估损伤严重程度和预后。其评分方法把人体分为 6 个区域,并进行编码,选择其中损伤最严重的 3 个区域,计算出每一个区域最高 AIS 值的平方,其值相加即为 ISS 值。ISS 的有效范围为 1~75 分,ISS 分值越高,则创伤越严重,死亡率越高。

四、限制性液体复苏

限制性液体复苏亦称低压性液体复苏或延迟液体复苏,是指机体在有活动性出血的创伤失血性休克时,通过控制液体输入的速度和量,使血压维持在较低水平,直至活动性出血得到处理。限制性液体复苏是寻求一个复苏平衡点,将血压控制在偏低的水平,既可减轻创伤早期积极液体复苏导致的出血加剧,又可以维持患者组织器官的最低灌注压,为活动性出血的处理创造条件。

1. 传统创伤性休克的复苏观点及其缺陷　传统观点认为,失血性休克的复苏应充分扩容,及早输入胶体液和全血,尽可能将血压恢复到正常水平,以保证脏器和组织的灌流,阻止休克的进一步发展,这被称为充分液体复苏或积极液体复苏。但是早期积极复苏可能导致并发症与死亡率的上升,原因主要是开放的血管口出血量与主动脉根部和此部位的压力差明显相关,在血压恢复后,小血管内已形成的血栓被冲掉,使已停止的出血重新开始,随着血压的回升,保护性血管痉挛解除,使血管扩张,输入的液体降低了血液的黏稠度,增加了出血量,在活动性出血控制以前,即刻大量的液体复苏可能严重扰乱机体的内环境,加重酸中毒。

2. 限制性液体复苏适应证　限制性液体复苏适用于出血尚未控制、生命体征不稳定的创伤失血患者。合并心脑血管病的老年人、钝挫伤患者、颅脑损伤的患者及需长途转运患者不适合延迟复苏。

3. 限制性复苏与手术时机的选择　创伤性失血性休克伴有活动性出血患者,在出血未控制之前不主张大量快速补液,应少量给予液体,维持机体的基本需要,在出血控制后再给予充分补液复苏。限制性液体复苏有严格的时间限制,及早手术、彻底止血更为重要,称为黄金 1 小时。

（1）输注速度早期稍快，血压保持在略高于存活所需的最低值即可，抓紧时间进行必要的止血等"损伤控制外科手术"治疗。

（2）正确把握手术时机，特别是确定性止血，是抢救成功的关键。

4. 限制性液体复苏的血压控制　美国"战场液体复苏会议"建议：限制性液体复苏 SBP 应控制在 80～85 mmHg 以下。欧洲"创伤出血性休克治疗指南"建议：对于尚未控制出血的创伤出血休克患者，应将 SBP 控制在 80～100 mmHg。

五、损伤控制外科

损伤控制外科（damage control surgery，DCS）主要是指针对那些严重创伤病人，改变以往在一开始就进行复杂、完整手术的策略，而采用分期手术的方法，首先以快捷、简单的操作，控制伤情的进一步恶化，使遭受严重创伤的病人获得复苏的时间和机会，然后再进行完整、合理的手术或分期手术。目的是救命，保全伤肢，控制污染，避免生理潜能进行性耗竭，为计划确定性手术赢得时机。

损伤控制外科的治疗原则：DCS 包括三个阶段。第一阶段，早期手术，用最简单的方法控制出血和污染；第二阶段，重症医学科的复苏，包括纠正低体温、凝血功能障碍、酸中毒和呼吸支持治疗；第三阶段，当患者条件允许时实施确定性手术。

六、输血的作用

全血可以分离制备成多种不同成分，根据患者需要输注不同成分血称为成分输血。输血的直接作用是挽救患者的生命，成分输血优于输注全血，主要体现为：提高输血疗效，降低输血造成容量过负荷的风险，优化、合理利用血液资源，提高血库工作效率等。

1. 输注红细胞　红细胞制品包括浓缩红细胞、悬浮红细胞、少白细胞红细胞、洗涤红细胞、冰冻红细胞、辐照红细胞等，输注红细胞的主要作用是纠正贫血，从而增加机体的携氧能力。

2. 输注血小板　血小板输注主要是针对血小板数量减少或血小板功能异常的患者进行的血小板输注替代性治疗，其作用是达到止血或预防出血的目的。

3. 输注血浆及血浆制品　多发性创伤患者输注血浆的目的在于补充血容量及纠正凝血因子缺乏。

白蛋白是临床上常用的血浆容量扩充剂之一，白蛋白制品的最大优点是贮存稳定，并可浓缩至 20%～25% 浓度。对于多发性创伤患者而言，急性期输注主要用于纠正低蛋白血症和扩充血容量。

凝血因子制剂包括纤维蛋白原、冷沉淀、第Ⅷ因子浓缩剂、凝血酶原复合物、第Ⅸ因子浓缩剂、纤维蛋白原胶及抗凝血酶Ⅲ浓缩剂等。部分多发性创伤患者存在某些凝血因子缺乏,需根据临床情况来选择特定的凝血因子制剂,纠正血凝异常,促进创口愈合。

对于重症感染、免疫功能低下等患者,输注免疫球蛋白可增加机体抵抗疾病的能力。

七、自体输血

自体输血是指采集或收集患者自身的血液或血液成分,经适当的保存或处理后回输给患者本人,以满足本人手术或紧急情况时需要的一种输血疗法。目前常用的自体输血包括贮存式自体输血、稀释式自体输血和回收式自体输血三种方式。而多发性创伤患者主要是回收式自体输血。回收式自体输血是收集从患者伤口、体腔或关节腔流出的血液,并回输给患者。多发性创伤患者因失血量大或出血找不到相合的血源,回收式自体输血是一种有效的应急救治措施,可以直接挽救患者的生命,并减少对异体血液的需求量。

自体输血可能出现相关的并发症,主要有:① 出血倾向:由于回输血液中缺乏凝血因子和血小板,可导致出血倾向;② 高血红蛋白血症和急性肾损伤;③ 并发感染等。

第二节　基本知识

一、多发性创伤的救治程序

(一)多发性创伤的早期救治

多发性创伤后的第一小时是救治的"黄金 1 小时",在很大程度上决定着伤者的最终结局。创伤后 1 小时内的死亡率约占 50%,为创伤的第一死亡高峰期,第 2～4 小时死亡率为 30%,因此,早期生命支持是严重多发性创伤救治的关键。在救治严重多发性创伤的病人时,不能过度强调确诊而延误创伤救治,应按照先救治后诊断或边救治边诊断的原则进行。早期救治应遵循多发性创伤的"VIPC"救治程序。

V(ventilation,通气):通畅的气道是保障有效供氧的基础,快速评估气道状况后采取合理有效的措施,包括采用抬头举颌法和双手托颌法保证气道通畅,及时清除口腔内血液、分泌物及异物等,视情况安置口咽通气道或气管插管,对颌面外伤、颈椎外伤、喉部外伤等应早期行气管切开术,保证供氧,必要时机械通气。

I(infusion,输液):指通过快速输液、输血,及时扩充血容量及纠正失血。

P(pulsation,脉搏):明确休克的原因,积极纠正休克及必要的血流动力学监测。

C(control bleeding,控制出血)：是指在多发伤抢救中紧急控制明显或隐蔽性出血。

（二）多发性创伤进一步救治

1. 维持氧合及呼吸功能

（1）维持氧合：多发性创伤患者常伴有休克、低氧血症等，选择合适的给氧方式维持氧合。

（2）机械通气：多发伤患者可能因为意识障碍、呼吸道梗阻、血气胸、膈肌损伤、多发肋骨骨折、颈椎损伤或腹腔压力增高等因素影响而出现呼吸衰竭，应行机械通气。

（3）胸腔闭式引流：明显的气胸或者血气胸应尽快引流，开放性胸部伤口，应首先封闭伤口，再行胸腔闭式引流。

（4）妥善固定人工气道：对于高度怀疑有颈椎骨折患者应使用颈托固定，在建立及维持人工气道时要保持颈部制动并维持在中立位。

2. 维持有效的血液循环　多发性创伤患者经早期处理后，仍需给予动态有效的液体治疗及输血，以维持有效的血液循环。对可能的心包填塞应予快速诊断或排除；对躯体穿通伤而言，有指征的探查手术可能比液体复苏更重要，可以快速明确诊断，减少可能存在的风险。同时需控制明显的出血，常见的大量血液丢失部位有：严重的损伤灶、胸腔、腹腔、腹膜后及严重骨折处（股骨、骨盆等）。

3. 低温与脑保护　对于合并重型颅脑损伤的患者，早期恰当的低温治疗（32℃～35℃）有肯定的脑保护疗效。其机制在于降低代谢率，减少脑氧耗量，从而减少对能量的需求，改善细胞能量代谢，减少乳酸堆积，减轻代谢性酸中毒。低温治疗还可以减轻血源性脑水肿、降低颅内压、提高脑灌注。同时还能保护血脑屏障、减轻弥漫性轴索损伤、减轻再灌注损伤。

4. 建立重症医学科医师主导的多学科救治团队，以 ICU 为平台进行多学科协作　重症多发性创伤患者需要在多学科的协同下救治已经逐步成为各专科的共识。创伤患者伤情复杂多变且进展迅速，需严密监测及有效脏器支持。重症医学科的整体治疗理念是创伤救治的中心环节，重要脏器组织灌注的早期改善和维持是各专科初期抢救及后续治疗的基础和条件。各专科的参与及密切协作是治疗成功、降低多发伤患者死亡率的基础。应建立重症医学科医师主导的多学科救治团队，以 ICU 为平台进行多学科协作，完善整合以保证多发性创伤及时有效的救治。

二、重度颅脑外伤

在外伤中，重度颅脑外伤依然是导致患者死亡或致残的首要原因。随着近年来医学的发展,对重度颅脑外伤患者快速、有效的治疗和处理,使得这类患者的预后得到一定改善。

（一）定义

重度颅脑外伤是指广泛颅骨骨折、广泛脑挫裂伤、脑干损伤或颅内血肿。表现为深昏迷、昏迷时间12小时以上、意识障碍逐渐加重或再次出现昏迷,伴有明显神经系统阳性体征及生命体征变化。它具有病情急、危、重,病程长,死亡率高的特点。

（二）病因与病理生理

1. 致病机制　根据暴力作用方式分为直接损伤和间接损伤两种。

（1）直接损伤是指暴力直接作用于颅脑造成的损伤,根据力的作用方向不同,分为加速性损伤、减速性损伤和挤压性损伤。

（2）间接损伤是指暴力作用不在头部,作用在远离头部的身体其他部位,而后传递到颅脑造成的颅脑损伤,是特殊而严重的损伤类型。包括头颅与脊柱连接处损伤、挥鞭性损伤、创伤性窒息和爆震伤等。

2. 病理生理　重度颅脑外伤分为原发性损伤和继发性损伤。原发性脑损伤是撞击时即刻发生的,所致的细胞破坏不可逆,可直接导致脑细胞死亡、轴索断裂、功能丧失。继发性脑损伤由于血肿的占位效应,造成颅内压增高、脑细胞水肿、脑组织压迫以及原发伤干扰脑代谢,产生一系列中间产物,破坏血脑屏障,发生脑水肿,加重颅内高压。除此之外,一些继发性全身损伤因素如缺氧与低血压可降低脑供氧与灌注,引起缺血与神经细胞的死亡。

（三）临床表现

1. 生命体征改变　重度颅脑外伤后患者即出现意识障碍伴有呼吸快、脉搏浅弱、血压下降等生命体征改变。若持续长时间呼吸、血压紊乱,无恢复迹象,说明存在严重脑干损伤。若伤后患者生命体征恢复正常,但之后逐渐出现血压升高、脉压加大、呼吸加快改变时,提示进行性颅内压增高,颅内继发血肿。

2. 神经系统检查　脑外伤后有许多因素可影响神经系统检查的结果,如休克、缺氧、醉酒等,分析判断检查时应充分考虑这些因素。神经系统检查首先用GCS评分来判断意识障碍程度,并检查双侧瞳孔大小、形态及对光反应及肢体活动、肌力、肌张力改变。中央区前后回脑挫裂伤或脑出血可出现偏身运动或感觉障碍,双侧椎体束征。双下肢肌张力增加,腱反射亢进,病理反射阳性,则为脑干受压或后颅窝血肿所致。脑疝为最严重表现,小脑幕切迹疝最常见,表现为对侧肢体偏瘫和进行性意识变化,最终导致脑干功能性衰竭。小脑扁桃体疝则因后颅窝占位性病变或幕上占位性病变导致全颅内压增高所致,出现血压升高,双侧椎体束症,急性者常突发呼吸障碍、昏迷,甚至迅速死亡。

3. 颅内压监测　颅内压监测指征：① 重型颅脑损伤 GCS 8 分以下，且 CT 扫描异常；② 年龄 40 岁以上，收缩压＜90 mmHg，有一侧或双侧姿势反应为三项不利因素，凡是 CT 检查正常但有两项不利因素也应监测；③ 伤后昏迷并且瞳孔紊乱；④ 术中脑组织肿胀；⑤ 伤后曾出现低血压或低氧血症；⑥ 入院后未行颅内压监测，但出现迟发性异常者。

颅内压监测方法有硬膜外压监测、硬脑膜下压监测、脑室内压监测。脑室内压监护最为常用，因为方便、简单、准确，并有引流、减压的治疗作用。因易引起颅内感染，监护时间不宜过长，原则不超过 5 天。

4. 影像学检查　可作为辅助诊断。其中首选 CT，可及时诊断有无颅内血肿，了解损伤部位及范围，动态观察病情发展及转归。头颅 X 线可观察着力部位，有无异物等。由于头部外伤的病理改变较复杂，对较严重的颅脑伤或临床上有恶化征象的患者，应尽可能连续多次行影像学检查。

MRI 对急性颅脑损伤则不作为首选。其他的辅助检查包括脑血管造影、脑电活动、脑干听觉诱发电位活动等。

（四）治疗原则

1. 急救处理　保持呼吸道通畅，解除呼吸道梗阻，清除口鼻腔异物，必要时建立人工气道，机械辅助呼吸。头部及其他部位伤口止血。建立输液通道，防治休克。全身检查以确定是否存在多发伤，确定优先处理的顺序。

2. 手术指征　颅内有占位性病变，如硬膜外、下或脑内血肿的患者，伴有以下指征：单侧瞳孔扩大者，有局部脑受压症状，中线移位＞5 mm，ICP＞25 mmHg，有脑疝的征象者；开放性伤口，如头皮裂开、颅骨凹陷，硬膜缺损和脑组织外露等；后颅凹血肿；广泛性脑挫裂伤，意识出现进行性恶化，颅高压危象者，可考虑行去骨瓣减压术。重症患者如有双侧瞳孔散大、去大脑强直或呼吸停止者，手术多无益。

3. 维持脑灌注压　首先纠正低血压，MAP 至少 70 mmHg，否则容易导致脑缺血。脑灌注压（CCP）＝平均动脉压－颅内压，CCP 需维持在 50 mmHg 以上。

4. 低温疗法　将体温控制在 32℃～35℃，对严重脑挫裂伤、脑干或丘脑损伤伴高热和去大脑强直患者，有较好治疗作用。低温疗法除可使脑血流量降低、脑体积缩小、颅内压降低外，还可以降低脑代谢率，增加脑缺氧的耐受性，改善细胞通透性，防止脑水肿发生发展。

5. 常规治疗　脱水治疗；镇痛镇静治疗；脑功能保护；糖皮质激素应用等。

6. 高压氧治疗　颅脑外伤患者在生命体征稳定的前提下，排除颅内活动性出血,早期高压氧是一个重要治疗措施。

三、脊髓损伤

脊髓损伤是脊柱损伤最严重的并发症,往往导致损伤节段以下肢体严重的功能障碍。

(一)脊髓震荡与脊髓休克

1. 脊髓震荡　脊髓损伤后出现短暂性功能抑制状态。临床表现为受伤后损伤平面以下立即出现迟缓性瘫痪,经过数小时至2天,脊髓功能即开始恢复,且日后不留任何神经系统的后遗症。

2. 脊髓休克　脊髓遭受严重创伤和病理损害时即可发生功能的暂时性完全抑制,临床表现以迟缓性瘫痪为特征,各种脊髓反射包括病理反射消失及二便功能均丧失。可有低血压或心排出量降低、心动过缓、体温降低及呼吸功能障碍等。

脊髓休克在伤后立即发生,可持续数小时至数周。出现球海绵体反射或肛门反射或足底跖反射是脊髓休克结束的标志。脊髓休克期结束后,如果损伤平面以下仍然无运动和感觉,说明是完全性脊髓损伤。

(二)脊髓损伤的纵向定位

从运动、感觉、反射和植物神经功能障碍的平面来判断损伤的节段。

1. 颈脊髓损伤

(1)第一、二颈脊髓损伤：病人多数立即死亡。

(2)第三颈脊髓损伤：该部位的脊髓支配膈肌及肋间肌,损伤后不能进行自主呼吸,伤员多于受伤后立即死亡。

(3)第四颈脊髓损伤：① 运动改变：完全性四肢瘫痪。膈肌受第三至第五颈神经支配,故病人的自主呼吸丧失。创伤性反应消退后,膈肌机能可望恢复而行自主呼吸,但呼吸仍较微弱。② 感觉改变：锁骨平面以下的感觉消失,其他如括约肌功能、性机能、血管运动、体温调节机能等均消失。

(4)第五颈脊髓损伤：损伤早期因第四至第五颈脊髓受到创伤性水肿的影响,病人膈肌功能很差,加之创伤后病人发生肠胀气等更会加重呼吸困难。

(5)第六颈脊髓损伤：由于脊髓创伤性反应及肠胀气的影响,呼吸功能可受到明显干扰。

(6)第七颈脊髓损伤：伤后膈神经机能正常,病人腹式呼吸。

2. 胸髓损伤　仅影响部分肋间肌,对呼吸功能影响不大,交感神经障碍的平面也相应下降,体温失调也较轻微。主要表现为躯干下半部与两下肢的上运动神经元性瘫痪,以及相应部位的感觉障碍和大小便功能紊乱。

(三)横向定位(脊髓不全性损伤)

1. 中央性脊髓损伤综合征　最常见的不全损伤,症状特点为：上肢与下肢的瘫痪程度不一,上肢重下肢轻,或者单有上肢损伤。在损伤节段平面以下,可有感觉过敏或感觉减退,也可能有触觉障碍及深感觉障碍,有的出现膀胱功能障碍。

2. 脊髓半切综合征　也称 Brown-Sequard 综合征,损伤水平以下,同侧肢体运动瘫痪和深感觉障碍,而对侧痛觉和温度觉障碍,但触觉功能无影响。由于一侧骶神经尚完整,故大小便功能仍正常。如第一至第二胸脊髓节段受伤,同侧颜面、头颈部可有血管运动失调征象和 Horner 综合征,即瞳孔缩小、睑裂变窄和眼球内陷。此种单侧脊髓的横贯性损害综合征好发于胸段。

3. 前侧脊髓综合征　可由脊髓前侧被骨片或椎间盘压迫所致,也可由中央动脉分支的损伤或被压所致。脊髓灰质对缺血比白质敏感,在损伤、压迫或缺血条件下,前角运动神经细胞较易发生选择性损伤。它好发于颈髓下段和胸髓上段。在颈髓,主要表现为四肢瘫痪,在损伤节段平面以下的痛觉、温觉减退,而位置觉、震动觉正常,会阴部和下肢仍保留深感觉和位置觉。在不全损伤中,其预后最差。

4. 脊髓后方损伤综合征　多见于颈椎于过伸位受伤者,系脊髓的后部结构受到轻度挫伤所致。脊髓的后角与脊神经的后根亦可受累,其临床症状以感觉丧失为主,亦可表现为神经刺激症状,即在损伤节段平面以下有对称性颈部、上肢与躯干的疼痛和烧灼感。

5. 马尾—圆锥损伤综合征　由马尾神经或脊髓圆锥损伤所致,主要病因是胸腰结合段或其下方脊柱的严重损伤。临床特点:① 支配区肌肉下运动神经元瘫痪,表现为弛缓性瘫痪;② 因神经纤维排列紧密,故损伤后其支配区所有感觉丧失;③ 骶部反射部分或全部丧失,膀胱和直肠呈下运动神经元瘫痪,因括约肌张力降低,出现大小便失禁。马尾损伤程度轻时可和其他周围神经一样再生,甚至完全恢复.但损伤重或完全断裂则不易自愈。

(四)神经功能分级

1982 年美国脊髓损伤协会(ASIA)提出了新的脊髓损伤神经分类评分标准,将脊髓损伤量化,便于统计和比较。1997 年 ASIA 对此标准进行了进一步修订,使之更加完善。该方法包括损伤水平和损伤程度。

1. 脊髓损伤水平

(1)感觉水平检查及评定:指脊髓损伤后保持正常感觉功能(痛觉、触觉)的最低脊髓节段,左右可以不同。检查身体两侧各自的 28 个皮区的关键点,在每个关键点上检查两种感觉,即针刺觉和轻触觉,并按 3 个等级分别评定打分(0 为缺失;1 为障碍;2 为正常。不能区别钝性和锐性刺激的感觉应评为0 级)。检查结果每个皮区感觉有四种状况,即右侧针刺觉、右侧轻触觉、左侧针刺觉、左侧轻触觉。把身体每侧的皮区评分相加,即产生两个总的感觉评分,即针刺觉评分和轻触觉评分,用感觉评分表示感觉功能的变化。正常感觉功能总评分为 224 分。

(2) 运动水平的检查评定:指脊髓损伤后保持正常运动功能(肌力 3 级以上)的最低脊髓节段,左右可以不同。检查身体两侧各自 10 对肌节中的关键肌。检查顺序为从上向下,各肌肉的肌力均使用 0~5 临床分级法。这些肌肉与相应节段的神经支配相一致,并且便于临床做仰卧位检查(在脊髓损伤时其他体位常常禁忌)。按检查结果将两侧肌节的评分集中,得出总的运动评分,用这一评分表示运动功能的变化。正常运动功能总评分为 100 分。

(3) 括约肌功能及反射检查:包括肛门指检、肛门反射、尿道球海绵体反射,测试肛门外括约肌。该检查用于判定脊髓是完全性还是不完全性损伤。

2. 脊髓损伤程度 鞍区皮肤感觉的检查应环绕肛门皮肤黏膜交界区各个方向仔细检查,任何触觉或痛觉的残存均应诊断为不完全性损伤。临床医生需行肛门指检后才能作出完全性脊髓损伤的诊断,肛门指检应注意肛门深感觉有无和外括约肌有无自主收缩。脊髓休克期确定完全性脊髓损伤是不可能的。即使说脊髓休克期已结束,仍须对骶区功能仔细检查后才能确定脊髓损伤完全与否。

(五)治疗原则

脊柱损伤早期救治措施的正确与否直接影响患者的生命安全和脊柱脊髓功能的恢复。

当脊柱损伤患者复苏满意后,主要的治疗任务是防止已受损的脊髓进一步损伤,并保护正常的脊髓组织。要做到这一点,恢复脊柱序列和稳定脊柱是关键的环节。在治疗方法上,药物治疗对降低脊髓损害程度最为快捷。

1. 皮质类固醇 甲基泼尼松龙(Methylprednisolone,MP)疗法用于完全脊髓损伤与严重不全脊髓损伤患者,可作为治疗的选择,而不是标准性治疗或推荐性治疗方法。MP 对脊髓断裂者无效。脊髓轻微损伤不需要应用MP,可自行恢复。应注意大剂量 MP 可能产生的并发症。

2. 神经节苷脂(ganglioside GM-1) 用于治疗脊髓损伤患者,实验证据表明能促进神经外生和突触传递介导的轴索再生和发芽,减少损伤后神经溃变,促进神经发育和塑形。

3. 神经营养药 甲钴胺是一种辅酶型 B_{12},其主要药理作用是:增强神经细胞内核酸和蛋白质的合成,促进髓鞘主要成分卵磷脂的合成,有利于受损神经纤维的修复。

4. 脱水剂减轻脊髓水肿 常用药物为甘露醇,应注意每次剂量不超过50 g,不超过 200 g/d,20％甘露醇静脉输注速度以 10 ml/min 为宜,并应监测水、电解质与肾功能。

（六）并发症防治

1. 排尿障碍及其治疗　持续引流与膀胱锻炼，预防泌尿道感染和结石，药物/手术疗法。

2. 体温异常及其治疗　高热须与感染鉴别。由于交感神经已经麻痹，药物降温已属无用。预防和治疗以物理降温为主。颈髓横断由于全身交感麻痹，大量体温散发体外，体温下降，可达 32℃，治疗以人工复温为主，温度不宜升得过急过高，要徐徐升温至 34℃ 后依靠衣被保暖升温至 36℃，以不超过 37℃为宜。

3. 压疮及其治疗　压疮是截瘫病人常见并发症，可丢失大量蛋白质，造成营养不良、贫血、低蛋白血症，继发感染引起高烧、脓毒血症。

4. 呼吸困难与肺部并发症的防治　坚持翻身一次，口服化痰药及雾化吸入，选用有效抗生素全身应用，鼓励病人咳嗽，可压住其腹部以帮助咳嗽，切开气管。

5. 排便障碍及其治疗　截瘫病人以便秘最为常见。

四、胸腹腔脏器损伤

（一）胸部损伤

胸膜腔的特点是：密闭、负压。按照致伤原因，可分为闭合性损伤和开放性损伤。

1. 临床表现　胸痛、呼吸困难、休克、局部体征等。

2. 相关检查　诊断性穿刺、胸部 X 线检查、胸部 CT 等。

3. 治疗原则

（1）早期处理：纠正休克；呼吸支持；检查和封闭伤口；胸腔穿刺及闭式引流。

（2）手术治疗：有下列情况者，应及时剖胸检查。① 胸膜腔进行性出血；② 经胸膜腔引流后持续大量漏气，呼吸困难；③ 心脏、大血管损伤；④ 食管破裂，胸导管破裂，膈肌破裂；⑤ 胸腹联合伤；⑥ 胸内异物存留等。

（3）预防感染。

（二）创伤性窒息

创伤性窒息由严重胸部挤压伤所致。在胸部挤压瞬间受伤者声门紧闭，气道和肺内空气不能排除，而胸腔内压力骤升，迫使静脉血流挤回上半身，引起头、肩部、上胸组织毛细管破裂，造成点状出血。

1. 临床表现

（1）头颈部、肩部、上胸部皮肤瘀斑及出血点。

（2）鼻、耳道出血。

（3）鼓膜穿破、耳鸣和暂时性耳聋。

（4）视网膜或视神经出血。

（5）昏迷、窒息、心搏骤停。

2. 治疗原则

（1）皮下组织淤斑、出血点无需特殊处理。

（2）呼吸困难者给氧等处理。

（3）疑有脑水肿时，进行脱水治疗。

（4）窒息者立即行心肺复苏。

（三）肺爆震伤

外伤及爆炸产生的高压气浪或水浪冲击胸部，使胸壁与肺组织相互撞击，致肺挫伤。引起肺毛细胞血管出血，小支气管和肺泡破裂，肺组织广泛渗出而产生肺水肿。可引起血胸、气胸以及血液中气栓等并发症。

1. 临床表现

（1）咯血、吐白沫痰、气促、呼吸衰竭、肺部听诊满布湿性啰音。

（2）胸部 X 线检查：肺野显示斑点状或片状阴影。

2. 治疗原则

（1）给氧、保持气道通畅。

（2）呼吸支持。

（3）合并血胸、气胸或者做相应处理。

（四）腹部损伤

腹部损伤是较为常见的严重创伤，可分为开放性和闭合性两大类。

1. 临床表现　腹部损伤多伴有腹腔内脏器伤，其临床表现依受损脏器的性质和受损程度而异。腹内实质性脏器（肝、脾、肠系膜等）破裂的主要临床表现是内出血，常发生休克；腹内空腔脏器损伤（肠胃、胆囊、膀胱等）破裂的主要临床表现是腹膜炎等。

2. 诊断

（1）临床表现：依据腹部外伤后出现腹痛，恶心呕吐，腹胀，低血压，移动性浊音，腹部压痛、反跳痛和肌紧张等腹膜刺激征，考虑腹腔内脏器损伤的可能。

（2）实验室检查：腹部实质性脏器破裂出血时，红细胞、血红蛋白、血细胞比容等数值明显下降，白细胞计数可略有增高。腹部空腔脏器破裂时，白细胞计数明显上升，尿常规检查发现血尿，提示有泌尿系统损伤。

（3）超声检查：B超检查经济方便，无创。在腹部损伤诊断中备受重视，对肝、脾、肾等实质性脏器损伤，确诊率达 90% 左右。对腹腔积血、积液的诊断率很高。

（4）影像学检查：大多数腹部空腔脏器破裂，腹部平片可提示有游离气体。CT 检查对软组织和实质性器官的分辨率高,能清楚显示肝、脾、肾脏器是否正常,尤其对于胰腺损伤及腹膜后间隙 CT 优于 B 超检查。

（5）诊断性腹腔穿刺：通过观察抽出物性状可判断是什么性质的脏器受损,抽出血液不凝固,提示为实质性脏器破裂。胰腺或胃、十二指肠损伤时,穿刺液中淀粉酶含量增高。近年来采用 B 超指导下腹腔穿刺,使穿刺阳性率得到提高。

（6）腹腔镜：上述检查仍不能确定,但仍疑有内脏损伤时,在伤员血流动力学稳定,耐受全麻及人工气腹,无腹腔内广泛粘连的情况下,可考虑行腹腔镜检查,以提高诊断准确性,避免不必要的剖腹检查。

3. 治疗原则

（1）非手术治疗：输血补液,防治休克;腹部空腔脏器破裂时应禁食、胃肠减压、广谱抗生素治疗等;营养支持治疗,进行生命体征监测等。

（2）手术治疗指征

① 腹痛和腹膜刺激征有进行性加重或范围扩大者。

② 肠蠕动音逐渐减少、消失或者出现明显腹胀者。

③ 全身情况有恶化趋势,出现血压不稳或体温及白细胞计数上升者。

④ 膈下有游离气体表现者。

⑤ 红细胞计数进行性下降者。

⑥ 腹腔穿刺吸出气体、不凝血液、胆汁或者胃肠内容物者。

⑦ 肠道出血不易控制者。

五、骨盆骨折

骨盆骨折是一种严重外伤,多由直接暴力骨盆挤压所致。骨盆骨折半数以上伴有合并症和多发伤。可有严重的创伤性失血性休克及盆腔脏器合并伤,救治不当有很高的死亡率。

（一）损伤原因

侧方或前后方挤压伤;肌肉强烈收缩引起撕脱性骨折;直接暴力损伤。

（二）分类

1. A 型（稳定型）：骨盆环骨折,移位不大,未破坏骨盆环的稳定性。

2. B 型（旋转不稳定型）：骨盆的旋转稳定性遭受破坏,但垂直方向并无移位,仅发生了旋转不稳定。

3. C 型（旋转与垂直不稳定）：骨盆骨折既发生旋转移位,又发生垂直移位,C_1 单侧骶髂关节脱位,C_2 双侧骶髂关节脱位,C_3 骶髂关节脱位并有髋臼骨折。

（三）临床表现

1. 患者有严重外伤史,尤其是骨盆受挤压的外伤史。

2. 疼痛广泛,活动下肢或坐位时加重。局部肿胀,在会阴部、耻骨联合处可见皮下瘀斑,压痛明显,骨盆挤压分离试验阳性。

3. X 线一般可明确骨折部位、骨折类型及其移位情况,亦常能提示可能发生的并发症。CT 检查可在多个平面上清晰显示骶髂关节及其周围骨折或髋臼骨折的移位情况。骨盆三维重建 CT 或螺旋 CT 检查更能从整体显示骨盆损伤后的全貌,对指导骨折治疗颇有益。

4. 骨盆骨折并发症

(1)创伤性失血性休克。

(2)腹膜后血肿。

(3)盆腔内脏损伤。

(4)后尿道或膀胱损伤、坐骨支骨折时好发。

(5)直肠损伤。

(6)神经损伤,主要是腰骶部神经丛损伤和坐骨神经损伤。

(四)治疗原则

1. 保持呼吸道通畅,血流动力学不稳定的患者尽早给予抗休克治疗。

2. 积极处理颅腔、胸腔、腹腔和盆腔等危及生命的合并伤。

3. 对于骨盆骨折的并发症给予积极的多科室协作治疗。

(1)腹膜后血肿采取诊断治疗性动脉血管造影,行动脉血管栓塞。髂总动脉和髂外动脉破裂需行手术修补,一侧髂内动脉可以结扎,静脉破裂也不能栓塞治疗,且易导致肺栓塞,出血量大也需要手术治疗。

(2)膀胱破裂需进行修补,同时作耻骨上膀胱造瘘术。对尿道断裂,若导尿管插入有困难时,应进行耻骨上膀胱造瘘及尿道会师术。

(3)直肠损伤,应进行剖腹探查,做结肠造口术,使得粪便暂时改道,缝合直肠裂口,直肠内放置肛管排气。

六、创伤性出血的介入治疗

创伤性出血是临床常见急危重症,主要类型有钝伤、穿通伤、医源性损伤等,出血速度快、失血量多,极易因失血性休克而危及生命。CT 在创伤血管损伤诊治中的作用越来越重要,可以直接显示损伤血管出血,通过 3D 提供解剖和出血量等精确信息,有利于评估患者创伤性出血的风险,帮助选择介入适应证及介入入路。

(一)介入治疗的优点

创伤性出血的介入治疗是微创、易操作、危险性小,快速及疗效确切。介入能迅速改善临床症状,挽救患者生命,使患者免去手术和截肢之苦。介入是开放式手术治疗的重要辅助手段,可以减少手术时间,估计失血量,减少医源性并发症。

（二）介入治疗的适应证

保守治疗无效和反复出血者；出血部位不明者；不能耐受手术者。

（三）介入治疗的禁忌证

生命体征极不稳定，不宜搬动，严重心、肺、肾或凝血功能障碍；不能用导丝越过损伤部位（除非操作目的是通过栓塞来控制出血）。

（四）血管损伤类型

痉挛、夹层、内膜下血肿、撕裂、横断损伤、假性动脉瘤等。

（五）介入治疗的原则

先从主动脉造影，按序寻找靶血管，用等渗造影剂，治疗目的是止血。

（1）栓塞：靶血管止血，假性动脉瘤。

（2）支架植入：假性动脉瘤，夹层动脉瘤，内膜撕裂，出血血管血流阻碍性病变。利用血管覆膜支架隔离，利用闭塞球囊临时阻断胸主动脉或肾以下的主动脉。

第十六章　重症出血和凝血障碍

第一节　基础理论

当机体由于某种原因而导致出血时,可先后启动外源性和内源性凝血系统。同时血管痉挛、血小板激活、黏附、聚集于损伤血管的基底膜,并在局部引起血液凝固,最终形成纤维蛋白凝块,而产生止血作用。凝血系统激活的同时,抗凝血系统和纤溶系统也被激活。抗凝系统的激活,可防止凝血过程的扩散。纤溶系统的激活则有利于局部血流的再通。正常情况下,凝血、抗凝和纤溶过程处于动态平衡,彼此间相互影响,既可防止出血和渗血,又可防止血栓形成,从而保证血液在血管内的正常流动。

一、正常凝血过程

（一）凝血机制

血液由流动的液体状态变成凝胶状态的过程称为血液凝固,简称凝血。其实质是血浆中的可溶性纤维蛋白原转变成不溶性纤维蛋白的过程。

血浆与组织中直接参与凝血的物质统称为凝血因子（coagulation factor）。目前已知的凝血因子有 14 种,即凝血因子Ⅰ—Ⅻ,（简称 FⅠ—FⅫ）,此外还有前激肽释放酶、高分子激肽原等。除 FⅢ、FⅣ和 FⅤ外,几乎所有的凝血因子均在肝脏内合成,其中 FⅡ、FⅦ、FⅨ和 FⅩ 的合成需要维生素 K 的参与,故此,它们又称为维生素 K 依赖性凝血因子。

凝血过程可分为三个阶段:第一阶段是生成凝血酶原激活物;第二阶段是凝血酶原激活形成凝血酶;第三阶段是纤维蛋白原分解形成纤维蛋白。根据凝血酶原激活形成的始动途径和参与因子的不同,将凝血过程大体分为内源性凝血途径和外源性凝血途径,但两条途径并不各自完全独立,两途径的某些凝血因子可以相互激活。

1. 内源性凝血途径　内源性凝血途径是指参加的凝血因子全部来自血液。临床上常以活化部分凝血活酶时间（APTT）来反映体内内源性凝血途径的状况。内源性凝血途径是指从 FⅫ激活,到 FⅩ 激活的过程。当血管壁发生损伤,内皮下组织暴露,带负电荷的内皮下胶原纤维与凝血因子接触,FⅫ即与之结合,并活化为FⅫa,FⅫa的主要功能是激活FⅪ成为 FⅪa,从而启动内源性凝血途径。

2. 外源性凝血途径　外源性凝血途径是指来自血液之外的组织因子

(tissue factor，TF)，即 FⅢ，进入血液而启动的凝血过程。这一过程是从组织损伤释放出 TF，到 FⅩ被激活的过程。临床上以凝血酶原时间(PT)来反映外源性凝血途径的状况。当组织损伤时释放 TF，在 Ca^{2+} 的参与下，它与 FⅦ一起形成复合物，可将 FⅩ激活成 FⅩa。外源性凝血所需的时间短、反应迅速。

3. 凝血的共同途径　从 FⅩ被激活至纤维蛋白形成，是内源性和外源性凝血的共同途径，主要包括凝血酶生成和纤维蛋白形成两个阶段。

(1) 凝血酶的生成：即 FⅩa、FⅤa 在 Ca^{2+} 和磷脂膜的存在下组成凝血酶原复合物，将凝血酶原转变为凝血酶。

(2) 纤维蛋白形成：纤维蛋白原被凝血酶酶解为纤维蛋白单体，并交联形成稳定的纤维蛋白凝块。

(二) 抗凝机制

机体抗凝机制主要由三个部分组成。

1. 血管内皮的抗凝作用　正常的血管内皮作为一个屏障，可防止凝血因子和血小板与内皮下成分接触，从而避免凝血系统的激活和血小板的活化。另外，血管内皮细胞还分泌多种抗凝血物质，如凝血酶调节蛋白(thrombomodulin，TM)、组织因子途径抑制物(tissue factor pathway inhibitor，TFPI)、前列环素和一氧化氮等，即通过不同的作用机制发挥抗凝作用。

2. 纤维蛋白的吸附、血流的稀释和单核-巨噬细胞的吞噬作用　纤维蛋白与凝血酶有高度的亲和力，在凝血过程中所形成的凝血酶，85％～90％可被纤维蛋白吸附，这不仅有助于加速局部凝血反应的进行，也可避免凝血酶向周围扩散。进入循环的活化凝血因子可被血流稀释，并被血浆中的抗凝物质灭活或被单核-巨噬细胞吞噬。

3. 生理性抗凝物质　体内的抗凝物质可分为丝氨酸蛋白酶抑制物、蛋白 C 系统和组织因子途径抑制物三类，分别抑制激活的维生素 K 依赖性凝血因子、激活因子(FⅤa 和Ⅷa)，以及外源性凝血途径。

(1) 丝氨酸蛋白酶抑制物：血浆中含有多种丝氨酸蛋白酶抑制物，主要有抗凝血酶Ⅲ、肝素辅助 FⅡ等。其中抗凝血酶Ⅲ为最重要的抑制物，负责灭活 60％～70％的凝血酶。抗凝血酶Ⅲ由肝脏、血管内皮细胞合成，能与内源性途径产生的蛋白酶如凝血酶和 FⅨa、Ⅹa 和Ⅺa 等分子活性中心的丝氨酸残基结合而抑制其活性。抗凝血酶Ⅲ单独灭活作用很慢，如与肝素或肝素样物质结合，灭活速度可增加 2 000 倍。但是，在正常情况下，由于循环血液中几乎无肝素存在，故此，抗凝血酶Ⅲ主要通过与内皮细胞表面的硫酸乙酰肝素结合，增强血管内皮的抗凝功能。

(2) 蛋白 C 系统：主要包括蛋白 C、凝血酶调节蛋白、蛋白 S 和蛋白 C 的抑制物。蛋白 C 由肝脏合成,其合成需要维生素 K 的参与,它以酶原形式存在于血浆中,经凝血酶作用后具有活性。活性蛋白 C 可使凝血 F Ⅴ a、Ⅷ a 失活,抑制 F Ⅹ 和凝血酶原的激活,从而有助于避免凝血过程向周围正常血管部位扩展。此外,活化的蛋白 C 还有促进纤维蛋白溶解的作用。血浆中的蛋白 S 是活化蛋白 C 的辅助因子,可使蛋白 C 对 F Ⅴ a、Ⅷ a 的灭活作用增强。

(3)组织因子途径抑制物:是一种糖蛋白,主要由血管内皮细胞产生,是外源性凝血途径的特异性抑制物。TFPI 结合 F Ⅹ a 后,再与 F Ⅶ a-组织因子复合物相结合并抑制其活性。因此,TFPI 并不阻断组织因子对外源性凝血途径的启动,而是在生成一定数量的 F Ⅹ a 后,才负反馈地抑制外源性凝血途径。

4.肝素 肝素是一种酸性粘多糖,主要由肥大细胞和嗜碱性粒细胞产生,生理情况下血浆中几乎不含有肝素。肝素主要通过增强抗凝血酶Ⅲ的活性而发挥间接作用。此外,肝素还刺激血管内皮细胞释放 TFPI,所以肝素在体内的抗凝血作用强于体外。

(三)纤溶机制

纤溶系统主要包括纤溶酶、纤溶酶、纤溶酶原激活物与纤溶抑制物。纤溶可分为纤溶酶原激活与纤维蛋白降解两个基本阶段。

1.纤溶酶原激活 正常情况下,血浆中的纤溶酶是以无活性的纤溶酶原形式存在的,纤溶酶原主要由肝脏产生。纤溶酶原激活物主要有组织型纤溶酶原激活物(tissue plasminogen activator,t-PA)和尿激酶型纤溶酶原激活物,分别由血管内皮细胞和肾小管、集合管上皮细胞产生。正常情况下 t-PA 对纤溶酶原的激活作用很低,但是在有纤维蛋白存在时,t-PA 对纤溶酶原的亲和力明显增加,激活纤溶酶原的效应增加 1 000 倍。

2.纤维蛋白与纤维蛋白原降解 纤溶酶属于丝氨酸蛋白酶,它最敏感的底物是纤维蛋白和纤维蛋白原。纤溶酶是血浆中活性最强的蛋白酶,特异性较低,除主要降解纤维蛋白和纤维蛋白原外,对许多凝血因子也有一定的降解作用。当纤溶亢进时,可因凝血因子的大量分解和纤维蛋白降解产物的抗凝作用而有出血倾向。

3.纤溶抑制物 体内有多种纤溶抑制物质,主要有纤溶酶原激活物抑制物-1(plasminogen activator inhibitor type-1,PAI-1)和 α_2-抗纤溶酶(α_2-AP)。PAI-1 主要由血管内皮细胞产生,通过与 t-PA 和尿激酶结合而使之灭活;α_2-AP 主要由肝脏产生,通过与纤溶酶结合成复合物而迅速抑制纤溶酶的活性。

二、凝血功能障碍的病因

(一)凝血因子的异常

引起机体产生出血倾向的原因通常为各种凝血因子的减少,而凝血因子减少的原因主要有遗传性凝血因子缺乏和获得性凝血因子缺乏。

1. 遗传性凝血因子缺乏　遗传性凝血因子缺乏一般是由于单一凝血因子量的减少或功能异常所致。血友病患者由于 FⅧ、FⅨ、FⅪ缺乏,使凝血酶原激活物的形成障碍,导致凝血功能障碍而产生出血倾向。

血管性假血友病因子(vWF)遗传性缺乏时,可导致血小板的黏附、聚集障碍和 FⅧ促凝性的降低,引起出血障碍。

2. 获得性凝血因子缺乏

(1)凝血因子消耗过多:凝血因子消耗可见于体内外大量失血或弥散性血管内凝血(disseminated intravascular coagulation,DIC)。DIC 时微血栓形成消耗大量凝血因子,这是 DIC 导致出血的重要原因。

(2)凝血因子生成障碍:① 维生素 K 缺乏:FⅡ、FⅦ、FⅨ、FⅩ 的生成需维生素 K 参与。② 肝功能严重障碍:多数凝血因子在肝脏合成,肝功能严重障碍时,凝血因子合成减少,导致凝血障碍。

(二)抗凝功能异常

1. 抗凝血酶Ⅲ缺乏

(1)获得性缺乏:① 抗凝血酶Ⅲ合成减少:主要发生在营养不良、肝功能障碍、雌激素水平异常等病理情况。② 抗凝血酶Ⅲ丢失和消耗增多:肾病综合征患者抗凝血酶Ⅲ从肾脏丢失;大面积烧伤患者,抗凝血酶Ⅲ可以随血浆丢失而减少;DIC 时也可合并抗凝血酶Ⅲ消耗增多。

(2)遗传性缺乏:抗凝血酶Ⅲ缺乏、异常症可分为Ⅰ和Ⅱ型。Ⅰ型为抗凝血酶Ⅲ的生物活性和数量均减少;Ⅱ型只有抗凝血酶Ⅲ活性的异常。

2. 蛋白 C 和蛋白 S 缺乏

(1)获得性缺乏:蛋白 C 和蛋白 S 均属于维生素 K 依赖性的抗凝血因子。维生素 K 缺乏或应用维生素 K 拮抗剂等,均可使蛋白 C 和 S 缺乏。严重肝病也可使蛋白 C 和蛋白 S 合成减少。此外,口服避孕药、妊娠等情况也可引起蛋白 C 减少。

(2)遗传性缺乏和活化蛋白 C 抵抗(activated protein C resistance, APCR):① 蛋白 C 和 S 缺乏或异常症均属于常染色体显性遗传,表现为蛋白 C 或蛋白 S 数量或(和)结构异常,临床上多发生深部静脉血栓症。② 活化蛋白 C 抵抗的原因有抗蛋白 C 抗体、蛋白 C 缺乏和抗磷脂抗体以及 FⅤ、Ⅷ基因突变等。

(三)纤溶系统功能异常

1. 纤溶功能亢进引起的出血倾向

(1)获得性纤溶功能亢进:① 富含纤溶酶原激活物器官,如子宫、卵巢、前列腺、心、肺等脏器大手术或严重损伤时,可释放大量纤溶酶原激活物,引起纤溶亢进。② 某些恶性肿瘤(如白血病)也可释放大量组织型纤溶酶原激活物(t-PA)入血,引起纤溶亢进。③ 肝脏功能严重受损时,t-PA灭活减少,t-PA抑制物合成减少而引起纤溶亢进。④ DIC时可产生继发性纤溶亢进。⑤ 溶栓治疗时,溶栓药物等可引起纤溶亢进,甚至出血。

（2）遗传性纤溶亢进:临床上甚为罕见。

2. 纤溶功能降低与血栓形成倾向

（1）遗传原因所致纤溶功能低下主要有:① 纤溶酶原激活物抑制物-1基因多态性改变;② 先天性PLg异常症。

（2）获得性血浆纤溶活性降低:临床上常见于血栓前状态、血栓形成性疾病、高脂血症、缺血性中风和口服避孕药等。

三、血液低凝和高凝

重症患者凝血病的临床表现主要有两种类型:血液低凝和高凝。低凝表明凝血物质的缺失或功能损害。高凝则反映促凝机制亢进或抗凝机制不足,但高凝往往只是病程的一个中间阶段,最终也会因凝血物质的严重消耗而陷入低凝。

四、抗凝药物的监测

抗凝药物(anticoagulants)是通过影响凝血因子,从而阻止血液凝固过程的药物,临床主要用于防治血栓栓塞性疾病和血液净化抗凝等。根据抗凝药物的作用机制,主要分为三类:① 阻止纤维蛋白形成的药物,包括肝素、低分子肝素、枸橼酸钠抗凝剂、华法林、香豆乙酯、蚓激酶等;② 促进纤维蛋白溶解的药物,包括尿激酶、链激酶、降纤酶等;③ 抗血小板药物:阿司匹林、前列环素、双嘧达莫、氯吡格雷等。

（一）肝素钠(heparin sodium)

【药理与适应证】 肝素是一种粘多糖,在体内体外均有强大的抗凝作用。静脉注射可使多种凝血因子灭活,即刻发生抗凝作用。其机制是引起抗凝血酶Ⅲ(ATⅢ)构象改变,使抗凝血酶Ⅲ加速凝血酶的灭活,从而抑制凝血酶及活化的凝血因子Ⅶ、Ⅸ、Ⅹ、Ⅺ,从而发挥抗凝作用。肝素分子带有大量负电荷,口服不吸收,需静脉给药。抗凝活性半衰期($t_{1/2}$)与给药剂量相关。

适应证主要包括:血栓栓塞性疾病,如深静脉血栓、肺栓塞和急性心肌梗死等;手术或检查中使用或治疗,如血液透析、体外循环手术和心导管检查等。

【监测】 肝素使用过程中,可通过两个方面进行监测。① 观察有无临床出血征象,如皮肤、黏膜或消化道等是否有出血,在应用过程中需监测部分凝血酶时间(activated partial thromboplastin time,APTT),使其维持在参考值的1.5~2.5倍。若发生明显肝素过量出血者,可以考虑使用鱼精蛋白中和,每

1 mg鱼精蛋白可中和100 U肝素。② 动态观察血小板数量变化,肝素可诱发血小板减少症,其发生机制可能与机体发生免疫反应有关,形成抗体—肝素—血小板因子复合物。如果血小板数目大于 $50 \times 10^9/L$,且无明显临床出血征象者,可以继续应用肝素治疗,一般血小板数目可自行恢复。当血小板数目小于 $50 \times 10^9/L$ 或临床有出血表现时,应停肝素治疗数天,由肝素引起的血小板变化一般均可自行恢复。

(二)低分子肝素(low molecular weight heparin,LMWH)

【药理与适应证】　低分子肝素是由硫酸化多糖组成的抗血栓形成药物,由肝素裂解而成,故其药理作用与肝素基本相似。其对凝血因子 Xa 的抑制作用强于抗凝血酶的活性。适应证是预防血管栓塞,以及预防血液透析或血液过滤的凝血。

【监测】　监测情况基本与肝素相同,但实验室监测指标主要是血浆凝血因子 Xa 的活性。

(三)华法林钠(Warfarin Sodium)

【药理与适应证】　本品为双香豆素衍生物,化学结构与维生素 K 相似,能和维生素 K 竞争与肝脏有关的酶蛋白结合,使凝血因子 Ⅱ、Ⅶ、Ⅸ、Ⅹ 合成过程中的谷氨酸γ-羧基化受抑制,从而使以上凝血因子合成显著减少。此作用只发生在体内,而无体外抗凝作用。该药物是一种间接作用抗凝药,半衰期长,给药5～7 日后疗效才可稳定,用量需个体化。

主要用于预防及治疗静脉血栓,包括肺梗死、心肌梗死、心房纤颤引起的血栓形成,以及外科手术后需要预防血栓形成。

【监测】　凝血功能的监测,临床使用标准化了的凝血酶原时间(PT),即国际标准化比值(INR)来调整华法林的用药剂量,一般将 INR 控制在 2.0～3.0 水平。过量可引起出血,出血明显者可用新鲜血浆和维生素 K 联合治疗。

(四)枸橼酸钠抗凝剂(Sodium citrate Injection for Anticoagulant)

【药理与适应证】　枸橼酸钠抗凝剂为输血、储血的抗凝剂。钙为凝血过程中必需物质,可促进内源性和外源性凝血过程,最终促进凝血酶和纤维蛋白的形成,并可以激活血小板从而加速凝血过程。枸橼酸钠抗凝剂的作用机制,主要是枸橼酸根离子与血中钙离子生成难解离的可溶性络合物枸橼酸钙,此络合物易溶于水但不易解离,使血中钙离子减少,凝血过程受到抑制,从而阻止血液凝固。

其主要适应证是用于体外抗凝血。除作为体外血液制品抗凝保存液外,也是当前连续性肾脏替代治疗(CRRT)抗凝治疗的重要方法之一。枸橼酸抗凝所发挥的体外局部抗凝作用,具有对体内凝血系统影响小,出血并发症少等特点,因此,临床上对于活动性出血、高危出血倾向,或近期有重大手术需要接受 CRRT 治疗的重症患者,局部枸橼酸抗凝是一种较理想的抗凝方法。

【监测】 在使用 CRRT 过程中使用枸橼酸抗凝治疗中,枸橼酸也会进入体内,加之患者存在低血压、组织灌注不足、缺氧、多器官功能障碍等情况,尤其是在合并肝功能异常时,机体对枸橼酸的清除能力会不同程度的降低,从而导致枸橼酸蓄积,以及低钙血症和代谢性酸碱紊乱等并发症。故此,在治疗过程中需密切监测患者内环境。通常,在治疗前,从动脉端抽血测定血气分析、凝血功能、电解质、肌酐(Cr)、尿素氮(BUN)。治疗中,每隔 4 小时从滤器动/静脉端抽血查离子钙等指标,及时调整枸橼酸钠抗凝剂和钙离子的剂量。

第二节 基本知识

一、获得性凝血病

获得性凝血病是指继发于严重疾病的凝血功能紊乱。根据不同的诱发因素,可分为稀释性凝血病、功能性凝血病和消耗性凝血病。

(一)病因及发病机制

1. 稀释性凝血病 是由于机体因各种原因致严重失血,而在复苏过程中并没有补充足够的凝血物质所导致的凝血功能障碍。

2. 功能性凝血病 是由于机体存在低温或(和)酸中毒等特殊病理环境所导致的凝血物质功能受到抑制,从而引起的凝血功能紊乱。

3. 消耗性凝血病 即弥散性血管内凝血(DIC),各种致病因素激活凝血及纤溶系统,导致全身微血栓形成,凝血因子大量消耗,继发纤维蛋白溶解亢进,引起全身出血及微循环衰竭。在 DIC 的发病过程中,有血管内凝血机制启动和继发性纤溶系统亢进两个过程。严重感染、创伤、组织损伤、手术、休克、大量输血等是引起 DIC 的常见原因。

(二)临床表现和诊断

1. 病史 稀释性凝血病有严重的失血性休克且没有补充足够凝血物质的病史;功能性凝血病有暴露于低温环境、休克、大量输注低温液体病史;消耗性凝血病有引发 DIC 的多种因素。

2. 临床表现 出血倾向明显,消耗性凝血病早期可有高凝表现,器官衰竭。

3. 实验室检查 稀释性凝血病的各项指标均异常;功能性凝血病以 PT、APTT 正常为特征;消耗性凝血病检查项目有血小板计数、血浆凝血酶原时间、纤维蛋白原定量、3P 试验、凝血酶凝固时间测定和纤溶酶原活性检查。

（三）治疗

1.稀释性凝血病 治疗上以消除出血原因、补充血小板和凝血因子为首要任务。

2.功能性凝血病 积极纠正患者酸中毒、低体温和休克所致低灌注。

3.消耗性凝血病 治疗原发病是 DIC 治疗的根本措施；积极解除微循环障碍，可使用解除微动脉痉挛药物，如山莨菪碱等；抗凝治疗，以肝素和低分子肝素为常用药物；输注血小板、新鲜冰冻血浆、冷沉淀、凝血酶原复合物等被消耗的凝血物质；全身及各器官支持。

二、消耗性凝血病

消耗性凝血病即弥散血管内凝血（DIC），是一种在许多疾病基础上，由致病因素激活凝血及纤溶系统，导致全身微血栓形成，凝血因子大量消耗，继发纤维蛋白溶解亢进，引起全身出血及微循环衰竭的临床综合征。

（一）病因

1.感染性疾病 感染是引发 DIC 最常见的原因之一，如细菌、病毒、立克次体等。约占 DIC 发病数 $31\%\sim43\%$。

2.恶性肿瘤 占 $24\%\sim34\%$。常见于急性早幼粒细胞白血病、淋巴瘤、前列腺癌、胰腺癌等。

3.病理产科 占 $4\%\sim12\%$。见于羊水栓塞、感染性流产、死胎滞留、重症妊娠高血压综合征、子宫破裂、胎盘早剥、前置胎盘等。

4.手术及创伤 占 $1\%\sim5\%$。手术损伤了富含组织因子的器官如脑、前列腺、胰腺、子宫及胎盘等容易诱发 DIC。大面积烧伤、严重挤压伤、骨折及咬伤也易发生 DIC。

5.医源性因素 占 $4\%\sim8\%$。发病率有增高趋势，与损伤组织药物的使用、医疗操作，以及肿瘤的手术、放疗和化疗有关。

6.其他因素 几乎可涉及各个系统，如重症急性胰腺炎、肝功能衰竭、溶血性贫血、糖尿病酮症酸中毒、系统性红斑狼疮、中暑、脂肪栓塞、移植物抗宿主病等。

（二）发病机制

1.组织损伤 感染、肿瘤溶解、严重创伤、大型手术等，可使组织因子（TF）或组织因子类物质释放入血，激活外源性凝血途径。蛇毒等外源性物质也可激活此途径，或直接激活因子 X 及凝血酶原。

2.血管内皮损伤 感染、变态反应、缺氧引起血管内皮损伤，使因子Ⅻ及TF 释放，启动内源型或外源型凝血途径。

3.血小板损伤 各种炎症、药物、缺氧可使血小板损伤，诱发其聚集及释放反应，激活凝血途径。

4. 纤溶系统激活 致病因素还可同时激活纤溶系统,致凝血—抗凝平衡进一步失调。

（三）病理生理

1. 微血栓形成 微血栓的形成是 DIC 的基本和特异性变化。发生部位广泛多见于肺、肾、肝、胃肠道和皮肤黏膜等。栓子成分主要为纤维蛋白及血小板血栓。

2. 凝血异常

（1）高凝期：早期改变。

（2）消耗性低凝期：出血倾向显著,PT 延长,血小板计数和凝血因子低下。此期时间长,常构成 DIC 的主要临床表现及检查异常。

（3）继发性纤溶亢进期：多在 DIC 后期,也可早期发生。

（4）微循环障碍：微血栓导致微循环障碍,常合并血容量减少、血管舒缩失调和心功能障碍。

（四）临床表现

1. 出血倾向 发生率 $84\%\sim95\%$,自发性、多部位出血是 DIC 最常见的表现。多见于皮肤、黏膜、伤口、穿刺部位,其次为内脏出血,严重可有颅内出血。

2. 休克或微循环衰竭 发生率 $30\%\sim80\%$,其特点是：① 起病突然,常在早期难以明确病因;② 常伴全身多发出血,且休克与出血不成正比;③ 早期出现肾、肺、脑等器官功能不全;④ 休克多较顽固,常规抗休克治疗效果不佳。

3. 微血管栓塞 发生率 $40\%\sim70\%$,分布广泛。可呈浅层栓塞,皮肤发绀,黏膜损伤呈斑块状坏死或溃疡形成;也可深层栓塞,如肾、肺、脑,表现为急性肾衰竭、呼吸衰竭、意识障碍等。

4. 微血管溶血 见于 25% 的患者,表现为进行性贫血,与出血不成正比,可出现黄疸。

5. 原发病表现

（五）诊断与鉴别诊断

1. 临床表现

（1）有易发 DIC 的基础疾病。

（2）两项以上的下列表现：① 多发出血倾向;② 原发病不能解释的微循环衰竭、休克;③ 多发性微血管栓塞的症状,如皮肤黏膜的坏死,脏器的衰竭;④ 抗凝治疗有效。

2. 实验室检查 以下主要指标同时有 3 项以上异常。

（1）血小板计数（PLT）$<100\times10^9/L$ 或进行性下降（如为肝病、白血病

则<$50×10^9$/L)。

(2) 血浆纤维蛋白原含量<1.5 g/L 或进行性下降。

(3) 3P 试验(+)或 FDP>20 mg/L,或 D-二聚体升高或(+)。

(4) PT 延长 3 秒以上,或 APPT 延长 10 秒以上。

3. 鉴别诊断

DIC 主要与重症肝病、原发纤维蛋白溶解亢进和血栓性血小板减少性紫癜等鉴别。

(六)治疗原则

1. 原发病治疗 包括有效控制感染,治疗病理产科,创伤恰当处理,抗休克,纠正缺氧和内环境紊乱等。

2. 抗凝治疗 是中止 DIC 的病理过程,减轻器官损伤,重建凝血—抗凝平衡的重要措施。

(1) 肝素类抗凝

① 普通肝素钠:在无肝素治疗禁忌证的前提下,急性期肝素的使用宜从小剂量开始,即 1 mg/(kg·d)开始,在无新发出血时可逐渐增加剂量至 2 mg/(kg·d)。静脉滴注,可连续用 3～5 天。过量可用鱼精蛋白拮抗,1 mg 鱼精蛋白可中和 100U 肝素。

② 肝素使用的指征:DIC 早期(高凝期);血小板及凝血因子进行性下降,微血管栓塞表现明显的患者;低凝期病因不能去除,在补充凝血因子情况下使用。

③ 下列情况慎用肝素:手术或损伤创面未能良好止血者;近期有大咯血的肺结核或大量出血的活动性消化性溃疡;蛇毒所致的 DIC;DIC 晚期,患者有凝血因子缺乏及纤溶亢进。

④ 低分子肝素:其较少引起血小板减少,出血并发症少,半衰期较长,近年应用广泛。

(2) 补充血小板及凝血因子:适用于明显血小板及凝血因子减少和已行病因及抗凝治疗,但 DIC 未能控制者。

三、血栓性血小板减少性紫癜

血栓性血小板减少性紫癜(thrombotic thrombocytopenic purpura,TTP)是一种严重的弥散性血栓性微血管病。临床以血小板减少性紫癜、微血管性溶血性贫血、神经精神症状、肾脏损害和发热等典型的五联征表现为特征。

TTP 是一种罕见的疾病,任何年龄都可发病,多为 15～50 岁,女性多见。本病起病急骤,病情险恶,如不能及时治疗,病死率高。目前通过血浆置换治疗,其病死率已逐渐下降,存活率已超过 80%。

（一）病因与发病机制

根据病因可将 TTP 分为遗传性 TTP 和获得性 TTP，后者又可根据诱发因素是否明确分为原发性（特发性）TTP 和继发性 TTP。

1. 遗传性血栓性血小板减少性紫癜　是一种新生儿和儿童极其罕见的疾病，由于金属蛋白酶 ADAMTSl3 基因的突变，导致该金属酶的合成和分泌异常，使其活性严重低下，一般低于正常活性的 $5\%\sim10\%$，以至于无法降解高粘附性的超大分子 vWF(UL-vWF)，聚集的 UL-vWF 促进血小板粘附与聚集，从而引起血小板性微血管血栓的形成而发病。

2. 获得性血栓性血小板减少性紫癜　可根据诱发因素是否明确分为原发性（特发性）TTP 和继发性 TTP：① 原发性（特发性）TTP：占 $33\%\sim57\%$，90% 的原发性 TTP 患者发病时可以检测到抗 ADAMTSl3 自身抗体，这种自身抗体中和或抑制了 AMADTSl3 的活性，从而导致发病。② 继发性 TTP：占 $43\%\sim66\%$，可继发于妊娠、感染、药物、自身免疫性疾病、肿瘤和骨髓移植等多种疾病。

（二）临床表现

1. 血小板减少引起的出血　以皮肤黏膜和视网膜出血为主，严重者可见颅内出血。

2. 微血管病性溶血性贫血　可有不同程度的贫血，约有 1/2 的病例出现黄疸、肝脾肿大和尿色加深。

3. 神经精神症状　典型病例的临床症状常先发于神经系统，其特点为症状变化不定，呈间歇性或波动性。临床症状包括意识障碍、谵妄、精神错乱、头痛、失语、惊厥、视力障碍和偏瘫等，这些表现与脑循环障碍有关。

4. 肾脏损害　可见蛋白尿和管型，但肉眼血尿不常见。严重者可因肾皮质坏死导致急性肾功能衰竭。

5. 发热　半数以上患者有中等程度的发热。

具有血小板减少、微血管病性溶血性贫血和中枢神经系统症状的为三联征，若再伴有肾脏损伤和发热者称为五联征。

（三）实验室检查

1. 外周血　血小板计数明显降低，常低于 $50\times10^9/L$；中－重度贫血，见网织红细胞明显增高，破碎红细胞比例 $>2\%$。

2. 骨髓象　红细胞系统显著增生，巨核细胞数正常或增多，呈成熟障碍。

3. 出凝血检查　出血时间正常，血块收缩不佳，束臂试验阳性。一般凝血指标，如 APTT、PT 及 DIC 筛选检查多正常。

4. 血管内溶血指标　血清胆红素升高，游离血红蛋白升高，血红蛋白尿。血清乳酸脱氢酶(LDH)增高，且与病程和严重程度相平行。

（四）诊断

根据典型的五联征的临床表现,诊断并不困难。血小板减少伴神经精神症状时应高度怀疑本病。血涂片见破碎红细胞,ADAMTSl3 活性及ADAMTSl3抗体检查均有助于诊断。

（五）治疗

1. 血浆疗法　血浆置换(PE)是目前 TTP 患者的首选疗法。

2. 免疫抑制治疗　单用血浆置换仅能作为急性期治疗,维持治疗还需联合免疫抑制治疗。常用药物有肾上腺皮质激素、大剂量免疫球蛋白、长春新碱、环胞素 A 以及环磷酰胺等。

第十七章　静脉血栓栓塞症

第一节　基础理论

一、血栓的概念

1. 血栓　是血流在心血管内面剥落处或修补处的表面所形成的小块。在可变的流体依赖型中,血栓由不溶性纤维蛋白、沉积的血小板、积聚的白细胞和陷入的红细胞组成。

2. 血栓形成　是指在一定条件下,血液有形成分在血管(多数为小血管)形成栓子,造成血管部分或完全堵塞、相应部分血供障碍的病理过程。依血栓组成成分可分为血小板血栓、红细胞血栓、纤维蛋白血栓、混合血栓等4种。按血管种类可分为动脉性、静脉性及毛细血管性血栓,其中静脉血栓形成最常见。

3. 血栓栓塞　是血栓由形成部位脱落,在随血流移动的过程中部分或全部堵塞某些血管,引起相应组织和(或)器官缺血、缺氧、坏死(动脉血栓)及瘀血、水肿(静脉血栓)的病理过程。

4. 血栓性疾病　血栓形成和血栓栓塞这两种病理过程所引起的疾病,临床上称为血栓性疾病。血栓性疾病严重威胁人类的生命健康,其发病率高居各种疾病之首,且近年来还有渐增之势,是当代医学研究的重点和热点之一。

二、血栓形成的原因

血栓形成的病因及发病机制十分复杂,迄今尚未完全阐明,但近年的研究表明血栓形成的发生、发展主要与下列因素有关。

1. 血管内皮损伤　当血管内皮细胞因机械(如动脉粥样硬化)、化学(如药物)、生物(如内毒素)、免疫及血管自身病变等因素受损伤时,可促使血栓形成。

2. 血小板数量增加、活性增强　各种导致血小板数量增加、活性增强的因素,均有诱发、促进血栓性疾病的可能性,如血小板增多症、机械、化学、生物及免疫反应等导致的血小板破坏加速等。其致病机制与激活凝血反应等密切相关。

3. 血液凝固性增高　在多种生理及病理状态下,人体凝血活性可显著增强,表现为某些凝血因子水平升高或活性增加,如妊娠、高龄及创伤感染等所致的应激反应、高脂血症、恶性肿瘤等。而高凝状态是血栓性疾病的发病基础。

4. 抗凝活性减低　人体生理性抗凝活性减低,是血栓形成的重要条件。引起人体生理性抗凝活性降低的常见原因有:① AT 减少或缺乏;② PC 及 PS 缺乏症;③ 由 F V 等结构异常引起的抗蛋白 C 现象(APC-R),近年研究发现,在欧美白人反复发生深部静脉血栓形成或有阳性家族史的深部静脉血栓形成(DVT)中,APC-R 的发生率高达 60%;④ 肝素辅因子 Ⅱ(HC-Ⅱ)缺乏症等。

5. 纤溶活力降低　临床常见有:① 纤溶酶原结构或功能异常,如异常纤溶酶原血症等;② 纤溶酶原激活剂(PA)释放障碍;③ 纤溶酶活化剂抑制物过多。这些因素导致人体对纤维蛋白的清除能力下降,有利于血栓形成及扩大。

6. 血液流变学异常　各种原因引起的血液黏滞度增高、红细胞变形能力下降等,均可导致全身或局部血流瘀滞、缓慢,为血栓形成创造条件。如高纤维蛋白原血症、高脂血症、脱水、红细胞增多症等。

三、静脉血栓栓塞症预防

1. 对于任何患者,都反对单独使用阿司匹林来预防血栓。

2. 在决定低分子量肝素、磺达肝癸钠、凝血酶直接抑制剂和其他抗血栓药物等由肾脏清除的药物剂量时,特别是对老年患者和有出血高风险的患者,应考虑其对肾功能的损害。

3. 机械性预防血栓方法主要应用于出血高风险的患者或作为抗凝剂预防血栓的辅助方法。我们推荐使用机械性装置必须谨慎,以确保正确和最佳的使用。

4. 对于接受神经轴麻醉或镇痛患者,使用抗凝剂预防时要特别小心。

5. 对重点高危人群,根据病情轻重、年龄、是否复合其他危险因素等来评估发生静脉血栓栓塞症的危险性,制定相应的预防方案。

6. 住院患者 VTE 的预防方法

(1) 机械性预防(分级加压弹力袜、间歇充气加压泵、足底静脉泵)

① 无禁忌证的 VTE 高危患者,与药物联用。

② 对抗凝药有禁忌证的 VTE 高危患者可单独使用。

③ 出血性或缺血性脑卒中,抗凝治疗弊大于利者。

(2) 药物性预防:疗程一般 6～14 天。

① 低分子肝素:每隔 2～3 天检测血小板,警惕肝素诱导的血小板减少症;对肾功不全、肥胖等特殊者,有条件的可 1～2 天监测凝血因子 Ⅹa 调整低分子肝素剂量;肌酐清除率<30 ml/min 者减量。

② 普通肝素:存在较大出血风险情况,包括年龄≥75 岁、肾功能不全、进展期肿瘤等。检测 APTT,每隔 1～2 天检测血小板,警惕肝素诱导的血小板减

少症。

③ 维生素 K 拮抗剂：低剂量华法林钠（使 INR 维持在 2～3）。

第二节 基本知识

一、静脉血栓栓塞症

深静脉血栓形成（DVT）和肺血栓栓塞（PTE）统称为静脉血栓栓塞症（venousthromboembolism，VTE）。VTE 易患因素见表 17-1。

表 17-1 静脉血栓栓塞症易患因素分级

分 级	易患因素
高度风险因素 （患病风险高于 10 倍）	骨折（髋或下肢） 髋关节或膝关节置换术 普外科大手术 严重创伤 脊髓手术
中度风险因素 （患病风险达 2～9 倍）	膝部关节镜手术 中心静脉置管 化疗 充血性心力衰竭或呼吸衰竭 激素替代治疗 恶性肿瘤 口服避孕药 致瘫性脑卒中 妊娠/分娩后 既往静脉血栓栓塞症病史 易栓症
低度风险因素 （患病风险在 2 倍以下）	卧床 3 天以上 长时间坐位（长途汽车或飞机旅行） 年龄大于 40 岁 腔镜手术（如胆囊切除术） 肥胖 妊娠/分娩前 下肢静脉曲张

二、深静脉血栓形成

1. 深静脉血栓形成（DVT）指血液在深静脉内异常凝结所致的一种静脉回流障碍性疾病。好发部位为下肢深静脉,可发生在下肢近端和远端,前者位于腘静脉或以上部位,后者位于腘静脉以下,下肢近端 DVT 是肺血栓栓塞栓子的主要来源。

2. ICU 病人是发生 DVT 的高危人群,应重视其危险因素,并进行风险评估。

3. DVT 的临床特征:不同病人 DVT 的临床症状与体征差异很大,主要受血栓形成的深静脉部位、发生速度、阻塞程度、侧支循环建立、血管壁或血管周围组织炎症等因素影响。

4. DVT 临床表现:常见有患肢疼痛和压痛、肿胀、静脉曲张、皮下静脉凸出、患肢轻度发绀,可伴有低热(一般<38.5℃)。上肢 DVT 可导致上腔静脉综合征,并可使肢体长期伤残。中心静脉导管相关性血栓形成不易引起血管腔完全阻塞,因而患肢肿胀并不明显,可引起感染性血栓性静脉炎、中心静脉通路破坏及病变部位的血液外渗。

5. DVT 的并发症:是肺血栓栓塞(PTE),重者可以导致死亡。应警惕ICU 病人无症状 DVT 的发生。

6. 多普勒超声检查可作为 ICU 病人 DVT 的常规检查方法。

7. DVT 的预防:目前预防 DVT 的方法主要分为机械性预防和药物性预防。机械性预防方法主要包括间歇充气加压装置(intermittent pneumatic compression,IPC)、静脉足泵(venous foot pump,VFP)和压力梯度长袜等;药物性预防主要包括普通肝素(UFH)、低分子质量肝素(LMWH)或维生素 K 拮抗剂(VKA)等。对于不存在高出血风险的 ICU 病人来说,临床一般推荐应用抗凝制剂预防 DVT 的发生。如果病人确实存在抗凝治疗的绝对禁忌证,则应选择机械方法预防 DVT 的发生。

(1)机械预防 DVT:是否适合 ICU 病人目前并不明确,尚无证据表明机械方法预防 ICU 病人血栓栓塞的安全性或有效性。对于存在高出血风险的ICU 病人,应采用机械方法预防 DVT;一旦高出血风险降低,应开始药物预防或联合机械预防方法。

(2)LMWH 和 UFH:是临床最常用的预防 DVT 发生的药物,已有多项研究证实其有效性。在应用 UFH 的过程中发生不能解释的血小板计数下降>50%时,应该考虑病人是否发生 HIT。如是,应停用 UFH。如果必须应用抗凝的病人,可以用非肝素制剂如达那肝素、重组水蛭素和阿加曲班。病人如存在肾功能不全、全身水肿及使用缩血管药物等情况时,可能会影响 UFH 及 LMWH 的血药浓度及抗凝效果,临床应用时应予以注意。对于急性期脑出血或颅脑、脊髓损伤病人,在进行 DVT 的预防时应慎用抗凝药物,以免引起致命性出血并发症。对于存在中度 DVT 风险并除外高出血风险的ICU 病人,应采用 LMWH 或 UFH 预防。对于存在 DVT 高风险的 ICU 病人,宜采用 LMWH 预防。

（3）阿司匹林：对于发生动脉粥样硬化病变风险或已经有动脉粥样硬化的病人，阿司匹林和其他抗血小板药物能够有效减少严重血管栓塞事件的发生。不推荐阿司匹林用于 ICU 病人 DVT 的预防。

（4）华法林：是目前国内外最常用的长效抗凝药，也是目前唯一在临床上使用的 VKA，是 DVT 长期抗凝治疗的主要药物，但华法林不用于 ICU 病人急性期 DVT 的预防。

三、肺栓塞

肺栓塞（pulmonary embolism，PE）是指内源性（静脉血栓）或外源性（空气、脂肪、羊水等）栓子阻塞肺动脉或其分支，相应肺组织血流供应减少或中断，引起肺循环障碍的临床和病理生理综合征。肺血栓栓塞症（pulmonary thromboembolism，PTE）是来自静脉系统或右心的血栓在肺动脉或其分支内造成阻塞，引起肺循环和呼吸功能障碍的疾病。肺梗死（pulmonary infarction，PI）是指肺栓塞后所造成的肺组织出血性和坏死性病理改变。

1. 病因

（1）静脉血栓形成：PTE 是 DVT 常见的并发症，栓子通常来源于下肢和盆骨的深静脉，通过循环到肺动脉引起栓塞。创伤、长期卧床、静脉曲张、静脉插管、盆腔和髋部手术、肥胖、糖尿病、避孕药或其他原因的凝血机制亢进等，容易诱发静脉血栓形成。早期血栓松脆，加上纤维系统的作用，故血栓形成的最初数天发生肺栓塞的危险性最高。

（2）心脏病：见于各类心脏病、合并房颤、心力衰竭和亚急性细菌性心内膜炎者发病率较高，以右心腔血栓最多见。

（3）肿瘤：以肺癌、消化系统肿瘤、绒癌、白血病等较常见。恶性肿瘤并发肺栓塞仅约 1/3 为瘤栓，其余均为血栓。肿瘤患者肺栓塞发生率高，甚至可以是其首现症状。

（4）妊娠和分娩：肺栓塞在孕妇数倍于年龄配对的非孕妇，产后和剖宫产术后发生率最高。羊水栓塞也是分娩期的严重并发症。

（5）其他：其他病因有长骨骨折致脂肪栓塞、意外事故和减压病造成空气栓塞、寄生虫和异物栓塞。

2. 临床分型　根据患者的呼吸循环系统功能状态，将 PTE 分型如下。

（1）大面积 PTE（massive PTE）：临床上以休克和低血压为主要表现，即体循环收缩压<90 mmHg，或较基础值下降幅度≥40 mmHg，持续 15 分钟以上，须除外新发的心律失常、低血容量或感染中毒症所致的血压下降。

（2）非大面积 PTE（non-massive PTE）：不符合以上大面积 PTE 标准的患者。此型患者中，一部分人的超声心动图表现有右心室运动功能减弱或临床上出现有心功能不全表现，归为次大面积 PTE（sub massive PTE）亚型。

大面积 PTE 和次大面积 PTE 属于重症,临床上一般需要积极采取合理的治疗方案进行治疗。

3. 诊断

(1) 血浆 D-二聚体(D-dimer):在临床应用中 D-二聚体对急性 PTE 有较大的排除诊断价值,若其含量低于 $500\ \mu g/L$,可基本除外急性 PTE。

(2) PTE 的确定诊断:主要依靠临床影像学技术:① CT 肺血管造影(CTPA);② 核素肺通气/灌注扫描检查或单纯灌注扫描;③ 磁共振肺血管造影(MRPA);④ 肺动脉造影。疑似 PTE 的患者应安排上述检查,其中一项阳性即可明确诊断。

4. 治疗原则

主要治疗目标是预防 PTE 的再发,对于血流动力学稳定的患者,进一步的治疗还包括清除血栓。预防 PTE 再发的手段有抗凝、放置下腔静脉滤器、应用预防 DVT 的机械治疗方法。进一步的治疗包括溶栓、介入或手术清除血栓。

(1) 一般处理:对高度疑诊或确诊 PTE 的患者,应进行严密监护。必要时对症治疗。

(2) 呼吸支持:氧疗和机械通气,应尽量避免气管切开,以免在抗凝或溶栓过程中局部大量出血。

(3) 循环支持:循环衰竭为急性肺栓塞的死亡原因之一。抗休克及改善心功能治疗。

(4) 抗凝与溶栓治疗。

(5) 介入治疗。

(6) 手术治疗。

四、抗凝与溶栓治疗

(一) 抗凝治疗

抗凝治疗是 PTE 和 DVT 的基本治疗方法,可以有效地防止血栓再形成和复发,同时由于内源性纤维蛋白溶解机制溶解已形成的血栓,但不能直接溶解已经存在的血栓。抗血小板药物的抗凝作用尚不能满足 PTE 和 DVT 的抗凝要求,故不单独用于抗凝治疗。

1. 适应证　不伴肺动脉高压及血流动力学障碍的急性 PTE 和非近端肢体 DVT,对于临床或实验室检查高度疑诊 PTE 而尚无确诊者,或已经确诊 DVT 但尚未治疗者,如无抗凝治疗禁忌证,均应立即开始抗凝治疗,同时进行下一步的确诊检查。

2. 禁忌证　活动性出血、凝血机制障碍、血小板减少、严重的未控制的高血压、严重肝肾功能不全及近期手术史、妊娠头 3 个月以及产前 6 周、亚急性细菌性心内膜炎、心包渗出、动脉瘤。当确诊有急性 PTE 时,上述情况大多数属于相对禁忌证。

3. 抗凝治疗的主要药物

(1)肝素:主要用于近期发生的血栓性疾病,以 APPT 作为监测指标调整剂量,使 APPT 延长 1~2 倍为宜。总疗程一般不宜超过 10 日。肝素持续静脉给药是首选方法,可避免肝素血浓度出现高峰和低谷,减少出血性并发症。肝素用药原则应快速、足量和个体化。研究显示早期(24 小时内)应用肝素抗凝治疗可以降低 VTE 的再发率。

(2)低分子肝素:抗因子 Xa 作用较强,抗凝血酶作用较弱,较少引起血小板减少及出血,皮下注射生物利用度高(80%),药物半衰期较长(24 小时),在临床广泛应用。剂量为 3 000 IU Xa 皮下注射,每日 1~2 次。

(3)香豆素类:通过与 $VitK_1$ 竞争,阻断 $VitK_1$ 依赖性凝血因子的生物合成。主要用于血栓性疾病的预防,及肝素抗凝治疗后的维持治疗。常用者为华法林,以国际正常化比值(INR)作为监测指标更具科学性,维持 INR 值在 2~3 为最佳治疗剂量。

(二)溶栓治疗

主要用于新近血栓形成或血栓栓塞的治疗。动脉血栓最好在发病 3 小时之内进行,静脉血栓应在发病 72 小时内实施,最晚不超过 6 日。

1. 尿激酶(UK) 通过激活纤溶酶原而发挥溶栓作用。由于被激活的纤溶酶可同时降解血中的纤维蛋白原,故限制了其临床应用。剂量及用法:首剂 4 000 U/kg,静脉注射,随之以 4 000 U/h 持续静脉滴注,1~3 日为一疗程。

2. 组织型纤溶酶原激活剂(t-PA) 由于其两个环状结构对纤维蛋白具有强大的亲和力,故用药后可选择性激活血栓中的纤溶酶原,发挥溶栓作用。剂量及用法:首剂 50 mg 静脉注射,随之以 50 mg/h 持续滴注,共 2 小时,第 2~3 天可酌情减量。

3. 单链尿激酶型纤溶酶原激活剂(scu-PA) 本制剂对结合于纤维蛋白的纤溶酶原具有较高的亲和力,故其局部溶栓作用强于 UK,又可减少血中纤维蛋白原的过度降解。常用剂量为 80 mg,60~90 分钟内静脉滴注,每日 1~2 次,每疗程 3~5 天。溶栓治疗的监测指标有二:① 血纤维蛋白原,应维持在 1.2~1.5 g/L 水平以上;② 血 FDP 检测,以使其在 400~600 mg/L 为宜。

五、血栓栓塞症介入治疗

对重要脏器(如心、脑)新近形成的血栓或血栓栓塞(动脉血栓 6 小时,静脉血栓 6 天),可通过导管将溶栓药物注入局部,以溶解血栓,恢复正常供血。此在急性心肌梗死的治疗中已取得了极大成功。对陈旧性血栓经内科治疗效果不佳而侧支循环形成不良者,可考虑手术治疗,即手术取出血栓或切除栓塞血管段重新吻合。

1. 经静脉导管碎解和抽吸血栓

适应证:肺动脉主干或主要分支大面积 PTE,并存在以下情况:溶栓和抗凝治疗禁忌,经溶栓和积极的内科治疗无效,缺乏手术条件。

2. 静脉滤器

(1)为防止下肢深静脉大块血栓再次脱落阻塞肺动脉,可于下腔静脉安装滤器。

(2)对于上肢 DVT 病例还可应用上腔静脉滤器。

(3)置入滤器后,如无禁忌证,宜长期口服华法林抗凝,定期复查有无滤器上血栓形成。

第十八章　水电解质与酸碱平衡紊乱

第一节　基础理论

一、体液组成及分布

体内的水及溶解在其中的物质共称为体液。由于肌肉组织含水量较多（75％～80％），脂肪组织含水量较少（10％～30％），因此成年男性的体液量约为体重的60％，而成年女性的体液量则约占体重的50％。小儿的脂肪较少，故体液量所占体重比例较高，新生儿可达体重的80％，婴儿为70％，随年龄增大，体内脂肪逐渐增多，14岁后体液量已与成年人所占比例相似。

细胞膜将体液分为细胞内液和细胞外液两部分。细胞内液绝大部分存在于骨骼肌，男性肌肉较女性发达，因此男性细胞内液约占体重的40％，而女性细胞内液约占体重的35％。细胞外液则男、女性相似，均占体重的20％。细胞外液又可分为血浆和组织间液两部分。血浆量约占体重的5％，组织间液约占体重的15％。绝大部分的组织间液能迅速与血管内液体或细胞内液交换进行并取得平衡，在维持机体水和电解质平衡方面具有很大作用，称其为功能性细胞外液。

另一小部分组织液仅具有缓慢交换和取得平衡的能力，在维持体液平衡方面的作用甚小，但具有各自的功能，如结缔组织液、脑脊液、关节液、消化液等，称为无功能性细胞外液。无功能性细胞外液约占体重的1％～2％，占组织间液的10％左右。其成分与血浆不同，由细胞的转运、分泌活动所形成，在产量或丢失量明显增多时也可以产生不同程度的水、电解质和酸碱平衡失衡，最常见的就是胃肠消化液大量丢失所造成的体液量和成分的明显变化。

二、体液平衡及调节

体液的主要成分是水和电解质，广泛分布于细胞内外，处于相对稳定状态，其稳定状态为人体正常新陈代谢所必需。各部分体液交换的方式有弥散、滤过、渗透、主动转运及异常情况下细胞内、外液容积的改变五种。

1. 水平衡　正常人的体液量是稳定的，每日水的摄入量与排出量处于动态平衡。通常人体每天通过呼吸和皮肤蒸发排出水分约850 ml，这部分水称为不显性失水。成人每天有150 ml左右的水由粪便排出，有1 000～1 500 ml的水从肾脏以尿的形式排出。因此要维持水出入平衡，每日摄入水量为2 000～2 500 ml。

2. **体液平衡调节** 体液平衡是维持机体生命活动的必不可缺少的条件。机体在生命活动的过程中,通过神经—体液因素调节体液的正常平衡。水和钠是机体重要组成成分,具有重要生理功能。水平衡主要受渴觉和抗利尿激素的调节,在维持体液等渗方面起重要作用;钠平衡主要受醛固酮和心房钠尿肽的调节,在维持细胞外液的容量和组织灌流方面起重要作用。

(1) 口渴感觉调节水的摄入:口渴感觉是机体调节体液容量和渗透浓度相对稳定的重要机制之一。渴觉中枢位于下丘脑外侧区,血浆晶体渗透压升高是渴觉中枢兴奋的主要刺激。一方面渴感刺激可引起机体饮水行为的发生,同时也可引起抗利尿激素的释放,促使肾脏保留水分;另外有效循环血容量的减少和血管紧张素Ⅱ的增多也可以引起渴感。反之,抑制渴感随即抑制分泌,引起水排出增多。渴感的主要因素是血浆渗透压降低和细胞外容量增加。

(2) 激素调节

① 抗利尿激素(antidiuretic hormone,ADH)又称为血管加压素。ADH主要作用是增加肾远曲小管及集合管对水的重吸收作用,因此对肾脏浓缩功能有很大的影响。体液渗透压、血容量和血压等因素的改变,都可以影响ADH 的分泌。主要通过血浆渗透压及有效循环血容量来调节。

② 醛固酮(aldosterone)是一种由肾上腺皮质球状带所分泌的盐皮质激素。醛固酮的生理功能是促进肾远曲小管及集合管对 Na^+ 的主动重吸收,同时通过 K^+-Na^+ 和 H^+-Na^+ 交换促进 K^+、H^+ 的排出,随着 Na^+ 的吸收增加,Cl^- 和水的吸收也增多。醛固酮的分泌主要受肾素—血管紧张素系统和血浆 K^+、Na^+ 浓度调节。血浆高 K^+ 或低 Na^+ 可直接刺激肾上腺皮质球状带分泌醛固酮。

③ 心房钠尿肽(atrial natriuretic peptide,ANP)又称为心房肽,具有强大的利钠和利尿的作用。对调节肾脏及心血管内环境稳定起着重要作用,主要的生物学特性是具有强烈而短暂的利尿、排钠及松弛血管平滑肌的作用。急性血容量增加可能通过增高右心房压力,牵张心房肌而使 ANP 释放,从而引起强大的利钠和利尿作用。反之,限制钠、水摄入或减少静脉回心血量则能减少 ANP 的释放。ANP 释放入血后主要从以下几个方面影响水钠代谢:减少肾素的分泌;抑制醛固酮的分泌;对抗血管紧张素的缩血管效应;拮抗醛固酮的保 Na^+ 作用。因此,有学者提出体内可能有一个 ANP 系统与肾素—血管紧张素—醛固酮系统一起担负着调节水钠的作用。

三、细胞内外电解质的分布

体液中主要电解质有 Na^+、K^+、Ca^{2+}、Mg^{2+}、Cl^-、HCO_3^-、HPO_4^{2-} 和 SO_4^{2-} 等,细胞内外液的电解质分布具有很大差异。

1. 电解质的分布　　细胞外液最主要的阳离子是 Na^+，主要的阴离子是 Cl^-、HCO_3^- 和蛋白质。细胞内液主要的阳离子是 K^+ 和 Mg^{2+}，主要阴离子是 HPO_4^{2-} 和蛋白质。细胞外液的组织间液和血浆的电解质在性质和数量上大致相等，功能上也类似。两者主要区别在于蛋白质含量不同，血浆中含有的蛋白质约 7%，而组织间液中约为 $0.05\% \sim 0.35\%$。这与蛋白质在生理状态下不易通过毛细血管进入组织间液有关，其对维持血浆胶体渗透压、稳定血管内容量有重要意义。

2. 电解质平衡　　人体无机盐与部分以电解质形式存在的有机物统称为电解质。电解质平衡是指血浆中各种电解质浓度维持在一个相对稳定的正常范围内，这与细胞代谢、酸碱平衡调节、体液渗透压的维持和神经、肌肉兴奋性正常有密切的关系。

（1）钠离子（Na^+）：由于细胞膜上的 Na^+-K^+ 泵作用，不断将进入细胞内的 Na^+ 排出，同时使 K^+ 进入细胞内，因而 Na^+ 主要存在于细胞外液，占细胞外液中阳离子总数 90% 以上，在维持细胞外液渗透压和容量中起决定作用。Na^+ 丢失，细胞外液容量将缩小；Na^+ 潴留，细胞外液容量则扩大。

（2）钾离子（K^+）：为细胞内液中的主要阳离子，全身 K^+ 总量 98% 在细胞内。K^+ 对维持细胞内渗透压起重要作用，并可激活多种酶，参与细胞内氧化及 ATP 生成。当细胞合成糖原和蛋白质时，K^+ 由细胞外进入细胞内；而糖原和蛋白质分解时，K^+ 则从细胞内逸出。钾的来源全靠从食物中摄取，85% 由肾排出。肾对钾的调节能力很低，在禁食和血 K^+ 很低的情况下，每天仍然要从尿中排出相当的钾盐，因此，病人禁食两天以上就必须经静脉补钾。

（3）钙离子（Ca^{2+}）：体内 99% 的钙以磷酸钙和碳酸钙的形式贮存于骨骼及牙齿内。血钙中半数为游离钙，是细胞功能的重要调节物质，可降低毛细血管、细胞膜的通透性和神经—肌肉的兴奋性，并参与肌肉收缩、细胞分泌、凝血等过程，其余一半与蛋白质结合。

（4）镁离子（Mg^{2+}）：约有一半存在于骨骼内，其余几乎都存在于细胞内，仅有 1% 存在于细胞外液。镁是细胞内多种酶的激活剂，对参与糖、蛋白质代谢，降低神经—肌肉应激性有重要作用。

（5）氯离子（Cl^-）：为细胞外液中的主要阴离子，协同 Na^+ 等维持细胞外液的渗透压和容量。因 Cl^- 与 Na^+ 经肠道吸收，由肾排出，而肾小管有重吸收 Na^+ 作用，故 Cl^- 常比 Na^+ 丧失多，减少的阴离子可由 HCO_3^- 代偿补充。

（6）碳酸氢根离子（HCO_3^-）：系代谢产物 CO_2 在血中的一种运输形式，又是血液中含量最多的碱。在细胞外液中主要与 Na^+ 结合，在细胞内液中主要与 K^+ 结合。

电解质的主要生理作用为：维持体液渗透压与酸碱平衡，维持神经肌肉的正常兴奋性,是激素与酶的组成成分或酶的激动剂。

四、血浆渗透压

渗透压是一切溶液所固有的一种特性,由溶液中溶质微粒产生的渗透效应形成,取决于微粒数量的多少,与大小无关。产生渗透压的基本条件之一是存在半透膜,当水和溶液由半透膜隔开时,溶液中的溶质微粒对水产生一定的吸力,使得水渗透过半透膜进入溶液,这种对水的吸引力称为渗透压。体液的渗透压由其所含微粒总数决定,包括阳离子、阴离子和非电解质的分子个数,即:血浆总渗透压=阳离子浓度+阴离子浓度+非电解质浓度,正常范围为 280～310 mmol/L,临床可用以下公式估算:

$$血浆渗透压(mmol/L) = 2(Na^+ + K^+) + 葡萄糖 + 尿素氮(mmol/L)$$

血浆蛋白质所产生的渗透压称为胶体渗透压,血浆蛋白在血浆中含量虽然较高,但因其分子量大,分子个数只占血浆微粒个数的很少部分,故其产生的渗透压也很小,约 1.5 mOsm/L,但由于蛋白质难以透过血管壁,故胶体渗透压在维持血管内外液交换和血容量方面起重要作用。血浆中晶体物质(主要是电解质离子)产生的渗透压为晶体渗透压,占血浆渗透压的绝大部分,由于晶体物质不能自由透过细胞膜,因此晶体渗透压在维持细胞内外水的平衡中起决定作用。正常状态下,细胞内外、血管内外的渗透压是相等的。当渗透压发生变化时,水分向渗透压高的一侧移动,溶质向低浓度一侧移动,以调节渗透压平衡。

五、酸碱平衡及其调节

1. 酸碱概念及来源　在化学反应中,凡能释放 H^+ 的物质称为酸,其释放 H^+ 同时产生的物质称为共轭碱;能产生 OH^- 的物质称为碱,其释放 OH^- 同时产生的物质称为共轭酸。蛋白质(Pr^-)在体液中与 H^+ 结合形成蛋白酸(HPr),而且结合牢固,所以蛋白质也是一种碱。

体液中的酸性和碱性物质可来自于体内细胞的物质分解代谢,也可以从食物中少量摄取,普通膳食饮食条件下,酸性物质的产生量远高于碱性物质。

(1) 挥发性酸:糖、脂肪和蛋白质在其分解代谢过程中,氧化的最终产物是 CO_2 和 H_2O,二者结合生成碳酸,这是分解代谢过程中产生最多的酸性物质。碳酸可以释放出 H^+,也可以形成 CO_2 从肺排出,所以称之为挥发性酸(volatile acid)。成人安静状态下每日可产生 300～400 L 的 CO_2,如果全部与水结合成 H_2CO_3,可产生 H^+ 13～15 mol 左右。任何使机体代谢率增加的因素(运动、发热等)均可使 CO_2 产生增加,而通过肺的调节可使 CO_2 排出增加,因此将肺对 CO_2 呼出量的调节称为酸碱平衡的呼吸性调节。

(2) 固定酸:不能以气体形式由肺呼出,而只能通过肾由尿排出的酸性物质称为固定酸或非挥发酸。如蛋白质分解代谢产生的硫酸、磷酸和尿酸，糖酵解产生的甘油酸、丙酮酸和乳酸，脂肪分解代谢产生的乙酰乙酸、β-羟丁酸等。一般情况下蛋白质的分解代谢是固定酸的主要来源，体内固定酸的生成量与食物中蛋白质的摄入量是成正比的。成人每天由固定酸释放的 H^+ 仅有 $50\sim100$ mmol。固定酸可以通过肾进行调节，称为酸碱平衡的肾性调节。

食物和药物是固定酸的另一来源，机体有时候会摄入一些酸性食物或服用酸性药物（如氯化铵、水杨酸等），成为酸性物质的另一来源，但量相对较少。

碱性物质主要来自食物，特别是蔬菜、瓜果中所含的有机酸盐，在体内经过三羧酸循环代谢为 CO_2 和 H_2O，而其所含的 Na^+ 或 K^+ 则可与 HCO_3^- 结合生成碱性盐。正常情况下人体碱的生成量与酸相比则少得多。

2. 酸碱平衡调节　尽管机体不断摄入一些酸或碱性的物质，以及在代谢过程中不断产生酸或碱性物质，但血液的 pH 值并不发生显著地变化，这是由于体液中的缓冲系统可以减轻酸碱负荷对 pH 的影响以及肺和肾对酸碱平衡的调节作用，保持了酸碱平衡。

（1）血液缓冲系统是维持酸碱平衡的第一线反应。血液缓冲系统由弱酸（缓冲酸）及其相对应的弱酸盐（缓冲碱）组成，主要有碳酸氢盐缓冲系统、磷酸盐缓冲系统、血浆蛋白缓冲系统、血红蛋白缓冲系统和氧合血红蛋白缓冲系统五种。血液中的缓冲系统以 HCO_3^- / H_2CO_3 最为重要。HCO_3^- 正常值平均为 24 mmol/L，H_2CO_3 正常值平均为 1.2 mmol/L，两者比值（HCO_3^- / H_2CO_3）20:1。只要 HCO_3^- / H_2CO_3 的比值保持为 20:1，无论 HCO_3^- 或 H_2CO_3 绝对值高低，血浆 pH 仍然能保持为 7.40。

（2）肺脏通过控制挥发酸的释放来维持 pH 的相对恒定。肺在酸碱平衡中的作用是通过改变肺泡通气量来控制 CO_2 排出量，使血浆中［HCO_3^-］/［H_2CO_3］的比值接近正常，以保持 pH 的相对恒定。肺的这种调节受延髓呼吸中枢的控制，呼吸中枢接受来自中枢化学感受器和外周化学感受器的刺激。

（3）肾脏通过调节排出固定酸或保留碱的量维持 pH 相对恒定。机体在代谢过程中产生的大量酸性物质，需不断消耗 $NaHCO_3$ 和其他碱性物质来中和，因此，必须及时补充碱性物质和排出多余的酸，血液 pH 才不会发生变动。肾脏主要调节固定酸，通过排酸或保碱的作用来维持血浆 HCO_3^- 浓度，调节 pH 相对恒定。其机制主要为：H^+-Na^+ 交换；HCO_3^- 的再吸收；分泌 NH_3 与 H^+ 结合成 NH_4^+ 的排出；尿的酸化而排出 H^+。

（4）细胞组织通过膜内外的离子交换和细胞内液的缓冲系统起调节作用。细胞的缓冲作用首先通过细胞膜上的离子交换而实现，红细胞、肌细胞和骨组织均能发挥这种作用。细胞膜内外可进行 H^+-Na^+、H^+-K^+、Na^+

－ K^+、Cl^-－HCO_3^- 等双向离子交换以维持电中性。

上述四方面的调节因素共同维持体内的酸碱平衡,但在作用时间和强度上是有差别的。血液缓冲系统反应最为迅速,但缓冲作用不持久;肺的调节作用效能大,也很迅速,在数分钟内开始发挥作用,30 分钟时达最高峰,但仅对 CO_2 有作用;细胞内液的缓冲能力较强,但约 3～4 小时后才能发挥作用;肾脏的调节作用发挥更慢,常在数小时后开始,3～5 天才达高峰,但其作用强大而持久,能有效的排出固定酸,保留 $NaHCO_3$。

六、血乳酸的临床意义

乳酸是体内糖代谢的中间产物,主要由红细胞、横纹肌和脑组织产生,血液中的乳酸浓度主要取决于肝脏及肾脏的合成速度和代谢率。在某些病理情况下(如呼吸衰竭或循环衰竭时),可引起组织缺氧,缺氧可引起体内乳酸升高。在常规血流动力学监测指标改变之前,组织低灌注与缺氧已经存在,乳酸水平已经升高。研究表明血乳酸的持续升高与病死率密切相关,因此乳酸可作为评价疾病严重程度及预后的指标之一。另外,剧烈运动、脱水及肝功能不全的患者,血乳酸也可升高,因此仅以血乳酸浓度不能充分反映组织的氧合状态。研究表明,监测患者血乳酸清除率可以更好的反映患者预后。临床上主要通过全血乳酸测定(分光光度法)和血浆乳酸测定(比色法)两种方法来测定乳酸,其正常值范围分别为 0.5～1.7 mmol/L 和小于 2.4 mmol/L。

第二节　基本知识

一、水电解质紊乱

（一）水钠代谢紊乱

临床上水钠代谢紊乱常相伴发生,单纯性水或钠的增多或减少较少见,但因二者变化不一定平行,故水钠紊乱在临床上有多种分类方法,本章就体液容量的变化进行讨论。

1. 体液容量减少　体液容量的明显减少在临床上称为脱水。在体液容量减少的同时,常常伴有血钠浓度的变化,血钠浓度是决定细胞外液渗透压的重要因素。按血钠浓度的不同可分为低钠性、高钠性和正常血钠性体液脱水三种情况。

（1）低渗性脱水,又称低血钠性细胞外液减少,是指体液容量减少,并以失钠多于失水、血清钠浓度<130 mmol/L、血浆渗透压<280 mOsm/L 为主要特征的病理生理变化过程。其常见原因为：补充水分过多,高渗或低渗脱水时补充水分过多;肾丢失过多,过量使用排钠性利尿剂;肾小管中存在大量

不被吸收的溶质,抑制钠和水的重吸收;失盐性肾炎、急性肾衰竭多尿期、肾小管性酸中毒、糖尿病酮症酸中毒;肾上腺皮质功能减退症。主要机制为:细胞外液血钠浓度降低,呈低渗状态,机体减少抗利尿激素的分泌以排出水,增加醛固酮的分泌以保钠。同时,组织间液进入血液循环,部分地补偿血容量,维持循环血量。如果失盐过多或继续失盐,水从尿中继续排出外,细胞外液渗透压下降,水由细胞外转移至细胞内,则血容量及组织间液均明显降低,出现低血容量性休克。这种因大量失钠而致的休克,又称为低钠性休克。此时肾血流量及滤过率降低,尿量减少或无尿。低渗性脱水的治疗以补充高渗液为主。补液量可按氯化钠 1 g 含 Na^+ 17 mmol 折算,但补充高渗液不能过快,一般以血钠每小时升高 0.5 mmol/L 为宜。补钠量可参照下述公式:补钠量=(正常血清钠-实测血清钠)×0.2×体重(kg)。一般先补给补钠量的 1/3~1/2,复查血钠后再确定后续治疗方案。

(2)高渗性脱水,又称高血钠性细胞外液减少,是指体液容量减少,以失水多于失钠,血清钠浓度>150 mmol/L、血浆渗透压>310 mOsm/L 为主要特征的病理生理变化过程。其常见原因为:摄水不足,因各种原因所致摄入水量不足;失水过多,经肾丢失(① 中枢性尿崩症、肾性尿崩症,② 糖尿病酮症酸中毒、非酮症高渗性昏迷、高钙血症等,③ 长期鼻饲高蛋白流质所致溶质性利尿,④ 使用高渗性利尿药或非溶质性利尿药);经肾外丢失(① 高温、剧烈运动等大量出汗,② 烧伤患者开放性治疗丢失大量低渗液,③ 哮喘持续状态、过度换气、气管切开等使肺呼出的水分增多 2~3 倍);水向细胞内转移,剧烈运动或惊厥等使细胞内小分子物质增多,渗透压增高,水转向细胞内。主要机制为:失水多于失钠,血清钠高于正常范围,细胞外液呈高渗状态。细胞外液渗透压增加,抗利尿激素分泌增多,肾小管对水的重吸收增加,尿量减少。醛固酮分泌增加,钠和水的再吸收增加,以维持血容量。如继续缺水,细胞外液渗透压进一步增高,细胞内液移向细胞外,最终是细胞内缺水的程度超过细胞外缺水的程度。治疗以补水为主,补钠为辅。经口、鼻饲直接补充水分,经静脉补充 5%葡萄糖液、5%葡萄糖氯化钠液或 0.9%氯化钠,适当补充钾及碱性液体。

(3)等渗性脱水,即正常血钠性体液容量减少,水钠按血浆中正常的浓度比例丢失而引起体液容量的减少,此时血清钠浓度及血浆渗透压维持在正常范围内。任何等渗体液的大量丢失造成的脱水,在短期内均属于正常血钠性体液减少。常见于:麻痹性肠梗阻时,大量体液潴留于肠腔内;大量抽放胸水、腹水、大面积烧伤、大量呕吐、腹泻或胃肠吸引后;新生儿消化道先天畸形,如幽门狭窄、胎粪肠梗阻或胃肠瘘管等引起的消化液丧失。主要机制为:它可造成细胞外液量(包括循环血量的)的迅速减少。由于丧失的液体为等渗,基本上不改变细胞外液的渗透压,最初细胞内液并不向细胞外液间隙转移,以代偿细胞外液的减少,故细胞内液量并不发生变化。但这种液体丧失持续时间较久后,细胞内液将逐渐外移,随同细胞外液一起丧失,以致引起细胞缺水。等渗性脱水的治疗以补充等渗性溶液为主,首选 0.9％氯化钠液,但长期使用可引起高氯性酸中毒。因为正常细胞外液的钠、氯的比值是 7:5,0.9％氯化钠液 1 000 ml＋5％葡萄糖液 500 ml＋5％碳酸氢钠液 100 ml 更符合生理需要。

2. 体液容量增多　又可根据血钠变化和增多的体液分布特点分为:低血钠性体液过多(水中毒)、正常血钠性组织间液过多(水肿)和高血钠性细胞外液增多(高容量性高钠血症)。

(1) 低血钠性体液过多,又称水中毒,是指机体摄入水过多,以致水在体内潴留,引起血液渗透压下降和循环血量增多的一种病理状态。其主要原因为:肾功能不全少尿期和严重心力衰竭或肝硬化时肾排水功能不足;ADH分泌失调综合征和各种原因所致的 ADH 分泌过多;低渗性脱水晚期输入大量水分。主要机制为:体内水分过多,细胞外液容量过多,呈低渗状态,水从细胞外向细胞内转移。故水中毒为细胞内、外液容量均增大,但体液分布的比例仍正常(即细胞内液占 2/3,细胞外液占 1/3)。在轻、中度水中毒,组织间液中贮存的水分尚不足以引起可凹性水肿或肺水肿,临床表现不明显;严重水中毒时组织水肿明显,有肺水肿、心衰,甚至颅内压增高等表现。水中毒的治疗以积极控制原发病,控制水的摄入,脱水和保护器官功能为原则。

(2) 血钠浓度正常的组织间液过多,过多的液体在组织间液积聚,而此时血钠含量在正常范围,该病理的过程又称为水肿,它是多种疾病的临床体征。由于水肿来自血浆,一般情况下它与血浆的成分比较相近,因而水肿是等渗液的积聚,一般不伴有细胞水肿。根据水肿涉及的范围可分为全身性水肿和局部性水肿。也可以原因或部位命名。水肿是由多种原因导致的。全身性水肿多见于充血性心力衰竭、肾病综合征和肾炎以及肝脏疾病,也可见于营养不良和某些内分泌疾病。局部性水肿常见于器官组织的局部炎症,静脉阻塞及淋巴管阻塞等情况。比较少见的血管神经水肿也属于局部水肿。主要机制为: ① 毛细血管内外液体交换失衡(毛细血管流体静压增高、血浆胶体渗透压下降、微血管壁通透性增加、淋巴回流受阻);② 体内外液体交换失衡(肾小球滤过率下降、肾小管重吸收水钠增多)。

(3) 高血钠性细胞外液增多,高容量性高钠血症,主要原因是盐摄入过多或盐中毒。主要机制是:原发性钠潴留,在原发性醛固酮增多症和 Cushing综合征的患者,由于醛固酮持续超常分泌,导致体内钠总量和血钠含量的增加。医源性摄盐过多,治疗低渗或等渗性脱水时摄入过多高渗性液体。其治疗原则为积极治疗原发病,限制钠盐摄入,补水稀释利尿排钠,保护器官功能。

(二)钾代谢紊乱

1. 正常钾代谢 ① 钾维持细胞膜静息电位及细胞新陈代谢、调节渗透压和酸碱平衡;② 钾主要分布在细胞内,钾的摄入和排出量处于动态平衡;③ 钾的平衡主要靠肾的调节和跨细胞膜转移两大机制。

2. 低钾血症 血清钾浓度低于 3.5 mmol/L 称为低钾血症。除体内钾分布异常外,血清钾浓度减少常同时有机体总钾含量缺乏。主要原因为:摄入不足(长期禁食、偏食、厌食等);排出过多,胃肠道和肾脏的失钾过多(呕吐腹泻等丢失消化液所致,肾脏疾病、内分泌疾病、利尿药、补钠过多、碱中毒或酸中毒恢复期、某些抗生素使用等);其他如烧伤、抽放腹水、高温作业等所致低钾;另有机体总钾或细胞内钾不低,但因转移或稀释所致血清钾浓度下降。低钾可引起多种代谢功能的变化,这些变化的严重程度与血清钾浓度下降的程度和快慢密切相关,但个体差异很大。一般血清钾浓度低于2.5~3.0 mmol/L 可出现严重的临床症状。低血钾时肌肉组织兴奋性降低,横纹肌溶解,肌肉松弛无力,甚至发生呼吸肌麻痹,后者是低钾血症死亡主要原因;低钾时可影响心肌细胞电生理,可引起包括室颤在内的各种心律失常;低钾可引起肾脏的尿浓缩功能障碍和肾脏的形态结构变化;另低钾可以引起胃肠功能障碍、血糖升高及代谢性碱中毒等。治疗原则为积极治疗原发病,补充富含钾的食物,对缺钾性低钾血症者积极补钾,并遵循补钾原则。

3. 高钾血症 血清钾高于 5.5 mmol/L,称为高钾血症,此时体内钾总量可为增多、正常或缺乏。主要原因为肾脏排钾过少、细胞内钾外流和体外摄入钾过多。高钾血症对机体的影响主要表现为肌肉无力和心肌兴奋传导异常。由于细胞内外钾浓度差减小,静息电位负值变小与阈电位距离接近,兴奋性升高,主要表现为感觉异常、肌肉疼痛、肌束震颤等症状,严重高钾时出现四肢软弱无力,甚至发生弛缓性麻痹。对机体的主要危害是引起严重的室颤和心脏骤停,其主要机制是心肌传导功能障碍,也与心肌病变、酸碱失衡及离子状态多种因素有关。治疗原则是积极治疗原发病,促进钾的细胞内流或体外排钾,补充钙剂或钠盐,减轻高钾对心脏的毒性作用。

(三)镁代谢紊乱

镁是体内具有重要生理作用的阳离子,在含量上仅次于钙、钠、钾,在细胞内,含量仅次于钾,是细胞内液重要成分,参与细胞内许多酶的反应,对维持细胞正常代谢和生理功能十分必要。

1. 正常镁代谢 ① 镁具有维持酶的活性和细胞遗传稳定、抑制神经、肌肉及心肌兴奋性的作用;② 血清中镁不到总量1%,主要经肾脏排出;③ 消化道吸收和肾脏排出是维持镁代谢平衡的主要环节。

2. 低镁血症　血清镁<0.75 mmol/L 时可诊断低镁血症。镁排出过多、摄入不足是导致低镁血症的基本原因。低镁血症可引起神经—肌肉兴奋性增高,诱发心律失常,加重低钙血症和低钾血症。积极治疗原发病,缓慢、谨慎补镁是低镁血症的基本防治原则。

3. 高镁血症　血清镁>1.25 mmol/L 可直接诊断高镁血症。肾脏排镁减少是高镁血症的主要原因。神经、肌肉兴奋性降低,抑制房室和心室内传导并降低心肌兴奋性是高镁血症的主要影响。改善肾功能,促进镁排出体外,拮抗镁的毒性是防治高镁血症的基本原则。

（四）钙磷代谢紊乱

1. 正常钙磷代谢和调节　钙磷代谢是指钙和磷在食物中被机体所摄取,然后在体内进行合成和分解,最后被排出的过程。体内钙磷代谢,主要由甲状旁腺激素、$1,25-(OH)_2D_3$ 和降钙素三个激素作用于肾脏、骨骼和小肠三个靶器官调节的。正常人体内,通过三者的相互制约,相互协调,以适应环境变化,保持血钙血磷浓度的相对恒定。

2. 低钙血症　当血清蛋白浓度正常时,血钙浓度低于 2.2 mmol/L,或血清游离钙低于 1 mmol/L 称低钙血症。维生素 D 代谢障碍、甲状旁腺功能减退和慢性肾衰竭等是引起低钙血症的常见原因。血钙浓度严重下降时神经、肌肉兴奋性增加,心肌兴奋性和传导性升高,长期而明显的低钙血症可发生骨骼形态结构的改变。补充钙剂和维生素 D 是低钙血症的基本防治原则。

3. 高钙血症　血清钙浓度高于 2.75 mmol/L,或血清游离钙高于 1.25 mmol/L 称高钙血症。甲状旁腺及甲状腺功能亢进、维生素 D 中毒和恶性肿瘤是高钙血症的基本原因。高钙血症降低神经、肌肉兴奋性以及心肌兴奋性、传导性和损伤肾小管。血清钙大于 4.5 mmol/L 可发生高钙血症危象,如严重脱水、高热、心律失常、意识不清等,患者极易死于心搏骤停、坏死性胰腺炎和肾衰竭等。积极控制原发病,降低血钙是防治高钙血症的基本原则。

4. 低磷血症　血清磷浓度小于 0.8 mmol/L 称低磷血症。肠道吸收不足、尿磷排出增加和磷向细胞内转移均可引起低磷血症。低磷血症主要引起 ATP 合成不足和红细胞内 2,3-DPG 减少。轻者无症状,重者可有肌无力、感觉异常、鸭态步、骨病、佝偻病、易激惹,甚至昏迷。及时诊断,适当补磷是防治低磷血症的基本原则。

5. 高磷血症　血清磷成人浓度大于 1.6 mmol/L,儿童大于 1.9 mmol/L 称高磷血症。急、慢性肾功能不全以及甲状旁腺功能低下、维生素 D 中毒等是高磷血症的常见原因。急性严重高磷血症可抑制肾脏 1α-羟化酶导致低钙血症,常发生迁移性钙化,心衰、低血压、急性多发性关节痛等与低钙血症和异位钙化有关的临床表现。治疗原发病是防治高磷血症的基本原则。

二、酸碱平衡紊乱

反映酸碱平衡的常用指标有 pH 和 H^+ 浓度、动脉血 CO_2 分压、标准碳酸氢盐和实际碳酸氢盐、缓冲碱、碱剩余、阴离子间隙。① pH 和 H^+ 浓度均是反映酸碱度的指标,由于血液中 H^+ 浓度很低,因此,广泛使用 H^+ 浓度的负对数即 pH 来表示血液的酸碱度。正常人动脉血 pH 值为 7.40 ± 0.05,高于此值为碱中毒,低于此值为酸中毒。② $PaCO_2$ 是反映呼吸性因素的指标,是指血浆中物理溶解的 CO_2 分子产生的张力。③ 标准碳酸氢盐、缓冲碱和碱剩余是排除呼吸因素的代谢性指标;实际碳酸氢盐是受呼吸因素影响的代谢性指标。④ 阴离子间隙(AG)是反映固定酸含量的指标,是指血浆中未测定阴离子与未测定阳离子的差值。

(一)代谢性酸中毒

代谢性酸中毒是以血浆 HCO_3^- 原发性减少导致 pH 降低为特征的酸碱平衡紊乱,是临床上最常见的酸碱失衡。酸负荷增多是代谢性酸中毒的主要原因。主要见于缺氧和其他代谢性疾病时固定酸生成过多,或肾功能障碍时固定酸排出减少以及外源性固定酸摄入过多,酸超负荷使 HCO_3^- 缓冲丢失。另碱过少及高钾血症也可以引起代谢性酸中毒。根据阴离子间隙可将代谢性酸中毒分为 AG 增高型代谢性酸中毒和 AG 正常型代谢性酸中毒,前者特点是 HCO_3^- 用于缓冲 H^+,而后者的特点是 HCO_3^- 丢失。代谢性酸中毒时机体的代偿机制为:缓冲调节迅速并引起碱性指标下降和高钾血症;呼吸深快代偿调节;肾脏调节缓慢且对肾功能障碍引起的代酸无作用。代谢性酸中毒对机体的影响主要表现为心血管系统和中枢神经系统的障碍,慢性代酸还可以引起骨骼系统的改变。防治原发病是治疗代谢性酸中毒的基本原则,适当采用碱性药物,防治低血钾和低血钙。

(二)呼吸性酸中毒

呼吸性酸中毒是以血浆 H_2CO_3 浓度或 $PaCO_2$ 原发性增高导致 pH 降低为特征的酸碱平衡紊乱,也是临床上较为常见的酸碱失衡。通气障碍是导致呼吸性酸中毒最常见的原因,吸入 CO_2 浓度过高可引起呼吸性酸中毒。按病程可分为急性和慢性呼吸性酸中毒,前者指 CO_2 升高不超过 24 小时,后者指超过 24 小时的 CO_2 的潴留。因呼吸性酸中毒的最主要原因为通气功能障碍,所以肺往往不能发挥代偿作用,而主要依靠血液及细胞内非碳酸氢盐的缓冲系统及肾脏代偿。对机体的影响与起病速度、严重程度、原发病及低氧血症有关。轻、中度呼吸性酸中毒可引起心输出量增加,血压正常或升高;重度可引起心律失常、外周血管扩张、血钾升高等。此外,$PaCO_2$ 的升高还可以引起血管运动中枢和神经精神方面的障碍。防治的基本原则是积极治疗原发病，改善通气功能，谨慎补碱。

（三）代谢性碱中毒

代谢性碱中毒是以 HCO_3^- 原发性增高导致 pH 上升为特征的酸碱紊乱。H^+ 丢失过多是代谢性碱中毒的主要原因，外源性 HCO_3^- 增加是重要原因，另低血钾或肝功能衰竭时也可以引起代谢性碱中毒。根据给予生理盐水后代谢性碱中毒能否被纠正分为盐水反应性碱中毒和盐水抵抗性碱中毒，前者的特点是有效循环血容量不足和低氯、低钾，后者的特点是肾上腺素盐皮质激素增多和低钾。代谢性碱中毒时缓冲调节可引起碱性指标升高和低钾血症，呼吸调节对代谢性碱中毒有限，缓慢的肾排酸保碱减少是代谢性碱中毒的代偿特点。轻度代谢性碱中毒可无症状，重度时可出现中枢神经系统功能障碍、神经肌肉应激性增高和低钾血症等表现。纠正代谢性碱中毒的根本途径是促使血浆中过多的 HCO_3^- 从尿中排出，但即使是正常肾功能也无法完全代偿，因此，治疗代谢性碱中毒的基本原则为治疗原发病的同时去除代谢性碱中毒的维持因素。补充盐水是治疗盐水反应性碱中毒的主要措施，而对于盐水抵抗性碱中毒可用抗醛固酮药物或碳酸苷酶抑制剂干预。

（四）呼吸性碱中毒

呼吸性碱中毒是以血浆 H_2CO_3 浓度或 $PaCO_2$ 原发性减少而导致 pH 升高为特征的酸碱平衡紊乱。肺过度通气是各种原因所致呼吸性碱中毒发生的基本机制，常见原因为低氧血症和肺疾患，呼吸中枢受到直接刺激及人工呼吸机的使用不当。根据病程可分为急性和慢性呼吸性碱中毒两类，前者指 $PaCO_2$ 降低不超过 24 小时，后者指超过 24 小时的 $PaCO_2$ 下降。呼吸性碱中毒时虽然 $PaCO_2$ 的降低对呼吸中枢有抑制作用，但只要刺激肺通气过度的原因持续存在，肺的代偿调节作用就不明显。当有效肺泡通气量超过每日需要排出的 CO_2 量时，可使血浆 H_2CO_3 浓度降低，pH 升高。由低碳酸血症所致的 H^+ 减少可由血浆 HCO_3^- 浓度的降低而得到代偿。这种代偿作用包括迅速发生的细胞内液缓冲和缓慢进行的肾排酸减少。细胞内液缓冲是急性呼吸性碱中毒的主要代偿方式，而肾排酸减少是慢性呼吸性碱中毒的主要代偿方式。呼吸性碱中毒更易出现中枢神经系统功能障碍和神经肌肉应激性增高，多数严重呼吸性碱中毒患者血浆磷酸盐浓度明显降低。积极防治原发病是治疗呼吸性碱中毒的主要措施，吸入含有 CO_2 的气体治疗急性呼吸性碱中毒，对手足搐搦者可使用钙剂治疗。

（五）混合型酸碱平衡紊乱

两种或三种不同类型的单纯型酸碱平衡紊乱同时发生，称为混合型酸碱平衡紊乱，包括二重和三重酸碱平衡紊乱。二重酸碱平衡紊乱可有不同的组合形式,通常将两种酸中毒或碱中毒合并存在,使 pH 向同一方向移动的情况称为酸碱一致型或酸碱相加型酸碱平衡紊乱,而 pH 向相反方向移动时称为酸碱混合型或酸碱相消型酸碱平衡紊乱。由于同一患者不可能出现呼吸性酸中毒和呼吸性碱中毒,所以三重酸碱平衡紊乱只存在两种类型。

1. 酸碱一致型二重酸碱平衡紊乱

(1) 呼吸性酸中毒合并代谢性酸中毒,是临床常见的一种混合型酸碱平衡紊乱。常见病因为:严重通气障碍(CO_2 潴留)伴固定酸产生增多,如心跳呼吸骤停、慢阻肺合并心衰、糖尿病酮症酸中毒并发肺部感染引起呼吸衰竭、严重低血钾累及心肌及呼吸肌、药物及一氧化碳中毒等。其病理特点为:由于呼吸因素和代谢因素均朝酸性方向变化,因此,HCO_3^- 浓度减少时呼吸不能代偿,$PaCO_2$ 增多时肾脏也不能代偿,两者不能互相代偿,呈严重失代偿状态,并形成恶性循环,可导致死亡。患者 AB、SB、BB 均下降,BE 负值增大,AB>SB,$PaCO_2$ 升高,pH 明显下降,血浆钾浓度升高,AG 增大。

(2) 代谢性碱中毒合并呼吸性碱中毒,常见于通气过度伴碱潴留,如肝功能衰竭、败血症、严重创伤的患者分别因高血氨、高热、疼痛刺激呼吸中枢而发生过度通气,使 CO_2 排出过多,加之使用排钾利尿剂、剧烈呕吐、大量输入库血等使体内碱增多。其病理特点为:因呼吸性和代谢性因素均朝碱性方向改变,$PaCO_2$ 降低,血浆 HCO_3^- 浓度升高,两者不能互相代偿,呈严重失代偿,预后极差。AB、SB、BB 均升高,BE 正值增大,AB<SB,$PaCO_2$ 升高,pH 明显升高,血浆钾浓度降低。

2. 酸碱混合型二重酸碱平衡紊乱

(1) 呼吸性酸中毒合并代谢性碱中毒,常见原因为慢性阻塞性肺疾病伴呕吐或使用排钾利尿剂。病理特点为:$PaCO_2$ 和 HCO_3^- 浓度均升高且升高的程度均已经超出彼此代偿范围预测值的上限,AB、SB、BB 均升高,BE 正值增大,AB>SB,pH 可正常、略低或略高。

(2) 代谢性酸中毒合并呼吸性碱中毒,常见原因为:糖尿病、肾衰竭或感染性休克及心肺疾病等重危患者伴有高热或机械通气过度;慢性肝病高血氨并发肾衰竭;水杨酸或乳酸盐中毒,有机酸生成过多,水杨酸盐刺激呼吸中枢可发生典型的代谢性酸中毒合并呼吸性碱中毒的混合型酸碱失衡。病理特点为:$PaCO_2$ 和 HCO_3^- 浓度均降低且小于代偿范围预测值的下限,AB、SB、BB 均降低,BE 负值增大,AB<SB,pH 可正常、略低或略高。

(3) 代谢性酸中毒合并代谢性碱中毒,常见原因为剧烈呕吐合并腹泻并伴有低钾血症和脱水,尿毒症或糖尿病合并剧烈呕吐。病理特点为:由于导致血浆 HCO_3^- 浓度升高和降低的原因同时存在,彼此相互抵消,常使血浆 pH、HCO_3^-、$PaCO_2$ 在正常范围,AG 升高。

3. 三重混合型酸碱平衡紊乱

（1）呼吸性酸中毒合并 AG 增高型代谢性酸中毒和代谢性碱中毒，该型的特点是：$PaCO_2$ 明显升高，$AG>16mEq/L$，HCO_3^- 一般也升高，血 Cl^- 明显降低。

（2）呼吸性碱中毒合并 AG 增高型代谢性酸中毒和代谢性碱中毒，该型的特点是：$PaCO_2$ 明显降低，$AG>16mEq/L$，HCO_3^- 可高可低，血 Cl^- 一般低于正常。

（六）乳酸酸中毒

乳酸酸中毒是指动脉血乳酸水平高于 5 mmol/L，同时血 pH 低于 7.35。乳酸酸中毒是重症患者常见的代谢性酸中毒，动脉血乳酸升高提示组织缺氧。常见病因为：① 严重感染，严重感染是引起重症患者血乳酸升高的最常见原因；② 癫痫发作，大发作时导致肌肉能量和肝糖原耗竭，大量葡萄糖转化为乳酸，发作时乳酸常超过 10 mmol/L，同时血 pH 低于 7.20；③ 恶性肿瘤，最常见的是白血病和淋巴瘤；④ 肝衰竭，肝脏是重要的乳酸代谢器官，严重肝病时乳酸清除能力下降；⑤ 其他如药物、乙醇、先天性 1,6-二磷酸果糖缺乏等原因也会导致乳酸酸中毒。防治原则是积极治疗原发病，避免乳酸酸中毒本身对机体造成的损害进一步加重，适当使用碳酸氢盐，必要时可用血液净化的方法清除。

第十九章　重症营养

第一节　基础理论

一、基础代谢

基础代谢是指处于基础状态时(尽量排除各种影响能量代谢的主要因素后的状态)机体的能量代谢。一般在清晨未进食,保持静卧,肌肉放松,保持清醒,无精神紧张,室温维持 20℃~25℃的状态下进行测定。相同年龄、性别和体重的正常人基础代谢率很接近,它是在清醒时机体维持正常生理功能的最低能量消耗。机体每天的热卡需求取决于总热能消耗(TEE),而 TEE 包括基础能量消耗(BEE)、食物的特殊动力学作用消耗(DIT)和活动能量消耗(AEE)。DIT 是机体由于摄取食物而产生的能量消耗(包括吃、吸收和食物的水解),它大约占总热能消耗的 15%~40%。静息能量消耗(resting energy expenditure,REE)是机体非禁食的静息状态下的能量消耗,它包括 BEE 和 DIT。

热卡需要量可以直接测定,经典的方法是使用热量测定仪,通过测定 20~30 分钟氧的消耗可计算出 REE。REE 可通过肺导管技术进行测定,其公式是:$REE = 心输出量 \times Hb \times (SaO_2 - SvO_2) \times 95.18$,其中 SaO_2 为动脉氧饱和度,SvO_2 为静脉氧饱和度。所测的 REE 数值超过计算的 BEE 的程度反映了高代谢的程度。患者的基础能量消耗(BEE)也可以根据性别、体重、年龄和身高等使用经验公式计算获得,最常用的传统公式是 Harris-Benedict 公式:

男性,$BEE(kal) = 66.5 + 13.7 \times 体重(kg) + 5.0 \times 身高(cm) - 6.8 \times 年龄(y)$
女性,$BEE(kal) = 655.1 + 9.56 \times 体重(kg) + 1.85 \times 身高(cm) - 4.68 \times 年龄(y)$

健康人可根据公式计算获得的 BEE 受影响因素小,但是损伤应激患者的病理生理变化则完全不同,预测方法也有所差异。重症患者的能量利用率的预测取决于入院前的营养状况、类型和损伤的严重程度、术后状态(如手术)以及预计住院时间。欧洲肠外肠内营养学会建议,损伤患者的营养治疗方案为:约 20~25 kcal/(kg·d)的非蛋白质热量和约 1~2 g/(kg·d)的蛋白质摄入量。根据不同的外伤方式可以进行相应的修改,特别是对于烧伤和头部受伤的患者适当增加。

二、影响能量代谢的因素

基础代谢率会随着年龄增加或体重减轻而降低,随着肌肉增加而增加。进食、疾病、承受压力水平、环境温度变化等因素都会影响人体的能量消耗,从而影响基础代谢率。故能量代谢的影响因素很多,主要有以下几个方面:肌肉活动是主动的耗能过程,对能量代谢的影响最为显著,这种额外消耗的能量不能被用来做功,只能增加机体的热量。食物的特殊动力学作用能使机体在餐后增加额外能量消耗,环境温度超过一定的范围也会导致能量代谢率增高,当精神处于紧张状态时,机体通过肌紧张和分泌促进代谢的激素使产热量增加。

三、重症患者的代谢特点

重症患者往往存在一系列的异常代谢,包括高代谢、高分解和营养物质、激素的代谢异常,同时,机体对外源性的营养耐受不良。这些变化对内稳态和细胞能量代谢将产生严重的影响。

（一）重症患者的能量代谢变化

REE 指机体禁食 2 小时以上,在合适温度平卧休息 30 分钟后的静息状态下测定的能量消耗,主要用于维持机体细胞、器官的正常功能和人体的觉醒状态。重症患者往往都存在高代谢,重症患者的 REE 值比非应激患者高 30%左右,比按 H-B 公式测算的值高出 20%左右。

（二）重症患者的蛋白质和氨基酸代谢变化

从损伤早期开始,骨骼肌大量被分解,释放出大量的氨基酸。部分输送到肝脏用于糖异生,部分用于合成急性相反应蛋白。另外支链氨基酸（BCAA）可直接被肌肉组织摄取氧化供能。从肌肉释放出来的大量芳香族氨基酸和含硫氨基酸使其血浆浓度明显升高,BCAA 因不断被外周组织摄取利用,其血浆浓度正常或降低,BCAA 与芳香族氨基酸的比值明显下降。由于蛋白质分解代谢的增加,肝脏尿素合成增加,血中尿素水平增高,尿中排出大量的尿素氮,形成明显的负氮平衡,每日排出尿氮可达 15～20 g,相当于 450～600 g 的肌肉组织。

在肝脏,一组称为急性相反应蛋白的血浆蛋白合成明显增加,它们包括:C 反应蛋白、α 酸性糖蛋白、铜蓝蛋白、补体 C3、纤维连结蛋白、血清淀粉样蛋白,它们均参与宿主的保护机制。比如,吞噬细胞需要 C3 和 C 反应蛋白来参与调理、吞噬外来颗粒以及免疫复合物的形成。纤维连结蛋白是凝血和伤口愈合所必需的,另一些蛋白则是蛋白酶抑制物,在限制组织炎症时对防止进一步损伤有重要意义。血浆急性相蛋白往往在伤后 24～48 小时内升高,可升高 2～1 000 倍不等,第 3～4 天开始下降,如损伤持续,血浆急性相蛋白可维持在较高水平,监测血浆急性相蛋白的水平有助于预后判断。介导急性相蛋白合成的,通常认为是以 IL-6 为主的细胞因子（包括 TNF、IL-1 等）。另外,肝脏白蛋白、转铁蛋白合成显著下降,可出现严重的低白蛋白血症,许多学者已注意到其血浓度与预后的重要关系。

(三)重症患者的碳水化合物代谢改变

1. 胰岛素抵抗　严重损伤应激后,最突出的生化表现之一是高血糖。其原因是由于各种原因使胰岛素促进葡萄糖摄取和利用的效率下降,机体代偿性的分泌过多胰岛素产生高胰岛素血症,以维持血糖的稳定,此为胰岛素抵抗。发生胰岛素抵抗时机体对一定浓度胰岛素的生物反应低于正常,机体对胰岛素的敏感性及反应性下降,可表现在对糖、脂肪、蛋白质、水电解质及交感神经等所有生物效应的抵抗,但临床上常常表现在血糖调节上的敏感性下降。现已明了细胞表面胰岛素受体的数量减少、亲和力降低、胰岛素受体后信号的传导障碍,以及肌肉组织葡萄糖载体的改变等因素,共同介导了胰岛素抵抗。

2. 糖异生增加　糖异生指生物体将多种非糖物质转变成糖的过程,肝是糖异生的主要器官。机体损伤后,肝糖原分解加快,肝脏糖异生路径异常活跃是损伤后高血糖的另一原因。正常肝脏葡萄糖的生成速度为 $2.0 \sim 2.5$ mg/(kg·min),而损伤后患者的葡萄糖生成为 $4.4 \sim 5.1$ mg/(kg·min),输注外源葡萄糖不能阻止糖异生,外源胰岛素的作用明显下降。在损伤后早期,血糖升高可能是有利于生存的应激反应,但过高的血糖又成为机体的应激因素,形成恶性循环。糖异生的增加,可能与丙氨酸、甘油等糖异生前体物质增加、胰高糖素等激素以及炎性介质释放增加有关。

3. 糖无氧酵解增加　糖无氧酵解分解的特点是在氧供应相对不足时,糖不完全分解生成乳酸的代谢途径,生成的乳酸则由肝脏重新摄取再生成葡萄糖,但这个过程需要消耗能量,从而形成"能量陷阱",是机体高代谢的重要原因之一。糖无氧酵解时由于糖分解不完全,ATP 生成数量较少,但这一过程却是机体在缺氧应激情况下迅速分解糖补充生成 ATP 的主要代谢途径。

4. 葡萄糖的氧化利用　严重损伤感染时,利用间接能量测定仪测定患者的呼吸商(RQ),可推算出糖的氧化率和患者利用碳水化合物供能的比例。应用这种方法常常发现应激患者 RQ 低,提示碳水化合物氧化率下降,机体利用糖供能障碍。进一步研究(利用 ^{13}C 或 ^{14}C 标记的葡萄糖)结果却发现,损伤感染患者的葡萄糖氧化率 2.73 mg/(kg·min),比正常对照[0.95 mg/(kg·min)]增加 18.8%,提示损伤感染患者葡萄糖的利用能力并没有受到损害,高血糖反映的是糖异生径路的异常活跃。

(四)重症患者的脂类代谢变化

损伤应激时脂肪分解显著增加,血浆中游离脂肪酸和甘油三酯可升高。重症患者促使脂肪溶解、游离脂肪酸增高的因素包括:① 儿茶酚胺升高,脂酶活性增高；② 内分泌和炎症免疫介质促进脂肪动员，游离脂肪酸释放；③ 肝脏合成的脂肪酸和甘油三酯增高。

重症患者高甘油三酯血症，主要由极低密度脂蛋白（very low density lipoprotein，VLDL）浓度增高所致，肝内生成增高和周围组织清除减少可引起VLDL-TAG 浓度增加，在高血糖和高胰岛素血症的情况下，肝脏对游离脂肪酸的氧化作用和分泌似乎也会受到抑制，而甘油三酯在肝脏内的大量积聚则会导致肝脏的脂肪变性。

（五）重症患者的维生素代谢变化

重症感染患者抗氧化维生素 A、C、E 含量明显下降，并且与病情严重度有关。有研究表明，大剂量维生素 C 能显著提高机体的抗氧化能力。

四、重症患者营养状态的评估

重症患者营养状态的评估方法主要包括临床指标及实验室检测两个方面。

（一）临床指标

1. 体重　是临床最常用的营养状况判定指标，但重症患者短时间的体重变化往往反映的是体内水钠潴留或大量失水、体腔大量积液以及严重应激反应的情况，因此体重不能准确地反映患者营养状况的变化。

2. 机体脂肪存储　肱三头肌皮肤折褶厚度反映机体脂肪储存情况。患者右肢自然放松下垂，或对于卧床患者，右前臂横置于胸部，于肩胛骨喙突和尺骨鹰嘴突中点处，测者用拇指和食指捏起皮肤和皮下组织，以卡尺测量折褶的厚度。对于水肿的重症患者，判断体内脂肪存储比较困难。

3. 机体肌肉存储　上臂中点肌肉周径反映的是机体骨骼肌储存情况，测量部位与肱三头肌皮肤折褶厚度测量部位相同。臂肌围＝上臂中点周径－0.314×肱三头肌皮肤折褶厚度。

（二）实验室及辅助检查

1. 氮平衡测定　是判断重症患者蛋白质代谢常用指标，可动态反映蛋白质和能量平衡，可用于了解机体代谢情况。

2. 内脏蛋白　反映体内的蛋白质状况，主要包括白蛋白、转铁蛋白和前白蛋白等，它们半衰期短、特异性高，与患者营养状态及预后明显相关，是营养状态及营养治疗效果重要的观测指标。

3. 人体组成分析　能了解机体能量代谢、营养状态评估及营养治疗效果。现常用检测方法为生物电阻抗法。

4. 其他评估方法　免疫功能测定、呼吸功能测定、尿 3-甲基组氨酸测定等。

五、重症患者的能量供给目标

重症患者在急性期存在高代谢、高分解几乎是不可避免的,试图在重症患者急性期让其获得正氮平衡或从根本上改善其营养状况是不现实的,也是有害的。重症患者如供给热量过多,可引起高脂血症、增加感染的危险性及脱离呼吸机困难等情况发生。在急性期,营养治疗的目标是尽可能将蛋白质的丢失减少到合理水平,既不因为营养物不足造成机体额外的分解,也不因为不合理的营养治疗,给呼吸循环系统和肝脏增加不适当的负荷。在重症患者的急性期,当营养治疗与器官功能保护出现矛盾时,应暂时限制营养的摄入量,此时患者处于喂养不足状态,称为"允许性喂养不足"。一般认为,重症患者急性期(约 0～7 天)的非蛋白质热量的摄取量应为 20～25 kcal/(kg·d)。

当重症患者进入恢复期,其各器官系统功能的恢复与其营养状况的恢复密切相关,而在恢复营养状况的过程中,所提供的营养物质必须超过机体所消耗的营养物质,才能获得能量和氮量的正平衡,而此时由于肺部病变的好转和呼吸功能的恢复,呼吸系统对提高营养所增加的通气需求也能逐渐耐受。因此,在恢复期要增加营养摄入,通常在恢复期,总热卡摄入要增加至 REE 的 1.5～2.0 倍。急性期后(约 8 天以后),非蛋白热量的摄取量应为 25～30 kcal/(kg·d)。

能量需要被确定后,就应确定非蛋白质热量的分配比例。重症患者推荐非蛋白质热量的 65%～70% 应由碳水化合物供给,30%～35% 由脂肪供给。脂肪的提供量除满足必需脂肪酸的需要(占总热量 20%～30%)外,尚有利于重症患者血糖控制,并产生较少的 CO_2,减少对呼吸系统的负荷。

第二节 基本知识

一、重症患者营养治疗目的

重症患者营养治疗的根本目的应以保护脏器功能,降低病死率为主,治疗措施以纠正代谢功能紊乱、提供合理营养底物、调节炎症免疫反应和促进损伤愈合为目标。由于应激后分解代谢与营养摄取不足,内脏蛋白质消耗可导致蛋白质营养不良。主要表现为内脏蛋白含量与免疫功能降低,如血清白蛋白、转铁蛋白、前白蛋白降低,细胞免疫与淋巴细胞计数等免疫指标异常。重症患者营养治疗的具体措施应包括:① 纠正营养物质的异常代谢。② 提供合理的营养底物,避免急性蛋白质营养不良。尽可能将机体组织分解降至合理水平,预防和减轻营养不良的发生。既不因为营养物质不足而造成机体额外的分解,也不因为过多的营养物质,增加器官不适当的负荷。③ 通过特殊营养物调节机体的炎症免疫反应,改善肠黏膜屏障功能,减少内毒素和细菌易位。④ 通过特殊营养物促进创伤愈合。

二、肠内营养治疗

(一)肠内营养的适应证

所有重症患者、长期营养不良患者以及生理储备有限的患者,当其肠道有功能且能安全使用时就是使用肠内营养(EN)的适应证。

(二)肠内营养的禁忌证

肠内营养的绝对禁忌证往往是患者有功能性的病变,包括:持续进行性的肠梗阻;腹膜炎;消化道大出血;严重血流动力学不稳定。

肠内营养的相对禁忌证包括:既往有对肠内营养不耐受的病史;大范围肠切除;高输出性肠瘘;炎症性肠病;内脏血流灌注不足。

(三)实施肠内营养的时机

损伤患者呈现持续分解代谢状态,如果不补充外源性的营养,就会导致内脏蛋白以及循环蛋白的耗竭,可导致急性蛋白质营养不良和继发的免疫系统损害。早期肠内营养改善患者预后的机制包括减轻损伤后的分解代谢、改善伤口愈合和免疫应答,以及维持胃肠道的结构和功能。因此,在经过早期的有效复苏(特别是容量复苏),生命体征与内稳态失衡得到一定的控制后,为了维持细胞代谢与器官功能,防止进一步的营养耗损,应及早开始营养支持。

重症患者在有效的复苏与初期治疗 24～48 小时后,无实施肠内营养的绝对禁忌证,且血流动力学稳定,即是实施肠内营养的时机,并视此为早期营养支持。相反,延迟的营养补充可导致较长时间持续的营养与能量负平衡,增加患者感染性并发症的发生率及延长 ICU 入住时间,并且增加了后期纠正营养不良的难度。

(四)经胃营养还是经空肠内营养

关于肠内营养的给予途径目前还存在一定的争议(胃 vs 空肠)。在接受手术、损伤和一些其他重症疾病的打击后,通常会出现胃动力和功能的障碍。Ritz 等研究表明,45% 的机械通气患者存在胃排空延迟,从而阻碍经胃管肠内营养的输送。为了避免这种情况,许多临床医生提倡幽门后营养。同时,加拿大重症监护临床实践指南委员会评估后发现经空肠途径营养,营养液的传输速度更快,且成功率更高。美国重症患者营养指南认为,如果误吸危险性很大或经胃喂养后表现不耐受,则应通过留置在小肠的营养管对重症患者进行喂养。如果反复因胃残余量过多终止肠道喂养,则可以转换为经小肠喂养(胃残余量过多的定义各个医院间存在差别)。

然而,有研究表明,大多数幽门后营养的营养管太短,不能超越屈氏韧带。因此,肠内营养被输送到十二指肠,而研究表明这种营养方式发生十二指肠胃反流的几率很高,而且患者存在误吸的风险。同时研究发现在机械通气的 ICU 患者中使用经幽门后途径营养,80% 的营养液反流到胃,25% 反流到食道,4% 反流到肺中。因此,经十二指肠途径营养与经胃途径营养可能在误吸等方面没有显著差异。

（五）EN 耐受性的监测和改进

1. 在 ICU 中,无需根据肠道运动的证据(临床肠麻痹缓解)开始 EN。

2. 应当监测患者对 EN 的耐受性(根据患者疼痛和/或腹胀的主诉,体格检查,排气排便,腹部影像学检查结果确定),应当避免不恰当终止 EN。胃残余量<500 ml 时,若没有不耐受的其他表现,不应终止 EN。在诊断检查或操作前后,应尽量缩短禁食的时间,以避免营养供应不足及肠麻痹时间延长。禁食可能会加重肠麻痹。

3. 鼓励实施肠内喂养方案,从而增加提供目标热卡的比例。

4. 应当评估 EN 患者的误吸风险,并采取措施降低误吸风险:对于所有接受 EN 的气管插管患者,床头应抬高至 30°~45°;对于高危患者或不能耐受经胃喂养的患者,应当通过持续输注给予 EN;对于有临床适应证的患者应使用促进胃肠运动的药物,如促动力药(胃复安和红霉素);可以考虑通过留置幽门后喂养管进行喂养。

5. 对于肠内管饲并发的腹泻,应当进一步寻找病因。同时可使用可溶性纤维,应避免使用不可溶纤维。肠道缺血或肠道动力严重障碍的高危患者应避免使用可溶性纤维及不可溶纤维。

三、肠外营养治疗

（一）肠外营养适应证

重症患者出现以下情况时即为肠外营养(PN)适应证:持续进行性肠梗阻;大范围肠切除术后对肠内营养不耐受;高分解代谢对肠内营养不耐受;吸收不良;具有非闭塞性肠坏死的高风险;内脏血流灌注不足;既往有肠内营养不耐受的病史;肠内营养不能满足热量需求时。

（二）肠外营养的时机

如果无法使用 EN,应评估 PN 治疗的必要性,确定何时开始肠外营养。结合 2009 ASPEN/SCCM 指南考虑肠外营养的时机有以下内容:

1. 如果在入住 ICU 的最初 7 天内不能进行早期 EN,无需进行营养支持治疗(标准治疗)。对于既往健康且无营养不良表现的重症患者,应当在住院 7 天后(仍无法进行 EN)再开始进行 PN。

2. 如果入院时存在营养不良且无法进行 EN,则可以在入院且复苏充分后尽快开始 PN。

3. 如果患者计划接受上胃肠道大手术而无法使用 EN,则可在极特殊的情况下进行 PN:如果患者存在营养不良,应在术前 5～7 天开始 PN,并持续到术后;术后即刻不应开始 PN,而应推迟 5～7 天(如果仍无法进行 EN)。

4. 疗程≤5～7 天的 PN 不能改善预后,而且可能增加风险。因此,仅在预计疗程≥7 天时才应当开始 PN。

（三）优化重症患者肠外营养的效果

如果患者确实需要使用 PN,则应采取有关措施优化肠外营养的效果(包括剂量、监测及添加剂的选择),2009 ASPEN/SCCM 指南推荐:

1. 对于所有使用 PN 的重症患者,至少最初应当考虑轻度的允许性喂养不足,一旦确定了能量需求目标,则 PN 的最终剂量应当满足 80% 的需求。最终,随着患者病情稳定,可以逐渐增加 PN 剂量以满足能量需求,对于肥胖患者(BMI≥30),PN 剂量以及蛋白和热卡摄入量应符合 EN 推荐量。

2. 患者入住 ICU 的第 1 周内,如果无法实施 EN 而需要进行 PN,则应当使用不含大豆脂肪的肠外营养制剂。

3. 应当制定治疗方案,以便在营养治疗时进行相对严格的血糖控制,血糖目标范围 110～150 mg/dl 可能较为适宜。

4. 应用 PN 的稳定患者,应当定期尝试开始 EN。随着患者耐受性改善以及提供的 EN 热卡逐渐增加,可以逐渐降低 PN 提供的热卡量,直至经肠内途径提供热卡≥60% 目标能量需求时,可以终止 PN。

四、强化胰岛素治疗

1993 年世界卫生组织在"糖尿病控制与并发症试验(DCCT)"的报告中首次提出"强化胰岛素治疗"(intensive insulin therapy, IIT)这一概念。ICU 行 IIT 的主要适应证是应激性高血糖以及行肠外营养时出现血糖升高。IIT 过程中胰岛素需根据血糖情况进行随时调整,最好用泵控制胰岛素输注速度,开始时每 2 小时进行血糖测定,血糖值稳定后可每 4 小时测定一次。营养治疗开始后输注应相应增加,营养治疗间隔可停止胰岛素持续注射或降至基础量。指南推荐 ICU 患者血糖应控制在 140～180 mg/dl,不应低于140 mg/dl。营养治疗应尽量采用肠内营养,避免静脉输注葡萄糖。

五、营养治疗相关并发症

（一）肠内营养的并发症

肠内营养治疗的广泛使用,给患者带来了许多好处,同时也带来了一定的风险。重症患者肠内营养实施的困难在于患者对 EN 的耐受性不良,肠内营养使用时相关的并发症并不少见,但大多数是可以通过密切监测来预防的。早期肠内营养最严重的并发症是肠坏死,发生率为 0.15%。此外报道的并发症主要包括肠穿孔、气管内误吸、恶心、呕吐、痉挛、腹胀和腹泻等。出现胃肠道并发症的患者住院时间明显较长,死亡率显著增加。

(二)肠外营养的并发症

肠外营养并发症分为导管性并发症和代谢性并发症两大类。

1. **导管性并发症** 随着导管质量的改进以及置管技术的规范成熟,置管并发症如神经血管损伤、气胸、栓塞已得到明显的降低。而导管留置期间的并发症,主要是导管相关性感染与导管阻塞。

2. **代谢性并发症** 包括水电解质紊乱、酸碱失衡、糖脂代谢紊乱等方面,其中最常见的是糖代谢紊乱,严重可导致高渗性昏迷。另外,肠外营养还可以导致肝损害及胆汁淤积,特别是长期接受肠外营养的患者,其预防主要在于减少碳水化合物的供给,预防或控制感染,尽早使用肠内营养。

第二十章　重症镇痛镇静

第一节　基础理论

一、睡眠与觉醒

1. 睡眠　睡眠可分为慢波睡眠和异相睡眠两个时相,后者又称为快波睡眠或快速眼球运动睡眠。睡眠过程中两个时相互相交替。

（1）慢波睡眠：根据脑电波的特点,可将人的慢波睡眠分为以下四个时期：

入睡期（Ⅰ期）：表现为 α 波逐渐减少,呈现若干 θ 波。

浅睡期（Ⅱ期）：表现为在 θ 波的背景上呈现睡眠梭形波。

中度睡眠期（Ⅲ期）：表现为出现高幅（>75 pN）δ 波。

深度睡眠期（Ⅳ期）：表现为连续的高幅 δ 波。

慢波睡眠时机体的耗氧量下降,腺垂体分泌生长激素明显增多,有利于促进生长和体力恢复。

（2）异相睡眠　异相睡眠不分期,其脑电波呈不规则的 p 波。异相睡眠时脑的耗氧量增加,脑血流量增多,脑内蛋白质合成加快,促进学习记忆和精力恢复。

2. 觉醒　觉醒（wakefulness）与睡眠（sleep）是一种昼夜节律性生理活动。觉醒时抗重力肌保持一定的张力,维持一定的姿势或进行运动,眼球可产生追踪外界物体移动的快速运动。

二、睡眠障碍与焦虑

睡眠是人体不可或缺的生理过程,对于疾病的康复非常重要。睡眠障碍可能会延缓组织修复、减低细胞免疫功能。

睡眠障碍的类型包括失眠、过度睡眠和睡眠—觉醒节律障碍等。

睡眠障碍是一种睡眠质量或数量达不到正常需要的主观感觉体验。睡眠障碍在 ICU 极为常见。原因包括：① 持续噪音；② 灯光刺激；③ 高强度的医源性刺激（频繁的测量生命体征、查体、被迫更换体位）；④ 疾病本身的损害以及病人对自身疾病的担心和不了解。

焦虑是指一种缺乏明显客观原因的内心不安或无根据的恐惧,是人们遇到某些事情如挑战、困难或危险时出现的一种正常的情绪反应。焦虑主观表现为感到紧张、不愉快,甚至痛苦以至于难以自制,严重时会伴有植物性神经系统功能的变化或失调。

三、疼痛

疼痛是由使机体组织受损伤的伤害性刺激所引起，是一种对周围环境的保护性适应方式。其形成机制包括周围神经机制和中枢神经机制两方面。

痛觉感受器具有相对的特异性。过冷、过热、多种过强的物理、化学因素作用于机体都可引起痛觉。

深部组织和内脏病变时，疼痛不发生在局部而被转移至身体其他部位，即所谓"牵涉痛"。此时痛觉和客观的皮肤感觉过敏出现在与支配患病内脏相同脊髓节段的区域里。

疼痛既有解剖和生理基础，也有心理因素。心理因素的重要性表现在不同病人所需止痛药的量不同。如同疼痛严重程度与病人的心理状态有关一样，疼痛也可以改变病人的情感，导致病人焦虑或抑郁。

疼痛是重症患者常见的症状，疼痛常常伴随一些显著的生理变化，如高血压、心动过速、心肌耗氧增加、消化道应激、免疫抑制、颅内高压、持续的分解代谢等。

四、谵妄

谵妄是一组表现为广泛的认知障碍尤以意识障碍为主要特征的临床综合征，是在综合性医院中最为常见的一种精神障碍，多数可以恢复。以下六类病人比较容易产生谵妄：① 老年人，② 儿童，③ 手术后患者，④ 重症患者，⑤ 脑部有损害，⑥ 药物依赖者。

谵妄是多种原因引起的一过性的意识混乱状态，短时间内出现意识障碍和认知功能改变是谵妄的临床特征，意识清晰度下降或觉醒程度降低是诊断的关键。

第二节　基本知识

一、镇痛镇静的概念

疼痛引起机体应激、睡眠不足和代谢改变，进而出现疲劳和定向力障碍，导致心动过速、组织耗氧增加、凝血功能异常、免疫抑制和分解代谢增加等，并可刺激疼痛区周围肌肉的保护性反应，致全身肌肉僵直或痉挛等限制胸壁和膈肌运动，进而造成呼吸功能障碍。

镇痛是为减轻或消除机体对痛觉刺激的应激及病理生理损伤所采取的药物治疗。镇静治疗则是在祛除疼痛因素的基础之上，帮助患者克服焦虑、诱导睡眠和遗忘的进一步治疗。镇痛和镇静治疗的目的和意义在于：① 消除或减轻患者的疼痛及躯体不适感,减少不良刺激及交感神经系统的过度兴奋。② 帮助和改善患者睡眠、诱导遗忘,减少或消除患者对其治疗期间病痛的记忆。③ 减轻或消除患者焦虑、躁动甚至谵妄,防止患者的无意识行为(例如挣扎)干扰治疗,保护患者的生命安全。④ 降低患者的代谢水平,减少其氧耗氧需,从而减轻各器官的代谢负担。

二、重症患者镇痛镇静的特点

在镇痛和镇静治疗之前,应尽量明确使患者产生疼痛及焦虑躁动等症状的原因,尽可能采用各种非药物手段(包括环境、心理、物理疗法等)祛除或减轻可能的影响因素。

重症患者镇痛镇静的特点:(1)需要镇痛和镇静的时间长;(2)必须尽可能保留自主呼吸与基本的生理防御反射和感觉运动功能;(3)需要定时唤醒以评估其神智、感觉与运动功能;(4)重症患者由于多器官功能障碍往往治疗手段和用药复杂多变,必须考虑治疗措施彼此间的相互影响。

重症患者的救治在于器官功能的保护和支持,以及恢复机体内环境稳定,通过镇痛镇静治疗降低代谢和氧需氧耗,为器官功能的恢复创造条件及赢得时间。

三、镇痛镇静的评估

镇痛和镇静治疗与其他各种治疗手段同样重要,不可或缺。临床上应当使用适当的方法对病人的疼痛和治疗的反应以及镇静程度进行评估记录。

(一)镇痛评估

对重症病人疼痛进行系统的评估和记录的有效指标是病人的自我描述。疼痛评估应包括疼痛的部位、特点、加重及减轻因素和强度。常用评分方法有以下几种。

(1)语言评分法(verbal rating scale,VRS):按从疼痛最轻到最重的顺序以 0 分(不痛)至 10 分(疼痛难忍)的分值来代表不同的疼痛程度,由病人自己选择不同分值来量化疼痛程度。

(2)视觉模拟法(visual analogue scale,VAS):用一条 100 mm 的水平直线,两端分别定为不痛到最痛。由被测试者在最接近自己疼痛程度的地方画垂线标记,以此量化疼痛强度。

(3)数字评分法(numeric rating scale,NRS):NRS 是一个从 0~10 的点状标尺,0 代表不疼,10 代表疼痛难忍,由病人从上面选一个数字描述疼痛。

(4)面部表情评分法(faces pain scale,FPS):由六种面部表情及 0~10 分(或 0~5 分)构成,程度从不痛到疼痛难忍。由病人选择图像或数字来反映最接近其疼痛的程度。

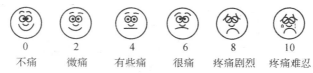

面部表情疼痛评分法

（5）术后疼痛评分法（Prince-Henry 评分法）：该方法主要用于胸腹部手术后疼痛的测量。从 0～4 分共分为 5 级，评分方法见下表。对于术后因气管切开或保留气管导管不能说话的病人，可在术前训练病人用 5 个手指来表达自己从 0～4 的选择。

术后疼痛评分法

分值	描 述
0	咳嗽时无疼痛
1	咳嗽时有疼痛
2	安静时无疼痛，深呼吸时有疼痛
3	安静状态下有较轻疼痛，可以忍受
4	安静状态下有剧烈疼痛，难以忍受

应当使用适当的评分方法对相应病人进行疼痛和对治疗反应的评估并加以记录。对于病人描述的疼痛必须考虑到疼痛评估的程度和对镇痛治疗的反应。推荐使用数字评分法进行疼痛评估。对于不能交流的病人可以通过疼痛相关的行为（如运动、面部表情、体位变化）和生理指标（如心率、血压、呼吸频率）以及这些指标对镇痛的反应进行评估。

（二）镇静评估

定时评估镇静程度有利于调整镇静药物及其剂量以达到预期目标。理想的镇静评分系统应使各参数易于计算和记录，有助于镇静程度的准确判断并能指导治疗。目前临床常用的镇静评分系统有躁动—镇静评分（RASS）、Ramsay 评分、Riker 镇静躁动评分（SAS）、肌肉活动评分法（MAAS）等主观性镇静评分，以及脑电双频指数（BIS）等客观性镇静评估方法。

1. 镇静和躁动的主观评估

（1）RASS 评分：2012 年国际镇痛、躁动和谵妄指南推荐的评估方法。

得分	术 语	描 述
+4	攻击行为	明显的好战行为、暴力行为，对工作人员构成直接危险
+3	非常躁动不安	抓或拔除引流管或各种插管，具有攻击性

续表

得分	术　语	描　　述
＋2	躁动不安	频繁的无目的动作,与呼吸机抵抗
＋1	烦躁不安	焦虑不安,但动作不是猛烈的攻击
0	清醒状态且平静	
－1	昏昏欲睡	不能完全清醒,但声音刺激能够叫醒并维持觉醒状态(睁眼/眼睛接触,≥10 s)
－2	轻度镇静状态	声音能叫醒并有短暂的眼睛接触(<10 s)
－3	中度镇静状态	声音刺激后有动静或睁眼反应(但无眼睛接触)
－4	深度镇静状态	对声音刺激无反应,但身体刺激后有动静或睁眼反应
－5	不可叫醒状态	对声音或身体刺激均无反应

（2）Ramsay 评分：是临床上使用最为广泛的镇静评分标准,分为六级,分别反映三个层次的清醒状态和三个层次的睡眠状态。Ramsay 评分被认为是可靠的镇静评分标准,但缺乏特征性的指标来区分不同的镇静水平。

分数	描　　述
1	病人焦虑、躁动不安
2	病人配合,有定向力、安静
3	病人对指令有反应
4	嗜睡,对轻叩眉间或大声听觉刺激反应敏捷
5	嗜睡,对轻叩眉间或大声听觉刺激反应迟钝
6	嗜睡,无任何反应

（3）Riker 镇静、躁动评分（sedation-agitation scale，SAS）：SAS 根据病人七项不同的行为对其意识和躁动程度进行评分。

分值	描　述	定　　义
7	危险躁动	拉拽气管内插管,试图拔除各种导管,翻越床栏,攻击医护人员,在床上辗转挣扎
6	非常躁动	需要保护性束缚并反复语言劝阻,咬气管插管
5	躁　动	焦虑或身体躁动,经语言提示劝阻可安静
4	安静合作	安静、容易唤醒,服从指令

续表

分值	描述	定义
3	镇静	嗜睡,语言刺激或轻轻摇动可唤醒并能服从简单指令,但又迅即入睡
2	非常镇静	对躯体刺激有反应,不能交流及服从指令,有自主运动
1	不能唤醒	对恶性刺激无或仅有轻微反应,不能交流及服从指令

注:恶性刺激:指吸痰或用力按压眼眶、胸骨或甲床5 s。

(4)肌肉活动评分法(motor activity assessment scale,VAAS):自 SAS 演化而来,通过七项指标来描述病人对刺激的行为反应,对危重病病人也有很好的可靠性和安全性。

分值	定义	描述
6	危险躁动	无外接刺激就有活动,不配合,拉扯气管插管及各种导管,在床上翻来覆去,攻击医护人员,试图翻越床栏,不能按要求安静下来
5	躁动	无外接刺激就有活动,试图坐起或将肢体伸出床沿,不能始终服从指令
4	烦躁但能配合	无外接刺激就有活动,摆弄床单或插管,不能盖好被子,能服从指令
3	安静、配合	无外接刺激就有活动,有目的的整理床单或衣服,能服从指令
2	触摸、叫姓名有反应	可睁眼、抬眉,向刺激方向转头,触摸或大声叫名字有肢体运动
1	仅对恶性刺激有反应	可睁眼、抬眉,向刺激方向转头,恶性刺激时有肢体运动
0	无反应	恶性刺激时无运动

注:恶性刺激:指吸痰或用力按压眼眶、胸骨或甲床5 s。

2. 镇静的客观评估 客观性评估是镇静评估的重要组成部分,但现有的客观性镇静评估方法的临床可靠性有待进一步验证,目前有脑电双频指数(bispectral index,BIS)、心率变异系数等。

重症患者理想的镇静水平,是既能保证病人安静入睡又容易被唤醒。应在镇静治疗开始时就明确所需的镇静水平,个体化制定 ICU 病人的镇静目标,选择一个有效的评估方法对镇静程度进行定时、系统的评估和记录,及时评估镇静效果,并随时调整镇静用药以达到并维持所需镇静水平。

四、镇痛镇静药物特性与选择

（一）镇痛药物

主要包括阿片类镇痛药、非阿片类中枢性镇痛药、非甾体抗炎药（NSAIDS）。

1. 阿片类镇痛药　阿片类药物应具有起效快、易调控、用量少、代谢产物蓄积少及费用低廉等优点。临床应用的阿片类药物多为相对选择 μ 受体激动药。所有阿片受体激动药的镇痛作用机制相同，但某些作用，如组织胺释放、用药后峰值效应时间、作用持续时间等存在较大的差异，应根据病人特点、药理学特性及副作用考虑选择药物。阿片类药物的副作用主要是引起呼吸抑制、血压下降和胃肠蠕动减弱，在老年人尤其明显。阿片类药诱导的意识抑制可干扰对重症病人的病情观察，在一些病人还可引起幻觉、加重烦躁。

吗啡对血容量正常病人的心血管系统一般无明显影响。对低血容量病人则容易发生低血压，在肝、肾功能不全时其活性代谢产物可造成延时镇静及副作用加重。

芬太尼具有强效镇痛效应，其镇痛效价是吗啡的 100～180 倍，静脉注射后起效快，作用时间短，对循环的抑制较吗啡轻。但重复用药后可导致明显的蓄积和延时效应。快速静脉注射芬太尼可引起胸壁、腹壁肌肉僵硬而影响通气。

瑞芬太尼是新的短效 μ 受体激动剂，在 ICU 可用于短时间镇痛的病人，多采用持续输注。瑞芬太尼代谢途径是被组织和血浆中非特异性酯酶迅速水解。代谢产物经肾排出，清除率不依赖于肝肾功能。在部分肾功不全病人的持续输注中，没有发生蓄积作用，对呼吸有抑制作用，但停药后 3～5 分钟恢复自主呼吸。

舒芬太尼的镇痛作用约为芬太尼的 5～10 倍，作用持续时间为芬太尼的 2 倍。舒芬太尼在持续输注过程中随时间剂量减少，但唤醒时间延长。

哌替啶镇痛效价约为吗啡的 1/10，大剂量使用时，可导致神经兴奋症状（如欣快、谵妄、震颤、抽搐），肾功能障碍者发生率高，可能与其代谢产物去甲哌替啶大量蓄积有关。哌替啶禁忌和单胺氧化酶抑制剂合用，两药联合使用，可出现严重副反应，所以在 ICU 不推荐重复使用哌替啶。

布托啡诺可作用于不同的阿片受体，具有激动和拮抗作用，可用于控制急性疼痛。但当达到与吗啡一样的等效镇痛剂量时，还是会引起类似的呼吸抑制。该药在肝脏代谢为无活性的代谢产物，经胆道排泄。可用于控制中重度术后或创伤性疼痛。副作用包括头晕、嗜睡、意识错乱和幻觉。布托啡诺静脉给药后，可导致平均动脉压、肺动脉楔压和肺血管阻力升高、心脏负荷增加,因而限制了它在急性心肌梗死、心肌供血不足及心力衰竭病人中的应用。

丁丙诺啡是阿片生物碱蒂巴因的衍生物,它与 H 受体的亲和力是吗啡的 50 倍,因而是强效镇痛药。它具有高度脂溶性,与受体分离的速度很慢。丁丙诺啡适用于中重度疼痛,如心肌梗死、癌症、肾绞痛、手术后或创伤后疼痛。肌内或静脉内给药时,可按需要每 6~8 小时给予 0.3~0.4 mg 丁丙诺啡。常见副作用包括嗜睡、恶心、呕吐和呼吸抑制。呼吸抑制的时间可能较长,且对纳洛酮拮抗不敏感。

2. 非阿片类中枢性镇痛药 合成的镇痛药曲马多属于非阿片类中枢性镇痛药。曲马多可与阿片受体结合,但亲和力很弱,对 μ 受体的亲和力相当于吗啡的 1/6 000,对 κ 和 δ 受体的亲和力则仅为对 μ 受体的 1/25。临床上此药的镇痛强度约为吗啡的1/10。治疗剂量不抑制呼吸,大剂量则可使呼吸频率减慢,但程度较吗啡轻,可用于老年人。主要用于术后轻度和中度的急性疼痛治疗。

3. 非甾体类抗炎镇痛药(NSAIDs) NSAIDs 的作用机制是通过非选择性、竞争性抑制前列腺素合成过程中的关键酶——环氧化酶(COX)达到镇痛效果。代表药物如对乙酰氨基酚等。可用于治疗轻度至中度疼痛,它和阿片类联合使用时有协同作用,可减少阿片类药物的用量。该药可用于缓解长期卧床的轻度疼痛和不适,对肝功能衰竭或营养不良造成的谷胱甘肽储备枯竭的病人易产生肝毒性,应予警惕。非甾体类抗炎镇痛药主要不良反应,包括胃肠道出血、血小板抑制后继发出血和肾功能不全。在低血容量或低灌注病人、老年人和既往有肾功能不全的病人,更易引发肾功能损害。

(二)镇静药物

镇静药物常用于为了诊断或治疗目的而使病人镇静或入睡。ICU 使用的理想镇静药物应具有起效快、可预知作用持续时间、对心血管稳定和呼吸功能无副作用、治疗指数高、无体内蓄积倾向、给药方便和有拮抗药等特点。但目前尚无符合以上所有要求的药物。ICU 常用药物有以下几种。

1. 苯二氮䓬类 苯二氮䓬类药物可产生镇静、抗焦虑和肌肉松弛作用,还有抗惊厥作用。氟马泽尼为其特异性拮抗药,但应慎重应用,需注意两者的药效学和药动学差异,以免因拮抗后再度镇静而危及生命。

(1)咪达唑仑:是苯二氮䓬的衍生物,通过与苯二氮䓬受体结合而发挥其镇静和遗忘作用。咪达唑仑作用强度为地西泮的 2~3 倍。因其具有高度脂溶性,可迅速从脑再分布至无活性组织,因而作用时间短。该药是水溶性的,可以经静脉或肌肉给药。与其他苯二氮䓬类药物相比,注射部位较少出现疼痛和静脉炎。

咪达唑仑的适应证是镇静、产生遗忘状态、全身麻醉诱导和抗惊厥治疗。咪达唑仑可以经静脉或肌肉给药，每次剂量为 0.1 mg/kg，也可以每 2～3 小时间断给予 2.5～5 mg。也可以 1～20 mg/h 或 0.5～10 $\mu g/(kg \cdot min)$ 的速度持续静脉输注。

咪达唑仑可以引起呼吸抑制或呼吸暂停，尤其在年老或衰弱病人。在血容量相对不足的病人，咪达唑仑与某些阿片类药物合用可引起心肌抑制和低血压。

（2）地西泮：地西泮（安定）与位于皮质边缘系统、丘脑和下丘脑的特异性苯二氮䓬类受体结合，增强 γ-氨基丁酸（GABA）和其他神经递质的抑制性作用。地西泮用于产生镇静和遗忘，以减少焦虑和不愉快的应激；也可用于抗惊厥、松弛肌肉、心脏复律、内镜检查以及治疗药物或酒精的戒断症状。地西泮可导致长时间剂量相关的嗜睡、意识错乱及精神运动和智力功能的损害，也可发生异常兴奋。

（3）劳拉西泮：作用于中枢神经系统的苯二氮䓬受体，通过促进 GABA 与其受体结合而增强 Cl^- 通道作用。由于提高了对神经元兴奋的耐受性，具有抗焦虑、催眠和抗惊厥作用。可用于术前镇静和癫痫持续状态。静脉或肌肉给药的剂量一般为 0.04 mg/kg，静注最大剂量为 2 mg，肌注最大剂量为 4 mg。其副作用如嗜睡、共济失调、意识错乱、肌张力低等都是其药理作用的延伸，剂量应个体化，以减少副作用。

2. 丙泊酚　丙泊酚是一种广泛使用的静脉镇静药物，特点是起效快，作用时间短，撤药后迅速清醒，且镇静深度呈剂量依赖性，镇静深度容易控制，可产生遗忘作用和抗惊觉作用。单次注射时可出现暂时性呼吸抑制和血压下降、心动过缓，对血压的影响与剂量相关，尤见于心脏储备功能差、低血容量的病人。静脉注射可出现外周静脉注射痛，丙泊酚具有减少脑血流、降低颅内压（ICP），降低脑氧代谢率（CMRO2）的作用。用于颅脑损伤病人的镇静可减轻 ICP 的升高。而且丙泊酚半衰期短，停药后清醒快，有利于进行神经系统评估。此外，丙泊酚还有直接扩张支气管平滑肌的作用。

3. 右美托咪定　右美托咪定是美托咪啶的右旋异构体，属咪唑类衍生物，右美托咪定是一种高选择性的 α_2 受体激动剂，其与 α_2 和 α_1 受体的亲和力比率为 1 620:1，通过作用于蓝斑核和脊髓的 α_2 肾上腺素受体发挥镇静、抗焦虑作用，同时也具有镇痛作用。在联合用药时可以减少阿片类药物的用量，并且无呼吸抑制。右美托咪定通过抗交感作用减少去甲肾上腺素的释放，减少患者心动过速和高血压的发生，减少患者对气管插管的应激反应，维持患者血流动力学的稳定，同时降低机械通气时间，并减少谵妄的发生。

4. 镇静药物的临床应用　镇静药的给药方式应以持续静脉输注为主,首先应给予负荷剂量以尽快达到镇静目标。ICU 病人短期镇静主要选用丙泊酚与咪达唑仑。长期(>3 天)镇静,丙泊酚与咪达唑仑相比,丙泊酚苏醒更快、拔管更早。最近研究表明,右美托咪定在缩短机械通气时间、减少谵妄方面具有一定优势。

五、谵妄防治

谵妄是多种原因引起的一过性的意识混乱状态,短时间内出现意识障碍和认知功能改变是谵妄的临床特征,意识清晰度下降或觉醒程度降低是诊断的关键。

1. 谵妄的评估　谵妄的诊断主要依据临床检查及病史。目前推荐使用"ICU 谵妄诊断的意识状态评估法(the confusion assessment method for the diagnosis of delirium in the ICU, CAM-ICU)"。CAM—ICU 主要包含以下几个方面：患者出现突然的意识状态改变或波动;注意力不集中;思维紊乱和意识清晰度下降。

ICU 谵妄诊断的意识状态评估法

项目	临床特征	评 价 指 标
1	精神状态突然改变或起伏不定	病人是否出现精神状态的突然改变? 过去 24 小时是否有反常行为。如：时有时无或者时而加重时而减轻? 过去 24 小时镇静评分(SAS 或 MAAS)或昏迷评分(GCS)是否有波动?
2	注意力散漫	病人是否有注意力集中困难? 病人是否有保持或转移注意力的能力下降? 病人注意力筛查(ASE)得分多少?（如 ASE 的视觉测试是对 10 个画面的回忆准确度,ASE 的听觉测试病人对一连串随机字母读音中出现"A"是点头或捏手示意）
3	思维无序	若病人已经脱机拔管,需要判断其是否存在思维无序或不连贯(常表现为对话散漫离题,思维逻辑不清或主题变化无常)。 若病人在带呼吸机状态下,检查其能否正确回答以下问题： 1. 石头会浮在水面上吗? 2. 海里有鱼吗? 3. 一斤比二两重吗? 4. 你能用锤子砸烂一个钉子吗? 在整个评估过程中,病人能否跟得上回答问题和执行指令? 1. 你是否有一些不太清楚的想法? 2. 举这几个指头(检查者不用再重复动作)。 现在换只手做同样的动作(检查者不用再重复动作)。

项目	临床特征	评价指标
4	意识程度变化（指清醒以外的任何意识状态警醒、嗜睡、木僵或昏迷）	清醒：正常、自主的感知周围环境，反应适度。 警醒：过度兴奋。 嗜睡：瞌睡但易于唤醒，对某些事物没有意识，不能自主、适当地交谈。给予轻微刺激就能完全觉醒并应答适当。 昏睡：难以唤醒，对外界部分或完全无感知，对交谈无自主、适当的应答。强烈刺激时，有不完全清醒和不适当的应答。强刺激一旦停止，又重新进入无反应状态。 昏迷：不可唤醒，对外界完全无意识，给予强烈刺激也无法进行交流。

＊若病人有特征 1 和 2，或者特征 3，或者特征 4，就可诊断为谵妄。SAS,镇痛镇静评分；MASS,肌肉运动评分；GCS,Glasgow 昏迷评分,应常规评估 ICU 病人是否存在谵妄；CAM-ICU 是对 ICU 病人进行谵妄评估的可靠方法。

2. 谵妄的治疗　对谵妄状态必须及时治疗。一般少用镇静药物，以免加重意识障碍。但对于躁动或有其他精神症状的患者则必须给药予以控制，防止意外发生。镇痛镇静药使用不当可能会加重谵妄症状。

氟哌啶醇（haloperidol）是治疗谵妄常用的药物。其副作用为锥体外系症状（EPS），还可引起剂量相关的 QT 间期延长，增加室性心律失常的危险。目前尚无证据表明氟哌啶醇能够缩短谵妄持续时间。可应用非典型抗精神病药物如奥氮平等控制谵妄和缩短谵妄持续时间。

六、肌松治疗

ICU 重症患者有时需要使用神经肌肉阻滞剂进行肌松治疗，神经肌肉阻滞剂使肌肉松弛，可对患者提供保护或便于进行治疗操作。只有当镇静和镇痛达不到足够的通气量或其他治疗目标时才需要给予肌松药。在应用神经肌肉阻滞剂前后，必须给予适当水平的镇静和镇痛。

常用神经肌肉阻滞药物

1. 去极化神经肌肉阻滞药物　氯琥珀胆碱是唯一用于临床的去极化肌肉松弛药。具有快速起效和短作用时间的特点。作为乙酰胆碱的假性递质牢固地与突触后胆碱能受体结合，引起持续去极化和肌肉松弛。氯琥珀胆碱可兴奋所有胆碱能受体，包括自主神经节、节后胆碱能神经末梢以及血管系统的乙酰胆碱受体，导致血压和心率变化，氯琥珀胆碱还可诱发恶性高热。氯琥珀胆碱主要用于手术中气管内插管。

2. 非去极化神经肌肉阻滞药物　非去极化肌肉松弛药与神经肌肉接头突触后胆碱能受体竞争性结合，从而防止了乙酰胆碱引起的去极化。

潘库溴铵是长效非去极化肌松药物，是 ICU 最常用的肌肉松弛药，其呈水溶性、高度离子化，主要经肾脏排泄，其清除依赖肾小球滤过率，肝肾功能不全时半衰期明显延长。

阿曲库铵是中效非去极化肌肉松弛药。其特点是通过 Hoffmann 降解机制水解。阿曲库铵给药时应缓慢、足量,因为大剂量快速静脉注射可引起组胺释放和低血压,停止注射后血压可快速、完全恢复。因其心血管作用、蓄积少,需要长时间肌肉松弛时可持续静脉注射阿曲库铵。

维库溴铵是潘库溴铵的短效单季铵甾类似物,属于中效非去极化肌肉松弛药。因其无抗迷走效应,也不引起组胺释放,故使用时血流动力学平稳。维库溴铵的代谢和排泄主要经肝脏进行,另有 15%~25% 由肾脏排泄。心血管不稳定的病人需要长时间肌肉松弛时,可持续输注维库溴铵。肝肾功能不全的病人使用维库溴铵时应减量,但心力衰竭病人无需调整剂量。

罗库溴铵是非去极化肌肉松弛药,随剂量不同可快速或中等速度起效。罗库溴铵主要经肝清除。肝硬化病人分布容积显著增加,血浆半衰期约为肝功能正常病人的 2 倍。目前,罗库溴铵主要用于需要快诱导插管而对使用氯琥珀胆碱有禁忌证的病人。

第二十一章　重症内分泌与代谢

第一节　基础理论

一、内分泌系统组成及生理功能

内分泌系统由内分泌器官、内分泌组织及内分泌细胞组成,是神经系统以外的另一重要的调节系统,对机体的新陈代谢、生长发育、生殖活动等进行调节。

（一）内分泌器官（内分泌腺）

包括下丘脑、垂体、甲状腺、甲状旁腺、肾上腺、胸腺、性腺等。

1. 下丘脑　又称丘脑下部,是内分泌系统和神经系统的中心,能调节垂体前叶功能,合成神经垂体激素及控制自主神经功能。下丘脑的神经分泌小细胞能合成调节腺垂体激素分泌的肽类化学物质,称为下丘脑调节肽,促进或抑制某种腺垂体激素的分泌。下丘脑调节肽已知的有 9 种:促甲状腺激素释放激素、促性腺素释放激素、生长素释放抑制激素、生长素释放激素、促肾上腺皮质激素释放激素、促黑素细胞激素释放因子、促黑色细胞激素释放抑制因子、催乳素释放因子、催乳素释放抑制因子。

2. 垂体　由腺垂体和神经垂体两部分组成,分泌多种激素。

（1）生长激素:与骨的生长有关,幼年时期如缺乏形成侏儒症;如过剩则使全身长骨发育过盛,形成巨人症。

（2）催乳素:可以催进乳腺增殖,如乳汁生成及分泌。

（3）促性腺激素:包括卵泡刺激素和黄体生成素,可促进雄、雌激素的分泌,卵泡和精子的成熟。

（4）促肾上腺皮质激素:主要作用于肾上腺皮质的束、网状带,促使肾上腺皮质激素的分泌。

（5）促甲状腺激素:可促进甲状腺上皮细胞的代谢及胞内核酸和蛋白质合成,使细胞增生,从而使甲状腺腺体增大,该激素缺乏,将引起甲状腺功能低下症状。

（6）其他:促甲状旁腺激素、促黑激素等。

3. 甲状腺　是人体最大的内分泌腺体,主要功能是合成甲状腺激素,调节机体代谢,促进生长发育,提高神经系统兴奋性。

4. 甲状旁腺　位于甲状腺左右叶的背面,分泌甲状旁腺激素,调节钙磷代谢。

5.肾上腺 由外层皮质和内层髓质组成。

(1)肾上腺皮质分泌的皮质激素分为三类,即盐皮质激素、糖皮质激素和性激素。盐皮质激素主要为醛固酮,调节机体的水盐代谢,促进肾远曲小管及集合管再吸收钠、水和排出钾,即有保钠、保水和排钾作用。糖皮质激素主要为皮质醇,主要作用是调节糖、蛋白质、脂肪和水盐代谢,促进糖异生和脂肪分解。

(2)肾上腺髓质:肾上腺髓质分泌肾上腺素和去甲肾上腺素,与交感神经系统组成交感—肾上腺髓质系统。主要参与心血管功能的调节和稳定。

6.胸腺 是一个淋巴器官兼有内分泌功能。主要位于上纵隔的前部。分泌的胸腺素可促进具有免疫功能的 T 细胞的产生和成熟,并能抑制运动神经末梢乙酰胆碱的合成与释放。胸腺瘤患者因胸腺素增多,可导致神经肌肉传导障碍而出现重症肌无力。

7.性腺 睾丸是男性的性腺,分泌雄激素。卵巢是女性的性腺,分泌雌激素等。

(二)内分泌组织

包括某些脏器中的内分泌结构,如胰岛、黄体、睾丸间质细胞等。

胰岛是散在胰腺腺泡之间的细胞团。人类的胰岛细胞按其染色和形态学特点,主要分为 α 细胞、β 细胞、γ 细胞及 PP 细胞。α 细胞约占胰岛细胞的 20%,分泌胰高血糖素;β 细胞占胰岛细胞的 60%～70%,分泌胰岛素;γ 细胞占胰岛细胞的 10%,分泌"生长抑素";PP 细胞数量很少,分泌胰多肽。

(三)内分泌细胞

内分泌细胞散在于某些器官上皮中。心脏内分泌细胞可以产生心钠素和醛固酮;胃肠内分泌细胞能够合成与分泌多种胃肠道激素如胃泌素、胰高糖素样肽 1 和胃动素等。

二、重症患者应激的生理及代谢特点

机体遭受创伤、烧伤、感染以及大手术等打击,会发生一系列病理生理反应和代谢改变,可表现为体温升高、呼吸心率增快、心输出量增加、血管通透性增加、外周血白细胞升高等,同时呈现高代谢状态。机体对应激因素的反应取决于它们的强度、持续时间以及病人的营养状态。高代谢状态的特点为:① 蛋白质分解加速,出现负氮平衡。② 血糖升高和糖耐量异常。③ 脂肪分解代谢加速,血中甘油三酯升高,产生脂肪酸和甘油可直接氧化供能,同时还产生酮体作为能源。④ 能量消耗增加。⑤ 其他代谢变化。应激时体内儿茶酚胺、促肾上腺素、胰高血糖素、生长激素等分泌增加,这是机体应激的代偿性反应。

（一）代谢紊乱

应激状态下，机体代谢紊乱的程度、持续时间与应激程度和炎症反应的程度密切相关。绝大多数重症患者呈现高代谢改变。即能量消耗迅速增加，糖异生增加，血糖升高，脂肪动员加速，蛋白质迅速分解，导致氮丢失增加及负氮平衡，部分营养不良或器官功能障碍的患者，由于营养底物的高度消耗，代谢率降低，但分解代谢仍高于合成代谢。

1. 碳水化合物代谢　应激时能量消耗的增加使葡萄糖的需要量增加，而体内糖原储存有限，约 200～400 g，24～36 小时内即可耗尽。通过动员储存脂肪产生三酰甘油，肌肉与内脏蛋白质分解，释放大量氨基酸，在肝脏经糖异生途径产生葡萄糖，结果使血糖升高。不同应激状态，葡萄糖的产生和利用亦有不同。应激内分泌细胞患者，葡萄糖的产生和利用均增加。胰岛素分泌正常甚至增加，但机体对葡萄糖的处理能力受到抑制，导致应激后高血糖和胰岛素耐受现象。

2. 蛋白质与氨基酸的代谢　蛋白质分解代谢高于合成代谢及负氮平衡是重症患者应激后蛋白质代谢特点。应激时，细胞因子与神经内分泌的作用，导致广泛的蛋白质分解和快速、严重的氮耗竭，机体通过分解自体组织获取能量。蛋白质分解，特别是骨骼肌、肠道等体细胞团的丢失，进一步影响机体器官组织结构与功能，导致骨骼肌萎缩、呼吸驱动力下降、肠黏膜萎缩、屏障功能受损、免疫机能降低及血浆蛋白降低。患者应激时的血浆氨基酸浓度变化与体内代谢反应及病程相关。受损组织蛋白质分解，导致血浆氨基酸浓度升高。

3. 脂肪代谢　应激时，儿茶酚胺水平升高促使体内脂肪动员与氧化加速，可达正常速度的 2 倍，脂肪分解产物三酰甘油、游离脂肪酸和甘油，成为主要的供能物质。细胞因子亦参与了脂肪代谢的调节。血浆三酰甘油和游离脂肪酸水平升高，三酰甘油的更新率增加，并参与能量的产生。游离脂肪酸在肝内再循环，使极低密度脂蛋白三酰甘油的产生增加，外周脂肪细胞的摄取减少。严重感染患者，细胞因子促进肝脏对脂肪酸的重新合成，同时摄取血浆中游离脂肪酸增加。可导致肝细胞内过多的三酰甘油聚积，形成脂肪肝。

（二）水、电解质紊乱

应激状态下，机体在神经—内分泌系统的作用下引起外周血管收缩，血管阻力增加和心率增快，从而维持血流动力学稳定。血浆的高渗状态可引起下丘脑压力感受器兴奋，促进了丘脑视上核和室旁核的神经细胞分泌抗利尿激素。同时，血浆高渗透压状态还可刺激肾小球旁细胞分泌肾素，激活肾素—血管紧张素—醛固酮系统，使醛固酮分泌增加。抗利尿激素随血液运输到肾脏,促进肾小管、集合管对水分的重吸收,达到减少尿量的作用,以维持体内血浆渗透压的稳定,此时病人的表现是少尿。醛固酮是调节细胞外液容量和电解质的激素,其主要生理作用为保 Na^+ 排 K^+,从而保 Cl^-、保水,维持细胞外液量相对稳定。促进肾远曲小管和集合管主动重吸收 Na^+;并通过 Na^+-K^+、Na^+-H^+ 置换而增加 K^+、H^+ 排出;Na^+ 重吸收增加,使细胞外液有较多正电荷和较高渗透压,于是带动 Cl^- 和水被动重吸收;醛固酮还可调节儿茶酚胺类物质对细胞作用,从而影响细胞内外的钠钾交换。严重损伤所致的蛋白质分解代谢亦可导致大量细胞内钾离子进入细胞外液,使血清钾浓度升高。

(三)内分泌系统紊乱

参与高能量代谢的激素主要有胰岛素,以及能促进糖原分解和糖异生的儿茶酚胺、可的松、胰高血糖素等。临床观察到病情严重程度与病人血糖升高成正比,说明严重损伤所致的高能量消耗以分解代谢为主。其原因在于炎性介质、细胞因子、神经内分泌系统的影响。此外,其他神经内分泌系统分泌激素如下丘脑—垂体—促肾上腺素、促甲状腺素、促生长激素、促黄体激素—睾酮也参与危重病人的应激反应。

(四)炎症反应

机体对创伤等的生理反应主要涉及炎性细胞及其分泌的炎性介质。这些炎性介质包括促进炎性介质(IL-1、IL-6、IL-8、TNF、氧自由基、一氧化氮等)和抗炎性介质(IL-4、IL-10、IL-13、IL-1RA、sIL-6R、sTNFR 等)两大类。这些炎性介质适量时对机体可起防御作用,过量时可造成组织损害。如得不到控制,可导致严重的全身性炎性反应综合征(SIRS)。这种炎性细胞大量激活和炎性介质异常过量释放涌入循环系统,将产生持续性全身性炎性级联反应,是导致多器官功能障碍综合征(MODS)的根本原因。

(五)免疫功能障碍

免疫反应是机体对创伤和感染等应激因素的重要防御手段。早期主要表现为不同程度的细胞免疫抑制和抗感染能力下降的代偿性抗炎反应综合征。危重患者免疫抑制的发生机制:① CD_4^+ T 淋巴细胞亚群功能的变化;② 免疫细胞凋亡;③ 人类白细胞抗原 DR(HAL-DR)和共刺激分子表达下降。随着病程的延续,持续高分解代谢导致以低热量为主的营养不良和胃肠道屏障功能障碍,对机体的免疫功能影响巨大,使机体容易合并各种感染并发症。

第二节 基本知识

一、高血糖

高血糖是重症患者常见的病理现象,糖的升高与创伤、休克和感染等应激有关。高血糖是重症患者的独立死亡危险因素之一,通过合理的血糖控制,可显著降低多种疾病并发症的发生率和病死率。

（一）高血糖的原因

1. 应激性高血糖 创伤、感染、手术、休克等应激状态下,均可诱发血糖升高的病理现象称为应激性高血糖（SHG）。SHG 患者血糖升高的程度常与疾病或应激的严重性呈正相关。SHG 的特点为：① 应激性高血糖为急性、短时间的血糖升高,多数患者随着应激原发病好转血糖恢复正常；② 多数应激性高血糖患者的血清胰岛素、C-肽升高；③ 应激性高血糖患者以外周"胰岛素抵抗"为突出表现；④ 伴随着高代谢,以糖原异生为主。

2. 糖尿病与隐性糖尿病 糖尿病患者是重症医学科常见血糖升高的特殊群体,导致重症就诊的主要原因有：① 糖尿病急性并发症,如酮症酸中毒、糖尿病非酮症高渗性昏迷；② 糖尿病患者继发冠心病、脑血管意外、肾功能障碍和严重感染等相应并发症性疾病；③ 术后高危人群。由于上述病情的原发或加重因素与感染、创伤和手术等应激有关,可使原有的糖尿病症状显著加重。相当一部分患者为隐性糖尿病,是在应激后首次发现,可借助糖化血红蛋白测定帮助诊断。

3. 原发或继发内分泌性疾病 一些参与糖代谢激素调节的内分泌器官疾病,如与垂体有关的肢端肥大症、肾上腺相关的库欣综合征、胰腺疾病、肿瘤异源性激素分泌综合征等,均可影响胰岛素分泌、代谢和拮抗,造成血糖升高。

4. 医源性高血糖 治疗中的含糖液输入过多,或器官功能障碍不能代谢造成血糖升高。亦有许多影响糖代谢并促使血糖升高的治疗或抢救用药,包括皮质激素、生长激素、血管活性药物、儿茶酚胺及噻嗪类利尿剂等。

（二）高血糖的调控

重症患者血糖调控的关键是胰岛素的应用。实施血糖控制应当注意以下几点。

1. 血糖控制目标 目前临床多应用 2009 年 AACE/ADA 住院患者的血糖控制共识,推荐重症患者血糖应维持在 7.8～10.0 mmol/L（140～180 mg/dl）。

2. 胰岛素治疗　　重症患者胰岛素的给药方法推荐采用胰岛素静脉泵入，由于患者表现出的胰岛素抵抗程度不同，对胰岛素的敏感性也存在较大的个体化差异，静脉输注胰岛素的剂量与速率应根据患者对胰岛素的反应以及胰岛素抵抗状况调节。在胰岛素治疗过程中防止血糖的大幅波动尤其是低血糖的发生更为重要。

二、低血糖

凡是因某种原因使血糖下降至正常值以下，引起以交感神经兴奋和中枢神经系统功能障碍为突出表现的一组临床表现，称为低血糖。重症患者的低血糖症主要见于：应激后的应激激素分泌不足、严重器官功能障碍（如肝功能衰竭、胰腺疾病、甲状腺疾病），以及血糖控制治疗和药物影响。

（一）低血糖的原因

1. 胰岛素过多　　临床上，内生或外用胰岛素绝对或相对过多所引起的低血糖症最常见，如胰岛 β 细胞增生症、单发或多发胰岛 β 细胞腺癌、胰岛细胞瘤、异位胰岛素分泌肿瘤等。重症患者和糖尿病患者发生严重低血糖是由于常存在某些诱发胰岛素过多的因素，如：① 延迟进餐，或治疗期间未及时补充糖类底物；② 口服降糖药物或过量胰岛素，特别是强化胰岛素治疗的胰岛素持续泵入，若血糖监测间隔时间较长，剂量调整不及时或剂量不当从而导致医源性胰岛素摄入过多常是患者发生低血糖的主要原因；③ 胰岛素注射部位不恰当致药物吸收不均匀；④ 某些肠外营养治疗患者，经过一段时间体内胰岛素分泌会增加，以适应外源性高浓度葡萄糖诱发的血糖变化，突然终止营养液的输入，也极易发生低血糖；⑤ 能量不足，多因葡萄糖消耗及摄入不平衡所致者，如剧烈运动、长期饥饿、厌食、发热、腹泻、小肠吸收不良综合征、克罗恩病、孕妇、食管肿瘤，以及饮酒，导致酒精肝糖原异生的抑制等。

2. 内分泌疾病　　降糖激素作用相对增强所致低血糖，即降糖激素相拮抗的升糖激素分泌减少可致的低血糖，如垂体前叶功能减退、甲状腺功能减退、肾上腺皮质功能减退等均可诱发升糖激素不足。

3. 肝脏疾病　　严重肝脏疾病，肝糖原储备不足，在血糖下降时不能及时释放与调节，均可引起低血糖，而反复低血糖也预示肝功能受损程度的严重性，如重症患者中的爆发性肝炎，脓毒症等引起的 MODS/MOF，心衰肝淤血等导致肝细胞受损最常见。此外，肝硬化、肝癌等肝病也是原因。

4. 反应性低血糖症　　是成人较常见的低血糖症，以早期糖尿病及功能性低血糖多见，临床症状较轻，多仅有轻度肾上腺素增多症状。胃大部切除术或胃肠吻合术后，可因进食后血糖上升过快，刺激胰岛 β 细胞分泌大量胰岛素而致低血糖，也为反应性低血糖。自主神经功能紊乱、迷走神经兴奋使胰岛素分泌过多可致反应性低血糖。

5. 药源性低血糖　药物过量或药物诱发可导致低血糖。这类药物包括磺脲类降糖药、双胍类降糖药、水杨酸钠、酚妥拉明、异烟肼、抗组织胺药、普萘洛尔、阿司匹林等。

（二）低血糖的调控

严重低血糖可导致神经系统不可逆损害，强调早期发现、快速治疗。

1. 紧急处理　视病情轻重和引起低血糖的原因，给予50％葡萄糖液20～50 ml，一般能够快速纠正低血糖，多数患者在注射后5～10分钟内可以醒转。严重患者需要5％～10％葡萄糖液维持。

2. 继发性低血糖处理　肝功能衰竭并发低血糖，预示肝脏病变仍在进展中，应给予静脉葡萄糖维持治疗，维持血糖在100 mg/dl 正常以上，直至肝脏病情好转。若给予患者50％葡萄糖液40～60 ml 仍不能使血糖在100 mg/dl以上维持4～6 小时，或需要200 mg/h 葡萄糖量才能将血糖维持在正常以上，应考虑代谢功能严重受损，如胰岛素分泌量大的胰岛素瘤、口服大量降糖药或胰岛素过量者，或存在升糖激素严重缺乏如皮质功能减退者。

3. 低血糖发生的预防　① 在应用胰岛素时同时输注糖和营养可能减少低血糖的危险。② 加强监测，胰岛素治疗的初期和接近目标血糖时，应增加监测次数。③ 对曾发生低血糖并再次血糖升高的患者，应重新评定胰岛素敏感性，实时减量。④ 停用其他影响血糖代谢药物（如静脉营养、血管活性药物等）和影响代谢治疗，应及时调整相应的胰岛素用量。

4. 低血糖并发症处理　长时间严重的低血糖可造成脑水肿，使昏迷不易纠正，可以加用脱水剂，如20％甘露醇静注和利尿剂等。确定患者气道是否通畅，必要时做相应处理，防止癫痫发作引起的间接损伤。

三、糖尿病酮症酸中毒

糖尿病酮症酸中毒（diabetic ketoacidosis，DKA）是指糖尿病患者在各种诱因的作用下，胰岛素明显不足，生糖激素不适当升高，造成的高血糖、高血酮、酮尿、脱水、电解质紊乱、代谢性酸中毒等病理改变的征候群。DKA 分为几个阶段：① 早期血酮升高称酮血症，尿酮排出增多称酮尿症，统称为酮症；② 酮体中 β-羟丁酸和乙酰乙酸为酸性代谢产物，消耗体内储备碱，初期血 pH值正常，属代偿性酮症酸中毒，晚期血 pH 值下降，为失代偿性酮症酸中毒；③ 病情进一步发展，出现神志障碍，称糖尿病酮症酸中毒昏迷。

（一）病因

常见病因有感染、胰岛素治疗中断或不适当减量、饮食不当、各种应激如创伤、手术、妊娠和分娩等，有时无明显诱因。

（二）临床表现

1. 糖尿病症状加重和胃肠道症状　DKA 代偿期，患者表现为原有糖尿病症状如多尿、口渴等症状加重,明显乏力,体重减轻;随 DKA 病情进展,逐渐出现食欲减退、恶心、呕吐,乃至不能进食进水。少数患者尤其是 1 型糖尿病患儿可有广泛性急性腹痛,伴腹肌紧张及肠鸣音减弱而易误诊为急腹症。

2. 酸中毒性呼吸和酮臭　又称 Kussmaul 呼吸,表现为呼吸频率增快、呼吸深大,由酸中毒所致,当血 pH<7.2 时可能出现。当血 pH<7.0 时可发生呼吸中枢受抑制而呼吸麻痹。重度 DKA,部分患者呼吸中可有类似烂苹果味的酮臭味。

3. 脱水及休克　高血糖导致大量渗透性利尿,酸中毒时大量排出细胞外液中的钠,使脱水呈进水性加重。中、重度 DKA 患者常有脱水表现,当脱水量达体重的 5% 时,患者可有脱水征,如皮肤干燥、缺少弹性、眼球及两颊下陷、眼压低、舌干而红。如脱水量超过体重的 15% 时,则可发生休克,严重者可危及生命。

4. 意识障碍　意识障碍的临床表现个体差异较大。早期表现为精神不振,头晕头痛,继而烦躁不安或嗜睡,逐渐进入昏睡,各种反射由迟钝甚而消失,终至进入昏迷。DKA 意识障碍的原因尚未阐明。严重脱水、血浆渗透压增高、脑细胞脱水及缺氧等对脑组织功能均产生不良影响。有认为血中酮体尤其是乙酰乙酸浓度过高,可能与昏迷的产生关系密切,而 β-羟丁酸堆积过多为导致酸中毒的重要因素,丙酮则大部分从呼吸排出且其毒性较小。

（三）实验室检查

1. 尿　尿糖强阳性、尿酮阳性,当肾功能严重损害而肾阈增高时尿糖和尿酮可减少或消失,可有蛋白尿和管型尿。

2. 血　血糖增高,一般为 16.7～33.3 mmol/L(300～600 mg/dl),有时可达 55.5 mmol/L (1 000 mg/dl) 以上。血酮体升高,正常 <0.6 mmol/L,>1.0 mmol/L 为高血酮,>3.0 mmol/L 提示酸中毒。血 β-羟丁酸升高。血实际 HCO_3^- 和标准 HCO_3^- 降低,CO_2 结合力降低,酸中毒失代偿后血 pH 下降。剩余碱负值增大,阴离子间隙增大,与 HCO_3^- 降低大致相等。血钾初期正常或偏低,尿量减少后可偏高,若补钾不足可严重降低。血钠、血氯降低,血尿素氮和肌酐常偏高。血浆渗透压轻度上升。部分患者即使无胰腺炎存在,也可出现血清淀粉酶和脂肪酶升高,治疗后数天内降至正常。白细胞数及中性粒细胞比例可升高。

（四）防治原则

对早期酮症患者,仅需给予足量短效胰岛素及口服补充液体,严密观察病情,定期查血糖、血酮,调整胰岛素剂量。对酮症酸中毒甚至昏迷患者应立即抢救,根据临床情况和血糖、血酮、尿糖、尿酮测定作出初步诊断,及时治疗。

治疗原则:尽快液体治疗以恢复血容量、纠正失水状态,降低血糖,纠正电解质及酸碱平衡失调,同时积极寻找和消除诱因,及时防治感染等并发症,降低病死率是主要的预防治疗措施。

1. 液体治疗 液体治疗是治疗DKA的关键环节,只有在组织灌注改善后,胰岛素的生物效应才能充分发挥。DKA失水量可达体重10%以上,补液通常使用生理盐水,开始时输液速度较快,在1~2小时内输入0.9%氯化钠溶液1 000~2 000 ml,前4小时输入所计算失水量1/3的液体,以便尽快补充血容量,改善组织灌注和肾功能。以后根据病情及临床血流动力学监测决定输液量和速度,老年患者及有心肾疾病患者输液速度酌情调整。开始治疗时不给予葡萄糖液,当血糖下降至13.9 mmol/L(250 mg/dl)时用5%葡萄糖液。也可使用胃管灌注温0.9%氯化钠或温开水配合补液。

2. 胰岛素治疗 目前均采用小剂量(短效)胰岛素治疗方案,即每小时给予每公斤体重0.1 U胰岛素,使血清胰岛素浓度达到100~200 $\mu U/ml$,这已有抑制脂肪分解和酮体生成以及较强的降低血糖效应。有休克、严重酸中毒及昏迷的重症患者应静脉注射首次负荷剂量10~20 U胰岛素。血糖下降速度一般以每小时约降低3.9~6.1 mmol/L(70~110 mg/dl)为宜,每1~2小时复查血糖,若在补足液体量的情况下血糖下降不理想或反而升高,提示患者对胰岛素敏感性较低,胰岛素剂量应加倍。当血糖降至13.9 mmol/L时开始输入5%葡萄糖溶液,此时仍需定时监测血糖以调节胰岛素用量。病情稳定后过渡到胰岛素皮下注射。

3. 纠正酸碱及电解质失衡 酮症酸中毒主要由酮体中酸性代谢产物引起,经输液和胰岛素治疗后,酮体水平下降,酸中毒可得到纠正,一般不必补碱。严重酸中毒影响心血管、呼吸和神经系统功能,应给予相应治疗,但补碱不宜过多、过快。补碱指征为血pH<7.1,HCO_3^-<5 mmol/L,应采用等渗碳酸氢钠(1.25%~1.4%)溶液。补碱过多过快,可产生不利影响,包括脑脊液反常性酸中毒加重、组织缺氧加重、血钾下降和反跳性碱中毒等。

DKA患者有不同程度失钾,补钾应根据血钾和尿量评估。治疗前血钾低于正常,立即开始补钾;血钾正常、尿量>40 ml/h,也立即开始补钾。治疗过程中监测血钾和尿量,调整补钾量和速度,防治血钾异常引起严重心律失常。

4. 处理诱发疾病和防治并发症 在救治过程中要注意治疗措施之间的协调及重视防治重要并发症,特别是脑水肿和肾衰竭,维持重要脏器功能。

(1)休克经快速液体治疗后仍不能纠正,应详细评估并分析原因,例如确定有无合并感染或急性心肌梗死,给予相应措施。

(2)严重感染是本症常见诱因,亦可继发于本症之后。因DKA可引起低体温和血白细胞数升高,故不能以有无发热或血象改变来判断,应积极处理。

(3)DKA患者发生心律失常、急性心肌梗死,以及高龄或合并冠脉病变等,补液过快过多可导致急性心力衰竭、肺水肿,应注意防治。

(4)急性肾损伤是 DKA 常见并发症,与原来有无肾病变、失水和休克程度,有无延误治疗等密切相关,强调预防及时处理急性肾损伤。

(5)脑水肿是 DKA 严重的并发症,常与脑缺氧、补碱不当、血糖下降过快等有关。如经治疗后血糖下降、酸中毒改善,但昏迷反而加重,或出现烦躁、心率快、血压偏高、肌张力增高,应警惕脑水肿的可能,应强调早期发现和治疗。

(6)胃肠道表现因酸中毒引起,呕吐或伴有急性胃扩张者可用 1.25%碳酸氢钠溶液洗胃,清除残留食物,预防吸入性肺炎。

四、非酮症糖尿病高渗状态

非酮症糖尿病高渗状态的临床特征为严重高血糖,血浆高渗透压,脱水,伴意识障碍或昏迷。多发生于老年糖尿病患者和以往无糖尿病病史或轻度糖尿病不需胰岛素治疗者,常伴有肾功能不全。

(一)病因

感染、严重烧伤、血液透析、腹膜透析,以及使用静脉高营养制剂、利尿剂、肾上腺皮质激素等都可以诱发。

(二)临床表现

早期出现烦渴、多尿、乏力、头昏、食欲不振、恶心呕吐等。逐渐发展成为严重脱水、四肢肌肉抽动、神志恍惚、定向障碍、烦躁或淡漠乃至昏迷。查体发现皮肤干燥、弹性降低、舌干,眼球凹陷,血压下降甚至休克,呼吸浅,心率快。神经系统体征多种多样,除昏迷外可出现癫痫样大发作、轻偏瘫、失语、自发性肌肉收缩、偏盲、眼球震颤、视觉障碍、病理反射阳性、中枢性体温升高等。

(三)实验室检查

1.血糖显著升高,多超过 33.3 mmol/L,甚至高达 83.3～266.6 mmol/L。

2.血浆渗透压升高,由于脱水及肾功能障碍,肾糖升高,使血浆渗透压超过 320 mmol/L。

3.血钠明显升高,多超过 155 mmol/L,但血浆总钠含量可能低于正常。

(四)治疗原则

1.迅速大量补液,根据失水量补液约 100 ml/kg,总量的 1/3 在 4 小时内输入,其余应在 12～24 小时内输完,根据血流动力学监测、红细胞压积及尿量评估补液量和速度。以输入生理盐水和 5%葡萄糖液为主,低渗液慎用。

2.胰岛素治疗,对胰岛素多较敏感,以每小时 4～8 U 静脉持续滴注,使血糖缓慢下降,血糖下降过快有引起脑水肿的危险。

3.维持电解质平衡。

4.病因治疗,停用一切引起高渗状态的药物。

五、甲状腺功能亢进危象

甲状腺功能亢进危象（甲亢危象）是严重甲状腺功能亢进时机体代偿机制衰竭的结果。甲亢危象没有特异的实验室检查标志物。但由于病死率高，必须对其诊断保持高度警惕并给予积极迅速的处理。

甲状腺危象的病因包括感染、应激、不适当停用碘剂药物等。甲亢未被控制而行手术、术中释放甲状腺激素也可发生甲状腺危象。

（一）临床特点

1. 体温升高，体温急骤升高常在 39℃以上，大汗淋漓，皮肤潮红，继而可汗闭，皮肤苍白和脱水。高热是甲亢危象的特征性表现。

2. 中枢神经系统表现精神异常、焦虑很常见，也可有震颤、极度烦躁不安、谵妄、嗜睡，最后陷入昏迷。

3. 循环系统常表现为心律失常，如心动过速，心率达 160 次/分以上，也可以发生肺水肿或充血性心力衰竭，甚至休克。

4. 消化系统表现食欲差、恶心呕吐、腹痛、腹泻、恶心和腹痛常是本病早期表现。

5. 电解质紊乱，由于进食差、吐泻以及大量出汗，常有低钾、低钠血症。

少部分患者的临床症状和体征不典型，表现为表情淡漠、木僵、嗜睡、反射降低、低热、明显乏力、心率慢、脉压小及恶病质，甲状腺常仅轻度肿大，最后陷入昏迷，甚而死亡。这种类型临床上称为"淡漠型"甲亢危象。

（二）实验室检查

总甲状腺素和游离甲状腺素（T_4）和三碘甲腺原氨酸（T_3）升高，而促甲状腺激素（TSH）水平降低或几乎测不到。

（三）诊断

甲亢危象的诊断主要是临床诊断，常见于患有甲状腺功能亢进的患者，但也可是既往未确诊甲状腺疾病患者的首发症状。甲亢患者病情突然加重，均应想到有甲亢危象的可能，查甲状腺素或测定甲状腺的 2 小时摄碘[131]率。

（四）治疗原则

1. 脏器功能保护和支持治疗　保证充分的供氧，积极处理心律失常和心衰，可使用 β-受体阻滞剂控制心率。高热、呕吐及大量出汗易发生脱水及高钠血症，应保证水及电解质平衡。补充葡萄糖及维生素。甲亢危象时肾上腺皮质激素的需要量增加，对有高热或休克者应加用肾上腺皮质激素，氢化可的松 200～300 mg/d，或相当剂量的地塞米松。

2. 降低甲状腺素水平　抑制甲状腺激素的合成和释放，丙硫氧嘧啶或甲巯咪唑口服或鼻胃管给药，碘化钠溶液 3 滴，每天 3 次。血浆置换可迅速降低循环中甲状腺素水平。

3. 病因治疗　积极处理原发病及诱发因素。

六、肾上腺功能危象

肾上腺功能危象是指机体在各种应激状态下,由于体内肾上腺皮质激素供给不足,出现以循环衰竭为主要特征的危象状态。重症患者发生肾上腺功能危象主要与全身性感染和全身炎症反应综合征(SIRS)所引起的肾上腺皮质功能减退有关。

（一）病因

病因包括：肾上腺原发病变(出血、梗塞、坏死及占位等)引起的绝对肾上腺皮质激素缺乏,和慢性肾上腺功能减退；或在创伤、感染等应激状态下出现的相对肾上腺皮质激素缺乏。上述原因均可导致肾上腺功能危象。

1. 原发性肾上腺皮质功能减退　① 肾上腺皮质自身免疫性疾病；② 肾上腺结核,是仅次于自身免疫性的原发性肾上腺皮质功能减退的病因,一些患者常合并肺结核；③ 肿瘤；④ 真菌感染；⑤ 先天性肾上腺皮质增生；⑥ 急性肾上腺皮质出血、坏死、血栓形成。

2. 继发性肾上腺皮质功能减退　① 重症患者应激导致的肾上腺皮质继发损伤,激素分泌相对不足,或肾上腺皮质功能处于持续抑制状态；② 长期大量肾上腺皮质激素治疗,垂体—肾上腺皮质轴受重度反馈抑制而呈萎缩,如激素骤然停药或减量过速,或发生了感染、创伤等应激时极易出现肾上腺功能危象；③ 肾上腺双侧全部切除或一侧全切者,或单侧肿瘤切除而对侧已萎缩者,如术前准备不周、术后治疗不当或激素补给不足、停用过早(常需时至少9个月或1年以上)等均可发生危象；④ 垂体或颅脑损伤、感染、手术或放疗；⑤ 药物类,如甲地孕酮、甲羟孕酮、氨苯哌酮、邻氯苯对氯苯二氯乙烷、甲吡酮、依托咪酯,酮康唑和大剂量的氟康唑等,可能导致肾上腺皮质功能衰竭。

（二）临床表现

肾上腺功能危象的临床表现多呈非特异性,主要症状包括：发热,低血压,疲乏无力,关节痛,眩晕,精神差,胃肠道症状如恶心、呕吐、腹部痉挛、非肠源性消瘦和神经性厌食等。许多原发性肾上腺皮质功能减退临床症状不典型,进展缓慢而隐袭,常在抵抗力下降或应激时(如感染、外伤、手术、麻醉等应激情况下)诱发肾上腺功能危象。

（三）诊断

急性肾上腺皮质功能减退如不及时识别、诊断和积极处理,可能迅速进入肾上腺功能危象,危及生命甚至导致死亡。早期诊断,并快速补充肾上腺皮质激素至关重要。

1. 实验室检查

(1) 血皮质醇总量降低,约1/3病例低于正常范围。

（2）心电图低电压和 T 波低平或倒置，Q—T 时间可延长。

2. 肾上腺功能危象发病急骤、临床表现不典型，多被其他疾病或并发症掩盖，常不易正确判断而耽误诊治。对出现下列临床征象者，应提高肾上腺皮质功能危象的诊断意识。

（1）既往有糖皮质激素治疗史，或有类似"库欣综合征"特征者。

（2）低血压伴有慢性消瘦和软弱者。

（3）有无法解释的低血压伴发热、脱水、食欲不振、恶心、呕吐、腹痛和腹泻等消化系统症状，以及淡漠、萎靡、嗜睡或烦躁不安、神情恍惚等精神神经系统症状，尤其是症状出现在有结核、肿瘤、AIDS、多种内分泌缺陷疾病者。

（4）高血钾、低血钠、存在肾功能障碍者。

（5）低血压伴有低血糖或嗜酸细胞增多。

（6）低血压伴有皮肤色素沉着，或女性患者伴有腋、阴毛稀疏者。

（7）已处于休克，对积极液体复苏和血管活性药物抗休克反应较差者。

（四）治疗原则

1. 补充糖皮质激素　可选择氢化可的松、甲基泼尼松龙或地塞米松。氢化可的松无需代谢，直接合成等量皮质醇，同时具有糖皮质和盐皮质激素的活性而常作为首选。激素剂量视病情轻重和治疗反应而定，氢化可的松 200～300 mg/d，分次 3～4 次给药，或首剂 30 分钟 50～100 mg，随后 10 mg/h持续静脉输注。

2. 补充盐皮质激素　如应用糖皮质激素后，仍然低血压或低钠血症，可补充盐皮质激素治疗，氟氢可的松 0.5～2 mg/d，病情稳定后可改服 9α-氟氢可的松 0.05～0.2 mg/d。

3. 纠正脱水和电解质紊乱　肾上腺功能危象时，常存在水电解质紊乱，需要补液治疗及纠正高血钾、低血钠等电解质紊乱。

4. 病因治疗　合并感染时抗生素治疗，及时引流、扩创清除感染灶，停用可能诱发本病的药物，预防和治疗低血糖，以及针对原发病治疗。

七、垂体危象

垂体危象（pituitary crisis）是指原有垂体前叶功能减退基础上，因腺垂体部分或多种激素分泌不足，或在应激情况下，发生的休克、昏迷和代谢紊乱等危急征象，又称为"垂体前叶功能减退危象"。

（一）病因

垂体危象的发生常取决于引起腺垂体功能减退的基础病理损害程度及病程，损害越严重，病程越长，则越容易发生垂体危象。

1. 垂体及下丘脑肿瘤是最常见的原发病因。

2. 血管因素如产后大出血引起垂体缺血性坏死的 Sheehan's 综合征；外

科手术或感染性休克者,常因全身器官血流灌注不足,继发垂体前叶、垂体柄的供血不足或坏死。

3. 感染与浸润性病变。

4. 垂体损伤和切除。

5. 垂体危象的诱发因素常见于感染、呕吐、腹泻、脱水、寒冷、饥饿、应用镇静、安眠药或麻醉剂、胰岛素或口服降糖药物,腺垂体功能减退者的药物治疗不合理或突然停药等。

（二）临床表现

由于垂体前叶受损范围不同,受影响的激素种类和水平不一,诱发因素不同,垂体危象可有下列不同的临床表现。

1. 低血糖　氢化可的松不足,肝糖原储备少,胰岛素敏感性增加,甲状腺功能不足等都易出现低血糖。严重者烦躁不安、昏厥、昏迷,甚至癫痫样发作及低血压。

2. 高热、昏迷和休克　常因感染诱发,表现为高热、甚至昏迷和休克。垂体功能低下的患者对镇静、麻醉药的敏感性增加,一般剂量即可使患者陷入长时期的昏睡乃至昏迷。

3. 水中毒　垂体前叶功能减退患者原本存在排水障碍,一旦摄入水过多,细胞水肿可导致一系列神经系统症状,如衰弱无力、呕吐、精神紊乱、昏迷、抽搐等。

（三）诊断

影像学检查对于垂体危象或垂体卒中的诊断及鉴别诊断有着十分重要的意义。

1. 颅脑 X 线平片　可发现蝶鞍扩大,前床突消失,鞍底变薄或破坏。

2. 脑 CT 平扫　可呈现为低密度（水肿或坏死）或高密度区（出血）,造影比较可显示肿瘤呈现周边性强化。

3. 脑血管造影　适用于有脑膜刺激征伴单眼麻痹体征者,对血管痉挛所引起的神经功能缺失以及颅内动脉瘤出血的鉴别有一定意义。

4. MRI 检查　垂体卒中发生时,在 T_1 和 T_2 加权图像上,可显示病灶内为高信号区。

（四）治疗原则

一经发现有垂体危象的临床征象,应检查与抢救同时进行,争取时间迅速缓解病情。

1. 快速纠正低血糖　静脉给予 50% 葡萄糖液 40～100 ml,继以 10% 葡萄糖液 500～1 000 ml 维持治疗和防止低血糖。

2. 激素替代治疗　评估临床发病的轻重缓急、诱发因素及应激程度确定给药剂量，一般每 6 小时静脉给予氢化可的松 100 mg，2～3 天后根据病情和机体对激素的反应，减量使用。约一周左右，病情稳定可改为每日口服氢化可的松 40 mg 或泼尼松 10 mg，分 2 次给药。危象期过后，应予适量靶腺激素长期替代治疗，包括肾上腺皮质激素、甲状腺素等给予维持量，可酌情使用性腺激素。

3. 纠正水、电解质紊乱　多数患者存在水电解质紊乱，尤其有低钠、水中毒者，应给予及时处理。

4. 诱因治疗　纠正休克。对感染者应予清除病灶和积极有效的抗感染治疗。低体温者应予保暖。有精神障碍者可给予抗精神药物及镇静治疗。慎用或禁用可能诱导危象的镇静、镇痛及麻醉类药物等。

5. 原发垂体疾病治疗　包括内科药物缓解和外科手术干预治疗，严重颅压增高者给予降颅压治疗，视力减退、昏迷、病情进行性恶化者，可采用手术干预减压和原发病的外科手术治疗等。

八、尿崩症

尿崩症（diabetes insipidus，DI）是由于下丘脑—神经垂体功能低下，抗利尿激素（AVP）分泌和释放不足，或者肾脏对抗利尿激素反应缺陷而引起的一组临床综合征，主要表现为多尿、烦渴、多饮、低比重尿和低渗透压尿。病变在下丘脑—神经垂体者称中枢性尿崩症（central diabetes insipidus，CDI），病变在肾脏者称肾性尿崩症（nephrogenic diabetes insipidus，NDI）。

（一）中枢性尿崩症

1. 病因与分类　中枢性尿崩症可分先天性和获得性。前者主要有家族性中枢性尿崩症、家族性垂体功能减退症以及先天性巨细胞病毒感染引起的尿崩症。后者主要由于创伤、手术、肿瘤、缺血、感染、肉芽肿性病变、自身免疫等引起的尿崩症。

2. 病理生理　中枢性尿崩症患者因抗利尿激素不足，远曲小管和集合管对水的通透性降低，流经远曲小管和集合管处的低渗小管液不能被有效地重吸收，致使大量游离水从终尿中排出，尿渗透压持续低于血浆渗透压而形成低渗尿。患者的尿渗透压越低则尿量越多。

3. 临床特点　突出的临床表现是因抗利尿激素不足引起的多尿、多饮、烦渴，严重者可出现高张综合征。另外是与病因有关的临床表现，如颅内肿瘤所致者可有头痛等症状。

（二）肾性尿崩症

肾性尿崩症又称抗利尿激素不敏感综合征，是肾脏对抗利尿激素敏感性下降所致的多尿现象。其特征为肾小球滤过率和溶质排泄正常，血浆抗利尿激素水平正常甚至升高，外源性抗利尿激素治疗无效或疗效很差。

肾性尿崩症的临床表现与中枢性尿崩症极为相似,烦渴、多饮、多尿为最主要的症状。家族性肾性尿崩症的症状较获得性肾性尿崩症为重,常有显著的低渗性多尿。如饮水受限,患者可出现严重的高张综合征。夜尿增多,但夜间症状较白天为轻。获得性肾性尿崩症者除上述症状外,还有原发肾脏疾病的表现。

(三)诊断与鉴别诊断

对于临床上出现烦渴、多饮、多尿者应做以下实验室检查与监测。

1. 常规检查与监测

(1)尿比重和渗透压:两者的降低是尿崩症最特征性表现,尿比重多在1.001～1.005;尿渗透压在 50～200 mmol/L,低于血浆渗透压。

(2)尿电解质:尿钠、尿钾、尿钙浓度降低,但 24 小时总量可正常。

(3)血生化检查:血钠和血浆渗透压多正常或轻度升高,血肌酐和尿素氮多正常,但伴有高张综合征者可因肾小球滤过率显著降低而致血肌酐和尿素氮升高。

(4)抗利尿激素测定:对尿崩症的诊断和鉴别诊断具有重要意义。正常人血浆抗利尿激素基础值为 1～5 ng/L,中枢性尿崩症者显著降低,肾性尿崩症者显著升高。

2. 禁水试验 尿崩症禁水后尿液仍不能充分浓缩,尿量无明显减少,尿比重在 1.010 以内,尿渗透压和血浆渗透压之比仍小于 1 者为阳性。

3. 影像学检查 MRI 对中枢性尿崩症诊断意义较大。

4. 对所有出现多饮、多尿者,如尿比重和尿渗透压持续降低,应考虑尿崩症的诊断,但确诊需进行诊断性试验,并与其他多尿性疾病相鉴别,如溶质性利尿疾病。

(四)治疗原则

1. 维持循环稳定 尿崩症患者容易发生容量不足,严重者可能发生低血容量性休克。应注意及时给予足够的液体摄入,避免休克的发生。

2. 激素替代治疗 对中枢性尿崩症疗效较好,主要制剂有:① 垂体后叶素,由中心静脉持续输注,可以从 0.01 U/min 开始,随尿量调整,也可肌注给药。② 水剂抗利尿激素,5～10 U 皮下注射,可 6～8 小时重复给药。③ 油剂鞣酸抗利尿激素,每毫升含 5 U,0.3 ml/次肌内注射,作用时间较长(可维持 36～72 小时)。上述抗利尿激素制剂均有促进血管平滑肌和支气管平滑肌收缩的作用,可升高血压,对合并高血压、冠心病和哮喘的患者应酌减剂量。④ 去氨加压素(DDAVP),为抗利尿激素的衍生物,其半衰期为抗利尿激素的 3 倍,起始剂量为 50 μg/次,2 次/天,剂量偏大可导致水中毒,使用呋塞米对抗。

单一用药常不能完全控制肾性尿崩症的症状,近年主张联合用药,常见的联合方案有:噻嗪类利尿剂加螺内酯、噻嗪类利尿剂加前列腺素合成抑制剂、前列腺素合成抑制剂加去氨加压素。联合用药可增加疗效,避免低血钾等副作用。

第二十二章　重症免疫

第一节　基础理论

免疫是指机体识别"自己"和"非己",产生免疫应答,以清除异己如病原微生物、受损或死亡的细胞,或者诱导免疫耐受,以维持自身内环境稳定的一种生理性防御机制。免疫系统是机体的一个重要的功能系统,担负着抵御外来微生物(免疫防御)、识别清除自身衰老死亡细胞(免疫自稳)与清除突变细胞(免疫监视)的功能。

一、免疫学基本概念

免疫系统是机体负责执行免疫功能的组织系统,行使识别自己、排除异己、维持内环境稳定的生理性防御能力。机体免疫系统由下列成分组成:① 免疫器官:包括中枢免疫器官(胸腺和骨髓)和周围免疫器官(脾和淋巴结等)。② 免疫细胞:可分为非特异性免疫细胞和特异性免疫细胞等。骨髓造血干细胞是所有免疫细胞的共同来源,也属于免疫细胞。③ 免疫分子:包括表达于免疫细胞膜表面的分子,如抗原识别受体、人白细胞分化抗原(cluster of differentiation,CD)分子、主要组织相容性复合物(major histocompatibility complex,MHC)分子和一些其他受体分子等,也包括由免疫细胞和非免疫细胞合成和分泌的免疫效应分子,如免疫球蛋白(immuglobin,Ig)、补体以及细胞因子(cytokine,CK)等。这些免疫器官、细胞和分子构成了免疫应答的生物学基础。

免疫应答是机体非特异性和特异性识别并清除异己以维持自身稳定的过程。免疫应答是十分复杂的生物学反应过程,是免疫学的核心,包括非特异性免疫应答和特异性免疫应答。非特异性免疫应答主要指吞噬作用和炎症反应。特异性免疫应答包括细胞免疫应答和体液免疫应答。恰当的免疫应答是保护性的,发挥免疫防御、免疫自稳和免疫监视功能,而不恰当的免疫应答则可介导病理性损伤。

二、免疫应答的生物学基础

免疫系统是执行免疫效应的基本物质基础。免疫系统由免疫器官、免疫细胞和免疫分子组成。

(一)免疫器官

免疫器官分为中枢和周围免疫器官。人体中枢免疫器官包括骨髓和胸腺,是免疫细胞发生、分化、发育和成熟的场所,并对外周免疫器官的发育起主导作用。外周免疫器官包括淋巴结、脾及消化道、呼吸道和泌尿生殖黏膜相关淋巴组织等,是成熟 T 细胞和 B 细胞定居的场所及产生免疫应答的部位。两者通过血液循环和淋巴循环等相互联系并构成免疫系统的完整网络。

（二）免疫细胞

免疫细胞是机体免疫系统具体执行免疫功能的基本成分,包括非特异性免疫细胞(吞噬细胞、树突状细胞、自然杀伤细胞等)和参与特异性免疫的细胞(T 和 B 细胞)等。

1. 吞噬细胞　包括中性粒细胞和单核-巨噬细胞。中性粒细胞是数量最多的白细胞,但寿命仅数天。血液中单核细胞进入组织后发育成熟为巨噬细胞,可存活数月。细菌或损伤、坏死的细胞等被吞噬细胞识别、吞噬后,与溶酶体融合,被溶菌酶、髓过氧化物酶等降解。吞噬过程中,溶酶体释放的多种水解酶也可以破坏邻近的组织细胞,造成组织损伤

2. 树突状细胞(dendritic cell，DC)　是机体主要的抗原提呈细胞。抗原提呈是指表达于抗原提呈细胞表面的抗原肽- MHC 分子复合物被 T 细胞识别,从而将抗原肽提呈给 T 细胞,诱导 T 细胞活化的过程。抗原提呈细胞可分为专职抗原提呈细胞(包括 DC、单核-巨噬细胞和 B 细胞)和兼职抗原提呈细胞。

DC 表面具有树突状突起,是功能最强大的抗原提呈细胞,是特异性免疫应答的始动者,是连接固有免疫与特异性免疫的桥梁,而且是唯一能直接激活初始 T 细胞的专职性抗原提呈细胞。值得注意的是,单核-巨噬细胞不仅仅是吞噬细胞,B 细胞也不仅仅是特异性免疫细胞,两者亦属抗原提呈细胞,但仅能刺激已活化的效应 T 细胞或记忆 T 细胞,同时本身被 T 细胞激活、发挥更强的作用,分别增强细胞和体液免疫应答。

3. 自然杀伤细胞(natural killer cell，NK)　是一类无典型 T、B 淋巴细胞表面标志和特征的淋巴细胞,主要参与非特异性免疫,表面没有特异性抗原识别受体,杀伤靶细胞不需抗原预先致敏,可以非特异性、非 MHC 限制性地杀伤某些肿瘤细胞和病毒感染的靶细胞等。

4. T 淋巴细胞　淋巴细胞是构成免疫系统的主要细胞类别,占外周血白细胞总数的 20%～40%。淋巴细胞具有高度异质性,可分为许多形态相似而表面标记和功能各异的亚群,包括 T 细胞和 B 细胞,均属特异性免疫细胞。

T 细胞来源于骨髓,在胸腺内发育成熟,成熟 T 细胞定居在外周淋巴器官的胸腺依赖区,T 细胞占外周血淋巴细胞总数的 60%～80%,是执行细胞免疫功能的主要细胞。

按不同分类标准,T 细胞可分为若干亚群。

（1）按 T 细胞功能不同分为 3 类：① 细胞毒性 T 细胞（cytotoxic T lymphocyte，CTL），具有直接或间接特异性杀伤靶细胞作用；② 辅助性 T 细胞（T helper cell，Th），可辅助或增强其他免疫细胞的功能；③ 调节性 T 细胞（T regular cell，Treg），主要通过直接接触抑制靶细胞活化和分泌转化生长因子（transforming growth factor，TGF）-β、白介素（Interleukin，IL）-10 等细胞因子抑制免疫应答。

（2）按 T 细胞表面 CD 分子表达分为两大亚群：① $CD_3^+CD_4^+CD_8^-$ T 细胞，包括 Th 和 Treg；② $CD_3^+CD_4^-CD_8^+$ T 细胞，包括 CTL。

（3）CD_4^+ T 细胞按分泌的细胞因子谱不同分为 Th_1、Th_2、Th_3 和 Th_{17} 等。

值得注意的是，任何类别细胞对免疫应答的调节作用并非绝对固定不变。无论是 CD_4^+ T 细胞还是 CD_8^+ T 细胞，也无论哪一个亚类，均可通过所分泌的某些细胞因子或所表达的某些膜分子而发挥正或负免疫调节作用，具体生物学效应取决于微环境组成、靶细胞种类和机体的病理生理状态。

5. B 细胞　来源于骨髓，并在骨髓中分化成熟。成熟 B 细胞主要定居外周淋巴器官浅皮质区的淋巴滤泡中，约占外周血淋巴细胞总数的 5％～15％。B 细胞是执行体液免疫功能的主要细胞，此外还具有抗原提呈功能。

根据 B 细胞表面是否表达 CD_5 分子，B 细胞分为 CD_5^+ 的 B_1 和 CD_5^- 的 B_2 细胞。B_1 细胞主要参与肠道抗感染免疫。B_2 细胞即通常所指的通过分泌抗体参与特异性体液免疫应答的 B 细胞。

（三）免疫分子

免疫分子是免疫系统的重要组成部分，包括分泌型分子和膜型分子两大类。前者如免疫球蛋白、补体及细胞因子等，后者如 CD 分子、黏附分子、MHC 分子及多种受体等。

1. 免疫球蛋白　又称抗体（Antibody，Ab），是机体免疫细胞被抗原激活后，由分化成熟的 B 细胞转化为浆细胞合成分泌的一类能与相应抗原特异性结合的球蛋白，是介导体液免疫的重要效应分子。

（1）免疫球蛋白的基本结构：单体由两条轻链和两条重链联结组成。每条轻链和重链又分为靠近氨基端的可变区和靠近羧基端的恒定区。可变区含抗原结合片段 Fab，是与抗原特异性结合的部位。可变区与抗原结合后，羧基端 Fc 段是发挥主要免疫功能的部分。

（2）免疫球蛋白的功能：免疫球蛋白是执行体液免疫功能的主要效应分子，发挥重要的免疫学效应。

① 中和作用：可变区可识别并特异性结合入侵的病毒或外毒素分子，阻止病毒进入细胞或中和毒素分子的毒性作用。

② 调理作用：抗原—抗体结合后通过 Fc 段与表达 Fc 受体的吞噬细胞结合，从而易被吞噬细胞吞噬，此为免疫球蛋白介导的调理作用。

③ 激活补体：抗原—抗体结合后可激活补体，发挥溶细胞作用。

④ 抗体依赖细胞介导的细胞毒作用：抗体与表达相应抗原的靶细胞结合，借助 Fc 段与表达 Fc 受体的效应细胞结合，后者对靶细胞发挥杀伤效应。

（3）各类免疫球蛋白的特性和功能：依据重链恒定区的不同，免疫球蛋白可分为 IgG、IgM、IgA、IgD、IgE 五类，各具有不同的理化性质和生物学功能。

① IgG：在血清中含量最高（75%～80%），半衰期最长（21～23 天），是唯一可通过胎盘的免疫球蛋白。IgG 在抗感染免疫中发挥重要作用，并能激活补体，发挥免疫调理作用和介导抗体依赖细胞介导的细胞毒作用。

② IgM：占血清 Ig 含量的 5%～10%，为五聚体，分子量最大。IgM 在体液免疫应答最先产生，血清中特异性 IgM 增高提示近期感染。IgM 能激活补体，具有较强的抗感染效应。

③ IgA：分泌型 IgA 主要存在于呼吸道和消化道分泌物中，是黏膜局部抗感染免疫的重要组成部分。

④ IgD：结合在 B 细胞膜表面构成 B 细胞受体，是 B 细胞分化成熟的标志。

⑤ IgE：主要由呼吸道和胃肠道黏膜浆细胞产生，介导 I 型超敏反应。

2. 补体　补体是存在于人和脊椎动物血清与组织液中的一组经活化后具有酶活性、辅助抗体溶解靶细胞的蛋白质的总称，又称为补体系统，至少包含 30 余个成分。补体激活包括经典途径、旁路途径和凝集素途径。

补体系统的功能可分为两大方面：① 补体在细胞表面激活并形成膜攻击复合物，介导溶细胞效应。② 补体激活过程中产生不同的蛋白水解片段，从而介导各种生物学效应（调理作用、引起炎症反应、清除免疫复合物、免疫调节作用等）。

3. 细胞因子　细胞因子是由某些免疫细胞及某些组织细胞分泌，能介导和调节免疫应答及炎症反应的一类小分子蛋白质。

（1）细胞因子的共同特性：① 基本特征：多为小分子可溶性蛋白通过结合细胞表面的相应受体而发挥生物学效应，可诱导产生。② 作用方式：效应范围小，半衰期短，多为旁分泌或自分泌方式近距离发挥作用。③ 功能特点：具有多效性（一种细胞因子可以对不同细胞发挥作用）、重叠性（两种或两种以上的细胞因子具有共同或类似的生物学作用）、协同性（一种细胞因子可增强另一种的功能）、拮抗性（一种细胞因子可抑制另一种的功能）、网络性（免疫细胞通过具有不同生物学效应的细胞因子之间相互刺激、彼此约束，形式复杂而又有序的细胞因子网络）。

（2）细胞因子的种类：细胞因子种类繁多，根据结构和功能分为六大类。包括白细胞介素、干扰素、肿瘤坏死因子、集落刺激因子、趋化因子和生长因子等。

（3）细胞因子受体家族：分为五个家族，免疫球蛋白超家族、Ⅰ型细胞因子受体家族（造血因子受体家族）、Ⅱ型细胞因子受体家族（干扰素受体家族）、Ⅲ型细胞因子受体家（TNF/NGF 受体家族）、趋化因子受体家族。

4. CD CD 指血细胞在分化成熟为不同谱系、分化的不同阶段及细胞活化过程中，出现或消失的细胞表面分子。CD 通过以单克隆抗体鉴定为主的聚类分析法，将来自不同实验室的单克隆抗体所识别的同一分化抗原归为一个分化群，并以此代替分化抗原以往的命名。单克隆抗体及其识别的相应抗原都用同一个 CD 序号。大致划分为 T 细胞、B 细胞、髓系细胞、NK 细胞、血小板、激活抗原、黏附分子、内皮细胞和细胞因子受体等 14 个组。

CD 分子广泛参与多种功能：① 免疫应答过程中参与免疫细胞的相互识别；免疫细胞识别抗原、活化、增殖和分化；免疫效应功能的发挥。② 参与造血细胞的分化和造血过程的调控。③ 参与炎症的发生。④ 参与细胞的迁移，如肿瘤细胞的转移等。

5. 黏附分子 黏附分子是众多介导细胞间或细胞与细胞外基质间黏附作用的分子。按黏附分子的结构和功能特点，可将其分为整合素家族、免疫球蛋白家族、选择素家族、钙黏素蛋白家族及其他未归类的黏附分子。

黏附分子参与机体许多重要的生理和病理过程：① 参与免疫细胞分化和识别、胚胎细胞发育、淋巴细胞归巢、免疫应答和免疫调节等生理功能。② 介导炎症反应、血栓形成、伤口愈合及肿瘤发展等病理过程。

6. MHC 分子 人类 MHC 即人类白细胞抗原（human leukocyte antigen，HLA），包括 HLA Ⅰ类、Ⅱ类和Ⅲ类分子，具有极大多态性。其中Ⅰ类分子广泛分布在各种细胞上，Ⅱ类分子表达在树突状细胞、B 细胞、单核/巨噬细胞和活化的 T 细胞表面。HLA 主要生物学功能是作为抗原提呈分子将抗原提呈给 T 细胞，从而参与特异性免疫应答和免疫调节。

三、免疫应答过程

机体免疫应答有两种类型：非特异性免疫应答和特异性免疫应答。两者相互协同，共同执行免疫功能。

（一）非特异性免疫应答

非特异性免疫应答又称固有免疫应答，能对各种入侵的病原微生物等损伤刺激起快速防卫作用的应答反应。执行固有免疫功能的固有免疫系统主要由组织屏障（皮肤和黏膜系统、血脑屏障、胎盘屏障等）、固有免疫细胞（中性粒细胞、单核-巨噬细胞、NK 等)、固有免疫分子(补体、溶菌酶等)组成。

固有免疫应答主要包括吞噬作用和炎症反应。病原微生物及毒素、受损或死亡细胞等损伤信号作为损伤相关分子模式,迅速动员体内吞噬细胞、NK 及补体等,识别受体、吞噬、杀伤这些病原微生物等,并通过信号转导途径激活核转录因子-κB(nuclear factor-κB,NF-κB)等,激活相关炎症因子的表达,启动炎症反应。

固有免疫应答具有下列特点:① 非特异性,机体对入侵抗原物质的清除没有严格选择性,对多种病原体均有吞噬、杀伤作用。② 反应迅速,一旦病原微生物等入侵体内,首先非特异性免疫迅速起防卫作用,吞噬细胞等即刻动员至入侵处,在感染早期(数分钟至 96 小时内)执行吞噬等防卫功能。③ 遗传性,生物体出生后即具有非特异性免疫能力,并能遗传给后代。④ 维持时间短,因为吞噬细胞等寿命较短,无记忆细胞,不发生再次应答。⑤ 固有免疫是特异性免疫发展的基础,而后产生特异性免疫。

(二)特异性免疫应答

特异性免疫应答又称为适应性免疫应答、获得性免疫应答,是指机体受抗原刺激后,体内抗原特异性淋巴细胞识别抗原,发生活化、增殖、分化或无能、凋亡,进而发挥一定生物学效应的过程。特异性免疫应答发生场所主要在外周免疫器官(淋巴结和脾脏等)。其过程复杂,可分为启动、诱导和效应阶段。特异性免疫包括 T 细胞介导的细胞免疫和 B 细胞介导的体液免疫。由于一般病原体或其产物含有多种抗原,不同的抗原决定簇刺激不同的淋巴细胞增殖分化,所以细胞免疫和体液免疫可同时产生,但在各种不同的病原体或其产物产生的免疫效应中,往往以其中一种为主。细胞免疫和体液免疫相辅相成,以利于消除外来的抗原。

特异性免疫应答具有下列特点:① 特异性:指机体的二次应答针对再次进入机体的相同抗原。② 免疫记忆:免疫系统对初次抗原刺激的信息可留下记忆。再次与相同抗原相遇时,会产生迅速而强烈的免疫应答。③ 有正反应和负反应:通常清除"非己"抗原产生正应答,有时抗原诱导淋巴细胞凋亡、免疫耐受,产生负应答。④ 多种细胞参与:针对抗原刺激的应答主要是 T 细胞和 B 细胞,但在完成特异性免疫应答过程中,还需要其他一些细胞(巨噬细胞、粒细胞等)参与。⑤ 个体特征性:特异性免疫是机体出生后,经抗原的反复刺激而在非特异性免疫的基础上建立的一种保护个体的功能,这种功能有质和量的差别,不同于非特异性免疫。

1. 细胞免疫　细胞免疫即 T 细胞介导的特异性免疫应答,指抗原进入机体后诱导抗原特异性 T 细胞活化增殖、分化,产生效应 T 细胞介导免疫效应的过程。细胞免疫应答主要发生在外周免疫器官的 T 细胞区。

细胞免疫应答包括 3 个阶段。① 启动阶段：涉及抗原提呈和 T 细胞对抗原肽的识别。② 诱导阶段：包括 T 细胞接受双信号刺激后活化、增殖与分化。③ 效应阶段：效应 T 细胞主要包括 Th 和 CTL,在外周免疫器官或特异性抗原部位分别发挥不同的细胞免疫效应。

不同的效应 T 细胞亚群介导不同的免疫学效应。

(1) Th 细胞的免疫效应：① Th_1,主要通过分泌 IFN-γ 等多种炎症细胞因子,募集和活化单核/巨噬细胞和淋巴细胞,在宿主胞内病原体感染中起重要作用。② Th_2,主要分泌 IL-4、IL-5、IL-10 等细胞因子,协助和促进 B 细胞增殖和分化为浆细胞,产生抗体,辅助体液免疫应答;另外参与超敏反应性炎症。③ Th_3,主要分泌 TGF 等,发挥免疫抑制作用。④ Th_{17},分泌 IL-17、IL-22、IL-21 等,参与抗细菌和真菌感染,并诱导局部炎症反应。

(2) CTL 的免疫效应：CTL 通过释放穿孔素/颗粒酶及凋亡信号分子等,介导病毒感染细胞等靶细胞坏死或凋亡,发挥特异细胞毒效应。

2. 体液免疫　体液免疫应答指抗原进入机体后,诱导相应的抗原特异性 B 细胞活化增殖并分化为浆细胞,产生特异性抗体进入体液,发挥免疫效应的过程。体液免疫应答主要发生在外周免疫器官的 B 细胞区,如淋巴滤泡。

体液免疫应答包括 3 个阶段。① 启动阶段：B 细胞表面的 B 细胞受体可直接识别抗原,另外活化 B 细胞可具有抗原提呈能力。② 诱导阶段：B 细胞接受双信号后发生活化、增殖与分化。③ 效应阶段：B 细胞分化为浆细胞,产生各类免疫球蛋白,发挥体液免疫效应;部分转化为记忆细胞,在再次免疫应答中发挥重要作用。

抗体是体液免疫对抗原诱发的特异性应答产物,抗体与抗原结合后使后者失去活性及清除抗原(具体见前文免疫球蛋白的功能)。

第二节　基本知识

重症免疫功能障碍

机体免疫功能障碍可导致不适当的免疫应答,如应答过高会产生剧烈的全身炎症反应或过敏性疾病,而应答过低则容易诱发严重感染,对自身组织发生应答则可诱发自身免疫性疾病,这些均对机体有害。

多器官功能障碍综合征(MODS)是重症患者的主要死因,可累及机体几乎所有的器官和系统,包括免疫系统。免疫功能障碍或衰竭不仅是 MODS 的重要组成部分,同时在 MODS 发生发展中发挥关键的作用。重症患者免疫功能障碍往往呈现机体过度或失控的全身炎症反应和免疫功能抑制或麻痹的动态过程。失控的炎症反应是 MODS 发生发展的根本机制,严重的全身性炎症反应亢进或细胞因子"风暴"可迅速引起微循环衰竭和感染性休克,继而发生呼吸衰竭、肝肾衰竭和弥散性血管内凝血(disseminated intravascular coagulation,DIC)等器官功能障碍。免疫功能低下导致原发感染难以痊愈、潜在感染复发,或出现新的继发感染。

尽管 MODS 中免疫功能衰竭日益受到重视,然而由于其功能复杂性,目前免疫功能障碍缺乏明确的定义,亦无公认的判断指标,准确定量评价机体免疫功能紊乱性质和程度存在一定困难。临床上通过仔细的临床观察和密切的实验室检测,可早期发现免疫功能障碍,给予恰当的免疫调理治疗和强化器官功能支持治疗,可改善免疫功能障碍预后,避免部分患者死于多器官功能衰竭。本节仅介绍重症医学领域免疫功能障碍,不包括先天性免疫缺陷病、获得性免疫缺陷综合征等继发性免疫缺陷病、自身免疫病及超敏反应等免疫病理。

(一)病因

重症患者免疫功能障碍病因较多。

1. 感染　全身性感染(sepsis)是临床上引起免疫功能障碍常见的原因,如肺部感染、腹腔感染、血流感染等。暴发型流行性脑脊髓膜炎、严重猪链球菌Ⅱ型感染及某些类型链球菌、葡萄球菌感染所致中毒性休克综合征等也常致严重免疫功能紊乱。

2. 创伤、烧伤及大手术　许多非感染因素也可活化炎细胞,如变性坏死的组织细胞及其产物、缺氧、免疫复合物等。研究证实,创伤程度越重,机体免疫抑制效应越强,表现为单核细胞功能降低、淋巴细胞增殖受到抑制等,继发感染等并发症是导致伤员死亡的主要原因之一。

3. 重症急性胰腺炎　胰腺细胞受损首先导致局部炎症反应,细胞因子进入血液循环可致白细胞激活,引发全身炎症反应综合征(systemic inflammatory response syndrome,SIRS)。重症急性胰腺炎(severe acute pancreatitis,SAP)可在数小时或数天病情迅速加重,甚至在早期发生 MODS 而危及生命。

4. 营养不良　由于营养素摄入不足、消耗增加或代谢异常等导致机体营养不良,引起胸腺和淋巴组织早期就受到损害,致使免疫功能低下,容易并发各种感染。

5. 免疫性疾病　如白细胞减少症、粒细胞缺乏症等免疫细胞或分子存在结构、数量或功能缺陷,导致免疫防御功能损害,表现为抗感染能力下降,易发生反复或持续感染。

6. 医源性因素　药物如免疫抑制剂、化疗药物、放疗等可显著抑制机体免疫功能。

7. 其他　如慢性消耗性疾病、恶性肿瘤等。

（二）流行病学

由于临床上缺乏明确的公认的免疫功能障碍诊断标准，迄今缺乏详细可靠的免疫功能衰竭临床流行病学资料。一项小规模的前瞻性观察性临床研究应用脂多糖（Lipopolysaccharides，LPS）刺激全血 TNF-α 产生 <200 pg/ml 作为判断免疫功能麻痹标准，发现 34% 的 MODS 患者合并免疫麻痹。证实重症患者中常合并免疫功能紊乱。

（三）发病机制

免疫功能障碍发病机制复杂，多种因素交互促成。严重感染、创伤后机体免疫功能发生紊乱，既可表现为亢进，也可呈低下，且往往表现为早期炎症反应亢进，后期发生免疫功能抑制。

1. 炎症反应亢进

（1）固有免疫反应增强：严重感染、创伤早期，各种免疫细胞和多种体液因子参与早期炎症反应，吞噬细胞如中性粒细胞、单核细胞和巨噬细胞等活化，补体系统激活。SIRS 时，大量炎细胞活化，分泌的炎症介质溢出到血浆中。炎症时细胞因子往往呈序贯性表达和不同幅度的升高，大量释放的炎症因子、毒素、蛋白酶导致组织细胞损伤严重的暴风式炎症反应（细胞因子风暴）可在短时间内迅速引起休克和 MODS。

（2）树突状细胞（dendritic cell，DC）增加：DC 是功能最强大的抗原提呈细胞。全身性感染时，组织中 DC 数量、功能状态呈动态变化，往往表现为初期大量 DC 成熟参与炎症反应。

（3）促炎性 T 细胞参与：DC 可诱导促炎型辅助性 T 细胞（Th）$_1$ 型、Th$_{17}$型反应，介导炎症反应。

（4）促炎/抗炎因子失调：根据细胞因子在炎性反应中的不同作用分为促炎细胞因子和抗炎细胞因子。促炎因子包括肿瘤坏死因子（tumor necrosis factor，TNF）、白细胞介素（interleukin，IL）-1、IL-6、IL-8、干扰素（interferon，IFN）γ 等，引起血管扩张、通透性增加、炎症细胞激活等，并进一步释放活性氧、脂质代谢产物、溶酶体酶等诱导组织细胞损害。抗炎因子包括 IL-4、IL-10、IL-13、IL-1ra 等，通过多种方式下调炎性反应，能减轻炎性因子对组织的损伤。炎症因子过度表达可导致炎症反应失控。

2. 免疫功能抑制　又称免疫麻痹，常引起机体继发感染，甚至因严重感染而死亡，其发病机制复杂，可能与免疫效应细胞减少或功能抑制、机体呈调节性 T 细胞（tregular cell，Treg）或 Th$_2$ 型效应和 IL-10 等抗炎介质释放增多等因素有关。

（1）吞噬细胞减少或功能抑制：重症患者往往因为重症感染、高血糖、应用免疫抑制剂及放化疗等引起白细胞减少、粒细胞缺乏或白细胞功能抑制等。

（2）DC 减少或功能抑制：DC 数量减少参与全身性感染免疫抑制发生。另外，DC 的抗原提呈能力降低与免疫抑制也有关。有研究观察到，存在免疫麻痹的严重感染和感染性休克患者，循环 DC 明显减少，且 HLA-DR 表达明显降低。提示 DC 的抗原提呈能力下降也参与了免疫抑制发生。

（3）免疫效应细胞减少：严重感染和感染性休克患者免疫效应细胞减少参与免疫抑制。临床研究观察到，严重感染及感染性休克死亡的患者尸检发现脾脏 $CD4^+$ T 细胞和 B 细胞显著减少，并发现这些免疫效应细胞明显减少主要系细胞凋亡所致，提示免疫效应细胞大量丢失亦介导免疫抑制发生。

（4）负性免疫调节细胞增多：机体内 Treg 发挥负性免疫调控效应，全身性感染患者血 Treg 升高可介导免疫抑制效应。

（5）细胞因子表达谱改变：全身性感染病程中细胞因子分泌异常也与免疫抑制相关，如抗炎因子分泌增加。

（四）病理学

免疫功能障碍患者免疫器官可出现各种类型、程度不一的病理改变。炎症反应以变质、渗出和增生为基本病理特征，实质器官病变程度轻重不一，损害呈现复杂多样性，可出现某一个或多个脏器突出损害表现。组织可仅轻微的炎症反应，也可呈现明显的白细胞浸润，实质细胞可出现凋亡或局灶性坏死等改变。

在细菌或毒素作用下，大量炎细胞浸润，并释放多种细胞因子（如 IL-1、IL-6 和 TNF-α 等）和趋化因子等，内毒素作用下引起微循环衰竭和感染性休克，继而迅速发生呼吸衰竭、肝肾功能损伤、DIC 等则是其主要病理生理学基础。有的表现为全身炎症反应。有时由于极微量的毒素就可非特异性激活大量的免疫细胞，引起过量的细胞因子释放，在数小时至数天造成暴风式炎症反应，导致广泛的组织细胞损伤和严重的毛细血管渗漏，结果在极短的时间内引起休克和 MODS。

（五）临床表现

免疫功能障碍可表现为全身性炎症反应亢进或免疫功能低下，最终导致器官功能损害。

1. 全身性炎症反应　全身性炎症反应可呈急骤起病，表现为全身感染中毒症状，如畏寒、寒战、高热，可出现皮疹。

2. 诱发感染　免疫功能抑制患者临床表现为原发感染难以痊愈、潜在感染的复发,或出现新的继发性感染。感染的性质和严重程度主要取决于免疫功能缺陷的成分及其程度。Otto 等回顾性调查 16 041 例重症患者,观察到严重感染或感染性休克后期免疫抑制的患者机会性细菌和真菌感染显著增加。由于免疫功能低下发生的感染,多发生在病程一周以后。需要注意的是,免疫抑制患者由于全身反应差,临床上可无明显发热、白细胞升高等表现。另外,免疫功能抑制者尤其是细胞免疫抑制者,恶性肿瘤的发病率也可升高。

3. 器官功能障碍　免疫抑制患者由于反复继发感染或感染难以控制,最终亦导致继发性器官功能损伤,严重感染和感染性休克等常在短时间内发生 MODS。早期常合并呼吸衰竭、肾衰竭和 DIC。

（六）诊断

尽管危重病患者免疫系统功能紊乱或衰竭很常见,机体免疫炎症反应紊乱在 MODS 发生发展中具有关键性作用,但免疫功能紊乱的角色长期被忽略。目前准确定量评价机体免疫功能紊乱性质和程度仍存在困难,还缺乏准确的临床判断指标和诊断方法。临床上凡遇到严重感染、创伤、休克、重症急性胰腺炎、白细胞减少、粒细胞缺乏和应用免疫抑制剂等重症患者,应高度怀疑存在免疫功能障碍。

目前临床 SIRS 标准不能完全评估炎症反应水平。血浆或组织中的某些炎症介质和（或）免疫细胞的某些变化有可能成为免疫功能障碍的较为特异的诊断指标,如 C 反应蛋白和一些细胞因子如 TNF-α、IL-6、IL-8 及高迁移率族蛋白-1 等可能有助于评估全身性炎症反应,但目前尚不成熟,仍有待临床资料的积累。

循环中单核细胞和粒细胞数量和功能作为常用的判断免疫功能检测指标之一。如显著白细胞减少、粒细胞缺乏或淋巴细胞减少,提示患者免疫功能障碍。流式细胞术定量评估单核细胞表面 HLA-DR 表达是临床常用的衡量细胞免疫功能指标。表达率＜30％或＜5 000 分子/细胞提示免疫功能低下。单核细胞分泌促炎细胞因子如 TNF-α 能力也是评估免疫反应功能的指标。LPS 刺激全血后产生 TNF-α＜300 pg/ml 可作为判断免疫麻痹。另外,鉴于免疫功能障碍患者经常反复感染,临床上需要根据病情进行病原学检查。重症免疫功能障碍患者往往导致器官功能损害,因此也需要密切监测和评估器官功能。

（七）治疗

1. 控制原发病　原发病处理是 MODS 和免疫功能障碍治疗的基础和关键。治疗中应早期去除或控制诱发免疫功能障碍的病因,避免机体再次打击。若为创伤患者,则应积极清创,并预防感染的发生。对于存在严重感染的患者,必须积极的引流感染灶和应用有效抗生素。急诊在 3 小时内,ICU 在 1 小时内开始广谱的抗生素治疗。注意局部感染灶的寻找和处理亦为彻底消除病原菌、改善免疫功能的重要环节。

2. 免疫调理治疗　目前已明确无论是过度免疫激活还是免疫抑制都对机体不利,而针对此改变进行的免疫调理策略,恢复免疫功能稳态是有效解决免疫功能障碍的重要措施。对于炎症反应亢进患者,通过调节早期免疫过度激化,有助于重建机体免疫内稳状态和减轻组织炎症反应,改善生存率。对于免疫抑制患者,免疫刺激治疗有望改善预后,如 IFN-γ、粒-单核集落刺激因子治疗。另外静脉注射免疫球蛋白可能有一定益处。值得注意的是,免疫调节治疗的前提是准确判断机体免疫状态,缺乏免疫监测的情况下不恰当的免疫干预则适得其反。

3. 器官功能支持治疗　暴发型炎症反应患者起病急骤,迅速发生多器官功能衰竭。因此,一旦出现器官功能衰竭的早期征兆,应积极给予强有力的器官功能支持措施,避免器官功能损害进一步发展。对于疑有低容量状态感染患者,应实施快速补液,同时密切观察治疗的反应性。一旦发生血小板、纤维蛋白原明显降低或 D-二聚体明显升高等 DIC 征象,立即给予补充新鲜冰冻血浆、冷沉淀、血小板,并积极给予小剂量低分子肝素治疗。若出现呼吸衰竭、肾脏功能衰竭的早期征兆,立即给予积极的机械通气和肾脏替代治疗。

4. 糖皮质激素治疗　炎症反应强烈或休克不能逆转或多器官功能迅速的发生衰竭时,可考虑给予糖皮质激素,但注意对免疫的抑制作用又不利于感染的控制。在严重感染和感染性休克患者,若液体复苏和升压药治疗后血流动力学仍不稳定,可考虑予氢化可的松 200 mg/d 持续静脉输注。

5. 连续肾脏替代治疗　早期肾脏替代治疗可通过滤过和吸附等清除血浆中的炎症介质和毒素,调节内环境紊乱,达到控制全身炎症反应的目的,且有助于防止器官损害。现认为采用高流量血滤有助于改善炎症反应。

6. 控制血糖　严重应激状态下,机体常出现代谢性高血糖反应及外周胰岛素抵抗,加上合并基础疾病,应用某些药物等,往往会使血糖升高更加严重。血糖升高已成为一独立因素直接影响重症患者的预后,高血糖可抑制吞噬细胞功能。正确处理各类危重患者的应激性高血糖,对于提高其综合治疗效果、改善生存率具有重要的意义。危重患者实行强化血糖控制目标尚不统一,ICU 血糖控制在 110~180 mg/dl 可以接受,可获得明确的改善危重症预后效果,同时可减少低血糖等不良事件的发生。

7. 营养支持　由于免疫功能障碍的复杂性和病因存在显著差异,其营养支持的很多重要问题仍然没有取得共识。一般认为早期肠内营养支持避免胃肠道成为一个生理性死腔,促进胃肠蠕动,减轻肠黏膜萎缩,保护胃肠道屏障功能,从而改善免疫功能。

（八）预后

免疫功能障碍的重症患者病死率显著增加。免疫抑制患者往往因为原发感染难以治愈或继发新的感染,或发生 MODS 而预后明显变差。有研究观察到,单核细胞表面 HLA-DR 作为免疫功能衰竭标志,持续低表达,院内感染发生率显著升高,且可预测感染性休克患者病死率。

第三篇　基本技能

第二十三章　常规操作技术

第一节　人工气道建立

一、环甲膜穿刺术

环甲膜穿刺是一种紧急的气道开放方法,主要用于现场急救。

【适应证】

当上呼吸道阻塞,尚有自主呼吸,但又无法实施紧急气管插管的情况下,为争取时间可急行环甲膜穿刺术。

【操作方法】

环甲膜是一体表可触及的解剖标识,位于环状软骨和甲状软骨之间。紧急的办法是患者取仰卧位,头后仰,操作者用一根粗注射针头在行局部皮肤消毒后,刺向环甲膜气管腔。进入后即明显感觉有气流冲击,随即上呼吸道阻塞的症状缓解。有条件时先作一皮肤切口,然后穿刺环甲膜并插入导管。所选导管为套管针,其外径成人为 6 mm,小儿为 3 mm。亦可使用 12 号外套管针,长约 5~10 cm。呼出气可经喉自然气道排出。

【注意事项】

环甲膜穿刺并发症多为操作不当或局部解剖结构不熟悉所致。常见的并发症有出血、假道形成、穿破食管、皮下或纵隔气肿等,应注意预防。

二、气管插管术

气管插管术是将一特制的气管导管经声门置入气管的技术,这一技术是快速建立人工气道、进行有效通气的方法之一。

【适应证】

1. 心跳、呼吸骤停。

2. 呼吸衰竭。

3. 不能自主清除上呼吸道分泌物,气道出血。

4. 存在上呼吸道损伤、狭窄、阻塞、气管食管瘘等影响正常通气者。

5. 手术全身麻醉或其他临床治疗的需要。

6. 胃内容物反流等,随时有误吸者,可行保护性气管插管。

【禁忌证】

无绝对禁忌证,相对禁忌证包括:

1. 口腔颌面部外伤。

2. 上呼吸道烧伤。

3. 喉及气管外伤、感染。

4. 颈椎损伤等。

【操作方法】

1. 操作前准备 喉镜、气管导管、导管芯、牙垫、开口器、胶布、吸引器、简易呼吸器、插管弯钳等。

2. 操作方法

(1) 经口气管插管:对于心搏呼吸骤停或深昏迷的患者,只要条件具备应立即气管插管,通常于直视下使用喉镜进行经口气管插管。

① 插入前的准备:准备和检查插管所需的设备,选择合适的气管导管,并对套囊作充气和放气实验。如估计声门暴露有困难的,可在导管内插入导管芯,并将导管前端弯成鱼钩状。插管前患者简易呼吸器加压给氧2分钟。

② 患者取仰卧位,头后仰,使口、咽、喉轴线尽量呈一直线。

③ 以右手拇指、食指和中指提起下颌,并使患者张口,以左手持喉镜沿口角右侧置入口腔,将舌体推向左侧,沿正中线缓慢轻柔通过悬雍垂,至舌根见会厌。如用弯喉镜片,则推进镜片,使其顶端抵达会厌谷处,然后上提喉镜间接提起会厌暴露声门。如用直喉镜片则直接用喉镜片挑起会厌暴露声门。

④ 当看到声带时,右手持气管导管,斜口端对准声门裂。沿喉镜走向将导管插入,通过声门进入气管。看到充气囊通过声带,喉镜即可退出,再将导管插深1 cm或更多一点,一般情况下,男性患者插入深度为距离门齿24~26 cm,女性为20~22 cm,记录在门齿上的导管标记的厘米数。

⑤ 导管插入后立即塞入牙垫,套囊充气,检查确定气管导管是否在气管内。方法如下:气管导管内持续有凝集的水蒸气;按压胸廓有气体自导管逸出;接简易呼吸器人工通气见胸廓抬起;两肺部听诊有对称呼吸音,而上腹部听诊则无气过水声。将导管与牙垫用胶布固定,并与患者面部固定。

(2) 经鼻气管插管:与经口气管插管法比较,经鼻插管易于固定,便于口腔清洁,对于较长时间插管或有口腔、颜面创伤的患者尤为适用。但经鼻插管难度较大,对操作者技术要求较高。

① 检查鼻腔通畅程度,1‰麻黄碱溶液滴鼻。

② 对意识清醒患者可给予地西泮或咪达唑仑镇静。

③ 首先经鼻插入气管导管至鼻咽部。

④ 经口腔插入喉镜,暴露声门,咽部看到气管后从口腔插入弯钳将导管

送入声门。

⑤ 插入导管后以听诊器听呼吸音,检查插管是否成功。

⑥ 插管成功后以"工"字形胶布固定。

【注意事项】

1. 每次操作中断呼吸时间不应超过 30 秒,如一次操作未成功,立即面罩纯氧通气,然后再试。

2. 注意插管过程中避免动作粗暴,尤其要避免喉镜冲撞上门齿,会导致牙齿损伤。

3. 注意导管误插入食管可能。

4. 插管过深导致导管进入一侧主支气管,致单侧肺通气,产生低氧血症。

三、经皮扩张气管造口术

经皮扩张气管造口术(percutaneous dilational tracheostomy,PDT)是一种相对操作简便、微创安全、能迅速有效建立人工气道的气管切开方法。

【适应证】

1. 各种原因导致的气管插管困难,包括急性咽喉炎、上呼吸道烧伤等。

2. 预期或需要较长时间机械通气治疗。

3. 气道保护机制持续性受损,如神经系统疾病、药物中毒等引起昏迷、吞咽困难。

4. 颌面部、头颈部大手术或严重创伤的病人,可预防性气管切开。

5. 高位颈椎损伤,特别是损伤后即出现呼吸困难者,应及时施行气管切开。

【禁忌证】

1. 气管切开部位感染或恶性肿瘤浸润。

2. 颈部粗短肥胖、解剖标志难以辨别。

3. 难以纠正的凝血障碍。

4. 儿童。

【操作方法】

1. 术前准备,包括常规器械及药品准备,患者适当镇静镇痛。

2. 取正中仰卧位,头后仰,肩部垫高,下颏、喉结、胸骨上切迹三点一线。

3. 穿刺点选 1~3 气管软骨间隙(以环状软骨为定位标志),常规消毒铺巾,利多卡因局部麻醉后,于穿刺点横行作一长 2 cm 切口至皮下。

4. 取穿刺套管针接含生理盐水注射器于穿刺点穿刺气管,当感突破感后,回抽注射器,若抽得气体,证明在气管内。

5. 取出针芯,经套管放入导丝,此时患者可出现咳嗽反射,可给予适当镇静,以利于进一步操作。

6. 拔出套管,沿导丝放入扩张器,扩张皮下组织。

7. 沿导丝推下扩皮钳或扩皮器,扩张皮下组织及气管环。

8. 沿导丝置入气管套管,拔除导丝,及时清除痰液,气囊充气,固定气管套管。

【注意事项】

1. 出血为常见并发症,术中注意轻柔操作,注意止血,选用适当的气管套管。

2. 脱管常因气管套管固定不牢所致,脱管是非常紧急而严重的情况,如不能及时处理将迅速发生窒息,呼吸骤停。

3. 皮下气肿为气管造口术比较多见的并发症,气肿部位多发生于颈部,偶可延及胸及头部,需密切观察。

4. 经皮扩张气管造口术须严格无菌操作,术后应清洁创面,加强局部护理。

5. 气管套管选择不合适、固定不恰当、气囊未定时放气减压等原因可能会导致气管壁溃疡或穿孔。

第二节　血管置管术

一、动脉置管术

【适应证】

1. 直接动脉血压监测。

2. 进行动脉造影、心导管造影检测或特殊治疗等。

3. 需要重复采取动脉血标本,如血气分析等。

【禁忌证】

1. 局部皮肤感染。

2. 凝血功能异常,有出血倾向。

3. 穿刺部位侧支循环差。

【操作方法】

穿刺首选桡动脉,其次是足背动脉、股动脉、肱动脉。桡动脉穿刺需 Allen's 试验。

1. 选择穿刺动脉,触摸动脉走向并做好标记。

2. 常规皮肤消毒,铺洞巾,戴无菌手套。在动脉搏动最明显处用 2% 利多卡因做皮下浸润局麻,穿刺针在穿刺点进针,进针时针头与皮肤成 30°,与动脉走向相平行进针,见有色鲜红的搏动性回血提示置入动脉,压低针干与皮肤呈 10°～15°角,将外套管置入血管腔内。

3. 拔除针芯,有明显搏动性血流自导管喷出,即可接测压延长管。

【注意事项】

1. 必须严格执行无菌操作,以防感染。

2. 肝素盐水持续冲洗测压管道,防止局部血栓形成。

3. 防止穿刺针及测压管脱落。

二、深静脉置管术

【适应证】

1. 中心静脉压监测。

2. 连续心输出量监测、放置肺动脉漂浮导管等。

3. 静脉快速输液、输血及给药等。

4. 肠外营养治疗。

5. 血液净化、ECMO 等治疗需要。

【禁忌证】

1. 置管处皮肤感染。

2. 穿刺部位静脉血栓形成。

3. 凝血功能障碍等。

【操作方法】

1. 颈内静脉置管术

(1) 患者仰卧位,头偏向对侧,后仰,肩下垫枕。

(2) 常规消毒铺巾,利多卡因局部逐层浸润麻醉。

(3) 穿刺点选择:在颈内动脉外侧,分前路、中路和后路进针法,常用中路进针法:右手持穿刺针,在颈动脉三角顶点,环状软骨水平,颈内动脉外侧 0.5~1.0 cm 将针刺入皮肤,针头与矢状面呈 30°,方向指向同侧乳头。注射器保持负压,针头进入血管后就可顺利抽吸到大量暗红色血液。

(4) 针头进入颈内静脉后固定穿刺针,取下注射器,用左手拇指堵住针头以防空气进入。

(5) 通过针头插入导引钢丝,拔出针头。

(6) 将导管通过导引钢丝送入,退出导引钢丝,将导管缝于皮肤上以固定导管。

2. 股静脉置管术

(1) 患者仰卧,将置管侧下肢外旋并外展 30°。

(2) 常规消毒铺巾,利多卡因局部逐层浸润麻醉。

(3) 穿刺点选择:腹股沟韧带下 3~4 cm、股动脉搏动点内侧 1 cm,进针指向头侧,与皮肤呈 30°~45°。

(4) 操作者右手持穿刺针,使针头和皮肤呈 30°~45°,然后缓慢进入,保持负压,见抽出暗红色血液后即固定穿刺针,同前方法置入导管。

3. 锁骨下静脉置管术

(1)患者取仰卧位,穿刺肩下垫一小枕,头转向对侧。穿刺侧肩部略上提外展,使上臂三角肌膨出部变平。也可将床尾抬高,以利穿刺时血液回流,避免空气进入静脉发生气栓。

(2)穿刺点于锁骨中点或稍偏内、锁骨下 1 cm 处,针头朝向胸骨上切迹。

(3)以穿刺点为中心,消毒局部皮肤,铺洞巾,局麻。

(4)穿刺点处针尖指向胸骨上切迹进针,与胸骨纵轴呈 40°,与胸壁平面呈 15°,以恰能穿过锁骨与第 1 肋骨的间隙为准,紧贴锁骨背面缓缓刺入,针尖斜面朝向尾端,带负压进针,如有暗红色血流入注射器,说明已进入锁骨下静脉。从皮肤至锁骨下静脉成人约 4～7 cm。

(5)左手固定穿刺针,同前方法置入导管。

【注意事项】

1. 必须严格执行无菌操作,以防感染。

2. 防止穿刺针及测压管脱落。

三、经外周中心静脉置管术

经外周中心静脉置管术(PICC),即为经外周静脉(贵要静脉、肘正中静脉、头静脉)穿刺置管,使导管尖端位于上腔静脉中,可为患者提供中长期的静脉输液治疗。

【适应证】

1. 外周静脉不好,难以维持静脉输液的患者。

2. 输液治疗超过一周以上者。

3. 需给予对静脉刺激大的药物如化疗、静脉营养等。

4. 需进行家庭静脉治疗者。

【禁忌证】

1. 肘部静脉条件差者。

2. 穿刺部位有感染或损伤。

3. 乳癌手术后患侧的手臂。

4. 凝血障碍,免疫抑制者慎用。

5. 既往在预定插管部位有放射治疗史。

【操作方法】

1. 将患者术肢与躯体呈 90°。

2. 穿刺部位选择原则为:首选贵要静脉→正中静脉→头静脉。

3. 测量导管置入长度及上臂围:导管置入长度从预穿刺点沿静脉走向至右胸锁关节,然后向下至第 3 肋间,将实测数值减去 2～5 cm 即为导管置入长度。肘正中上方 10 cm 处测量上臂围。测量长度要准确,导管进入右心房可引起心律失常。

4. 铺无菌台,打开 PICC 导管外包装,将其放入无菌区内。

5. 修剪导管:剥开导管护套,后撤导丝,将 PICC 导管插入相应型号的切割孔中,在预计长度处进行切割。肝素盐水浸泡 PICC 导管。

6. 持穿刺针于穿刺点以 15°～30°进针,见回血后,放平穿刺针继续推进 1～2 mm,送插管鞘,鞘内可见回血。左手固定插管鞘,右手拔穿刺针。

7. 将导管自插管鞘内缓慢、均匀送入,同时嘱病人向穿刺侧转头并将下颌贴肩以防止导管误入颈静脉。

8. 送管至预定长度后,固定导管,拔出插管鞘并撕裂。

9. 撤出导丝,抽回血及冲管,安装输液接头并固定导管。

10. 行胸部 X 线检查,确定导管头位置。

【注意事项】

1. 必须严格执行无菌操作,以防感染。

2. 妥善连接导管接头,防止接头脱落。

第三节　腔内穿刺与引流

一、胸腔引流术

(一)胸腔穿刺引流术

【适应证】

1. 诊断性穿刺:抽液送检以确定胸腔积液的性质,并作病原学监测。

2. 治疗性穿刺:抽液或抽气以减轻对肺脏的压迫;抽吸脓液治疗脓胸;胸腔内注射药物。

【禁忌证】

无绝对禁忌证,出血性疾病或有出血倾向者应慎用。

【操作方法】

1. 病人体位:重症患者一般取半坐卧位,患侧前臂置于枕部或前胸部。

2. 穿刺点定位:气胸一般选择在患侧锁骨中线第 2 肋间,包裹性气胸应先行 CT 定位;胸腔积液尤其是包裹性胸腔积液,应先行 B 超定位穿刺点,有条件的可在 B 超引导下实施穿刺。无 B 超定位情况下,应在胸部叩诊实音最明显处穿刺。

3. 消毒,铺无菌洞巾。用 2% 利多卡因沿穿刺点逐层局部麻醉。

4. 穿刺:左手固定穿刺部位局部皮肤,右手持穿刺针(针尾的橡胶管以止血钳夹闭),沿麻醉部位经肋骨上缘垂直缓慢刺入,当针尖抵抗感突然消失后表示针尖已进入胸膜腔。

5. 抽液:针尾橡胶管接 50 ml 空针,抽液计量并留取标本送检。诊断性抽液 50～100 ml;减压抽液,一般首次不超过 600 ml,以后不超过 1 000 ml;脓胸应尽量抽尽脓液,如果量多可放置引流管。

6. 如需胸腔内注药,抽液结束后,将药液备好,回抽少量胸水缓慢注入胸腔内。

7. 术后观察:观察术后反应,注意有无并发症,如气胸、肺水肿等。

【注意事项】

1. 术前行超声、胸片或 CT 检查,明确穿刺部位。

2. 妥善连接导管与引流袋,防止接头脱落。

(二)胸腔闭式引流术

【适应证】

1. 气胸:中等量以上的气胸,开放性气胸,张力性气胸。

2. 血胸:难以自行吸收或难以用穿刺抽吸消除的血胸。

3. 脓胸:量多穿刺抽吸不能消除,脓液黏稠或合并食管、支气管瘘者。

4. 肺及其他胸腔大手术后。

5. 需要反复抽取胸腔积液的患者。

【禁忌证】

出血性疾病或有出血倾向者应慎用。

【操作方法】

1. 肋间切开置管法:置管较粗,多用于引流脓液或积血。手术部位定位、消毒、铺巾和局部麻醉,沿肋间横行切开皮肤 2～3 cm,用直血管钳紧贴肋骨上缘,钝性分离肌层至穿破胸膜,然后直钳纵行夹持末端夹闭的引流管的前端进入胸膜腔,退出血管钳,将引流管继续推送至侧孔全部进入胸腔,深度一般不超过 4～5 cm,缝合切口并以缝线固定引流管于胸壁皮肤上,引流管末端接无菌水封瓶。

2. 胸腔穿刺置管法:此法置管的引流管较细,用于引流胸腔内气体或引流较稀薄的液体。穿刺点定位、消毒、铺巾和局部麻醉,左手拇指及食指固定好穿刺点周围软组织,右手持套管针,食指固定在距针尖 4～6 cm 处,以防刺入过深。套管针紧贴肋骨上缘,缓慢用力刺入,当套管针尖端进入胸腔时有突然落空感,取出针芯,经套管放入导丝,拔出套管,沿导丝放入扩张器,扩张皮下组织,再沿导丝置入引流管,缝线固定引流管于胸壁皮肤上,引流管末端封闭备用。

【注意事项】

1. 术前行超声、胸片或 CT 检查,明确引流部位。

2.妥善连接引流管与水封瓶,防止接头脱落。

二、腹腔穿刺引流术

【适应证】

1.诊断性腹穿:抽液作化验和病理检查,以协助诊断。

2.治疗性腹穿:大量腹水时,适量放液以缓解症状;腹腔内注射药物;腹水浓缩回输。

【禁忌证】

1.严重肠胀气。

2.妊娠、卵巢囊肿。

3.因既往手术或炎症腹腔内有广泛粘连者,结核性腹膜炎。

4.有肝昏迷先兆。

【操作方法】

1.病人体位:患者平卧位或半卧位,排空膀胱。

2.穿刺点选择:放腹水时通常选用左侧脐和髂前上棘间连线中外 1/3 的交点。诊断性腹腔灌洗术时常选脐和耻骨联合连线的中点上方 1 cm,偏左或偏右 1~1.5 cm 处。局限性或包裹性积液、脓肿、囊肿等需要在超声或 CT 定位或引导下选择最佳穿刺点。

3.消毒,铺无菌孔巾,1‰~2‰利多卡因局部麻醉达壁层腹膜。穿刺针逐步刺入腹腔时抵抗感突然消失。

4.诊断性抽液时,直接用注射器抽吸少量腹水即可。

5.腹腔穿刺置管法:需要持续腹腔放液及减压时,可用穿刺置管法,置管成功后接引流袋引流。腹腔放液不宜过多、过快,一般每次不超过 3 000 ml。

【注意事项】

1.术前行超声、胸片或 CT 检查,明确穿刺部位。

2.妥善连接导管与引流袋,防止接头脱落。

三、腰椎穿刺术

【适应证】

1.诊断性穿刺:测量颅内压或动力学试验,以明确脊髓腔、横窦通畅情况;留取脑脊液做各种检查,以协助诊断;动态观察脑脊液变化,以判断病情、预后及指导治疗;注入放射性核素行脑、脊髓扫描或做碘油造影检查等。

2.治疗性穿刺:鞘内给药;引流脑脊液以调整颅内压平衡。

【禁忌证】

1.已知或怀疑颅内或高位颈髓占位性病变。

2.已知或怀疑颅内高压,或已出现脑疝。

3.已知或怀疑颅内动脉瘤者。

4. 完全性椎管堵塞或非交通性脑积水。

5. 腰椎穿刺处局部感染或脊柱有病变者。

6. 有明显出血倾向者。

【操作方法】

1. 病人取侧卧位,其背部和床面垂直,头颈向前屈曲,下肢屈曲至腹部,背部弓形向穿刺者,使椎间隙增宽,以利进针。

2. 穿刺点通常选择腰椎 $L_3\sim L_4$ 间隙,并做好标记。

3. 消毒、铺无菌洞巾,2％的利多卡因 3～5 ml,垂直进针,边回抽边推注,做局部麻醉。

4. 术者用左手拇指尖紧按住两个棘突间隙的皮肤凹陷,右手持穿刺针,使针垂直于脊背平面或略向头端倾斜,于穿刺点进针,当感到阻力突然减低时,针已穿过硬脊膜,再进少许即可。成人进针深度约 4～6 cm。

5. 拔出针芯,可见脑脊液滴出,测量及记录脑脊液压力。侧卧位正常压力为 8～18 cm 水柱,＞20 cm 水柱提示颅内压增高,＜7 cm 水柱提示颅内压降低。留取适量脑脊液送检。

【注意事项】

1. 术前准备穿刺包,明确穿刺部位。

2. 如需鞘内给药,应先放出等量脑脊液,等量置换注入药液。

3. 术后去枕平卧 6 小时。

四、心包穿刺术

【适应证】

1. 诊断性穿刺:抽液检查,以确定积液性质及病因。

2. 治疗性穿刺:急性心包积血或大量积液有填塞症状时,穿刺放液治疗;化脓性心包炎穿刺排脓;心包腔内注射药物。

【禁忌证】

严重凝血功能障碍者慎行。

【操作方法】

1. 体位:仰卧位或半卧位。

2. 穿刺部位

(1) 左侧第 5 肋间锁骨中线外,心浊音界内 1～2 cm 处,沿第 6 肋骨上缘向背部并稍向正中线刺入;如膈肌较低,可以从第 6 肋间刺入。此部位常用。

(2) 在剑突和左肋弓形成的夹角内,穿刺针与胸壁成 30°角,向上穿刺进入心包腔下部与后部。

(3) 如心浊音或心影向右扩大较显著,可于胸骨右缘第 4 肋间垂直刺入。此法有伤及乳房内动脉的危险,故需特别谨慎。

3. 消毒,铺无菌孔巾。2%利多卡因从皮肤至心包外层作局部麻醉。

4. 左手固定穿刺部位局部皮肤,右手持针穿刺,边进针边抽吸,当针头阻力消失时,则表示已穿过心包外层,并可见针头有与心脏搏动同步的震动。此时应固定穿刺针,缓慢抽吸液体,注意抽吸过程中防止空气进入。

【注意事项】

1. 术前行超声、胸片或 CT 检查,明确穿刺部位。

2. 术后静卧 2～3 小时,观察血压、呼吸、心率和心律变化。

第四节　胃肠营养置管

一、经鼻空肠置管术

【适应证】

适用于经胃肠内营养不耐受(常见于糖尿病、肾功能障碍、消化道手术、重症急性胰腺炎、幽门梗阻、严重颅脑外伤、持续镇静、应用儿茶酚胺、应用阿片类制剂等),甚至需要胃肠减压的高危患者;食管或胃术后吻合口瘘;易发反流、误吸的重症患者。

【禁忌证】

1. 无绝对禁忌证。

2. 相对禁忌证:鼻部、咽部疾病、外伤或新近手术,颅底骨折合并脑脊液漏者,食管狭窄或梗阻,食管和胃腐蚀性损伤,新近食管创伤或食管/胃手术后鼻空肠管滑脱,严重食管—胃底静脉曲张可能出现难以控制的出血,凝血功能障碍。

【操作方法】

1. 盲插法:患者右侧卧位,经鼻插管至咽部,嘱能配合的患者吞咽空气,缓慢推进喂养管,也可以旋转调节,当有落空感则通过幽门,逐步递进缓缓用力,当有阻力感则在屈氏韧带处,旋转调节最终达屈氏韧带远端,操作过程中切忌使用蛮力。操作过程中可应用红霉素或胃复安增加胃蠕动。此方法成功率低。为增加放置成功率,可选择特殊的空肠管如库派胃肠营养管、螺旋形鼻肠管、双腔带气囊鼻肠管、单腔带金属头的鼻肠管。

2. X线辅助下放置:在影像科造影室,病人平卧位,以常规置胃管方法将鼻空肠管置入胃内,进一步推送至幽门附近,经空肠管尾部置入超滑导丝,使导丝头端超出导管尖端。在 X 线透视辅助下,将超滑导丝送入并通过幽门、十二指肠降部、水平部和升部,进入上段空肠,推送至要求之部位。固定超滑导丝,将空肠管沿超滑导丝轻柔推送至超出超滑导丝尖端,拔出超滑导丝。经鼻空肠管行 60％泛影葡胺造影,若有必要,进一步调整导管尖端的位置,使其符合临床要求后固定鼻空肠管。

3. 内镜辅助下放置: 置管前先行内镜检查,了解病人上消化道解剖情况,以排除异常。病人取左侧卧位,咽部局部麻醉,常规方法将鼻空肠管置入食管中部后在鼻翼处固定导管。再经口置入内镜,经内镜工作通道置入异物钳,夹住鼻空肠管前端,使内镜连同导管一起通过幽门进入十二指肠降段。异物钳钳夹导管并固定位置,缓慢退出内镜至胃腔。松开异物钳,使之脱离导管并退回胃腔。通过胃镜和异物钳将空肠管一段段的向十二指肠推送。在内镜下明确导管置入深度及其在胃内无盘曲后,即可退出。退镜时用异物钳钳夹导管后,将异物钳推入的同时后退内镜,以免将导管带出。

【注意事项】

1. 盲插法需拍腹部 X 片评估导管位置。

2. 妥善固定导管,防止导管脱出。

二、经皮穿刺内镜下胃造口术

经皮穿刺内镜下胃造口术(percutaneous endoscopic gastrostomy, PEG)是经胃穿刺建立的肠内营养长期通道,是一种安全、有效的非手术方法。

【适应证】

需要较长时间(>4 周)肠内营养的患者(各种神经系统疾病导致吞咽功能丧失或障碍,全身性疾病致严重营养不良但不能耐受手术造瘘);经鼻置管困难者(口腔及食管外伤或肿瘤造成进食困难,口腔、颜面、咽、喉大手术,食管穿孔、食管—气管瘘或各种良恶性肿瘤所致食管梗阻)。

【禁忌证】

1. 绝对禁忌证: 严重凝血功能障碍,暂时性肠梗阻,腹膜炎,胃壁静脉曲张,无胃,存在不能行胃镜检查的疾病。

2. 相对禁忌证: 大量腹水,腹膜透析,不能从腹壁看到透光点,胃次全切除术后,生存时间不超过数天或数周,腹部局部皮肤感染。

【操作方法】

1. 患者左侧卧位,插入胃镜,将患者左侧卧位改成平卧位,调整胃镜前端处于胃体中上部或窦体交界处,并调节内镜使其前端对向胃前壁,胃腔内充气使胃呈持续性扩张状态。

2. 观察腹壁自胃腔内射出的光团,用手指按压局部腹壁,根据胃腔内观察到的自腹壁向胃腔内按压的隆起,选择 PEG 的最佳位置进行体表标记。

3. 消毒,铺洞巾,定位点局部麻醉。

4. 穿刺针对准胃腔方向穿刺至胃腔,固定穿刺针外套管,抽出穿刺管内芯。

5. 经穿刺针外套管向胃腔内插入牵引线使其暴露于内镜视野内,经内镜工作通道插入持物钳,牢固钳住牵引线,逐渐回退内镜将牵引线引出口腔,将牵引线头端与 PEG 导管前端的牵引线牢固连接,固定穿刺针外套,缓慢均匀用力拉出牵引线和 PEG 导管引线。

6. 固定 PEG 导管,剪除 PEG 导管前尖端,安装接头,辅料覆盖创面。

7. 再次行内镜检查确认 PEG 导管是否在位。

【注意事项】

1. 患者术前禁食 8 小时。

2. 妥善固定导管,防止 PEG 管脱出。

三、经皮穿刺内镜下空肠造口术

【适应证】

与经皮穿刺内镜下胃造口术基本相同,另外还有不能耐受经胃营养支持者(胃瘫、幽门梗阻、肠梗阻等需行胃肠减压者,严重胃食管反流者,重症胰腺炎者)。

【禁忌证】

与经皮穿刺内镜下胃造口术基本相同。

【操作方法】

1. 直接法　基本方法同 PEG 技术,不同点是造瘘位置位于小肠内。内镜插入至小肠一定部位,选择最佳位置,直视下采用里应外合的方法。

2. 间接法　即经皮穿刺内镜下胃空肠造口术(PEGJ)。第 1 步同 PEG 技术,最后固定 PEJ 导管;第 2 步,空肠管插入 PEJ 导管,插入胃镜,通过胃镜工作通道插入持物钳,牢固钳住空肠管的前端,使空肠管随同内镜一起通过幽门并逐渐进入小肠。退镜过程中,持物钳夹持空肠管,一边插入持物钳,一边退镜,持物钳要反复多次向上移动钳夹位置,最终达到保持空肠管位置又能成功退镜的目的。

【注意事项】

1. 患者术前禁食 8 小时。

2. 妥善固定导管,防止 PEGJ 管脱出。

第二十四章 重症监测技术

第一节 呼吸功能监测

呼吸功能监测是重症患者器官功能监测的重要内容,有助于了解患者呼吸功能状况,评估治疗反应及判断预后。临床上呼吸功能监测项目繁多,大体分为通气和换气功能监测、呼吸力学监测、机械通气波形及曲线、膈肌功能监测等。由于不同呼吸功能监测项目的适应证和特点不同,因此需要根据重症患者具体病情选择恰当的监测手段。

一、血氧饱和度监测

血氧饱和度(Oxygen saturation,SO_2)指血液中氧与血红蛋白结合的程度,即 $SO_2 = HbO_2/(HbO_2 + Hb) \times 100\%$,主要反映氧合状态。血氧饱和度监测包括动脉血氧饱和度(SaO_2)、混合静脉血氧饱和度(SvO_2)、中心静脉血氧饱和度($ScvO_2$)和经皮血氧饱和度(SpO_2)等。

1. 动脉血氧饱和度(SaO_2)　SaO_2指动脉血氧与血红蛋白结合的程度,通常抽取桡动脉血或股动脉血测定,正常值为 $94\% \sim 100\%$。SaO_2与动脉血氧分压(PaO_2)的相关曲线称为氧离曲线,呈 S 形,有重要的生理意义。PaO_2在 60 mmHg 以上,曲线平坦,即使 PaO_2有较大变化,SaO_2的增减幅度很小。PaO_2低于 60 mmHg,随着 PaO_2下降,SaO_2明显减低,导致氧含量明显下降。测定 SaO_2有助于判断有无低氧血症及其严重程度、监测氧疗效果、选择氧疗手段。

2. 静脉血氧饱和度　静脉血氧饱和度监测包括混合静脉血氧饱和度(SvO_2)和中心静脉血氧饱和度($ScvO_2$)。SvO_2指来自上腔静脉、下腔静脉和心脏冠状静脉窦的静脉血混合之后的血氧饱和度,反映组织器官摄取氧的状态,临床上常通过肺动脉漂浮导管留取肺动脉血进行血气分析测定。SvO_2正常范围约 $60\% \sim 80\%$。当氧输送不能满足组织氧需时 SvO_2下降,提示机体无氧代谢增加。$ScvO_2$需留取中心静脉血,与 SvO_2有一定相关性,反映的趋势相同,且在临床上更具可操作性,通常 $ScvO_2$比 SvO_2值高 $5\% \sim 10\%$。临床上 SvO_2和 $ScvO_2$降低的常见原因包括心输出量减少、贫血、Hb 氧结合力降低和组织氧耗增加等。但在感染性休克血流异常分布或组织细胞氧利用障碍、心内左向右分流或肺动脉导管过嵌时,尽管 SvO_2和 $ScvO_2$升高,仍可能存在组织缺氧。SvO_2和 $ScvO_2$也是感染性休克早期液体复苏的重要目标。

3. 脉搏血氧饱和度（SpO_2）　SpO_2是一种无创、动态、连续的动脉血氧饱和度监测方法，与SaO_2临床意义接近。正常值为94％～100％。持续SpO_2监测有助于及时发现重症患者的低氧血症，指导重症患者机械通气模式和吸入氧浓度的调整。值得注意的是，当SpO_2小于70％时，SpO_2的准确性下降。另外，SpO_2容易受到组织灌注的影响。在低体温、低血压、肢端灌注不足及应用血管活性药等情况下，SpO_2的准确性降低。

二、经皮氧分压和二氧化碳分压监测

氧代谢紊乱是呼吸衰竭、休克等常见危重病的突出表现，纠正组织缺氧是防治休克、呼吸衰竭及多器官功能障碍综合征并降低重症患者病死率的关键。缺氧最早发生在组织细胞水平，而监测氧输送、氧消耗及血流动力学仅能了解全身氧代谢，难以反映组织器官的氧代谢。因此，监测局部器官组织水平的血流灌注和氧代谢，具有重要的意义。

皮肤和胃肠道是对组织低灌注反应最早的器官。因此皮肤和胃肠道是反映休克早期局部组织灌注的主要器官。与监测胃肠道黏膜氧代谢相比，皮肤具有易于放置传感器和无创等优点。皮肤血流灌注减少导致皮肤缺血缺氧和CO_2积聚。因此，监测皮肤氧代谢状态有助于及早发现组织器官缺氧。

1. 经皮氧分压（$PtcO_2$）　$PtcO_2$可实时、动态、无创监测组织细胞的氧合状态，反映局部皮肤组织灌注。通过含加热材料的电极使局部皮温升高，加快氧弥散出毛细血管进入组织间质和透过皮肤角质层的扩散，到达紧贴皮肤表面的测定探头，Clark电极测定到达皮肤表面的氧分压，经处理后以数字形式显示，即$PtcO_2$值。

$PtcO_2$反映组织局部氧输送和氧消耗之间的关系。由于氧自血液弥散至皮肤过程中存在组织代谢，因此$PtcO_2$数值总是小于PaO_2。健康人$PtcO_2$与PaO_2呈正相关，健康新生儿$PtcO_2$与PaO_2接近，而成人$PtcO_2$较PaO_2大约低15％～20％。低灌注状态下$PtcO_2$与PaO_2差异加大。

2. 经皮二氧化碳分压（$PtcCO_2$）　$PtcCO_2$监测是一种无创监测组织PCO_2方法。通过二氧化碳分压测量电极监测组织二氧化碳分压水平。CO_2由细胞代谢产生，通过细胞间液向血液弥散，因此$PtcCO_2$大于$PaCO_2$，除非吸入高浓度CO_2和急性CO_2潴留导致CO_2在血液和组织间尚未达到平衡。有研究显示，$PtcCO_2$与$PaCO_2$相关性良好（$r=0.92$），$PtcCO_2$与$PaCO_2$平均差值为（0.2 ± 4.6）mmHg，提示$PtcCO_2$有可能代替$PaCO_2$监测。低灌注时细胞产生大量H^+，与HCO_3^-结合产生CO_2，且血液灌注减少导致不能及时清除组织中CO_2，导致低灌注时$PtcCO_2$升高。单纯低氧血症而组织灌注正常（如呼衰），$PtcCO_2$不一定升高，因为组织中CO_2可以被充足血流带走清除，$PtcCO_2$可能并不升高。

$PtcO_2$和$PtcCO_2$作为反映局部皮肤组织灌注的指标,将来有可能成为有效监测组织灌注和评估预后的指标。$PtcO_2$和$PtcCO_2$监测受多种因素影响,包括动脉氧合情况、皮肤角质层厚度、皮肤温度、水肿、血管活性药及组织灌注不良等因素。监测$PtcO_2$和$PtcCO_2$应注意避免皮肤烧伤的危险和压力性坏死,皮肤越薄,使用温度越低。使用时应每隔$3\sim4$小时更换电极位置,对于皮肤菲薄的患者,每隔2小时查看局部皮肤颜色,发现皮肤潮红时应更换电极位置。

三、呼气末二氧化碳分压监测

呼气末二氧化碳分压($PetCO_2$)监测属于实时、连续、无创监测二氧化碳分压的方法,反映患者通气功能及循环功能和肺血流情况。通过二氧化碳传感器对气流中二氧化碳连续测定和计算机处理,可得到$PetCO_2$。

$PetCO_2$正常范围是$35\sim45$ mmHg。$PetCO_2$升高见于通气不足、代谢性碱中毒、发热、甲亢、摄入糖过多、输注碳酸氢钠、心肺复苏时自主循环恢复等。$PetCO_2$降低见于通气过度、代谢性酸中毒、低体温、甲减、镇静等。$PetCO_2$突然降至零提示情况紧急,如呼吸骤停、呼吸机故障、呼吸机管道脱离或气管插管误入食管等。

呼出气二氧化碳监测不但需监测$PetCO_2$,还可监测呼出气二氧化碳波形及其趋势图。正常呼出气二氧化碳波形曲线分为四部分,分别为上升支、平台、下降支、基线。呼气从上升支开始至平台(亦称峰相),肺泡平台峰值代表$PetCO_2$,下降支开始即意味着吸气开始,随着新鲜气体的吸入,二氧化碳浓度逐渐回到基线。

监测重症患者呼出气二氧化碳波形及$PetCO_2$有明显临床意义,能够反映术后患者通气功能;确定气管插管位置;及时发现呼吸机故障;调整呼吸机参数指导撤机;监测体内二氧化碳生成量;了解肺泡无效腔和肺血流情况;评价患者循环情况。

四、呼吸力学监测

呼吸力学研究的是气体在呼吸道流动的一系列物理学问题,包括气道压力、阻力和顺应性等。呼吸力学广泛应用于疾病的辅助诊断和治疗,尤其是接受机械通气患者,监测呼吸力学有助于了解疾病的病理生理学变化,判断疾病严重程度、治疗反应,及能否安全撤机等。

1. 气道压力　自主呼吸时,由于呼吸肌的收缩和舒张,引起一系列压力变化,产生呼吸运动的动力,导致肺通气。吸气时,气道压略低于大气压。呼气时,气道压略高于大气压。

机械通气时呼吸机在不同部位监测气道压力,其根本目的是监测肺泡内压力。常见的测压部位有呼吸机内、Y管处和气管隆突。测压部位离肺泡越远,测定压力与肺泡压力的差异就可能越大。机械通气时,监测的气道压力包括:① 峰值压力(Ppeak):呼吸机送气过程中的最高压力。一般不宜超过$35\sim40$ cmH$_2$O。② 平台压力(Pplat):为吸气末屏气时的气道压力,与肺泡压力最为接近。③ 平均压力:为整个呼吸周期的平均气道压力。④ 呼气末压力:为呼气即将结束时的压力,等于大气压或呼气末正压。⑤ 内源性呼气末正压(PEEPi):是患者自身因素或机械通气应用不当等引起,在呼气末肺泡内产生一定程度的正压。

2. 气道阻力　呼吸运动需要克服阻力。呼吸阻力分为弹性阻力和非弹性阻力。非弹性阻力包括气道阻力、惯性阻力和组织的黏滞阻力。非弹性阻力是在气体流动时产生的,又称动态阻力,占呼吸阻力的30%。其中气道阻力指气流经过呼吸道时气体分子之间、气体分子与气道壁之间的摩擦,是非弹性阻力的主要组成部分。惯性阻力是气流在发动、变速、转向时,因气流和组织惯性产生的阻止气流运动的力。呼吸频率较慢时,气流流速缓慢,可以忽略。组织的黏滞阻力来自呼吸时组织相对移位产生的摩擦。

气道阻力是研究呼吸力学的重要指标,是气体在气道内活动所产生的摩擦阻力,为气道压力差与气体流速的比值。气道阻力受到气道管径、气流速度、气体特性等影响。如气道管径狭窄、流速快(尤其是湍流)时阻力增加。机械通气时患者的气道阻力为患者气道阻力和气管导管、呼吸机管道阻力的总和。可根据呼吸机监测参数(Pplat、Ppeak 和吸气流速)计算,气道阻力=(Ppeak－Pplat)/吸气流速,也可由床边呼吸监测仪直接测定。正常值:$3\sim7$ cm H$_2$O/(s·L)。

3. 肺顺应性　弹性组织在外力作用下发生变形时,有对抗变形和复位的能力,称为弹性阻力。肺和胸廓都具有弹性,在呼吸运动时产生弹性阻力。平静呼吸时,肺和胸廓的弹性阻力占呼吸阻力的70%。测量弹性阻力时需达到静态(或近似静态)状态,即在呼吸过程中暂时阻断气流,使肺的弹性回缩力成为唯一的阻力。弹性阻力与顺应性成反比。弹性阻力大,肺不易扩张,顺应性小;反之,弹性阻力小,顺应性大。

呼吸系统的顺应性是呼吸力学的重要组成部分。肺顺应性指单位压力改变所引起相应肺容积的改变,反映肺组织的弹性。呼吸系统顺应性包括肺、胸壁和总顺应性。① 肺顺应性＝肺容积的改变/跨肺压的改变($C=\Delta V/\Delta P$)。跨肺压是肺泡压和胸腔内压之差。在静态、声门开放、呼吸道通畅时,肺泡压等于气道开放的压力。胸腔内压指胸膜腔内的压力,可应用食管内压力代替胸腔内压。肺顺应性正常值为 0.2 L/cmH$_2$O。② 胸壁顺应性＝胸腔容积的改变/跨胸壁压的改变。跨胸壁压是胸膜腔内压与大气压之差。胸壁顺应性正常值为 0.2 L/cmH$_2$O。胸廓顺应性可因肥胖、胸廓畸形、胸膜增厚和膈肌抬高而降低。③ 总顺应性＝总胸腔容积的改变/(肺泡压－大气压)。正常值为 0.1 L/cmH$_2$O。总顺应性、肺顺应性和胸壁顺应性三者之间的关系为：1/总顺应性＝1/肺顺应性＋1/胸壁顺应性。总顺应性综合反映了肺和胸壁的弹性。在肺实质病变时,静态总顺应性主要反映肺的弹性。

肺顺应性分为静态顺应性和动态顺应性。静态顺应性指在呼吸周期中,气流暂时阻断时测得的肺顺应性。动态顺应性则指在呼吸周期中,气流未阻断时测得的肺顺应性。肺动态和静态顺应性均可由床边呼吸功能监测仪直接测定,也可通过呼吸机监测参数计算。前者与肺组织的弹性相关,后者还受气道阻力的影响。动态顺应性＝潮气量/(Ppeak－PEEP)。静态顺应性＝潮气量/(Pplat－PEEP)。机械通气时,呼吸系统静态顺应性(Crs)＝Vt/(Pplat－PEEP)。正常值为 0.2 L/cmH$_2$O。在潮气量 500 ml 时,Pplat 约为 5 cmH$_2$O。肺顺应性监测可评价危重病患者肺组织弹性,评价和指导机械通气模式的调整和呼气末正压的应用。

五、机械通气波形与曲线监测

1. 正常机械通气波形和曲线

(1) 流速—时间波形：单位时间呼吸机输送出气体的速度。横坐标代表时间(sec),纵坐标代表流速(Flow),流速(量)的单位通常是"升/分"(L/min)。目前多使用方波和递减波。

(2) 压力—时间波形：压力—时间曲线反映了气道压力(Paw)的逐步变化,纵轴为气道压力,单位是 cmH$_2$O,横轴是时间以秒(sec)为单位,基线压力为 0 cmH$_2$O,横轴上正压,横轴下为负压。容量控制通气时压力—时间波形可监测气道阻力和肺顺应性等。

(3) 容积—时间波形：容积是气体流速通过单位时间内积分而测定的,单位为 L/min,上升支为吸入潮气量,下降支为呼出潮气量。

(4) 流速—容积环：流速—容积曲线(F-V 曲线)可获得气道阻力、PEEPi 等许多的信息。纵轴是吸气和呼气时流速,横轴是容积,横轴上为吸气,横轴下为呼气。F-V 曲线从吸气开始到呼气结束,两点相交是封闭环,呼气流速应逐渐回复至 0,不应突然下降至 0。

(5) 压力—容积环：肺压力—容积(P-V)曲线又称呼吸系统的顺应性曲线,反映了呼吸系统的力学特征,常指呼吸系统的总顺应性曲线。监测 P-V 曲线,有助于机械通气的患者选择最佳 PEEP 和潮气量。在重症肺部疾病患者,尤其在急性肺损伤或急性呼吸窘迫综合征(ARDS)的患者,监测 P-V 曲线具有重要的临床意义。

P-V 曲线的吸气支和呼气支形成一个环,吸气支呈 S 型。曲线上气道压力为零时对应的容积是呼吸系统的静息容积,主要是对抗肺和胸壁弹性阻力。正常情况下,它相当于平静呼气末的肺容积,即功能残气量。在部分机械通气和自主呼吸患者,呼气末的压力无法降至零,此时的呼气末肺容积与功能残气量不同,称为呼气末肺容积。正常的肺完全复张大约需要 35 cmH$_2$O的压力,因此,一般认为压力高于 35 cmH$_2$O 可能会导致肺泡过度膨胀,损伤肺组织。

P-V 曲线出现高位转折点是肺泡过度膨胀的标志。因此,高位转折点对应的容积可作为潮气量的高限。正常人 P-V 曲线高位转折点约位于 85％～90％的肺总容积处,ARDS 患者由于其特殊的病理生理特点,更易出现高位转折点。

低位转折点是肺 P-V 曲线吸气支的低肺容积处出现的一个转折点,表示肺泡开始开放时对应的压力和容积。正常人的 P-V 曲线低位转折点低于功能残气量,功能残气量以上部分为直线。P-V 曲线的起点(或呼气的终点)是影响低位转折点的主要因素。当呼气末存在气体滞留时,呼气末肺容积或压力增加,低位转折点消失。

高位转折点是 P-V 曲线吸气支在接近肺总容积的高肺容积处出现转折,提示部分肺泡和(或)胸壁过度膨胀。某些疾病(如 ARDS)易出现高位转折点。

采点法描记静态肺 P-V 曲线,即吸气至不同的肺容积时闭合气道,记录对应的压力。然后以压力为横坐标,容积为纵坐标,每一组压力和容积对应一个点,连接不同的点获得静态 P-V 曲线。常用的采点法有大注射器法、阻塞法和呼吸机法。

(6)压力—流速环:压力—流速环(P-V)说明流速与压力关系,纵轴为流速,横轴之上为吸气,以下为呼气。

2. 机械通气时常见波形异常意义　机械通气时,监测呼吸波形,有助于判断患者与呼吸机的同步性。

根据床边呼吸波形监测判断人机同步性:

① 流速—时间波形:容量控制通气时,吸气或呼气波形出现锯齿状,提示呼吸回路中有分泌物或积水。压力控制通气时,到达峰值吸气流速过快,提示患者有不适和吸气终止过早。呼气时如果出现自主呼吸,会干扰呼气流速的波形。

② 压力—时间波形:容量控制通气时,峰值吸气压出现波动和有自主呼吸触发,提示患者和呼吸机之间不同步。压力控制通气时,吸气压力如不能达到呼吸机设定的压力水平,提示呼吸回路漏气。压力出现波动,提示患者有自主呼吸,波动的程度反映了自主呼吸的强弱。如到达设定吸气压力的速

度过慢,提示流速不足,反之提示流速过高。

③ 容积—时间波形:吸气开始时,波形突然回到基线提示呼吸回路漏气。

④ 流速—容积环:环开放提示呼吸回路漏气。自主呼吸时,波形出现锯齿状提示有分泌物。

⑤ 内源性呼气末正压:指呼气末由于气体闭陷在肺泡内产生的正压。形成机制包括:a. 呼吸机参数调节不当,呼气时间过短,呼气尚未结束,下一次吸气已开始,造成肺内气体闭陷。b. 气道阻力增加,呼气流速减慢,同时狭窄的气道在呼气时易塌陷。见于 COPD、哮喘等。

因此,当呼吸机参数设置正常时,出现内源性 PEEP 可用于筛选阻塞性肺部疾病患者。容量控制时流速—时间波形为床边监测内源性 PEEP 提供了帮助。

(1)流速—时间波形:正常人从呼气开始到呼气至功能残气量不超过 2 秒,呼气末流速接近零。当呼气时有持续的气流存在,呼气末气流不能降至零时,提示存在内源性 PEEP。同时,呼气流速峰值提前,但不随时间呈指数下降。

(2)压力—时间波形:① 存在内源性 PEEP 伴有动态过度膨胀时,呼气末压力—时间波形不能回到基线,或高于设置的外源性 PEEP 水平;② 存在内源性 PEEP 但不伴动态过度膨胀,呼气末压力可以回到基线;③ 如果增加外源性 PEEP 不能使气道峰值压或平台压同步增加,也提示存在内源性 PEEP。内源性 PEEP 可以通过呼气末暂停时对应的压力来测量。

六、膈肌功能监测

膈肌是最主要的吸气肌,在吸气时所起的作用占呼吸肌肉的 60%~80%。可通过以下指标评估膈肌收缩功能。

1. 呼吸形式　呼吸形式的改变是临床上判断膈肌功能状态较直观的方法。膈肌功能障碍的患者往往出现呼吸频速、肋间肌运动增加及矛盾运动等呼吸形式改变,典型表现为矛盾呼吸运动。矛盾呼吸运动是膈肌疲劳或收缩乏力的可靠临床征象,有助于判断患者膈肌功能。

2. 呼吸力学指标　最大吸气压和最大呼气压、0.1 秒口腔闭合压(P 0.1):反映呼吸肌的综合力量,不完全代表膈肌功能。

(1)最大吸气压(MIP)和最大呼气压(MEP):是患者平静呼吸几次后,最大吸气或呼气时的气道压力。反映全部吸气肌和呼气肌强度的指标。最大吸气压正常值男性为$(130\pm32)cmH_2O$,女性为$(98\pm25)cmH_2O$;最大呼气压正常值男性为$(230\pm47)cmH_2O$,女性为$(165\pm29)cmH_2O$。

(2)P 0.1:为平静吸气末,迅速关闭吸气管道,再次吸气后,计算 0.1 秒时所产生的口腔负压,主要反映呼吸中枢驱动压。P 0.1 降低反映中枢反应性降低,升高反映中枢反应性增高,提示有呼吸肌疲劳趋势。

（3）跨膈压（Pdi）：为平静吸气末腹内压与胸腔内压的差值,反映膈肌收缩强度。测定时经鼻腔插入双气囊胃管,远端气囊置于胃内,测定胃内压力,相当于腹腔内压,近端气囊置于食道下 1/3 处,测定食道内压,相当于腹腔内压,两者之差为 Pdi。最大跨膈压的正常值为 $90\sim215$ cmH$_2$O。

最大跨膈压（Pdi$_{max}$）是作最大用力吸气时所测得的跨膈压,表示膈肌最大收缩时所产生的压力,是反映膈肌力量的可靠指标。Pdi$_{max}$ 的正常参考值变动范围较大,临床上以成年男性 $\geqslant9.6$ kPa、女性 $\geqslant6.86$ kPa 作为膈肌功能正常的简易判断标准。跨膈压的监测可评价膈肌的收缩功能,指导机械通气患者撤机,最大跨膈压明显降低提示膈肌疲劳。这些检查方法都要求受试者进行用力吸气,检查结果在一定程度上受主观努力因素的影响。

3. 膈肌电活动信号指标　膈肌电信号监测是直接评价膈肌功能的方法,通过监测膈肌电信号及相应的呼吸力学改变,可客观量化患者膈肌功能的改变。

（1）膈肌肌电图（DEMG）：是反映膈肌电生理活动和功能状态的指标,在膈肌疲劳的早期即有改变,是诊断膈肌疲劳非常敏感的方法。该法应用方便、结果可靠,采用皮肤电极,可直接于体表进行测定。膈肌肌电频谱范围为 $20\sim350$ Hz,其中 $20\sim40$ Hz 为低频范围,$150\sim350$ Hz 为高频范围。膈肌疲劳时 DEMG 频谱的低频成分（L）增加,高频成分（H）降低,当 H/L 比基础值下降 20% 即表示频谱有显著性改变,提示发生膈肌疲劳。膈肌肌电图高频波（$50\sim100$ Hz）与低频波（$0\sim25$ Hz）的比率是非特异性的反映呼吸肌疲劳的敏感指标。该方法需电极插入膈肌,有创伤性,而非创伤性的体表膈肌肌电图可靠性差。

（2）膈肌电活动（Edi）：能反映患者呼吸中枢驱动。神经机械耦连指数（NMC）和神经通气耦连指数（NVC）是基于 Edi 技术测定膈肌功能的指标,通过同步监测 Edi 及气道压力及潮气量的改变,有效的反映膈肌收缩能力及通气效能。NMC 指膈肌电位所产生的平均吸气压,反映膈肌收缩能力。NVC 指单位膈肌电位所产生的潮气量,反映膈肌的通气效能。潮气量的大小与膈肌收缩能力直接相关,同一患者随着 Edi 增加,潮气量明显增加。

（3）颤搐性跨膈压（Pdi$_{(t)}$ele）：是经皮单次颤搐性超强电刺激双侧膈神经诱发膈肌收缩所产生的跨膈压,为评价膈肌力量和诊断膈肌疲劳可接受的方法。

总之,呼吸功能监测是重症患者监测治疗的重要组成部分,各种监测手段互为补充。合理选择监测手段,正确获取并解读监测数据,用于指导患者的治疗,将使患者最大获利于呼吸功能监测。

第二节　循环功能监测

一、有创动脉血压监测

动脉血压(arterial blood pressure，ABP)是评估循环的常用方法，准确、及时监测血压，对于了解病情、指导治疗具有重要意义。动脉血压监测可分为无创监测和有创监测两种。无创血压监测简单易行，但对于重症患者不够精准；有创动脉血压监测是指通过动脉置管直接监测动脉血压，较无创更为准确、实时和可靠。重症患者往往存在循环波动，需要反复测量血压并获得快速准确的结果，因此对于休克等重症患者推荐采用动脉置管有创血压监测。

【适应证】

(1) 各种原因的休克。

(2) 应用血管活性药物者。

(3) 大手术病人的术中、术后监护。

(4) 急性心肌梗死和心力衰竭抢救。

(5) 严重创伤和多器官功能衰竭患者。

(6) 需要反复行动脉血气分析患者。

(7) 无法用无创法测量血压患者。

【禁忌证】

(1) 穿刺局部感染。

(2) 有出血倾向或严重凝血功能障碍。

(3) 穿刺动脉是该部位唯一的血供来源，或虽有侧支动脉但侧支循环建立不良。如桡动脉穿刺前必须先测试尺动脉血流是否通畅，可用改良 Allen 试验方法：测试者以手指压迫患者桡动脉以阻断血流，让患者将手举过头顶并连续做握拳动作数次，然后紧紧握拳，将手下垂、自然伸开，观察手掌颜色由白转红的时间。若尺动脉畅通和掌弓循环良好，转红时间多在 3 秒左右，在 6 秒以内转红则 Allen 试验阴性，若在 7～15 秒转红，说明尺动脉血供延迟，为 Allen 试验可疑，如 15 秒以上仍不能转红则说明尺动脉供血有障碍，即 Allen 试验阳性，不宜采用桡动脉穿刺置管。

【监测方法】

(1) 有创动脉血压监测部位：常选择桡动脉，也可选足背动脉、肱动脉及股动脉。

(2) 压力监测系统连接：压力传感器一端直接或经测压连接管与动脉置管连接，另一端与监护仪导线相连，压力传感器同时与加压冲洗装置连接。

连接动脉置管前应冲洗传感器管路,排空气泡。

（3）监护仪设置：监护仪经导线与压力传感器相连,调出动脉波形显示窗口,设置合适的标尺和报警限值。

（4）参照点选择及调零：以右心房水平作为压力参考零点,患者平卧位,将压力传感器置于腋中线第4肋间,打开三通,使传感器与大气相通,调整零点。

（5）测压系统的阻尼监测：通过方波试验(快速冲洗试验)检验整个测压系统阻尼和共振频率是否正常。

（6）监测动脉压和波形：将压力传感器测压管的三通转向动脉导管,可持续监测动脉压力波形和压力数值。

【临床意义】

（1）有创动脉血压监测可提供准确、可靠和连续的动脉血压数据。

（2）有创动脉血压监测导管的留置为反复抽取血气分析提供便利,避免反复穿刺动脉导致的损伤、感染等并发症。

（3）依据有创动脉血压波形的上升支的斜率可计算压力上升速率(dp/dt),进而反映心肌收缩力。心功能正常的患者 dp/dt 可高达 1 200 mmHg/s。

二、中心静脉压监测

中心静脉压(central venous pressure,CVP)是通过中心静脉置管测得的胸腔内大血管或右心房的压力,当患者无三尖瓣病变时,CVP 可以反映右心室舒张末期充盈压,从而间接评价右心前负荷和有效循环血容量。CVP 的正常值为 5～12 mmHg,CVP 可受到血容量、心功能、血管活性药物、机械通气、腹内压等多重因素影响。

【适应证】

（1）严重创伤,各种休克及急性循环功能衰竭的患者。

（2）心血管、脑和腹部大手术及其他可能出现剧烈循环波动的手术患者。

（3）需大量、快速输血、补液的患者。

（4）需应用高渗透压液体、刺激性药物(如血管活性药物、静脉营养等)。

【禁忌证】

无绝对禁忌证,但在下列情况应慎用：

（1）穿刺点局部感染。

（2）严重凝血功能障碍。

（3）心脏及大血管内有附壁血栓。

（4）上腔静脉综合征。

【监测方法】

（1）中心静脉压监测部位：可选择颈内静脉、锁骨下静脉及股静脉置管。

（2）压力监测系统连接：压力传感器一端直接或经测压连接管与中心静

脉导管连接,另一端与监护仪导线相连,压力传感器同时与加压冲洗装置连接。连接中心静脉置管前应冲洗传感器管路,排空气泡。

(3)监护仪设置:监护仪经导线与压力传感器相连,调出中心静脉波形显示窗口,设置合适的标尺和报警限值。

(4)参照点选择及调零:以右心房水平作为压力参考零点,患者平卧位,将压力传感器置于腋中线第4肋间,打开三通,使传感器与大气相通,调整零点。

(5)测压系统的阻尼监测:通过方波试验(快速冲洗试验)检验整个测压系统阻尼和共振频率是否正常。

(6)监测CVP将压力传感器测压管的三通转向中心静脉导管,可持续监测中心静脉压的波形和压力。

【临床意义】

(1)正常值:CVP正常值为5~12 mmHg,低于5 mmHg提示血容量不足,大于15 mmHg提示血容量过多或心功能不全。

(2)影响CVP的因素

① 病理因素:CVP升高见于心衰、心律失常、肺梗死、输血补液过快过多、张力性气胸、心包填塞、缩窄性心包炎、腹内压增高等。CVP降低见于失血和脱水导致血容量不足、外周血管扩张导致的回心血量减少等。

② 神经体液因素:交感神经兴奋,肾素—血管紧张素—醛固酮系统激活,儿茶酚胺、抗利尿激素等分泌增加,血管张力增加导致CVP升高。某些扩血管活性物质使得血管床扩张,血容量相对不足,CVP降低。

③ 药物因素:应用去甲肾上腺素、多巴胺等升压药时,CVP升高。应用硝酸甘油等扩血管药后,CVP下降。

④ 其他影响因素:患者缺氧、呼吸窘迫、疼痛、躁动,气管插管等恶性刺激,正压机械通气及其他增加胸腔内压因素使得CVP上升。而麻醉、镇静镇痛状态、扩张外周血管使得CVP降低。

三、脉搏指示持续心输出量监测

脉搏指示持续心输出量(pulse indicator continuous cardiac output,PiC-CO)监测是一种新型的微创心输出量监测技术,是结合了经肺热稀释技术和脉搏轮廓描记技术的检测方法。除了可以持续测定心输出量(CO)和动脉血压外,PiCCO还能定量测定胸腔内血容量(intrathoracic blood volume,ITBV)和血管外肺水量(extravascular lung water,EVLW),有助于临床医师及时调整容量负荷和肺水肿之间的平衡。PiCCO监测无需X线帮助确定导管位置,通过PiCCO监测仪器(PiCCO plus)或现有监护仪加装相应模块后,在床边即可准确快速地实施重症患者血流动力学监测。

【适应证】

适用于任何需要血流动力学监测,以及存在或可能存在血管外肺水增加危险因素的患者。临床上常用于各种原因的休克、ARDS、心力衰竭、严重感染、重症急性胰腺炎、严重烧伤以及围术期患者循环功能及血管外肺水监测等。

【禁忌证】

无绝对禁忌证,但在下列情况应慎用:

（1）穿刺点局部感染。

（2）严重凝血功能障碍。

（3）其他中心静脉及动脉置管的禁忌证。

【测定原理】

PiCCO 监测需要放置中心静脉导管,此外还需在患者的大动脉(常为股动脉)放置一根 PiCCO 专用监测导管,并将两者均连接至 PiCCO 监护仪。测量开始,从中心静脉导管注入适量的冰生理盐水($2\sim15℃$),经过上腔静脉、右心、肺、左心、主动脉、股动脉、PiCCO 导管接收端,监护仪将整个热稀释过程描记出温度—时间变化曲线,根据 Steward-Hamilton 方程式计算心输出量。将热稀释曲线取对数后进行标记,可得到稀释曲线的平均传输时间(mean transit time,MTt)和指数下斜时间(exponential downslope time,DSt)。胸腔内温度容积(intrathoracic thermal volume,ITTV)为注入点到探测点之间的全部容量,故 $ITTV=CO\times MTt$;肺温度容积(pulmonary thermal volume,PTV)为指示剂从注入点到探测点所通过的最大容量,故 $PTV=CO\times DSt$。ITTV 由 PTV 和全心舒张末期容积(general end-diastolic volume,GEDV)组成,后者是四个心腔的最大容量,因此 $GEDV=ITTV-PTV$。而胸腔内血容积(intrathoracic blood volume,ITBV)与 GEDV 呈线性关系,符合下列经验公式:$ITBV=1.25\times GEDV$。EVLW 可由 ITTV 和 ITBV 差值进行推算:$EVLW=ITTV-ITBV$。

【监测方法】

（1）经颈内静脉或锁骨下静脉置入中心静脉导管。

（2）在大动脉内置入 PiCCO 热稀释导管。

（3）将温度探头分别连接于中心静脉导管腔和 PiCCO 热稀释导管腔。

（4）连接压力传感器至 PiCCO 热稀释导管腔。

（5）分别将温度探头电缆和动脉压电缆连接于 PiCCO 监护仪,将压力传感器参考点置于右心房水平并调零。

（6）在 PiCCO 监护仪上输入患者的身高、体重及中心静脉压等参数。

（7）抽取一定容积的冰生理盐水,在测量界面基线稳定的状态下快速、均匀、平稳的从中心静脉导管进行弹丸式注射(在 7 秒以内)。

(8)重复进行 3 次热稀释测量以初次定标,取平均值记录 CO、GEDV、EVLW 等参数。

(9)切换至脉搏轮廓描记法显示界面,可连续监测 CO、每搏量(SV)、每搏量变异度(SVV)等参数。

【临床应用】

(1)判断休克类型、了解心泵功能:依据心输出量和外周血管阻力(SVR)的监测可明确休克的血流动力学分类,结合血红蛋白(Hb)、动脉血氧饱和度(SaO_2)、中心静脉血氧饱和度(SvO_2)等参数可进行氧代谢的计算和监测,指导临床治疗。

(2)直接反映肺水肿的严重程度:EVLW 可能是目前唯一能够在床边快速准确监测肺水肿动态变化的指标。

(3)鉴别肺水肿类型:肺水肿可分为高通透性肺水肿(如 ARDS)和高静水压性肺水肿(如心源性肺水肿)。肺血管通透性指数(pulmonary vascular permeability index,PVPI)是 EVLW 和肺血容积(pulmonary blood volume,PBV)的比值。对于高静水压性肺水肿,不仅 EVLW 显著增加,PBV 也明显增加,故 PVPI 可降低或正常;对于高通透性肺水肿,则 PBV 无明显增加,故 PVPI 显著升高(>3)。PVPI 可作为鉴别高通透性肺水肿和高静水压性肺水肿的可靠指标。

(4)指导容量状态的评估和管理:临床通过 CVP 和 PAWP 评估容量状态的可靠性欠佳,而研究显示 GEDV、ITBV、SVV、PPV 等容量指标能更好反映容量状态,指导容量管理。

(5)评价重症患者的预后:研究表明 EVLW 和重症患者的氧合指数、机械通气时间和院内病死率显著相关,因此动态评价 EVLW 可作为患者预后的判断指标之一。

PiCCO 监测的常用参数正常值范围见表 24-1。

表 24-1 PiCCO 监测常用参数正常值范围

参　　数	正常参考值	单　位
热稀释法测量		
心指数(CI)	3.5～5.0	$L/(min \cdot m^2)$
胸腔内血容积指数(ITBI)	850～1 000 ·	ml/m^2
全心舒张末期容积指数(GEDI)	680～800	ml/m^2
全心射血分数(GEF)	25～35	%

参　　数	正常参考值	单　位
血管外肺水指数(EVLWI)	3.0～7.0	ml/kg
肺血管通透性指数(PVPI)	1.0～3.0	—
脉搏轮廓描记法显示		
脉搏指示持续心指数(PCCI)	3.5～5.0	$L/(min \cdot m^2)$
每搏量指数(SVI)	40～60	ml/m^2
每搏量变异度(SVV)	≤10	%
脉压变异度(PPV)	≤10	%
动脉收缩压(SBP)	90～130	mmHg
动脉舒张压(DBP)	60～90	mmHg
平均动脉压(MAP)	70～90	mmHg
左心室收缩力指数(dP_{max})	1 200～2 000	mmHg/s
外周血管阻力指数(SVRI)	1 700～2 400	$dyn \cdot s \cdot cm^{-5} \cdot m^2$

四、肺动脉漂浮导管监测

肺动脉漂浮导管(pulmonary artery catheter，PAC)是有创性血流动力学监测的重要手段，是测定心输出量的金标准，此外依据肺动脉漂浮导管所测指标，可以对心脏的前后负荷、心肌的收缩和舒张功能做出客观评价，结合血气分析，还可进行全身氧代谢监测。

【适应证】

任何原因引起的血流动力学不稳定及氧合功能改变，或存在可能引起这些改变的危险因素，均为肺动脉漂浮导管监测的适应证，概括起来主要有两个方面：第一，明确诊断；第二，指导治疗、判断疗效。肺动脉漂浮导管监测的适应证见表24-2。

表24-2　肺动脉漂浮导管监测的适应证

明确诊断	指导治疗
肺水肿的鉴别诊断	指导液体管理
休克的鉴别诊断	指导休克治疗
肺动脉高压	指导液体复苏
心包填塞	指导心衰、肺水肿、肾衰竭等患者的液体平衡
急性二尖瓣关闭不全	调节血管活性药物和正性肌力药物的剂量

【禁忌证】

无绝对禁忌证,但在下列情况应慎用:

(1) 肝素过敏。

(2) 穿刺点局部感染。

(3) 严重凝血功能障碍。

(4) 完全性左束支传导阻滞,置入 PAC 过程可能伤及右束支。

(5) 心脏及大血管内附有血栓。

【测定原理】

通过热稀释法原理,从肺动脉漂浮导管右房开口快速均匀地注入低于血温的液体,注入的液体混入血液使得血温发生变化,血液经右房、右室到达肺动脉,导管远端的热敏电阻感知注射后血液温度变化,心输出量计算仪描绘出温度变化曲线,并按 Steward-Hamilton 公式计算出心输出量。通过分析心血管系统不同部位的压力、流量及阻力之间的相互关系,对心脏的前负荷、后负荷及心脏的收缩、舒张功能作出判断,指导临床诊断与治疗。

【监测方法】

(1) 肺动脉漂浮导管置管及位置确认。

(2) 器械准备:5%葡萄糖或生理盐水 500 ml,或 0℃ 5%葡萄糖或生理盐水 250 ml,另备 10 ml 注射器,on-line 温度测定探头或冰浴注射系统。

(3) 确认肺动脉漂浮导管远端位于肺动脉主干中,连接肺动脉漂浮导管和心输出量计算机或监护仪模块的电缆。

(4) 使用 5%葡萄糖或生理盐水冲洗管路,确认排空气泡。

(5) 设定心输出量计算机或监护仪上与导管、注射容量和温度符合的计算常数。

(6) 注射器抽取所需液体量(10 ml 或 5 ml),排空气泡。

(7) 观察肺动脉压力波形的同时,打开注射器和右房注射端口间的三通,在 4 秒内连续、平稳的快速注射液体。

(8) 注射后观察监护仪,注意肺动脉温度改变,评估心输出量曲线的外观,寻找有连贯、平稳的上升支同时具有平稳下降支的心输出量曲线,以准确测定心输出量。

(9) 至少重复测定 3 次,取 3 次正确结果的平均值,作为心输出量的测定结果。

【临床意义】

通过 PAC 对心输出量及血流动力学的监测,得到心血管系统不同部位的压力、流量及阻力的相关参数,对心脏的输出量、前负荷、后负荷及心脏的舒缩功能进行评估,指导临床对循环系统为主的诊断与治疗。主要监测指标有心输出量(CO)、肺动脉楔压(PAWP)、右房压(RAP)及肺动脉压(PAP)等。肺动脉漂浮导管监测指标及参考正常值见表24-3。

表24-3 肺动脉漂浮导管监测指标及参考正常值

指 标	计 算 方 法	正常参考值	单 位
平均动脉压(MAP)	直接测量	80~100	mmHg
右房压(RAP)	直接测量	6~12	mmHg
平均肺动脉压(MPAP)	直接测量	11~16	mmHg
肺动脉楔压(PAWP)	直接测量	8~15	mmHg
心输出量(CO)	直接测量	4~6	L/min
心脏指数(CI)	CO/BSA	2.5~4.2	$L/(min \cdot m^2)$
每搏量(SV)	$1\,000 \times CO/HR$	60~90	ml
每搏量指数(SVI)	SV/BSA	30~50	ml/m^2
体循环阻力(SVR)	$80 \times (MAP-CVP)/CO$	900~1 500	$dyn \cdot s \cdot cm^{-5}$
体循环阻力指数(SVRI)	$80 \times (MAP-CVP)/CI$	1 760~2 600	$dyn \cdot s \cdot cm^{-5} \cdot m^2$
肺循环阻力(PVR)	$80 \times (PAP-PAWP)/CO$	20~130	$dyn \cdot s \cdot cm^{-5}$
肺循环阻力指数(PVRI)	$80 \times (PAP-PAWP)/CI$	45~225	$dyn \cdot s \cdot cm^{-5} \cdot m^2$
左室每搏功指数(LVSWI)	$SVI \times (MAP-PAWP) \times 0.013\,6$	45~60	$g \cdot m/m^2$
右室每搏功指数(RVSWI)	$SVI \times (PAP-CVP) \times 0.013\,6$	5~10	$g \cdot m/m^2$

五、无创心功能监测

目前临床常用的无创心功能监测主要有生物阻抗法和无创部分二氧化碳重复吸入法心输出量监测。

(一)生物阻抗法

生物阻抗法(thoracic electrical bioimpedence，TEB)是利用心动周期中胸部电阻抗的变化来测定左心室收缩时间间期，并计算心搏出量，然后再计算出一系列心功能参数。

【适应证】

(1)危重症患者的血流动力学状态监测评价。

(2)围术期重症患者血流动力学监护。

(3)心功能评价和动态监护。

(4)为双腔起搏器患者选择最佳房室传导时间。

【测定原理】

基本原理为欧姆定律(电阻＝电压/电流)，人体血液、骨骼、脂肪、肌肉具有不同导电性，血液和体液阻抗最小，骨骼和空气阻抗最大，随着心脏收缩和舒张活动,主动脉内的血容量发生变化,电流通过胸部的阻抗也产生相应的变化。心脏射血时,左心室内血液迅速流入主动脉,阻抗减小;主动脉弹性回缩时,血容量减少,阻抗增加。

【监测方法】

（1）患者取仰卧位,用75％酒精擦拭干净双侧颈部及胸部贴电极片部位皮肤,保证皮肤干燥。

（2）电极片分别贴于患者双侧颈部齐耳垂水平和双侧胸部腋中线平剑突处,连接电极和对应的心阻抗血流图仪的导线。接通电源开机。

（3）输入患者性别、身高、体重、年龄、血压、CVP、PAWP等参数,仪器显示监测屏幕,开始持续监测。

（4）心阻抗血流图仪测得胸液成分、心室加速指数、预射血指数、左心室射血时间、心率、血压,并计算获得心输出量、每搏量、心指数、体循环阻力、左心室做功指数等参数。

（5）收集数据和波形,打印血流动力学参数报告。

【监测指标】

（1）测量参数：心率、平均动脉压、心室加速指数、预射血指数、左室射血时间等。

（2）计算参数：心输出量、每搏量、心指数、体循环阻力、左室做功指数、氧输送等。

（二）无创部分二氧化碳重复吸入法心输出量监测

无创部分二氧化碳重复吸入法心输出量监测（NICO）是利用部分CO_2重复吸入技术,根据改良Fick方程计算心输出量的无创血流动力学监测方法。其操作简便,可无创、连续的监测心输出量,同时可以监测多种呼吸参数,弥补呼吸机监测功能不足。

【适应证】

适用于应用有创机械通气的成人患者（潮气量大于200 ml的儿童）进行血流动力学及呼吸参数监测。

【禁忌证】

（1）无法耐受动脉血$PaCO_2$轻微上升的患者：NICO无创监测心输出量的过程可能会导致$PaCO_2$轻微上升（3～5 mmHg）,因此一些无法耐受$PaCO_2$轻微上升的患者（如严重COPD或肺性脑病患者）不适合应用NICO监测。

（2）潮气量过低：NICO传感器增加气道死腔约35 ml,如患者潮气量过低,增加35 ml死腔可能对肺泡通气量造成明显影响。

（3）严重肺部病变患者：存在大量的肺内分流或死腔通气的情况下,

NICO 监测心输出量的准确度下降。

【测定原理】

部分 CO_2 重复吸入技术及改良 Fick 方程。

【监测方法】

(1) 开机：连接好电源及传感器等配件后打开 NICO 监护仪的电源开关及工作键。

(2) 输入相关数据：依次输入患者吸入氧浓度、身高、体重及最近的血气分析参数、血红蛋白值等数据。

(3) 报警设置：设置气道峰压值、呼气末 CO_2、血氧饱和度和呼吸频率等参数的合理报警限值。

(4) 连接患者：将 NICO 重复呼吸回路连接在患者气管插管与呼吸机管路之间，同时将血氧饱和度探头夹在患者手指上。

(5) 测定心输出量：按下停止/继续重复呼吸键，开始 CO_2 重复呼吸，在数个呼吸周期后即可测定心输出量，并计算出每搏量、心指数、肺毛细血管血流量等参数。

【监测指标】

(1) 血流动力学指标：NICO 可监测心输出量、每搏量、心指数、肺毛细血管血流量、体循环阻力等参数。

(2) 呼吸监测指标：NICO 可监测多种呼吸参数及其变化趋势，包括：肺动态顺应性、气道阻力、吸呼气峰流速、气道峰压、气道平台压、呼气末正压、平均气道压、最大吸气负压、浅快呼吸指数、潮气量、肺泡通气量、解剖死腔、肺泡死腔、死腔率、CO_2 排出量及呼气末 CO_2 分压。

【临床应用】

(1) NICO 监测心输出量的准确性：NICO 测定心输出量与经肺热稀释法具有良好的相关性，相关系数约为 $0.71\sim0.93$，并在心输出量偏小时 NICO 测定值可能更为精确。

(2) NICO 监测心输出量的安全性：NICO 测定心输出量的过程可能会导致 $PaCO_2$ 短暂上升 10% 左右，一般不会影响患者血流动力学，但对急性 CO_2 潴留、肺性脑病及颅内压显著升高患者应慎用。

(3) NICO 监测心输出量的局限性：仅适用于有创机械通气的危重患者，且无法检测肺动脉压、肺动脉楔压、中心静脉压等参数，无法评价容量状态。

六、氧代谢监测

系统监测机体的氧代谢状况，需从全身、器官及细胞水平三个不同层次进行，但由于细胞水平的氧代谢指标检测困难繁琐，且目前缺少能够有效改善细胞水平氧摄取和氧利用的手段,因此目前临床开展的氧代谢监测仍以全身氧代谢和器官氧代谢监测为主。

（一）全身氧代谢监测

全身氧代谢监测主要指标有氧输送、氧消耗、氧摄取率、混合静脉血氧分压/氧饱和度及中心静脉血氧分压/氧饱和度等指标。

1. 氧输送（DO_2） 指单位时间内由左心室向全身组织输送氧的总量,或者是单位时间内动脉系统向全身输送氧的总量。由呼吸功能（动脉血氧饱和度/氧分压）、血液系统功能（血红蛋白浓度）和心脏泵功能（心指数）三个因素决定。DO_2的正常值为每分钟 $500 \sim 600 \ ml/m^2$。氧输送的计算公式：

$$DO_2 = 心指数（CI）\times 动脉血氧含量（CaO_2）\times 10$$

$$CaO_2 = 1.34 \times 血红蛋白浓度（Hb）\times 动脉血氧饱和度（SaO_2）+$$
$$0.003 \times 动脉血氧分压（PaO_2）$$

2. 氧消耗（VO_2） 指单位时间内组织细胞实际所消耗氧的量,代表全身氧利用的情况,但不能代表组织对氧的实际需要量。VO_2的正常值为每分钟 $160 \sim 220 \ ml/m^2$。氧输送的计算公式（公式中混合静脉血来自肺动脉,混合静脉血氧含量反映经过机体组织代谢后血液中剩余的氧）：

$$VO_2 = CI \times （CaO_2 - 混合静脉血氧含量（CvO_2））\times 10$$

$$CvO_2 = 1.34 \times Hb \times 混合静脉血氧饱和度（SvO_2）+$$
$$0.003 \times 混合静脉血氧分压（PvO_2）$$

3. 氧摄取率（O_2ER） 指单位时间内组织的氧耗量占氧输送的比例,O_2ER的正常值为 $20\% \sim 30\%$。氧摄取率的计算公式：

$$O_2ER = VO_2 / DO_2$$

4. 氧需（oxygen demand） 为单位时间内维持组织细胞正常代谢所需消耗的氧量。根据 Shoemaker 方法,氧需可经麻醉和体温校正后估算。氧需计算公式：

$$氧需 = 氧耗量（麻醉）\times 10 - 0.036 \ 667 \times （98.6 - T），其中 T 为华氏温度$$

$$氧耗量（麻醉）= 10 \times 体重（kg）\times 0.72$$

5. 氧债（oxygen debt） 反映机体的缺氧程度。根据氧需与机体实际氧耗量的关系,可以判断机体是否缺氧。当氧耗量与氧需的差值大于零时,说明机体不缺氧,无氧债。但当氧耗量与氧需的差值小于零时,说明机体存在氧债,提示组织缺氧。因此,组织是否缺氧取决于氧供与氧需是否能够保持平衡。

6. 动脉血 pH 值 正常值 7.35～7.45,低于 7.35 提示存在酸中毒。

7. 血乳酸浓度 正常值 1.0～1.5 mmol/L。休克时间越长,组织器官低灌注越严重,动脉血乳酸浓度越高。乳酸浓度持续升高,提示病情严重,预后不佳。

8. 混合静脉血氧饱和度(SvO_2)或氧分压(PvO_2) 混合静脉血来自肺动脉(需经肺动脉漂浮导管抽取),是全身回流静脉血(上腔静脉血、下腔静脉血、冠状窦静脉血)经充分混合后的静脉血,混合静脉血氧含量反映经过机体组织代谢后血液中剩余的氧,SvO_2 正常值>65%,PvO_2 正常值>40 mmHg。

9. 中心静脉血氧饱和度($ScvO_2$) 中心静脉血来自上腔静脉或右心房,是脑和躯体的上半部分静脉回流血,研究表明在重症患者中 $ScvO_2$ 通常较 SvO_2 高 5%,由于中心静脉血相对混合静脉血容易获得,重症患者中常用 $ScvO_2$ 替代 SvO_2 用于评价全身氧代谢,$ScvO_2$ 正常值>70%。

(二)器官氧代谢监测

目前常用的器官氧代谢监测手段有胃黏膜 pH 值,颈内静脉血氧分压和冠状窦静脉血氧分压。

1. 胃黏膜 pH 值(pHi) 休克时肠道是最早缺血缺氧的器官,而休克纠正时,肠道又是灌注恢复最晚的器官,因此胃肠道是反映机体缺血缺氧的"前哨"器官。胃黏膜 pH 值反映胃肠道黏膜的灌注和代谢情况,是反映休克引起胃肠道低灌注的敏感指标。通过特殊的胃黏膜张力计监测胃黏膜 CO_2 分压($PrCO_2$),同步测量动脉血 HCO_3^- 浓度,代入改良的 Henderson-Hasselbalch 公式,即可计算出 pHi。pHi 正常值为 7.35～7.45。pHi<7.35 说明胃肠道缺血缺氧,pHi 越低,说明胃肠道缺血越严重。胃黏膜 pH 值计算公式:

$$pHi = 6.1 + \log(HCO_3^-/0.03 \times PrCO_2 \times k)$$

公式中 0.03 为 CO_2 的解离常数,k 为不同平衡时间相对应的校正系数。

2. 颈内静脉血氧分压 是反映中枢神经系统氧代谢的指标。可通过颈内静脉逆行插管后抽血行血气分析,也可置入带有血氧饱和度监测的光导纤维持续监测。

3. 冠状窦静脉血氧分压 是反映心脏氧代谢和血流灌注的指标。可在直视手术时将中心静脉导管置入冠状动脉窦中,术后通过抽血行血气分析,监测冠状窦静脉血氧分压。

七、微循环监测

微循环是输送氧到局部组织并调节氧平衡的重要器官。休克时微循环出现障碍,表现为微循环血流下降和毛细血管分布不均,局部氧输送不足,感染性休克还表现为明显的血管舒缩异常和通透性改变。研究发现给予感染性休克患者充分液体复苏后,虽然血管内容量得到补充,但无法改善微循环灌注。因此监测微循环血流及分布,并针对监测指标进行复苏成为目前感染性休克治疗的新方向。

目前常用监测微循环变化的方法包括临床指标评估、间接监测和直接监测方法。

1. 临床指标评估微循环 可通过观察患者神志意识状态、皮肤色泽和温度以及尿量等指标,间接反映颅脑、皮肤和肾脏等脏器的微循环灌注情况,但容易受到患者病情严重程度、基础疾病及治疗措施等外部因素的干扰,且难以实时定量反映微循环灌注情况。

2. 间接监测微循环

(1)动脉血乳酸水平测定:动脉血乳酸水平是反映组织缺氧及无氧代谢的指标,但是由于一方面乳酸生成受到全身或局部组织缺氧及细胞线粒体功能障碍的影响,另一方面乳酸的清除依赖机体肝脏的代谢功能,因此通过乳酸水平解读微循环状态常较困难。

(2)混合静脉血氧饱和度(SvO_2)和中心静脉血氧饱和度($ScvO_2$):SvO_2可通过肺动脉导管测得,常用来反映全身灌注的微血管床的平均氧饱和度。但在严重感染中,由于微血管分流的存在,使得机体即使存在严重的局部组织缺氧也可表现出正常的$ScvO_2/SvO_2$。如果以$ScvO_2/SvO_2$正常化为治疗目标,常常使得治疗延迟,从而得不到理想的结果。

(3)胃黏膜pHi测定法:其原理是缺氧、无氧代谢促使酸类物质产生,这些酸类物质可以缓冲碳酸氢根离子,使得组织张力增加。胃黏膜pHi测定法是一个富有前景的可供选择的消化道局部灌注、组织缺氧的评价方法。

(4)经皮二氧化碳分压监测:研究显示,舌下黏膜和皮肤PCO_2监测比胃黏膜pHi测定法有更多优势,简单、无创、获取结果迅速,可床边施行,是目前值得临床推广的方法。

3. 直接监测微循环

(1)活体显微镜(IVM):活体显微镜必须透过活体表层组织结构进行观察,故仅局限于浅表皮肤菲薄组织,如人类的眼睛、皮肤和指甲。利用荧光染料可实现更佳的可视化和定量化研究,但由于染料潜在的毒性反应以及组织允许使用它的局限性,目前其应用主要限于动物实验。

(2)激光多普勒:基于多普勒频移和激光自混合原理,测量局部微循环血流速度,该血流速度是测量容积内所有血管的平均速度。已证实它可以用来测量皮肤、肌肉、胃黏膜、直肠和阴道等处的微循环血流,在动物模型中它可准确评估由于药物干预所引起的血流速度变化,并可检测局部组织血氧饱和度以及 NO 介导的血管舒张性内皮细胞功能障碍。

（3）扫描激光多普勒技术：结合激光共焦/线扫描和多普勒血流检测两种技术，可实现微循环的二维化处理、快速成像、实时监测。它已在临床被用来评估视网膜、皮肤和血流图像，以及在危重患者动脉套管插入术时的皮肤微血管灌注。

（4）正交极化光谱（orthogonal polarization spectral，OPS）：是一种较新的非侵入性的方法，半定量、手持式、无创、可视，可以床旁直接观察微循环改变。OPS 技术工作原理为光源发出（550±70）nm 波长的绿光，经过两个相互垂直的偏正镜，极化光被滤过，通过偏振镜进入电荷耦合器和摄像机成像。血红蛋白的等吸收点为 550 nm，成像后红细胞为黑色小体。多项研究表明舌下黏膜微循环能够可靠地反映肠道黏膜微循环及全身脏器组织灌注的变化。OPS 通过半定量分析舌下黏膜微循环，精确计算黏膜表面小血管和微血管密度、血管直径以及血流速度的变化，实现对微循环的实时定量监测。OPS 目前正逐步推向临床应用，对休克的早期诊断、指导液体复苏及判断患者预后具有一定的指导意义。

（5）旁流暗场（sidestream dark field，SDF）成像技术：亦为手持式、半定量分析检测法，是 OPS 技术的衍生发展，较 OPS 技术更为成熟、轻便、无创、可视、相对廉价，独立极化的光源可以照入更深的微循环内部组织，微循环中的红细胞和白细胞分辨率更高，能监测更深的毛细血管，图像较 OPS 更为清晰，可床旁直接观察和分析微循环变化，临床已用于机体微循环监测。

第三节　中枢神经功能监测

中枢神经系统在发生创伤、缺血缺氧等损伤后，引起脑组织、细胞和分子水平发生系列病理生理改变，如颅内压升高、脑灌注压降低、脑组织细胞变性坏死、诱发癫痫等，这些继发损伤可导致重症患者预后不良。因此，利用现代监测技术，及早发现病情变化，并给予相应处理，对于改善重症神经损伤患者的预后具有重要的临床意义。神经功能监测包括颅内压监测、脑血流监测及神经电生理监测等。

一、颅内压监测

颅内压（intracranial pressure，ICP）是指颅内容物（脑组织、脑脊液、血液）对颅腔壁的压力。多种神经系统重症疾病如颅脑创伤、脑血管疾病等多伴有不同程度的颅内压增高。颅内压增高可使患者出现意识障碍，严重者出现脑疝，并可在短时间内危及患者生命。在重症患者中颅内压监测对判断病情、指导降颅压治疗有着重要的临床意义。

（一）有创颅内压监测

【适应证】

（1）急性颅脑损伤。

（2）脑血管意外。

（3）颅内肿瘤。

（4）其他脑功能受损的疾病,如呼吸心脏骤停等。

【监测方法】

根据传感器放置部位的不同,可将颅内压监测分为导管法和置入法两类。导管法是将导管置入颅内,导管与体外传感器相连,通过液体传导测压系统测压,导管最常放置于脑室内,其次是蛛网膜下腔。置入法是将微型传感器直接整合于导管尖端,传感器直接与颅内组织接触而测压,依据传感原理不同可将传感器分为电压及电容传感器和光纤传感器。根据颅内压监测部位,又可将颅内压监测分为脑室内、脑实质内、蛛网膜下腔、硬膜下腔和硬膜外测压。

（1）脑室内压力监测:是目前测量颅内压的金标准。能准确地测定颅内压与波形,便于调零与校准,可行脑脊液引流,便于取脑脊液化验与脑内注射药物,安装技术较简单。缺点:易引起颅内感染、出血、脑脊液漏、脑组织损伤等并发症;脑室移位或受压、塌陷变小时置管困难。

（2）脑实质测压:是目前国外使用较多的一种颅内压监测方法。操作方便,技术要求不高。在额区颅骨钻孔,将光纤探头插入脑实质(非优势半球额叶)内 2～3 cm 即可。优点:测压准确,不易发生零点漂移;创伤小、操作简便;容易固定;颅内感染发生率低。缺点:创伤稍大;拔出后不能重新放回;价格较昂贵。

（3）硬膜下或蛛网膜下腔压力监测(亦称脑表面液压监测):用于开颅术中,将微型传感器置于硬膜下腔(蛛网膜表面)或蛛网膜下腔,可对术中和术后患者进行颅内压监测。因为没有硬脑膜的张力和减幅作用,测量结果比硬膜外法更可靠。优点:颅内压测定准确,误差小。缺点:传感器置入过程复杂;置入时间有限,一般不超过 1 周;易引起颅内感染、脑脊液漏、脑组织损伤、颅内出血等并发症。

（4）硬脑膜外压力监测:于颅骨钻孔或开颅术中,将光纤传感器或电子传感器置入硬脑膜与颅骨之间,紧贴硬脑膜。硬脑膜外压力比脑室内压力高 2～3 mmHg。优点:保持硬脑膜的完整性,减少颅内感染、出血等并发症;监测时间长;不必担心导管堵塞;患者活动不影响测压,监测期间易于管理。缺点:由于硬脑膜的影响有时不够敏感,影响监测的准确性;光纤传感器价格昂贵。

【临床应用】

(1) 正常成人颅内压 5～15 mmHg。脑灌注受颅内压影响。脑灌注压＝平均动脉压－颅内压。颅内压增高是指颅内压持续超过 15 mmHg。15～20 mmHg 为轻度增高，20～40 mmHg 为中度增高，＞40 mmHg 为重度增高。一般以 15 mmHg 作为降低颅内压治疗的临界值。

(2) 颅内压监测波形分析：监测颅内压的同时可记录到相应的波形，有 A、B、C 波三种类型。根据波形的变化可以了解颅内压增高的程度。

① C 波：为正常或接近正常压力波型，压力曲线较平坦，存在与呼吸、心跳相一致的小的起伏。呼吸运动时胸腔内压力影响上腔静脉回流，导致静脉压力变化，脑血容量发生变化，颅内压亦随之波动，波幅为 5～10 mmHg。由于心脏的每一次搏出引起动脉扩张，因而颅内压亦随心跳波动，波幅为 2～4 mmHg。

② B 波：为异常波形，呈较恒定的节律性振荡，没有其他波夹杂其间，颅内压可高达 20～30 mmHg，振幅＞5 mmHg，每分钟 0.5～2 次，颅内压上升呈较缓的坡度，而下降则较陡峭，顶端多呈明显尖峰，亦多发生于晚间与睡眠时。B 波的发生常与随周期性的呼吸变化而改变的 $PaCO_2$ 有关。因此 B 波的发生也是与脑血容量的增减有关，当呼吸节律快到足以使 $PaCO_2$ 下降时，则脑血管收缩，颅内压迅速下降。

③ A 波：为颅内压增高特有的病理波形，即颅内压突然升至 50～100 mmHg，持续 5～20 分钟。后骤然下降至原水平或更低，可间隔数分钟至数小时不等反复出现，也可间隔相同时间反复出现。提示颅腔的代偿功能濒于衰竭。此种波形除见于脑水肿外，还可见于脑血管麻痹、颅内静脉回流障碍。反复的 A 型波发作提示脑干压迫和扭曲严重，脑血液循环障碍，部分脑组织出现"不再灌流"现象，脑功能发生不可逆的损害。

（二）无创颅内压监测

近年来无创性颅内压监测取得一些进展，近年研究较多的包括经颅多普勒、视网膜静脉压监测、鼓膜移位法及诱发电位等。但这些技术的准确性有待进一步验证。

二、经颅多普勒脑血流监测

经颅多普勒（transcranial doppler ultrasound，TCD）技术是将低发射频率和脉冲技术相结合，使多普勒超声能穿透颅骨进入颅内，直接获得颅内大动脉血管的多普勒信号，反映脑血流情况。由于其提供无创、连续和实时脑血流速度监测技术，现已逐渐成为重症医学科监测脑血流的首要措施。

【适应证】

(1) 危重病人脑血流动力学监测。

（2）对脑血管意外、脑外伤等危重病人。

（3）诊断脑死亡。

（4）评价外科手术的治疗效果。

【监测方法】

（1）TCD 检查：TCD 窗口包括颞窗、眼窗和枕窗等，其中颞窗是最常用的监测窗口。通过直接检测颅内血管的多普勒信号，测定颅内动脉包括大脑前动脉、大脑中动脉、大脑后动脉及交通动脉等的血流速度。

（2）常用脑血流动力学参数

① 收缩期血流速度：指收缩期最高血流速度，反映整个心动周期的最高血流速度。

② 平均流速：指一个心动周期的多普勒频谱图像中最高血流速度及最低血流速度之间的平均值。

③ 舒张末期血流速度：指心动周期末期的最高血流速度，在一定程度上反映了脑血管的弹性阻力。

④ 阻力指数：是反映脑血管的舒缩功能、阻力状况的指标。

⑤ 搏动指数：是反映脑血管弹性的指标。

【临床应用】

（1）脑血管痉挛：脑血管痉挛是蛛网膜下腔出血的常见并发症，可引起迟发性缺血性神经损害。TCD 有助于评估蛛网膜下腔出血后是否发生脑血管痉挛及痉挛程度，并可动态观察治疗效果。

（2）颅内动脉狭窄：动脉狭窄时该部位动脉血流阻力增加，但血流并未中断。TCD 可诊断血管内径减少超过 50% 的颅内动脉狭窄。

（3）脑死亡：TCD 可显示颅内循环呈振荡波、尖小收缩波或血流信号消失。

（4）评价脑血管自身调节功能。

三、脑电图监测

脑电图（electroencephalograph，EEG）描记的是脑细胞群的自发性、节律性的生物电活动，主要反映皮质锥体细胞产生的突触后电位的总和。随着电子技术的发展，脑电图的持续监测成为可能。

【适应证】

（1）诊断癫痫：监测大脑癫痫放电活动、评估药物疗效及预后。动态 EEG 对无抽搐样发作性癫痫的诊断具有明显优势，可及时发现病情变化和及时处理；视频脑电图对于鉴别非典型的癫痫发作与假性癫痫发作有重要价值。

（2）监测脑缺血、缺氧。

（3）判断昏迷的严重程度。

（4）辅助诊断脑死亡。

（5）动态监测重症患者脑电活动,可综合判断患者脑功能及预测预后。

【监测方法】

（1）患者保持安静,头面部皮肤保持清洁干燥。

（2）脑电图监测目前通用国际 10/20 导联系统,电极数目可根据需要增减,但重症患者的脑电图监测最好不少于 8 个电极,电极放置要准确无误。

（3）与 EEG 监测仪正确连接,每次记录至少 30 分钟。在记录最平稳时段给予声音刺激或疼痛刺激,观察是否存在 EEG 反应性。注意 EEG 是否存在心电及其他干扰。

【临床应用】

（1）正常脑电图:脑电波由频率、振幅、位相等特征组成。频率指单位时间内同一周期的脑波出现的次数,以次/秒表示,按频率不同脑电波分为:① δ波:0.5~3.5 次/秒;② θ 波:4~7 次/秒;③ α 波:8~13 次/秒;④ β 波:14~25 次/秒;⑤ γ 波:大于 25 次/秒。振幅代表电位活动的大小,通常用微伏(μV)表示。25 μV 以下为低波幅;25~75 μV 为中波幅;75~150 μV 为高波幅;150μV 以上为极高波幅。

正常脑电图一般在觉醒、安静、无任何外界刺激或药物影响下监测所得。通常不同年龄、不同个体有所差异。正常成人清醒、安静时脑电图基本节律为 α 波,波幅通常为 30~50 μV,一般不超过 100 μV。部分正常人脑电波基本频率呈 β 波。

（2）异常脑电图:异常脑电图一般指超出该年龄组正常脑电图标准。按其范围分为广泛性和局限性异常脑电图;按其异常程度分为轻度、中度和重度异常脑电图;按其出现的方式分为持续性和阵发性异常脑电图。

临床上可根据异常脑电图变化诊断疾病、判断病情和预后。

① 癫痫:癫痫发作时神经元兴奋性异常增高,引起超同步放电,出现棘波等。脑电图在癫痫诊断、分类、鉴别诊断、选择治疗方法、评估疗效及预后判断等方面起重要作用。

② 脑缺血:脑对缺血损伤极为敏感。脑缺血时神经元代谢减慢,出现各种慢波及波幅进行性降低,严重缺血导致脑皮质不可逆损害之前脑电图即可呈等电位。

③ 昏迷:对于昏迷患者,脑电图有助于了解中枢神经系统功能。深昏迷患者脑电图常出现慢波,病情好转时可恢复至正常波,而病情恶化时逐渐呈平坦波形。脑死亡患者脑电活动消失,持续呈等电位改变。

四、脑电双频指数监测

脑电双频指数(bispectral index,BIS)是应用双频分析方法对原始 EEG

波形进行处理并量化的持续脑电图监测技术,能反映大脑皮质的功能状况,是评估意识状态、镇静程度的客观指标。

【适应证】

(1) 监测镇静程度。

(2) 监测麻醉深度。

【监测方法】

(1) 患者额部、颞部皮肤用乙醇进行清洁、脱脂。

(2) 将 BIS 传感器(电极片)贴在患者额颞相应的部位,传感器与数字信号转换器连接,将转换器固定于患者头部附近。

(3) 将转换器与 BIS 监护仪连接,开始进行监测。

【临床应用】

BIS 监测范围为 0～100。数值越大,病人越趋于清醒;数值越小,则提示病人大脑皮质的抑制越严重。BIS 值的意义:85～100 表示清醒状态;65～84 表示镇静状态;40～64 表示适当的麻醉状态;小于 40 表示深度催眠和各种意识不清的麻醉状态并可能呈现爆发抑制。低血糖、低血容量、低体温以及中枢神经系统的疾病会导致 BIS 值下降,由于 BIS 受肌肉活动影响较大可使 BIS 值假性增高。BIS 用于重症患者镇静监测时应将主观与客观评估相结合。

第四节　重症超声技术

重症超声是重症诊疗技术进步的体现。随着临床医学的进步,超声技术已经从实验室走向临床,而且涉及范围不仅局限在心脏,肺部超声、肾脏超声、胃肠道超声也在快速发展,形成以解决临床问题为导向的床旁技术,在重症患者疾病诊断和治疗策略调整及制定中发挥着重要的作用。

一、心脏超声

(一)心脏超声检查的分类

1. 经胸超声心动图(transthoracic echocardiography, TTE)　是探头置于患者胸部的检查方法,是临床常用的超声技术。由于超声波不能通过气体,所以,经胸心脏超声在存在气胸、纵隔气肿、胸部皮下气肿的病人常难以获得理想的检查图像。

经胸超声心动图主要包括二维超声、M 型超声和多普勒(脉冲多普勒、连续多普勒、彩色多普勒以及组织多普勒)超声心动图。进行床旁经胸心脏超声检查选用 3.5 MHz 矩阵超声探头。

　　二维超声心动图探查可因探头的位置和声束扫查的方向不同,而获得众多显示心脏和大血管结构的不同断面图像。TTE 二维超声常用的标准切面有:胸骨旁左室长轴、胸骨旁大动脉短轴、胸骨旁左室短轴二尖瓣水平、腱索水平、乳头肌水平、心尖四腔心、心尖二腔心、心尖五腔心和心尖左室长轴。

　　M 型超声是一种定点探测的超声技术,是指探头固定,声束方向不变,观察心脏某一径线上各界面活动的超声图像规律。此法多在测量腔室大小、心室壁厚度及活动速度时应用。M 型超声的优势在于时间分辨能力,便于观察所显示的结构在同一时间的运动状况。

　　多普勒超声技术是利用多普勒效应对目标的运动速度进行分析的一种技术。可分为脉冲式多普勒、连续多普勒、彩色多普勒血流显像、组织多普勒显像等,其中脉冲多普勒应用最广。多普勒技术指在二维超声心动图定位情况下,利用多普勒原理,采用一系列电子技术,实时显示心脏或大血管内某一点一定容积(SV)血流的频谱图。连续多普勒可连续发射冲波,具有测量高速血流的能力,对于定量分析心血管系统中的瓣膜病变和分流性病变有明显的优点。组织多普勒超声心动图检查是一种无创性分析室壁运动的技术,该技术根据多普勒原理将取样容积置于心脏检查部位可获得其运动方向和运动速度的图像。原理为在传统的多普勒基础上,改变多普勒滤波系统,滤掉心腔内高速、低振幅的血流频移信号,保留心脏组织运动产生的低速、高振幅频移信号,通过自相关信号处理技术,以彩色编码方法和频谱显示方法,将心肌室壁运动的信号实时展现在显示屏上。主要用于定量评价心肌运动、检测和判断梗塞部位、观察心内膜和心外膜不同的运动速度、观察心肌厚度、评价早期的舒张功能等。由于组织多普勒可以显示心肌运动速度,可以早于心输出量下降或射血分数(EF)值下降而发现心脏收缩功能的异常,因此在评估心脏收缩功能方面逐渐发挥着越来越重要的作用。

　　2. 经食管超声心动图(transesophageal echocardiography,TEE)　克服了 TTE 的许多局限性,可避免肋骨、肺对声束的干扰。由于食管紧邻心脏和大血管,探头位于心脏的后方,在切面图像上心房位于图像的近场,右室壁及右室流出道位于图像的远场。因此检查可以得到高品质图像,直接获取有关心脏解剖、功能及血流动力学方面的信息,从而为疾病诊断、治疗方法的选择及效果评估提供确实可靠的客观依据。目前在重症患者的诊断和监测中已显示出其独特的应用价值。

　　TTE 可用于诊断心脏疾病、评估心脏舒缩功能和心脏瓣膜情况;还可用于指导主动脉球囊反搏导管、中心静脉管及肺动脉漂浮导管的放置,调整及确认导管位置,减少置管并发症等。TTE 检查的禁忌证主要有食管和咽部疾病。食管疾病包括食管憩室、炎症、静脉曲张、占位、狭窄、畸形、放疗、硬化、食道及胃手术术后和上消化道出血等。咽部疾病包括急性扁桃体炎、急性咽炎、脓肿等。

（二）重症心脏超声检查操作方法

1. 虽然超声是一种无创的检查手段，但当患者烦躁时仍需要适当镇静。尤其需要测量与呼吸周期相关的指标时，由于患者呼吸做功过大会影响结果的判读，因此应防止患者躁动。

2. 由于重症患者病情的特殊性，有时难以获得准确而质量良好的标准切面图象，需要综合判断超声的结果，不要仅仅基于一个切面的图像得出结论。必要时，需要两个或两个以上超声医师共同作出结论。尤其注意的是，不要在质量不好的图像上进行勉强测量，否则会获得错误的数据而误导临床诊疗。

3. 由于有时难以获得经胸的满意切面和图像，剑下检查变得十分重要。经剑突下可以显示很多切面，包括四腔心、左室长轴、短轴等，可以获得对于心脏结构及功能的直观认识。但由于不是标准切面，所进行的测量及测量的结果仅供参考。

4. 紧急情况下不需把所有切面均观察完毕，获得对疾病诊治所需的信息即可。通常需要获得的信息至少应包括心脏各腔室大小的测量、心脏收缩及舒张功能的判断和评估、容量状态的评估、明显解剖异常的排除或确定等。

5. 经食道超声可以获得更好的图像，但由于是有创操作，临床应用需谨慎。在很多情况下，对于心功能的判断，经食道超声并不一定优于经胸超声。但是对于判断瓣膜疾病、心内血栓、异常血流等，在经胸超声无法获得明确的结论时，无禁忌证时需考虑实施经食道超声检查。

6. 除观察心脏本身病变外，经胸心脏超声有助于心其他病变的诊断和观察，如胸腔积液、肺实变、气胸、纵隔气肿等。

7. 当床旁检查发现难以鉴别的解剖异常时，需要请专科医师共同进行检查。

（三）重症心脏超声的基本临床应用

1. 左、右室收缩功能常用指标

（1）射血分数（EF）：获得射血分数的超声心动图学方法包括 M 型超声心动图、二维超声心动图和三维超声心动图等。M 型超声常用的计算方法是 Teichholz's 公式。准确测定的前提条件是左心室几何形状没有改变。如果左心室存在节段运动异常，因 M 型超声所检查的部位常不能代表整个左心室，M 型超声所测得的结果常不准确。另外在心脏收缩功能很弱、后壁与间隔之间存在矛盾运动、心室内传导阻滞等情况下，M 型超声也难以获得准确的 EF 值。二维超声心动图常用的计算公式是 Simpson's 方程和面积长度法。检测时采用心尖四腔、心尖二腔观或心尖左心长轴等清晰显示左室图像的切面,分别获取收缩末期和舒张末期左心室标准图像,描绘心内膜回声轨迹,测定其面积和长轴内径,计算左室 EF 值。该法简单可靠,但受图像显示质量的影响大,在一些肥胖、肺气肿、胸廓变形等患者中应用受到限制,此外左心室几何形状有改变者计算左室射血分数也受到影响,但优于 Teichholz's 公式。

(2) 心脏/大血管流量的测定:大血管血流量的测定是根据连续方程的原理,即如果已知某正常瓣口的面积和血流速度积分,就可以计算出该正常瓣口的血流量,每搏量 SV=A×VTI,式中 A 代表瓣口面积,VTI 代表收缩期或舒张期流经瓣口血流的血流速度积分。心腔大血管血流量的测定主要用于主动脉、肺动脉和二尖瓣口的血流量。在重症患者的临床应用中,较常测量主动脉、左室流出道及肺动脉的血流量。

(3) 室壁收缩期增厚率($\Delta T\%$)=(T_s 室壁收缩末期厚度—T_d 室壁舒张末期厚度)/T_d×100%,正常值>30%。尤其在评估局段性室壁运动异常的时候常用。

(4) 三尖瓣环收缩期位移(tricuspid annular plane systolic excursion,TAPSE):用于评价右室收缩功能。

应用 M 型超声心动图于心尖四腔心切面,取样点置于三尖瓣侧瓣环,M 型取样线尽量平行于右心室游离壁,获得三尖瓣环运动曲线,于三尖瓣环运动曲线测量三尖瓣环从舒张末至收缩末的位移,即 TAPSE。TAPSE 可以用于定量评价右心室功能。美国超声心动图学会(ASE)及欧洲超声心动图协会(ESE)推荐的 TAPSE 正常值为≥15 mm,<15 mm 意味着右室功能减低。虽然 TAPSE 测量方便,但它仅限于评价右室游离壁在长轴方向上的收缩功能,而不能反映室间隔及右室流出道的功能。

(5) 肺动脉压力的测定:用三尖瓣反流法估算肺动脉收缩压(PASP)是较公认的敏感和准确的方法。在无右室流出道梗阻情况下,肺动脉压=右室收缩压。

计算公式为:RVSP=ΔP+SRAP,其中 RVSP 为右室收缩压,SRAP 为收缩期右房压,ΔP 为三尖瓣反流的最大跨瓣压差。根据伯努利公式,三尖瓣反流的最大跨瓣压差近似为三尖瓣反流最大速度的平方的4倍。测量三尖瓣反流的最大速度要使用连续多普勒。正常人右房压为 5~7 mmHg,中度增大者为 10 mmHg,重度增大者为 15 mmHg。如果临床监测 CVP,即可以 CVP 代替右房压进行计算。

2. 左室舒张功能评价指标

(1) 左室舒张功能指标的正常值(见表 24-4)。

表 24-4 评价舒张功能指标的正常值

	男 性	女 性
E 峰(m/s)	0.66±0.15	0.70±0.16
E 峰减速时间(s)	0.21±0.04	0.19±0.04
E 峰(m/s)	0.67±0.16	0.72±0.18
E/A 比值	1.04±0.38	1.03±0.34

（2）左室松弛性异常所致舒张功能不全的评价指标：IVRT 延长，二尖瓣 E 峰速度减低，减速时间延长，E/A<1。

（3）左室顺应性异常所致舒张功能不全的评价指标：IVRT 缩短，二尖瓣 E 峰减速时间缩短，E 峰速度增高，A 峰速度减小甚至消失。

3. 心室整体功能

Tei 指数，又称心肌做功指数，它等于等容收缩期时间＋等容舒张期时间，再除以射血时间，由于这三个参数均能反映心室收缩和早期舒张功能，因此，通过左室 Tei 指数和右室 Tei 指数可以有效地评价整体心室功能，且不受心室几何形态、心率和孕龄的影响。Tei 指数是对常规测定的血流多普勒参数的重要补充，目前无公认的正常值。

4. 心脏前负荷和容量反应性的评估

心脏超声对容量状态的评估有静态或动态的指标，静态指标即单一测量心脏内径大小和流量快慢，动态指标指观察静态指标在心肺相互作用、被动抬腿试验和容量负荷试验等影响下的变化，常用的指标如上腔静脉塌陷率、下腔静脉扩张指数、左室射血的呼吸变化率等。动态指标临床使用价值更大。

严重低血容量时，超声评估容量不足的常用指标包括：功能增强且容积很小的左室，左心室舒张末期面积<5.5 m^2 体表面积；自主呼吸时下腔静脉内径小且吸气塌陷非常明显，呼吸导致的变异度>50％；机械通气患者呼气末下腔静脉内径常<9 mm，呼吸导致的变异度>18％。

容量过负荷及容量反应性阴性的超声评估指标包括：无心包填塞时上下腔静脉有明显充盈表现（扩张或固定）；严重右室功能不全及负荷增加（右室大于左室的超声证据）；左室充盈压明显增高，如明显增大的 E/E'。

超声评估容量反应性时，必须考虑以下因素：① 容量反应性的评估需要测量多个参数，综合分析；② 左室或右室内径大小的变化对于容量反应性的预测并不完全可靠；③ 评估容量反应性时，必须考虑自主呼吸、正压通气及心律失常等对评估指标的影响；④ 非心脏超声获得的心肺相互作用评估容量反应性（如脉压呼吸变异率）的假阳性原因（尤其是严重右心衰）易于通过心脏超声检查明确。

二、肺部超声技术

因为肺内充气,不能透过声线,肺脏一直被视为超声禁地。但是现在的研究认为,虽然超声不能穿透气体,但正常情况下能够检查到胸膜,而病人肺内病变大多数情况下是可以影响到胸膜的,结合肺部不同的液体和气体的比例产生的各种伪像,通过分析可以获得肺部超声的特征性影像,因此,近年来肺部超声检查逐步受到重视。

肺部超声的基本超声征象有:蝙蝠征、胸膜滑动征、A 线、B 线、肺搏动征、沙滩征、肺点等。另外通过超声检查还可以发现肺肝样变、胸腔积液、异常胸腔内容物等。对于任何呼吸衰竭、呼吸困难、循环不稳定者,均可进行肺部超声检查。另外,肺部超声还可以对肺复张效果进行评估。肺部超声常使用弧形探头进行观察。通常取上胸部锁骨中线处、心尖部接近腋前线(及对侧的对应位置)处、腋中线处、腋后线或肩胛下线(如有可能)为观察点。观察时探头应当垂直于肋骨。

超声探头以垂直肋骨放置,可看到上下肋骨的声影,位于肋骨声影之间高回声的亮线为胸膜线,肋骨声影和胸膜线构成的图像,称为"蝙蝠征",是识别肺的标志。正常情况下,在胸膜线上可看到下列超声图像:① "胸膜滑动征"(lung sliding, LS),即胸膜线上脏层胸膜随着呼吸运动相对壁层胸膜的滑动,M 超上表现为"沙滩征"。② A 线,表现为与胸膜线平行、重复的数条高回声线,胸膜线以下的第一条 A 线与胸膜线间的距离等于皮肤到胸膜线的距离,且回声强度随深度的增加而逐渐减低,也称为"水平伪影"。超声波到达胸膜时遇到富含气体肺脏的反射,因此,在正常情况下难以显示正常肺内结构,只有在周边肺组织或胸膜有病变时,声像图才可显示。③ 孤立的 B 线或仅在下侧胸壁靠近膈肌处出现动态 B 线,表现为胸膜线垂直发出的激光束样的高回声条、直达屏幕边缘,随着肺滑动而运动,也称"彗尾征"(comet-tail artifacts, CTA)。

病理情况下,肺部超声可以表现为以下征象:

1. 肺泡综合征　产生的原理是液体积聚在多个肺泡中,液体可以是渗出液、漏出液或血液等。主要表现为:① 组织样征:表现在肺部检查时肺的部位出现类似于肝样组织结构。② 碎片征:片状组织样改变,位于胸膜下可产生此征象。与 CT 比较,这两种征象对于肺泡综合征的诊断敏感性达 90%、特异性达 98%。

2. 肺间质综合征　主要为肺水肿产生的征象,包括高静水压和高通透性肺水肿;其他少数情况下见于特发性肺间质纤维化。主要超声征象是彗尾征,及起源于胸膜线的 B 线,根据 B 线的间隔不同分为 B_7(B 线间隔大约 7 mm,主要是胸膜下小叶间隔增厚)和 B_3(B 线间隔 3 mm)。

3. 气胸　在气胸的诊断上 X 线胸片并不优于超声,而且超声诊断气胸具有快速、直接的优势。确诊气胸的流程为:首先观察是否有胸膜滑动征,如果有则除外气胸,如果胸膜滑动征消失则怀疑气胸,但还不能诊断,因为还有其他原因(胸膜粘连、肺部感染)可导致患者胸膜滑动征消失。第二步需观察是否存在 A 线,A 线存在怀疑气胸。第三步检查是否存在肺点,发现肺点则诊断气胸。肺部超声出现以下征象则可以除外观察部位的气胸:胸膜滑动征、肺搏动征和肺实变征。

4. 胸腔积液　胸腔积液在超声上表现为低回声区。主要有以下超声表现:四边形征:上下两个边是脏层胸膜和壁层胸膜,左右两个边是肋骨的影像;水母征:被压缩的肺组织在胸腔积液中飘动;正弦波征:在发现胸水的部位应用 M 超检查,胸水随呼吸运动而动,产生此征象。

5. 肺不张与肺实变　肺不张指的是肺泡内气体丧失、肺泡塌陷、导致肺体积缩小,可以发生在任何肺叶或肺段,往往因气道堵塞或肺组织受外在因素压迫引起。肺实变指肺内大量渗出,导致肺泡不能充气,肺体积可不缩小,支气管内常有残存气体。肺实变和不张的肺组织含气量明显减少或消失,超声波可以穿透。肺实变的超声主要征象是肺泡综合征,即碎片征和组织样征。当超声波遇到残留的少许气体时,产生散在的高回声点或线;如果是较大的支气管含有较多气体,则形成高回声的"支气管气像",这是肺实变的特异性征象。而肺不张时肺体积明显减少,超声上可见支气管树的影像被压缩甚至难以探及。而早期支气管被阻塞而肺内气体并未被吸收,超声上会表现为胸膜滑动征消失而出现肺搏动征。

6. 膈肌功能不全　目前监测膈肌功能的检查方法有 X 线透视法和膈神经传导法等,有研究显示超声法监测膈肌功能状态更有优势,更能及早发现膈肌功能障碍,指导临床脱机。膈肌超声测量的体位是仰卧位,体表位置是双侧较低肋间隙的腋前线。如果膈肌移动度<10 mm 或没有移动,则诊断为膈肌功能障碍。

三、肾脏超声

肾脏超声能够床旁及时无创的监测肾脏结构和循环情况,为休克循环监测支持提供了新的重要思路。

超声多普勒技术的肾脏阻力指数(RI)是评估肾脏灌注的重要工具,既往研究显示 RI 可用于监测肾脏移植后功能不全、尿路梗阻等,RI 与疾病的进展明确相关,RI 超过 0.7 则肾脏血流阻力升高。近年来在 ICU 中由于其无创、简单、可重复性强,成为监测 AKI 发生、发展的重要指标,尤其有益于调整休克的血流动力学治疗策略。另外,由于超声造影技术的进展,使床旁定量实时监测大血管与微血管血流成为可能,尤其对于休克时肾脏灌注的变化,包括对于治疗干预的变化均有监测价值。

四、颅脑损伤超声

监测颅脑损伤患者颅内压和灌注压是临床迫切需要解决的问题。经颅多普勒超声(transcranial doppler sonography)的指标与颅内压和脑灌注压在特定情况下具有相关性,如 PI 指数。临床常用 TCD 进行脑死亡的判断。

颅内高压的监测最常用的定性监测指标是 PI。PI＝(收缩期脑血流速度 Vs－舒张期脑血流速度 Vd)/平均脑血流速度(Vm)。目前,经研究提出一侧半球脑出血预后的判断标准:非病灶侧的 PI 值高于 1.75 提示 30 天内的高死亡率,敏感度为 80%,特异度为 94%。通过二维超声检测视神经鞘的大小也可以反映颅内压的状况,其中以眼球后方 3 mm 处最为恒定,正常上限在成人为 5 mm。

脑血管反应性评估:常用呼吸抑制试验,即屏住呼吸 30 秒钟,然后紧接着连续测量 4 秒钟的脑血流速度,计算呼吸抑制指数 BHI＝脑血流平均速度升高值/呼吸抑制时间。BHI≥0.69 为正常,否则为异常。

第五节 其他监测技术

一、腹腔内压力监测

【概念】

腹腔高压及腹腔间隔室综合征是重症病人常见并发症,可导致多器官功能衰竭。加强腹内压力监测、及时预防和治疗腹腔高压是重症病人救治的关键环节。

腹腔内压力(intraabdominal pressure,IAP)决定因素:腹腔器官的体积,占据空间的其他物质如腹水等,腹壁顺应性。正常情况下 IAP 接近或低于大气压。导致腹腔压力升高的原因分为急性和慢性因素。急性因素常见空腔脏器的高度扩张,腹腔内脏器(如肠管、胰腺)的水肿、渗出,腹水,腹腔内出血,腹腔内填塞物的使用等;慢性因素常见妊娠、缓慢生长的肿瘤。

【IAP 分级】

Ⅰ级 10~14 mmHg;

Ⅱ级 15~24 mmHg;

Ⅲ级 25~35 mmHg;

Ⅳ级 >35 mmHg。

各种因素引起的腹腔内高压,进而引发多脏器功能衰竭。当腹腔内压力大于 25 mmHg,且病人出现少尿、气道压升高、低氧血症、心输出量减少、酸中毒甚至休克等临床表现时可以诊断为腹腔高压综合征(abdominal compartment syndrome，ACS)。

【监测方法】

(1) 直接测量法：即通过腹腔引流管或穿刺针连接传感器进行测压,测量值准确,但此方法为有创操作,加之大多数患者腹腔情况复杂,故临床很少应用。

(2) 间接测量法：经膀胱测压法为目前最常用方法,方法如下。

① 置双腔或三腔 Foley 尿管,测压前保证排尿通畅,在排空膀胱后夹闭导尿管。

② 通过 18 号针头(双腔)或连接 Y 型管(三腔)连接测压管或传感器。

③ 病人完全平卧,以腋中线为零点,应用注射器向膀胱内注入生理盐水 25 ml。

④ 读取测压管中水柱读数或通过传感器连接监护仪读取压力数值。

⑤ 禁忌证包括膀胱损伤、膀胱痉挛等。

(3) 经股静脉置管测压

① 通过股静脉或下腔静脉置管测定下腔静脉压力,其与腹内压变化有良好的相关性。

② 先放置股静脉置管,导管尖端应达腹腔位置(30 cm 为宜)。

③ 通过三通管连接股静脉导管并测压。

④ 置管方法、测压管路连接及抗凝同中心静脉压监测。

二、胃肠黏膜 pH 监测

在伴有缺血、缺氧的病理状态下,全身和局部器官灌注减少,可造成组织 pH 降低。胃肠道对此具有较高的敏感性,因此胃肠黏膜内 pH(pHi)可以在整体上反映组织器官的灌注状态。

【适应证】

(1) 各种原因导致的休克复苏时。

(2) 全身与局部组织灌注状态评估。

【禁忌证】

(1) 绝对禁忌证：鼻咽部或食管毁损或梗阻,严重而未控制的凝血功能障碍,严重的上颌部外伤和颅底骨折,食管黏膜大疱性疾病。

(2) 相对禁忌证：近期做过胃、食管手术,胃、食管溃疡、肿瘤、静脉曲张,不稳定的心脏疾病,不耐受对迷走神经的刺激。

【监测方法】

(1) 器械准备：胃黏膜气体张力计(胃肠 pHi 导管,又称 Tonometry 导管),先检查确认导管前端半透膜囊完整无破损,并与通向导管末端的三通连接通畅。

（2）将生理盐水通过三通注入气囊，排空囊内气体，抽出生理盐水关闭三通。

（3）将 Tonometry 导管经鼻插入胃腔内。通过抽得胃液或 X 线检查确定导管插入胃内。

（4）胃肠黏膜 pH 和 PCO_2 的测量方法

① 生理盐水张力法：将 5 ml 生理盐水经三通开关注入气囊，关闭三通开关并开始计算平衡时间。平衡时间大于 45 分钟。平衡结束后用注射器先缓慢抽出 4 ml 囊内液体，旋转三通至另一开口排掉。再抽出囊内剩余的液体 1 ml，关闭三通，并用橡皮塞封闭注射器。立即检测生理盐水 PCO_2（即 $PrCO_2$），同时抽取动脉血标本检测 HCO_3^-。通过 pH 计算公式获得 pHi 结果。

② 空气张力法：用空气取代生理盐水作为介质来测量 $PrCO_2$ 的方法。监测仪通过采样管与 pHi 导管的硅酮膜小囊相通，构成了监测仪与 pHi 导管紧闭的重复循环系统。pHi 导管插入胃内后，监测仪自动向导管气囊内充入空气，达到预先设定的 10～15 分钟平衡时间后，自动将囊内空气抽出，用红外光谱技术检测出囊内空气中的 PCO_2，即 $PrCO_2$。再通过输入动脉血气中数值，如 $PaCO_2$、HCO_3^- 自动计算出 pHi。空气张力法的主要优点是，① 空气的 CO_2 平衡时间短，可以真正达到连续监测的目的；② 避免了标本处理和实验室监测的误差、延误，提高了监测的准确性和可重复性，降低了费用。

三、代谢功能监测

【概念】

能量代谢最终目的是获得能量平衡，通过代谢监测了解和测定不同疾病状态下病人的能量代谢，是提供合理有效的营养治疗及决定营养物质需要与比例的前提和保证。

【适应证】

（1）各种疾病状态人群。

（2）使用呼吸机治疗的重症患者。

【监测方法】

人体代谢水平监测有两种方法，包括直接能量测定法和间接能量测定法。营养代谢车能量测试系统就是一种间接能量测定法，通过化学反应的定比定律关系，测定机体在一定条件下物质氧化分解释放的能量，进而计算能量和三大营养素代谢水平。

营养代谢车能量测试系统，是通过测试机体在一定时间内的 O_2 耗量和 CO_2 的产生量，同时输入实验室测出的 24 小时尿总氮排出量，根据 Weir

Equation公式,间接测量出测试者能量及蛋白质、脂肪、糖的消耗。Weir Equation公式如下:

$$REE(kcal/d) = [3.94VO_2 + 1.1V(CO_2)] \times 1.44 - 2.17(UN)$$

其中:REE 表示静息能量消耗,VO_2 单位时间内所消耗的氮,$V(CO_2)$ 表示单位时间内产生的二氧化碳,UN 表示尿总氮值。

测量 REE 前,患者静卧休息 20～30 分钟,使其心情放松平静。测试环境室内温度应在 15～25℃,湿度 40%～80%。按照营养代谢车说明书进行操作。

第二十五章　器官支持治疗技术

第一节　呼吸功能支持治疗

一、氧疗

氧气是机体组织细胞能量代谢所必需的物质。有充足的氧气，细胞才能维持其生理功能。在重症患者救治中，氧疗具有重要的治疗作用。

1. 氧疗的目的

氧疗的目的包括纠正低氧血症、降低呼吸做功和减少心肌做功。

2. 氧疗的装置

根据氧疗系统提供的气体是否能够满足患者吸气的需要，一般将氧疗装置分为高流量系统和低流量系统。

（1）高流量氧疗：指供氧系统具有较高的气体流速，气体量能够完全满足患者吸气所需，患者不需额外吸入空气。多数高流量系统采用带有Venturi装置的面罩。高流量系统提供的气流速应超过患者峰值流速，而且提供的气体量应当在患者通气量的4倍以上。

（2）低流量氧疗：提供的气流不能完全满足吸气的需要，患者需额外吸入部分空气。该系统可提供的气体氧浓度为 $21\%\sim90\%$。FiO_2 由以下因素决定：① 贮气囊的大小；② 氧流量；③ 患者的呼吸模式（潮气量、呼吸频率及吸气时间等）。

低流量系统提供的气体氧浓度不很准确，但患者更为舒适，应用较为方便，而且比较经济。常用的低流量系统包括鼻塞、鼻导管、普通面罩、带有贮气囊的面罩等。低流量系统实施氧疗时，FiO_2 一般低于 60%，要进一步提高 FiO_2，需应用带有贮气囊的面罩。

3. 氧疗方法

（1）鼻导管或鼻塞：为临床上使用最多的方法，简单、方便、舒适、价廉。采用鼻导管或鼻塞氧疗时，FiO_2 与吸入氧流量有如下关系：$FiO_2 = 21 + 4 \times$ 吸入氧流量（L/min）

（2）普通面罩：一般用塑料或硅胶制成，无单向活瓣或贮气袋。面罩需紧贴口鼻周围，用绑带固定于枕后。氧流量须在 5 L/min 以上，以确保储气袋适当充盈和将面罩内 CO_2 冲洗出。不宜用于慢性阻塞性肺病患者，以防加重二氧化碳潴留。

（3）附储氧袋面罩：患者需吸入高浓度氧气（$FiO_2 > 60\%$）时，在简单面罩上加装一体积约 $600 \sim 1\ 000$ ml 的储气袋。该方法可提供 FiO_2 为 $60\% \sim 90\%$。

（4）可调式通气面罩：可调式通气面罩即 Venturi 面罩，属于高流量给氧系统。该装置可提供较恒定的 FiO_2，基本无 CO_2 潴留产生。适用于低氧血症伴高碳酸血症患者。

（5）经环甲膜穿刺气管导管给氧：作环甲膜穿刺，经皮将内径为 $1.7 \sim 2.0$ mm 的塑料导管插入气管内，导管留置于气管内 10 cm（管端在隆突上 $2 \sim 3$ cm），外端固定后与输氧管相连。

4. 氧疗的副作用

（1）去氮性肺不张：FiO_2 高于 50% 可引起去氮性肺不张，导致解剖样分流增加。吸入纯氧 15 分钟就可发生去氮性肺不张，临床上值得重视。

（2）氧中毒：高浓度氧（一般指 $FiO_2 > 50\%$）吸入后，可产生较多的氧自由基，导致肺组织细胞损伤和功能障碍，造成氧中毒。通常常压下 $FiO_2 < 40\%$ 是安全的，$40\% \sim 60\%$ 即可能引起氧中毒。

二、机械通气

1. 机械通气的病理生理目的　机械通气是重症患者重要的生命支持手段，其病理生理目的主要包括以下几个方面：改善肺泡通气，改善或维持动脉氧合，维持或增加肺容积，减少呼吸功。

2. 机械通气的临床目标　机械通气的临床治疗目的主要包括以下几个方面：纠正低氧血症，纠正呼吸性酸中毒，缓解呼吸窘迫，防止或改善肺不张，防止或改善呼吸肌疲劳，保证镇静和肌松剂使用的安全性，减少全身和心肌氧耗，降低颅内压，促进胸壁的稳定。

3. 机械通气的适应证和禁忌证

（1）适应证：经氧疗和气道通畅治疗仍不能缓解低氧血症和二氧化碳潴留的呼吸衰竭患者，均是机械通气治疗的适应证。

（2）禁忌证：一般认为，机械通气没有绝对禁忌证，但以下特殊疾病，应首先作必要的处理才能进行机械通气，或需采用适当的特殊机械通气手段，否则可能会给患者带来不良影响。这些疾病主要包括：气胸、大咯血或严重误吸引起的窒息性呼吸衰竭、伴肺大疱的呼吸衰竭、严重心衰继发性的呼吸衰竭。

4. 呼吸机的参数设置

（1）潮气量设置：潮气量的设定应遵循肺保护原则，通常设为 $8 \sim 10$ ml/kg 理想体重。急性呼吸窘迫综合征患者应采用小潮气量通气，设为 $4 \sim 6$ ml/kg 理想体重，且气道平台压力不超过 30 cmH$_2$O。

（2）机械通气频率设置：成人患者机械通气频率通常设置到 $8 \sim 20$

次/min。另外,应根据动脉血氧分压、二氧化碳分压和 pH 值,进一步调整设置。

(3) 吸气流速设置:容量控制通气时需设置吸气流速。理想的吸气流速应满足患者吸气峰流速的需要。当患者无自主呼吸或自主呼吸较弱时,一般将吸气流速设为 40~60 L/min。当患者自主呼吸较强时,吸气流速的设置影响患者的呼吸做功和人机协调,如设置过低,易导致患者产生空气饥饿感,应引起重视。

(4) 吸呼比设置:吸呼比的设定应考虑机械通气对血流动力学影响、氧合状态、自主呼吸水平等因素。通常吸气时间设置为 0.8~1.2 s,吸呼比为 1:(2~1.5)。

(5) FiO_2 设置:一般取决于目标氧合水平,无慢性呼吸功能障碍的患者,通常要求动脉氧饱和度>88%。FiO_2 根据该目标设置。对于 ARDS 患者,还需结合呼气末压力水平进行设置。

(6) 触发灵敏度的设置:呼吸机吸气触发机制有压力触发和流量触发两种。一般情况下,压力触发的触发灵敏度设置在 1~3 cmH_2O,而流量触发的灵敏度设置在 2~5 L/min。

(7) 呼气末正压(PEEP)的设置:PEEP 的主要目的是增加肺容积、改善氧合。机械通气的患者通常需要设置 PEEP,对于 ARDS 患者,如果氧合障碍严重、且塌陷肺泡可复张性好,需设置较高水平 PEEP。

(8) 气道压力的监测和报警设置:气道峰值压力是呼吸机送气过程中的最高压力。气道平台压力为吸气末屏气时的气道压力,与肺泡压较为接近。平均气道压为整个呼吸周期的平均气道压力,可间接反映平均肺泡压力。呼气末压力为呼气即将结束时的气道内压力。通常情况下,呼气末压力等于大气压,而设置 PEEP 时,呼气末压力等于 PEEP。

5. 机械通气的实施和模式特点

(1) 容量控制通气(VCV):呼吸机按照设定的潮气量和呼吸频率进行呼吸辅助。需设置以下参数:潮气量、机械通气频率、吸气流速等参数。容量控制通气时潮气量恒定,但气道压力不恒定。潮气量、气道阻力、呼吸系统顺应性和吸气流速是影响气道压力的主要因素。VCV 时吸气向呼气的切换为时间切换。

(2) 同步间歇指令通气(SIMV):SIMV 是呼吸机强制指令通气与患者自主呼吸相结合的通气模式。呼吸机强制指令通气的送气方式与控制通气类似,一般在触发窗内如患者有吸气触发,则按预设的潮气量、气体流速、吸气时间给患者送气。如在触发窗内患者无吸气触发,则在触发窗结束后,呼吸机按预设的条件强制送气。

(3) 压力控制通气(PCV):呼吸机按照设定的送气压力和呼吸频率进行

呼吸辅助。需设置以下参数：送气压力水平、机械通气频率等参数。PCV 时气道压力恒定,但潮气量不恒定。影响潮气量的主要因素包括设定的压力水平、气道阻力和呼吸系统弹性阻力。PCV 吸气气流模式为减速气流。吸气向呼气切换为时间切换。

(4) 压力支持通气(PSV)：PSV 是一种预设压力、流速切换的辅助通气模式。需设置预设压力水平和触发灵敏度。PSV 时潮气量不恒定,设定的压力水平、气道阻力和呼吸系统顺应性是影响潮气量的主要因素,气道阻力增加和(或)顺应性降低时,潮气量减少。吸气向呼气的切换为流速切换。

(5) 双相正压通气(BIPAP)：BIPAP 是保留自主呼吸的压力控制通气模式。需设置高压时间、低压时间、高压、低压、辅助压力和机械通气频率。

6. 机械通气的并发症

(1) 人工气道相关的并发症：指与气管插管或气管切开管等人工气道相关的并发症,常见的如气道出血、感染、气道狭窄、气管食管瘘等。

(2) 正压通气相关的并发症

① 人机对抗：为正压通气的常见并发症。患者或呼吸机设置的原因均可产生人机对抗。如呼吸机模式及参数设置不当、患者呛咳、气道痉挛、产生高水平内源性 PEEP 时等。人机对抗易导致患者氧耗增加、影响机械通气效果、产生气胸等并发症。一旦出现人机对抗,需及时处理。

② 气胸：气胸、尤其是张力性气胸是机械通气患者的严重并发症,常威胁患者生命,需紧急胸腔穿刺减压、放置胸腔闭式引流。

③ 肺不张：通气量严重不足、气道分泌物潴留、气管插管过深至单肺通气等均可导致肺不张。

④ 通气不足或过度通气：潮气量设置不当、呼吸机故障、胸肺顺应性或气道阻力改变等均易导致通气不足或过度通气。

7. 机械通气的撤离　呼吸机的撤离是指逐渐降低机械通气水平,逐步恢复患者自主呼吸,最终脱离呼吸机的过程。自主呼吸试验(spontaneous breathing trial, SBT)是临床上判断患者自主呼吸功能的有效方法。通过降低呼吸机支持水平或脱离呼吸机后,观察患者自主呼吸、氧合及其他各项生理指标的变化,以对患者的自主呼吸能力做出判断,并为撤机提供参考。SBT 采用以下三种方式实施：① T 管：直接断开呼吸机,并通过 T 管吸氧;② 低水平持续气道内正压(CPAP)：将呼吸机调整至 CPAP 模式,压力一般设为 $5cmH_2O$;③ 低水平的压力支持通气(PSV)：将呼吸机调整至 PSV 模式,支持压力一般设为 $5\sim7cmH_2O$。

三、肺复张疗法

肺复张(recruitment maneuver, RM)是促进塌陷肺泡复张的方法,是

ARDS 肺保护性通气的重要组成。目前常用的 RM 方法包括控制性肺膨胀（SI）、PEEP 递增法（IP）及压力控制法（PCV）。

SI 的实施是在机械通气时采用持续气道正压的方式，一般设置正压水平 $30\sim40$ cmH$_2$O（1cmH$_2$O=0.098 kPa），持续 $30\sim40$ 秒。PEEP 递增法的实施是将呼吸机调整到压力模式，首先设定气道压上限为 $35\sim40$ cmH$_2$O，然后将 PEEP 每 30 秒递增 5 cmH$_2$O，气道高压也随之上升 5 cmH$_2$O，高压上升到 35 cmH$_2$O 时，只递增 PEEP 5 cmH$_2$O。直至 PEEP 为 35 cmH$_2$O，维持 30 秒。随后每 30 秒递减 PEEP 和气道高压各 5 cmH$_2$O，直到实施肺复张前水平。压力控制法的实施是将呼吸机调整到压力模式，一般高压 $40\sim45$ cmH$_2$O，PEEP $15\sim20$ cmH$_2$O，维持 $1\sim2$ 分钟。

实施 RM 需注意的并发症主要有血流动力学波动及气压伤。对于基础血流动力学不稳定的患者实施肺复张手法时应慎重，必须保证充足容量状态。实施 RM 过程中，如动脉收缩压降低到 90 mmHg 或比复张前下降 30 mmHg，心率增加到 140 次/分，或比复张前增加 20 次/分，经皮动脉血氧饱和度（SpO$_2$）降低到 90% 或比复张前降低 5% 以上，以及出现新发生心律失常时，应及时终止肺复张。另外，复张压力过高可能会导致气压伤，但并不常见。

四、俯卧位通气

俯卧位通气是一种特殊的机械通气方法，通过将患者体位由仰卧位改变为俯卧位后，降低胸腔内压力梯度，并有利于促进分泌物引流和促进肺内液体移动，从而有利于改善通气/血流失调等，对于改善急性呼吸窘迫综合征（ARDS）患者的氧合等具有重要的临床作用。

1. 适应证 中重度 ARDS 患者，机械通气 PEEP$\geqslant$5 cmH$_2$O、FiO$_2$$\geqslant$0.6 时 PaO$_2$/FiO$_2$<150 mmHg，尤其适用于对肺复张和高 PEEP 疗效不佳、PaO$_2$/FiO$_2$<100 mmHg 的重度 ARDS 患者。对于 PaO$_2$/FiO$_2$>200 mmHg 的轻度 ARDS 患者不建议使用。

2. 禁忌证 严重的血流动力学不稳定、颅内压增高、颈椎脊柱损伤、未处理的不稳定性骨折，近期腹部手术等是俯卧位通气的禁忌证。

3. 并发症 常见并发症包括皮肤黏膜压迫受损，气管插管、动静脉管道及各种引流管的压迫、扭曲、移位、脱出，气道阻塞，颜面部水肿，皮肤破损等。

五、支气管镜下吸痰及支气管肺泡灌洗术

（一）支气管镜下吸痰

支气管镜下吸痰范围可以扩至小气道，并能在直视下冲洗吸出痰栓，有助于迅速改善呼吸功能，明确病变部位、范围及病变的性质。

操作方法：

（1）确保各种抢救药物备齐，心电、血氧监测。

（2）检查纤维支气管镜清晰度，连接管道是否通畅，冷光源系统是否正常。确认吸引器正常、吸引管通畅。

（3）患者处于去枕平卧位，光源通常处于患者的右侧，操作者位于床头，连接好吸引器，润滑好纤维支气管镜，调节呼吸机吸氧浓度为100％。

（4）如患者有自主呛咳，在气道内注入0.1％利多卡因进行气道表面麻醉。

（5）操作者动作要熟练轻柔，时间不宜过长，吸力不宜过大100～200 mmHg。

（6）注意心电、血氧饱和度的情况，如出现心律失常、血氧饱和度下降等应停止操作，并作相应处理。

（二）支气管镜肺泡灌洗

支气管镜肺泡灌洗（bronchoalveolar lavage，BAL）是指通过支气管镜进入支气管分支，灌入无菌生理盐水，通过工作孔道吸引回吸收尽可能多的液体，进行局部治疗的方法，并可以辅助肺部疾病的诊断。

操作方法：

支气管肺泡灌洗需要使用具有活检孔的支气管镜，术前准备同支气管镜检查术前准备，常规在支气管气道检查之后于组织活检或刷检前进行。

（1）麻醉：多采用2％利多卡因，总量一般不超过300 mg。

（2）术前镇静及用药：给予合适的镇痛镇静治疗。

（3）保证氧供：操作过程中需要保证氧供，维持SPO_2 90％以上。

（4）术中监测：需监测呼吸频率、血氧饱和度、心率及心律、血压。

（5）灌洗部位：弥漫性肺疾病通常选择右肺中叶或左肺舌段，局限性肺部病变如肿瘤、肺部感染等，应灌洗病变最严重的部位。

（6）灌注液体及液体量：一般采用无菌生理盐水，室温或加热至37℃；总灌注量为100～250 ml，一般不超过300 ml。

（7）灌注方法

① 普通灌洗：支气管镜远端进入段或亚段支气管开口处，达到紧密楔入，从活检孔通过注射器快速注入无菌生理盐水，每次灌注后经塑料注射器手动回抽，或用低压吸引器轻轻吸引（50～100 mmHg），吸引应为间断性。

② 远端导管灌洗：支气管镜远端进入段或亚段支气管开口处，通过工作孔道插入塑料导管进入灌洗区域，导管外端连接注射器，通过注射器灌入液体并进行回吸收。

当患者出现以下情况时，慎重选择该操作：给氧后不能纠正的低氧血症和高碳酸血症,严重心律失常,近期出现的心肌梗死及哮喘发作,高出血风险。

六、声门下吸引术

气管插管或气管切开后,声门下方、气管导管气囊上方常有多量分泌物积存于气囊上方形成黏液糊,随吞咽和呼吸动作及气管管径发生变化时,分泌物即可沿气囊壁流向下呼吸道。这些分泌物中的病原菌由于粘附在适当的受体上,并没有被机体的特异性防御机能所清除,成为呼吸机相关肺炎(VAP)发病的重要因素之一。应用声门下可吸引气管导管连续吸引该分泌物,可降低 VAP 的发生率。

使用方法:将声门下引流管与连续或间断负压连接,负压常规不超过200 mmHg,将引流物集于无菌负压罐,每日计量,并及时倾倒。压力调节时请将患者与装置分开,并于持续吸引状态调节压力。为保持引流管的通畅,每 2 小时用无菌盐水冲洗引流管一次,冲洗声门下引流管前要检查气管插管或气管切开导管气囊的压力,并及时将冲洗液吸出,每次冲洗液不超过 10 ml,回抽速度应均匀缓慢,以免负压过大造成黏膜损伤。若声门下积液多,可适当增加冲洗次数。每次冲洗量过大(>10 ml)易引起患者咳嗽不适,甚至误吸,冲洗量过小(<5 ml)可能为无效冲洗。

七、胸部物理治疗

胸部物理治疗主要目的:防止气道分泌物潴留,促进分泌物清除;改善肺脏的通气/血流分布,提高患者呼吸效能;通过功能锻炼,改善心肺功能贮备。

适应于慢性支气管炎、慢性阻塞性肺气肿、肺炎、哮喘、职业性肺部疾病、昏迷、外科术后患者等。

胸部物理治疗的方法主要包括:胸部叩击、胸部震颤和机械振动排痰等,是促进气道清洁的辅助治疗手段。

八、高频振荡通气

高频振荡通气(high frequency oscillation ventilation, HFOV)是通过基础气流产生持续气道内正压,电驱动隔膜振动产生振荡波,使气体在气道内不断振动的一种通气方法。一般频率在 $3 \sim 15$ Hz/min,潮气量约 $1 \sim 4$ ml/kg。HFOV 改善氧合和通气的机制与常规机械通气不同。可用于常规机械通气失败的 ARDS 或其他呼吸衰竭患者。

九、体外膜氧合

体外膜氧合(extracorporeal membrane oxygenation, ECMO)是通过体外循环全部或部分代替心肺功能,治疗严重心、肺功能衰竭、有逆转可能的重症患者。对无法进行抗凝治疗、不可逆转的脑损害、其他不可逆状态的重症患者为禁忌证。

该操作需要的主要物品为：离心泵、氧合器、管道支架系统、体外循环管道、动静脉穿刺导管。

操作过程包括建立合适的血管通路、体外循环配套的冲洗、管路连接、患者全身肝素化抗凝等。

第二节 循环系统支持治疗技术

一、心脏电复律

心脏电复律是指异位性快速心律失常时，用外加的高能量脉冲电流治疗，使心脏全部或大部分心肌细胞在瞬间同时除极，造成心脏短暂的电活动停止，然后由最高自律性的起搏点（通常为窦房结）重新主导心脏节律的治疗过程。心脏电复律又称为心脏电除颤。

单向波与双向波：除颤仪的放电波形有单向波和双向波两种形式。双向波消耗能量小、并发症少、治疗成功率高，近年来临床应用越来越多。采用双向波进行除颤时，首次电击可选择 $150\sim200$ J 的电击能量，而第二次和后续除颤应选择相同或更高的能量。如果使用单向波除颤仪，则所有电击都应选择 360 J。

同步与非同步电复律：同步电复律指除颤仪的同步触发装置利用病人心电示波中的 R 波来触发放电，使电流仅在心动周期的绝对不应期中发放，避免诱发心室颤动，可用于转复除心室颤动以外的各类异位性快速心律失常。非同步电复律指除颤仪的非同步触发装置可在任何时间放电，用于转复心室颤动。

（一）适应证

1. 心室颤动与心室扑动：为非同步电除颤的绝对适应证，可重复电击。

2. 室性心动过速：经药物治疗无效或伴有心源性休克、心衰、急性心梗等紧急情况下，宜及早进行同步电复律。常用双向波能量为 $100\sim200$ J。

3. 室上性心动过速：经药物治疗无效，且血流动力学障碍者，可考虑同步直流电复律，常用双向波能量为 $100\sim200$ J。

4. 心房扑动：药物治疗无效或伴有心室率快、血流动力学状态恶化的患者，宜同步直流电复律，所需双向波能量为 $50\sim100$ J。

5. 心房颤动：是同步电复律常见的适应证。① 心室率快，药物治疗无效；② 房颤经适当的洋地黄治疗仍有心力衰竭存在；③ 房颤持续时间不超过 1 年；④ 甲状腺功能亢进已基本控制，仍有持续房颤；⑤ 预激综合征合并快速房颤。

（二）禁忌证

心脏电复律的禁忌证主要包括：① 病情不稳定，如严重心衰、严重电解质或酸碱失衡；② 室上性心律失常伴完全性房室传导阻滞，或伴有病态窦房结综合征；③ 复律后在奎尼丁或胺碘酮的维持下又复发房颤；④ 洋地黄中毒所致室上性心动过速时电击复律疗效不佳，且可导致心室纤颤和死亡。

（三）操作方法

1. 非同步电复律

（1）胸外心脏电除颤：确认存在室颤，选择除颤器按钮于"非同步"位置，若一次点击无效，可进行再次电除颤。

（2）胸内心脏电除颤：用于开胸手术中或急诊开胸抢救患者的室扑和室颤，消毒的电极板用消毒盐水纱布包扎后，分别置于心脏前后，电能量为 $20\sim30$ J，一般不超过 70 J。

2. 同步直流电复律

（四）并发症及处理

1. 低血压　电复律后可发生一过性低血压，多见于电复律能量较大者，通常容量治疗有效，多数能自行恢复。

2. 心律失常　电复律后可见心律失常。常有房性早搏、室性早搏、交界性逸搏出现，偶有频繁室性早搏、短阵室速发生，一般静注利多卡因能在短时间内使之消失。极少数患者出现严重的室性心律失常如持续性室速、室扑、室颤。一旦出现室颤，应立即给予非同步电除颤治疗。

3. 急性肺水肿　房颤复律为窦性心律后，左右心功能并不一定同时恢复，尤其是二尖瓣和主动脉瓣病患者，左心机械功能的恢复明显迟于右心室，因而出现左心功能衰竭，可发生肺水肿。较少见，常于电复律后 $1\sim3$ 小时发生，应立即给予强心、利尿、扩血管治疗。

4. 栓塞　常发生于房颤持续时间较长、左心房显著增大的患者而术前未接受抗凝治疗者。多发生在复律后 $24\sim48$ 小时。

5. 心肌损伤　心肌损伤的程度与电复律能量、电极面积及两电极安置的距离有关，一般数天后可自行恢复。

6. 皮肤灼伤　电复律后电极接触皮肤部位均有灼伤，可见局部皮肤红斑，尤其是操作时按压不紧、导电糊不足时更为明显。通常无需特殊处理。

二、体外心脏起搏

体外起搏是一种无创的临时起搏方法，通过皮肤、皮下组织及肌肉将发放的脉冲电流传输到心脏，进行起搏。

（一）适应证

由于体外起搏具有安全、迅速、易掌握，不需要特殊 X 线设备，在重症心脏病患者的抢救中有重要的作用。在心内起搏禁忌(急性心肌梗死溶栓后)或无条件进行心内起搏的情况下,可使用体外起搏;对于病情紧急、不需长时间起搏治疗的患者尤为适用。主要应用于以下几种情况。

1. 治疗血流动力学不稳定的缓慢性心律失常,如三度房室传导阻滞伴反复发作阿—斯综合征的患者。

2. 室速、室颤电转律后发生的心脏停搏。

3. 可试用于心脏静止的患者,但作用有限。

4. 可以通过超速抑制和程控早搏刺激终止室性和室上性心动过速,但应做好转律及除颤准备。

(二)禁忌证

无绝对禁忌证,对于心包压塞、严重肺气肿和过度肥胖患者应选择心内起搏。

(三)操作方法

1. 向清醒的患者及家属作必要的解释与说明。

2. 用75%的乙醇清洁局部皮肤。

3. 将起搏电极固定于胸壁适宜的位置(同心脏电复律的电极位置)。常用的体外起搏电极的位置多选用前后位或右尖位双极体外起搏。前后位时起搏电极的负极以心电图胸前 V3 导联处为中心,正极在背部肩胛骨下方脊柱左或右侧。右尖位时,起搏电极的负极在心前区心尖部(女性应置于乳房下)、正极在右锁骨中线锁骨下方位置。

4. 连接好监护系统和体外起搏系统。

5. 开启起搏功能开关,选择适宜的初始起搏频率、起搏阈值和起搏方式,打开脉冲发放开关。

(1)情况允许时应先测定起搏阈值和感知灵敏度,一般从 50 mA 开始调节,最大起搏电流为 200 mA。

(2)紧急情况下可选用 80~100/min 频率和最大起搏输出进行起搏,患者有自主心律时采用按需起搏(VVI),心脏停搏时采用非同步心脏起搏方式(VOO)。

(四)注意事项

1. 起搏有效的判定,心电图上按设定起搏频率出现于起搏脉冲之后的宽大畸形波群,其后有与之相应的巨大倒 T 波,或与起搏频率一致的动脉搏动和血压上升。

2. 体外起搏脉冲较宽,可对体表心电图产生干扰,影响心脏夺获的识别,应尽量将感知灵敏度调至最小,可间断关闭体外起搏确定自主心律并及时发现和终止快速性心律失常。

3. 连续体外起搏 120 分钟仍不能撤除者,应过渡至 X 线下心内膜起搏。

4. 紧急起搏时,其他复苏治疗同步进行。

5. 体外起搏会产生电极部位与起搏脉冲同步出现的肌肉抽动,一般能耐受。对于清醒患者如果对局部刺激特别敏感,应给予适当的镇痛镇静治疗。

三、心内临时心脏起搏

心内临时心脏起搏是采用体外脉冲发生器发放电脉冲,利用心内临时起搏电极进行心脏电生理诊断、急救或预防性保护的一项技术。该技术操作简便、实用,在临床应用广泛。

(一)适应证与禁忌证

1. 治疗性起搏:急性心肌梗死、急性心肌炎、药物中毒或电解质紊乱、心脏外伤或外科术后、严重心肌缺血等引起的房室传导阻滞、严重窦性心动过缓、窦性停搏伴心源性脑缺氧综合征(阿-斯综合征)发作等。

2. 预防性或保护性起搏:冠状动脉造影及心脏血管介入性导管治疗,心律不稳定患者在安置永久性心脏起搏或更换起搏器时,心动过缓或虽无心动过缓但心电图有双束支阻滞,不完全性三分支阻滞,将要接受全身麻醉及大手术者。

3. 心内临时心脏起搏大多用于紧急抢救,无绝对禁忌证。

(二)操作方法

1. 操作准备

(1)患者准备:建立静脉通道,持续心电监测。

(2)器械准备:临时起搏器、起搏电极和穿刺导管,无菌敷料包等。

2. 穿刺置入起搏导管:经静脉右室心内膜临时起搏,常选右颈内静脉或锁骨下静脉,16G 或 18G 穿刺针穿刺静脉,将导引钢丝送入血管腔内,撤除穿刺针。经导引钢丝送入扩张管和静脉鞘管,退出扩张管和导引钢丝后,起搏电极导管经鞘管推送,进入 15～20 cm 或右心房后,气囊充气 1.0～1.5 ml,电极导管可顺血流导向通过三尖瓣进入右心室。

3. 电极导管定位与固定:根据心腔内心电图特征可指导电极导管的定位。导管位于上腔静脉时 P 波高大、倒置,位于右房中部时 P 波双相,导管穿过三尖瓣进入右心室时 P 波振幅降低而 QRS 波振幅增大,导管接触到心内膜时显示 ST 段呈弓背向上抬高是重要的电极定位指标,进入肺动脉流出道则 P 波又倒置且 QRS 波幅度降低。根据起搏图形 QRS 波方向调整电极位置直至出现稳定的起搏图形。也可在 X 线下安置起搏导管。

4. 电极导管安置到位后,用无菌导线将导管与体外脉冲发生器连接,导管和鞘管缝合固定在穿刺部位的皮肤处,局部覆盖无菌纱布。

5. 起搏参数调节

（1）起搏方式：常用按需起搏（VVI），右心室梗死者选用 VDD 起搏。

（2）起搏频率：一般为 70～80/min，可按具体情况增减。

（3）起搏阈值：为了获得稳定夺获，起搏电流常为阈电流的 2～3 倍，电流为 3～5 mA，电压 3～5 V。

（4）感知灵敏度：指起搏器感知 P 波或 R 波的能力，一般为 1～3 mV。

（三）注意事项

1. 监测心率、心律及血压，发现问题及时处理。

2. 高钾血症、代谢性酸中毒可提高心肌起搏阈值，从而减弱起搏效果；而缺氧和低钾血症可降低心肌起搏阈值，从而可诱发心室颤动。

3. 除颤放电可能损坏起搏器，故每次除颤后应仔细检查。

4. 可将起搏器频率调至自主心率以下 1～2 分/次，观察自主心率恢复情况。

5. 心内临时心脏起搏器放置时间一般为 1～2 周，不超过 4 周。需长期起搏者应安装永久性心脏起搏器。

四、主动脉内球囊反搏

主动脉内球囊反搏（intra-aortic balloon counterpulsasion，IABP）是一种机械辅助循环的方法，通过动脉系统置入一根带气囊的导管到左锁骨下动脉开口远端和肾动脉开口上方的降主动脉内，在心脏舒张期球囊充气，在心脏收缩前球囊放气，达到辅助心脏功能的作用。IABP 技术不断完善，已广泛应用于心功能障碍的重症患者的救治。

在心脏舒张期，主动脉瓣关闭，IABP 球囊充气膨胀推动血液上、下运动，当血液逆向流动，使主动脉上段舒张压升高，冠状动脉血流量增多，灌注加强使心肌供血供氧改善；血液向下流动，增加肾动脉的血液灌注。

在心脏收缩前，IABP 球囊突然放气排空，使主动脉内的压力骤然下降，降低左室后负荷，左心室的射血阻力明显下降，降低了心肌做功，从而减少心肌耗氧量。

（一）适应证

1. 各种原因导致的心源性休克。

2. 急性心肌梗死、不稳定性心绞痛、血流动力学不稳定的心脏手术等。

3. 充血性心力衰竭。

4. 高危病人手术中预防性运用。

5. 心脏术后脱离体外循环困难者。

6. 心脏手术后，低心排血量综合征。

7. 心脏移植手术前后等。

（二）禁忌证

1. 绝对禁忌证：重度主动脉瓣关闭不全、主动脉窦瘤破裂、主动脉夹层动脉瘤等。

2. 相对禁忌证：不可逆的脑损伤、终末期心脏病、出血性疾病、转移性恶性肿瘤等。

（三）置管前准备

1. 准备球囊反搏导管、主动脉球囊反搏机器，压力检测装置（包括专用换能器、软包装生理盐水、加压袋）。球囊反搏导管为一次性使用，根据气囊充气量分别为 4 ml、9 ml、10 ml、15 ml、25 ml、32 ml、35 ml、40 ml 等，应根据患者性别、体重等情况挑选。

2. 器械准备：静脉切开包，PVP 碘消毒物品，无菌手套，手术衣、操作用帽子、口罩。

3. 置入前装置设定打开 IABP 机器，检查氦气（＞200 PSI）；连接心电图导联（三导联或五导联），或者通过连接线将床边监护仪的心电图信号连接至反搏机；安装患者动脉压力测定装置，并在测定前清零；选择波形清晰，有最高 R 波的导联。

（四）置管方法

1. 穿刺部位选择：股动脉穿刺置管法最常用，经胸升主动脉置入法适用于经股动脉不能置入气囊或心脏手术过程中。

2. 导管选择：成年男性多选 40 ml，成年女性多选 32～40 ml，儿童酌情选择。

3. 从包装盒中取出 IABP 导管，将导管放入降主动脉距左锁骨下动脉 2 cm，放置术中注意病人主诉，剧烈腰痛常提示主动脉夹层。置管后须拍摄胸 X 片判断导管位置。

4. 将压力监测装置与 IABP 导管的中心腔连接，获得动脉压力波形，注意不允许反搏导管囊腔内抽血及进行手工冲洗或者放置另一路动脉压力监测通路，做抽血用。

（五）上机操作

1. 触发模式选择：压力触发或者心电触发，必须评估后选择可靠的触发模式。

2. 根据病情选择辅助通气比例。

3. 设置报警参数：包括触发、导管、充气、系统监测报警。

4. 启动反搏充气泵，连接患者。

5. 在整个反搏过程中，必须严格掌握球囊的充放气时间，用连续显示动脉压力波形的方法，即每个收缩波形后，有"第 2 个收缩波"正好位于较小的第

1个动脉波后降段上。如果过早充气将会减少每搏输出量,增加心室收缩末和舒张末容量,增加心脏前后负荷。

（六）应用监测

1. 使用 IABP 均为重症患者,监测生命体征,定时记录出入量等。

2. 严密监测反搏效果,及时调整触发方式。

3. 观察置管处有无出血及血肿,置管侧下肢有无缺血及神经压迫表现。

4. 观察导管置入深度及有无移位,有无主动脉夹层及肾动脉闭塞等。

5. IABP 需抗凝治疗,应监测凝血功能及血红蛋白、血小板等。

6. IABP 机器工作状态是否正常。

（七）并发症及防治

1. 下肢缺血:因血管痉挛、球囊导管过粗、血栓形成及主动脉夹层等原因引起。表现为缺血肢体疼痛,皮肤苍白,变凉,足背动脉搏动消失。应适当抗凝,选择合适的气囊导管,注意观察下肢动脉搏动、皮肤温度和颜色的变化等,及时处理异常情况。

2. 感染:注意无菌操作,必要时使用抗生素。

3. 出血:局部出血可给予缝合及沙袋压迫,全身性出血的应调节抗凝药的使用剂量。

4. 主动脉夹层:放置 IABP 球囊导管时,表现为背痛、腹痛或血流动力学不稳定。

5. 置管并发症:动脉撕裂穿孔手术修补。

6. 球囊破裂:导管囊内见到血液即可肯定球囊破裂,应立即拔除球囊导管以防血栓形成。

7. 血栓形成:抗凝不充分或导管长时间静置等原因。

（八）反搏机撤离

病情稳定后,在血流动力学监测下,下调反搏机辅助比例,逐渐撤机。拔管前球囊放气。拔管后至少按压20分钟,后给予加压,关氦气,关电源。各导线清洁后妥善管理。

第三节　血液净化

一、血液净化基本原理

血液净化是将患者的血液引至体外,并通过净化装置除去其中某些溶质和体液,或替代或支持器官系统功能的一种治疗技术。在重症医学快速发展中,由于人们对重症疾病认识的不断进展,以及现代医疗设备技术的支持,血液净化技术得到广泛应用,现已成为重症患者救治的重要手段,更多重症患者因此受益。

血液净化治疗主要通过清除体内溶质和体液而发挥治疗作用,其溶质清除方式包括弥散、对流、吸附。弥散是指溶质以半透膜两侧浓度差作为动力,进行重新分布并达到动态平衡的过程。对流是指由跨膜压力差作为动力,驱动溶质随溶液产生的同向运动。吸附是利用吸附剂的吸附作用而实现有害物质的清除。水的清除是通过超滤的方式。血液净化基本都是通过这几种清除方式而发挥临床治疗作用的。

二、血液净化临床应用

随着血液净化技术在重症医学领域的广泛应用与实践,血液净化治疗技术的临床应用范围已有了很大拓展,并日趋成熟。重症血液净化常用治疗方式包括血液滤过、血液透析、血液透析滤过、血液灌流、血浆置换、血浆吸附等。

1. 适应证　重症血液净化的临床应用,目前除急性肾损伤或肾衰竭治疗外,更广泛应用于严重感染与感染性休克,严重水、电解质及酸碱代谢紊乱,急性肺水肿,急性呼吸窘迫综合征,药物或毒物中毒,重症急性胰腺炎,肝衰竭,过高热,多器官功能障碍综合征等。不同的疾病应选择不同的血液净化治疗模式、治疗时机,实施个体化治疗。

2. 禁忌证　重症血液净化绝对或相对禁忌证:① 无法建立合适的血管通路;② 严重的凝血功能障碍;③ 严重活动性出血,特别是颅内出血。

3. 治疗流程　重症患者的血液净化治疗,应由有资质的重症医学科医师负责评估患者的适应证和确定治疗方案,以保证重症血液净化治疗的有效性及安全性。

血液净化治疗在临床的规范实施应包括以下内容:

(1) 治疗前评估患者血液净化的适应证、禁忌证。

(2) 选择血液净化合适的治疗时机。

(3) 确定血液净化的治疗模式。

(4) 建立血流通路。

（5）选择膜滤器：根据治疗模式选择滤器,通常选用高生物相容性滤器。

（6）置换液配制：重症患者通常首选碳酸氢盐配方。

（7）确定治疗参数：血流量,置换液量及方式,超滤量等。

（8）选择抗凝方式：局部抗凝,全身抗凝,无抗凝。

（9）治疗监测：生命体征监测,体液量监测,凝血监测,血糖、电解质及酸碱平衡监测,机器压力及漏血监测等。

4. 血流通路的建立　血液净化治疗的血流通路建立,通常选择静脉—静脉血流通路,其操作便捷,更加适合重症患者的抢救,已被广泛采用,静脉—静脉血流通路多采用双腔导管,体外循环血流驱动力来源于体外循环血泵,静脉血管多选择颈内静脉、股静脉、锁骨下静脉等,以右侧股静脉常用。特殊情况下,可建立动脉—静脉血流通路,其体外循环血流驱动力来源于动脉—静脉压力差,一般选择股动脉建立动脉端循环,静脉端建立则主要选择股静脉或其他中心静脉,以保证足够的血流量和超滤率。

5. 置换液配制　置换液配制原则是：置换液的渗透压要保持在生理范围内,一般不采用低渗或高渗配方;置换液的电解质浓度应保持生理水平,以纠正患者原有的电解质紊乱,但可根据治疗目标作个体化调节;因部分置换液会进入体内,须配置及使用无菌置换液。

6. 抗凝方法　血液净化治疗时抗凝措施尤为重要。常用的抗凝方法包括：局部枸橼酸盐抗凝法、肝素抗凝法、低分子肝素抗凝法、无抗凝法等。

理想的抗凝剂至少应具备以下特点：① 抗凝作用时间短,抗凝作用局限于滤器与管路内;② 抗凝效果可行床边监测;③ 抗凝剂用量小,副作用少;④ 抗凝剂过量时,可有相应的拮抗剂进行干预。

肝素抗凝法常用普通肝素,首剂量为 20 U/kg,维持量为每小时 5～15 U/kg,应每 4 小时监测凝血指标,同时注意肝素诱发出血、诱导血小板减少症等并发症。临床也可选择低分子肝素抗凝法。局部枸橼酸盐抗凝在临床的应用日趋增多,已逐渐成为 CRRT 抗凝的首选方式,尤其对于高危出血及凝血机制障碍的患者更为有效,如果枸橼酸盐制剂能够普及,局部枸橼酸盐抗凝将在临床发挥更为重要的作用。

7. 治疗监测

（1）基本生命体征监测：神志、体温、血压、心率、呼吸、血氧饱和度等监测。

（2）体液量及血流动力学监测：评估容量状态;实时调整超滤量。

（3）电解质、酸碱平衡和血糖监测：每 4～6 小时监测,维持内环境稳定。

（4）凝血监测：不同的抗凝方式选择相应的监测指标。肝素抗凝时可监测部分凝血活酶时间（APTT）或活化凝血时间（ACT）,使 APTT/ACT 保持正常值的 1.5～2.5 倍,即能获得充分的抗凝效果。局部枸橼酸盐抗凝须监测血钙,应维持机体离子钙水平 1.0～1.3 mmol/L。

(5) 机器安全监测:① 压力监测跨膜压(TMP)等;② 漏血监测等。

8. 并发症

(1) 血管导管并发症:感染,血栓形成,气胸,管路脱落,血管撕裂等。

(2) 治疗相关并发症:低体温,低血容量,水电解质酸碱紊乱,贫血等。

(3) 抗凝并发症:出血,血小板减少症等。

(4) 机器及膜滤器相关并发症:过敏反应,气体栓塞等。

三、血液滤过

血液滤过是模拟正常肾小球滤过作用原理,以对流为基础的血液净化技术。血液滤过回路中,血液通过高通透性膜制成的滤器,由跨膜压驱使水分经滤过膜进入滤液,溶质以等渗性对流转运和溶液一起透过滤器膜。

血液滤过滤器的通透性较高,利用对流机制对中分子物质及部分大分子物质的滤出成为其重要特征,与血液透析利用弥散机制主要清除小分子物质形成鲜明对比。血液滤过清除的中分子物质中,炎症介质清除表现出了免疫调节的效能,从而有利于改善全身炎症反应,改善外周血管阻力,缓解高动力循环状态,提高组织氧摄取率,降低血乳酸水平,改善组织代谢状态,从而提高重症患者的救治成功率。

血液滤过时,影响溶液与溶质清除的因素包括:① 滤器性能及流体力学特征:滤器膜材料、滤器长短、口径、几何图形等;② 滤器内压力梯度:滤液侧负压、滤器内静水压、胶体渗透压、血液黏稠度等;③ 血液黏滞度与血流量:二者均与超滤率密切关联。

如果说血液滤过是模拟正常肾小球滤过作用原理,那么置换液补充则是模拟肾小管的重吸收功能。置换液的补充途径包括前稀释法和后稀释法,所谓前稀释是指在滤器前血路中输入置换液,优点是可以降低滤器内血液黏稠度,减少抗凝剂使用量,滤器寿命相对延长,缺点是置换液使用量增加,滤过液中溶质浓度低于血浆浓度,超滤效率降低。所谓后稀释是指在滤器后输入置换液,优点是节省置换液,滤过液中溶质浓度几乎与血浆相同,超滤效率较好,缺点是滤器血液黏稠度高,容易发生滤器内凝血,滤器寿命缩短。置换液量的控制应当依据液体出入平衡计算。置换液的输入途径与置换液量的控制应按照患者具体情况决定。

按照治疗时间的不同,血液滤过又有间歇性和连续性之分,二者最大的区别是对重症患者血流动力学影响不同。其中连续性血液滤过对血流动力学影响较小,更适合血流动力学不稳定的重症患者,其原因为:① 血液滤过为持续性超滤,对水和溶质的清除速度较慢,对血容量影响较小;② 细胞外液晶体渗透压降低缓慢,细胞外液容量变化也较小;③ 血液滤过的体外血流速度较慢,对患者循环影响较小。

四、血液透析

血液透析是根据膜平衡原理,将患者血液通过半透膜与含有一定成分的透析液接触,两侧可透过半透膜的分子(如水、电解质和中分子物质)跨膜移动,达到动态平衡,从而使得血液中的代谢产物,如尿素、肌酐、胍类等小分子物质和过多的电解质,通过半透膜弥散到透析液中,透析液中的物质如碳酸氢根和醋酸盐等也可以弥散到血液中,达到清除体内有害物质,补充体内所需物质的治疗目的。

1. 血液透析中的溶质清除方式有两种

(1)弥散:即溶质从高浓度处向低浓度处运动。影响弥散运动的因素包括溶液浓度梯度、溶质分子量和半透膜的阻力。

(2)超滤:即液体在压力梯度下通过半透膜的运动,超滤的动力来自静水压和渗透压。血液透析使用的半透膜厚度为 $10\sim20~\mu m$,膜上的孔径平均为 3 mm,所以只允许分子量为 15 kDa 以下的小分子和部分中分子物质通过,而分子量大于 35 kDa 的大分子物质不能通过,因此血液透析不能用于体内炎症介质的清除。

2. 血液透析的分类

(1)标准透析:膜的孔径较小,只能清除小分子和部分中分子物质,如尿素氮、肌酐、血氨等。

(2)高通量透析:应用较大孔径膜如聚丙烯腈膜(PAN)等透析,可以通过分子量在 15 kDa 以内的物质,包括游离胆红素、游离脂肪酸、芳香族氨基酸等。

3. 急性肾损伤行血液透析的指征

具有以下临床症状:① 无尿 2 天或少尿 3 天;② 每天体重增加 2 kg 以上;③ 水肿、肺水肿、胸水;④ 恶心、呕吐;⑤ 出血倾向;⑥ 神经精神症状。或实验室达到以下指标:① 血肌酐>8 mg/dl;② 血尿素氮>80 mg/dl;③ 血清钾>6.0 mmol/L;④ HCO_3^-<15 mmol/L;⑤ 血尿素氮每天上升>30 mg/dl,血清钾每天上升>1.0 mmol/L。

4. 血液透析禁忌证

血液透析无绝对禁忌证,相对禁忌证包括:① 休克与低血压;② 严重出血倾向;③ 心功能不全或严重心律失常不能耐受体外循环;④ 恶性肿瘤晚期;⑤ 脑血管意外;⑥ 未控制的严重糖尿病;⑦ 精神失常及不合作患者。

5. 血液透析常见并发症

透析失衡综合征、透析首用综合征、低血压、透析中高血压、头痛、心律失常、肌肉痉挛。

（1）透析失衡综合征：临床表现为恶心、呕吐、头痛、疲乏、烦躁不安等症，其发生率可达到 $10\%\sim20\%$，严重者可有抽搐、震颤。主要治疗是立即给予高渗溶液如甘露醇或高渗葡萄糖静脉注射，给予镇静药，必要时终止透析。其发生原因主要是：① 由于血脑屏障的影响，使透析过程中血液中的尿素氮较脑脊液中的下降快，血—脑间产生浓度差，水由溶质浓度低的一侧向浓度高的一侧移动，从而导致大量水进入脑组织，形成脑水肿。② 快速透析后，大量脑皮质细胞内氢离子含量增高，pH 明显降低，脑内含水量增多，脑细胞间渗透压上升，也是导致透析失衡的原因。处理措施：① 采用血液透析治疗的患者血浆尿素氮不宜过高；② 首次透析采用低效透析器，时间不超过 3 小时；③ 适当提高透析液中钠浓度，静脉点滴甘露醇及 50% 葡萄糖可预防透析失衡综合征的发生；④ 已经发生透析失衡综合征时，轻者要缩短透析时间，重者立即停止透析，给予对症处理。

（2）透析首用综合征：是使用新的透析器或管道产生的一组症候群。按照不同表现可分为 A 型与 B 型。A 型多发生在透析开始后几分钟内，轻者出现瘙痒、荨麻疹、咳嗽、流泪、腹痛、腹泻等，重者出现呼吸困难、心脏骤停。B 型多发生在透析开始后几分钟到 1 小时，症状较 A 型轻，主要表现为胸背痛。A 型往往需要终止透析，且不可回血，可使用肾上腺素、抗组胺药、糖皮质激素等进行处理。

（3）低血压：发生率为 $20\%\sim40\%$。典型的表现有恶心、呕吐、出汗、面色苍白、呼吸困难、血压下降。其发生原因主要是：① 有效循环血量减少。血浆胶体压下降，使得水向组织转移，导致血容量减低；② 醋酸盐的作用。醋酸盐对末梢血管有扩张作用，可以使得血管阻力降低，导致血压下降；③ 自主神经功能紊乱，使颈动脉和主动脉压力感受器反射弧存在缺陷，对开放体外循环时血容量减少不适应。这种低血压多数发生在透析开始时，而透析中后期血压下降多由于超滤过快或对醋酸盐透析液的不适应。

五、血液透析滤过

血液透析滤过是将患者血液从体内引出进行体外循环，基于弥散与对流原理，对体内水分及中小分子物质进行清除，从而达到血液净化的目的。血液透析滤过综合了血液透析与血液滤过的优点，尤其适用于顽固性高血压、血流动力学不稳定和对透析不耐受者。

基本原理：血液透析滤过采用高通量膜的透析器，在血液透析的同时输入置换液，超滤量大幅度升高，使透析与滤过同时进行。血液透析滤过所用膜的孔径较大，不但能够有效地清除小分子毒素，也使中分子毒素得到有效的清除。

六、连续性肾脏替代治疗

连续性肾脏替代治疗(continuous renal replacement therapy,CRRT)是采用 24 小时或更长时间的连续性血液净化以替代受损肾脏功能的一种疗法。CRRT 实质是一组血液净化治疗方式的总称,包括连续性血液透析(CVVHD)、连续性血液滤过(CVVHF)、连续性血液透析滤过(CVVHDF)、高容量血液滤过(HVHF)、改良的日间 CRRT 等模式。

CRRT 模拟肾脏功能,缓慢、连续地清除体内水分、中小分子溶质及代谢毒素等,更符合生理状态,CRRT 可维持机体水、电解质、酸碱平衡和血液动力学的稳定性,是重症血液净化治疗的基础方式。

七、血液灌流

血液灌流是在将患者血液从体内引出并进行体外循环时,利用体外循环灌流器中吸附剂的吸附作用清除外源性和内源性毒物、药物以及代谢产物等,从而达到血液净化的目的。血液灌流在治疗药物或毒物中毒方面,占有非常重要的地位,是重症中毒患者首选的血液净化方法。

基本原理:血液灌流是将溶解在血液中的物质吸附到固体材料(如活性炭、树脂上),以去除血液中的毒物和毒素。吸附剂包括活性炭、吸附树脂等。

血液灌流适应证:① 血药浓度已经达到或超过致死剂量;② 药物或毒物有持续吸收的可能;③ 严重中毒可导致呼吸衰竭、心力衰竭、低血压等;④ 伴有严重肝脏、肾脏功能不全导致药物排泄功能降低;⑤ 能够产生代谢障碍和/或延迟效应的毒物(如甲醇、百草枯等)。

急性药物和毒物中毒是血液灌流的主要适应证,对脂溶性高、分布容积大、容易与蛋白结合的药物与毒物效果好。能被吸附的药物和毒物主要有:① 巴比妥类药物:苯巴比妥钠、硫喷妥钠;② 非巴比妥钠类镇静催眠药物:安定、异丙嗪;③ 抗精神失常药:氯丙嗪等;④ 心血管药物:地高辛、奎尼丁;⑤ 农药、除草剂等。

八、血浆置换

随着血浆分离技术的发展,血浆置换已成为近代血液净化治疗的一种重要方式。血浆置换可以通过分离患者部分或全部病理血浆,连同致病因子一并弃去,再将细胞成分及新鲜血浆回输体内。在不能采用药物治疗方式清除体内病理性物质时,血浆置换可以起到有效、迅速去除致病因子的功效。

1. 基本原理 血浆置换包含了分离与置换两层含义。血浆分离是血浆置换的基础,血浆分离有膜式血浆分离和离心式血浆分离两种方法,前者为当前广泛应用。膜式血浆分离器是用高分子生物膜制成的中空纤维型或平板型滤器,具有膜材料稳定性好、生物相容性好和通透性高的特点。离心式血浆分离,是依据血液中的各种成分比重的差异,通过离心分成不同层次,然后根据需要取舍。当患者血液被引入血浆分离器时,利用不同膜孔径的滤器可将不同分子量的物质分离出来,含有致病因子(如毒性物质、细胞因子、炎症介质等)的血浆成分被弃去,白蛋白或血浆作为置换液,保持血浆容量和胶体渗透压的平衡,避免出现致命性的体液丢失。血浆置换在清除致病因子,补充凝血因子,免疫调理中迅速发挥作用,从而达到暂时缓解病情的目的。

2. 血浆置换频次　血浆置换后蛋白浓度在 24～48 小时后,重新达到血管内外平衡,故每隔 1～2 天做一次血浆置换优于单次血浆置换。

3. 血浆置换的不良反应　包括低血容量/低血压、高血容量/心功能不全、低血钙、心律失常、发热反应、感染、血栓形成、出血、过敏反应、溶血等。

九、血浆吸附

血浆吸附是将患者血液从体内引出至体外循环后,首先进入血浆分离器将血液有形成分(血细胞、血小板)和血浆分开,有形成分回输患者体内,血浆则进入吸附器进行吸附,清除其中某些特定的物质,完成吸附后的血浆回输至患者体内。

根据吸附剂的不同特性,血浆吸附主要分为两大类:分子筛吸附、免疫吸附。免疫吸附按照原理不同,可以分为五种类型:抗原抗体结合型、补体结合型、Fc 结合型、静电结合型、疏水结合型。

血浆吸附没有绝对禁忌证,可用于许多疾病的救治。相对禁忌证包括:① 对血浆分离器、吸附器的膜或管道有过敏史;② 严重活动性出血或 DIC,药物难以纠正的全身循环衰竭;③ 非稳定期的心、脑梗死,颅内出血或重度脑水肿伴有脑疝;④ 存在精神障碍而不能很好配合治疗者。

十、腹膜透析

腹膜透析是治疗肾衰竭的有效措施,具有操作简便、对免疫系统干扰少,失血少,低血压发生率低等优点。近年来,随着透析装置和消毒方法的改进,腹膜透析已在重症领域得到应用。

基本原理:腹膜是一种半渗透性的生物膜,具有扩散、渗透、分泌和吸收的功能,成人腹膜的总面积与体表面积相仿,比两侧肾脏的肾小球滤过面积和一般的血液透析膜面积都大,但腹膜参与溶质交换的毛细血管数只占总面积的 5%。腹膜透析正是以腹膜作为透析膜,清除体内潴留代谢废物、电解质而达到治疗目的。

腹膜透析过程中溶质的转运主要通过弥散和超滤的方式。① 弥散是腹膜透析清除小分子代谢产物的主要方式,溶质的分子量和腹膜的阻力是影响弥散的主要因素;② 超滤作用由透析液与血液之间渗透压梯度决定,是清除水分的主要方式。

腹膜透析常用方法:急性间歇性腹膜透析(acute intermittent peritoneal

dialysis，IPD）、持续平衡腹膜透析（continuous equilibrated peritoneal dialysis，CEPD）、潮式腹膜透析（tidal peritoneal dialysis，TPD）、持续流动腹膜透析（continuous flow peritoneal dialysis，CFPD）。

腹膜透析应该注意的并发症包括：插管并发症（伤口出血、腹腔出血、内脏穿孔、肠梗阻、透析液引流不畅、透析液渗漏、透析管移位等）、腹膜炎、营养缺失综合征、水电解质紊乱、肺部感染、高血糖、高脂血症及肥胖、腹痛腹胀等。

第四节　人工肝支持系统

一、概述

人工肝支持系统（artificial liver support system，ALSS）是治疗急慢性肝衰竭有效的方法之一，其治疗机制是基于肝细胞的强大再生能力，通过一个体外的机械、理化和生物装置，清除各种有害物质，补充必需物质，改善内环境，暂时替代衰竭肝脏的部分功能，为肝细胞再生及肝功能恢复创造条件或等待机会进行肝移植。

人工肝支持系统分为非生物型、生物型和混合型 3 种。目前生物型人工肝尚处在科研和探索阶段，是未来人工肝发展的方向。而非生物型人工肝方法已在临床广泛使用并被证明是确实有效的方法，包括血浆置换（plasma exchange，PE）、血液灌流（hemoperfusion，HP）、血液滤过（hemofiltration，HF）、血液透析（hemodialysis，HD）、血液透析滤过（continuous hemodiafihration，CHDF）、白蛋白透析（albumin dialysis，AD）、血浆滤过透析（plasmadiafihration，PDF）和血浆胆红素吸附（plasma bilirubin absorption，PBA）等。

二、适应证

1. 各种原因引起的肝衰竭早、中期，凝血酶原活动度（PTA）介于 20%～40% 和 PLT>50×10⁹/L 的患者为宜；晚期肝衰竭患者也可进行治疗，但并发症多见，治疗风险大，临床医生应评估风险及利益后作出治疗决定；未达到肝衰竭诊断标准，但有肝衰竭倾向者，也可考虑早期干预。

2. 晚期肝衰竭肝移植术前等待供者、肝移植术后排异反应及移植肝无功能期的患者。

三、禁忌证

1. 患者伴有严重活动性出血或弥漫性管内凝血者。

2. 对治疗过程中所用血制品或药品如血浆、肝素和鱼精蛋白等严重过敏者。

3. 循环功能衰竭者。

4. 心脑梗死非稳定期者。

5. 妊娠晚期。

四、治疗方法及步骤

（一）人工肝支持系统的治疗方法

由于人工肝各种支持治疗方法的原理不同，且 ICU 重症患者常常合并急、慢性肾衰竭或其他系统器官功能障碍，因此应根据患者的具体情况选择不同方法单独或联合使用。应注意人工肝支持治疗操作的规范化，根据患者的病情决定治疗频率和次数。具体可选用的治疗方法如下：

1. 血液透析

特点：① 主要以清除小分子物质为主，如应用高通量的膜可清除部分中分子物质。② 可以纠正肝衰竭中常见的水、电解质紊乱和酸碱平衡失调。③ 由于受到膜孔径的影响，与蛋白结合的各种毒素难以清除。④ 适用于各种肝衰竭伴肝肾综合征、肝性脑病、水电解质紊乱及酸碱平衡紊乱等。

2. 血液滤过

特点：① 主要清除中分子及部分大分子物质。② 可以纠正肝衰竭中常见的水、电解质紊乱和酸碱平衡的失调。③ 适用于各种肝衰竭伴肝肾综合征、肝性脑病、水电解质紊乱及酸碱平衡失调等。④ 可 24 h 或更长时间的连续不断地进行血液滤过治疗。

3. 血浆置换

特点：① 可以清除小分子、中分子及大分子物质，特别对与蛋白结合的毒素有显著的作用。② 对肝衰竭中常见的电解质紊乱和酸碱平衡失调的纠正有一定的作用，但远不及血液透析和血液滤过。对水负荷过重的情况无改善作用。③ 能补充人体必要的蛋白质、凝血因子等必需物质，对高胆红素血症及凝血功能障碍的改善尤其显著，但需要大量而多次输入血浆等血制品，有感染各种疾病的可能。④ 适用于各种肝衰竭患者。⑤ 置换液以新鲜冰冻血浆为主，可加部分代替物如低分子右旋糖酐、羟乙基淀粉等。

4. 血液灌流

特点：① 与常规的血液透析相比，活性炭或吸附树脂对中分子物质及与蛋白结合的物质清除率较高，肝衰竭患者血液中的白细胞抑制因子、抑制肝细胞生长的细胞毒性物质以及胆红素、芳香族氨基酸、酚、短链脂肪酸等均可被有效的吸附。② 在临床治疗过程中易出现低血压及血小板减少，可能是由于血液中白细胞和血小板被吸附与损伤，释放出作用于血管的胺类从而导致血压下降。③ 对水、电解质、酸碱失衡者无纠正作用。④ 适用于各种肝衰竭并发肝性脑病、内毒素血症及急性中毒等，但血小板明显减少者不适合应用，因可以导致血小板进一步减少而增加出血的危险性。

5. 血浆灌流

治疗原理：血浆灌流是应用血浆膜式分离技术，将血浆从血液中直接分离出来，送入灌流器中，使血浆中的各种毒素吸附后再返回体内。

特点：① 可有效清除血液中的中分子毒素。② 对血小板、红细胞等有形成分无任何破坏。③ 对水、电解质、酸碱失衡者无纠正作用。

6. 特异性胆红素吸附

治疗原理：特异性胆红素吸附治疗的本质也是血浆灌流，主要是所应用的灌流器对胆红素有特异性的吸附作用，对胆汁酸有少量的吸附作用而对其他代谢毒素则没有作用或吸附作用很小。

特点：特异性地吸附胆红素及少量的胆汁酸等。

7. 白蛋白透析

治疗原理：基于亲脂性毒素与白蛋白呈配位键结合的原理，在透析液中加入白蛋白，与血浆白蛋白竞争结合毒素，而达到跨膜清除亲脂性毒素的目的，包括单次白蛋白通过透析(SPAD)、分子吸附再循环系统(MARS)和连续白蛋白净化系统(CAPS)等方法。

特点：① 有效清除蛋白结合毒素和水溶性毒素。② 纠正水、电解质、酸碱失衡。③ 对肝性脑病及肝肾综合征的改善明显。

8. 血浆透析滤过

治疗原理：用血浆分离器同时进行血浆置换、血液透析和滤过的一种技术方法。

特点：由于滤器的孔径较血滤器大，在透析滤过中会有血浆的丢失，丢失的那部分血浆用新鲜冰冻血浆从后稀释液中补充。治疗仅用一台仪器和一只滤器，可连续进行 6～8 小时或更长时间。为减少长时间治疗中凝血因子和血清蛋白的丢失，通常选用蛋白筛选系数在普通血浆分离器和血滤器之间的血浆成分分离器，又称"蛋白分离器"。

适应证：肝衰竭合并肝肾综合征、高内毒素血症或水、电解质紊乱等。

（二）人工肝支持系统的操作步骤

1. 根据患者的肝衰竭的原因和全身情况选择适宜的人工肝支持方法，排除禁忌证。治疗前签署知情同意书。

2. 操作者必须戴帽子、口罩，更换工作鞋，穿好隔离衣，操作时戴消毒手套。操作前可用 0.05％碘伏消毒液浸泡双手 5～10 分钟。

3. 建立和确认适宜的血液通路，深静脉置管单针双腔导管选取股静脉或颈静脉置管建立血流通路，一般不选择锁骨下静脉置管。

4. 分离器的冲洗：① 血浆置换分离器及血路的消毒：体外循环的管路

及分离器需无菌装接,用 38 ℃ 等渗盐水 1 000 ml 冲洗管路,再用 500 ml 等渗盐水加肝素 20 mg 冲洗管路。② 血液灌注管路的冲洗:安装和冲洗过程根据灌注器的型号而异,可参阅说明书。冲洗时动脉端垂直朝下,活性炭灌注器要求 5% 葡萄糖盐水 500 ml,使炭与葡萄糖结合,以减少灌注时血糖水平的下降,其他灌注器则要求用盐水冲洗。③ 胆红素吸附管路的冲洗:基本上同血浆置换的装置相类似,因需加上胆红素吸附器,冲洗时先用 38℃ 等渗盐水 2 000 ml,再用 500 ml 等渗盐水加肝素 20 mg 冲洗管路。充分除去分离器或灌流器中的微泡。

5. 连接动脉静脉,开始血液体外循环,进行血浆置换分离等操作。参数控制:血泵速度控制在 100~150 ml/min;血浆置换术血浆分离泵速度控制在 20~28 ml/min;血液滤过分离泵速度为 40~50 ml/min;PDF 置换透析液的泵速在 40~50 ml/min,血浆分离泵速为 8~10 ml/min;跨膜压控制在 50 mmHg 以内(根据所用的滤器参数而定)。

6. 人工肝治疗的抗凝,是个体化应用原则,进行人工肝治疗的患者往往凝血功能差,一般均采用肝素限量应用方案。局部枸橼酸盐抗凝在临床的应用日趋增多。低分子肝素与普通肝素相比效果相当,但不良反应降低,临床可选择应用,但其凝血监测不便。

五、并发症防治

人工肝支持系统治疗的并发症有出血、凝血、低血压、继发感染、过敏反应、失衡综合征等,ICU 重症患者由于常常合并 MODS,更容易发生各种并发症,因而需要在人工肝支持系统治疗前充分评估风险与获益,并预防并发症的发生,在人工肝支持系统治疗中和治疗后要严密观察并发症,及时处理。

六、人工肝治疗的监测

1. 停电:治疗时碰到突然停电,用人工转动血泵,维持血流量 100~130 ml/min,尽快恢复供电,如半小时内不能供电,应终止治疗。

2. 气泡报警:应检查除泡器以上静脉管路有无气泡或除泡器血液平面是否太低,然后作相应处理。

3. 静脉压:观察静脉压增高的原因有:回血不畅,肝素量不足,管道受压、成角、扭曲和阻塞等。静脉压下降的原因有管道脱落和血压下降等。在查明原因后作相应处理。

4. 动脉压:观察动脉压增高多为动脉管道血流不畅。应减少血泵流量或调整穿刺位置和方向或检查是否有血浆分离器阻塞及不必要的钳子夹在回路上。

5. 温度调节:大量较冷血浆置换入患者体内,可产生畏寒、寒战。预防方法：血浆袋外加热至 37℃,治疗时管路适当加温到 38～39℃。

6. 跨膜压：观察跨膜压增高多为肝素剂量不足或血流速度太快所致。处理方法：加大肝素量,减慢血流速度,用等渗盐水冲洗加以调节。

第五节　神经系统支持治疗

一、低温治疗

低温疗法分为四类：轻度低温治疗(33～35℃)、中度低温治疗(28～32℃)、深度低温治疗(17～27℃)、超深低温治疗(≤16℃)。轻、中度低温治疗具有良好的神经保护作用,且不良反应相对较少。轻、中度低温治疗(28～35℃)称为"亚低温治疗"。低温治疗是神经损伤后神经保护和治疗的重要组成部分。

(一) 作用机理

低温治疗对神经、心肌等组织的保护作用的机理主要是减轻再灌注损伤,降低组织氧耗量,减少脑组织乳酸堆积,保护血脑屏障,减轻脑水肿和减轻弥漫性轴索损伤,以及降低细胞凋亡等。

(二) 适应证和禁忌证

低温治疗的适应证主要包括：① 重型和特重型颅脑伤患者(GCS 评分 3～8 分);② 广泛性脑挫裂伤脑水肿;③ 原发性和继发性脑干伤;④ 难以控制的颅内高压;⑤ 中枢性高热;⑥ 各种原因所致的心跳骤停。

尽管低温治疗没有绝对禁忌证,但是对于存在严重心律失常、颅内出血、凝血功能障碍等患者,应权衡利弊且慎重选择治疗的靶向温度。

(三) 并发症

低温治疗主要并发症包括：① 心律失常,多发生在核心温度低于 32℃ 的情况下。② 凝血功能障碍,在低于 35℃ 时血小板计数开始明显下降。③ 免疫功能抑制,随着体温的降低,白细胞功能有所抑制;另外,低温造成的胰岛素抵抗引起的血糖增高,也是感染机会增加的原因之一。④ 内分泌异常和电解质紊乱,如低钾血症等。⑤ 淀粉酶的增高。⑥ 乳酸升高,主要可能与乳酸代谢酶功能降低有关。⑦ 低血容量,多见于复温过程中。⑧ 颅内高压反跳,主要见于复温速度过快,尤其是引起颅内高压的病理因素尚存在的情况下更易发生。

(四) 低温治疗方法

低温治疗的实施越早越好,对于心肺复苏后患者要求尽可能即刻实施。但是,对于老年、血流动力学不稳定和有出血的患者等特殊人群,需注意并发症的预防和治疗。

1. 目标温度　根据已有的研究,32～34℃作为低温治疗的目标温度可以明显降低包括心肺复苏后等疾病的病死率并提高其神经修复能力,心肺复苏后患者体温达标后,至少维持 48～72 小时可以获得较好疗效,也可维持更长时间,根据病情需要调整,然后开始缓慢复温。

2. 温度监测　低温治疗的患者必须实施核心温度的监测。目前公认的核心温度的金标准是肺动脉漂浮导管监测的血液温度,其他监测核心温度的方法包括食道、膀胱、直肠温度等,后者监测的温度一定程度受其他因素的影响。至于鼓膜温度的监测,由于缺乏持续监测手段,目前尚未作为常规脑温或核心温度监测的方法。

3. 降温方法　根据降温实施的部位,可分为局部降温、全身降温或联合降温。

(1) 选择性头部低温:主要是通过冰帽实施头部局部体表降温,也有使用鼻腔内颅底部氟碳化合物气体喷射降温法。

(2) 全身性低温治疗:最常用和成熟的低温治疗方法,根据降温方法是否侵入机体又分为无创和有创两种方法:① 无创降温方法,又称全身体表降温方法,采取各种材料或方法通过物理接触热传导的方法降低体表温度,进而降低血液温度而达到降低全身和脑部温度。常用冰袋、冷水湿敷、降温毯等。另外,通过外周或深静脉输注 4℃冰盐水降温,因其不造成创伤,也可将此方法归入无创降温方法。② 有创降温方法:目前使用较多的是血管内降温和腹腔内降温方法。前者通过股静脉放置在下腔静脉一根特制的双腔或三腔管,体外冷处理后的生理盐水通过该导管构成循环,循环的冷盐水通过导管膜与血液持续交换热度,通过降低血液温度达到降低脑部和全身温度的目的。腹腔内降温方法类似于腹膜透析方法,所不同的是用预先冷处理的乳酸林格氏液或腹透液,通过腹膜交换热量达到降低体温的目的。

4. 降温与复温　低温治疗通常需呼吸机辅助通气,配合应用镇静剂,为防止寒战,常需联合使用肌松药。在此过程中,加强呼吸道管理,防治肺部并发症十分重要,还需密切监测生命体征,有条件者监测颅内压。复温过程中仍需使用镇静、肌松药物,防止体温反跳和颅内压增高。具体降温和复温措施如下。

(1) 低温诱导:① 在镇痛、镇静及肌松的基础上,如果心肺功能允许,可以在1～2 小时内予以 4℃冰生理盐水 2 000 ml(体重＜60 kg 时生理盐水 1 500 ml)静脉输入。② 其他控制性降温措施,如控温毯、冰袋、冰帽、腹股沟和腋窝加冰袋等,尽快达到目标核心体温。

(2) 低温维持:① 如果患者体温达到≤34℃,使用控温毯维持体温在

32~34℃,至少维持48~72小时。② 如果患者体温低于32℃,使用40℃生理盐水250 ml静脉输入,使核心体温＞32℃。

(3)复温:过早、过快复温有害,推荐缓慢复温,防止出现反弹性高温加重脑损害,当体温复温到36℃时应适当降温,防止复温过快。复温前需要积极扩容,停止补钾,监测血糖。控制复温速率为0.1~0.2℃/h。复温至36℃后停用肌松剂。复温后继续使用控温毯维持正常体温48小时,如患者发热,予以对症治疗。

二、高压氧治疗

高压氧是指在超过一个大气压的密闭的环境下呼吸纯氧或高浓度的氧气。用高压氧治疗疾病的方法称为高压氧治疗。

(一)高压氧治疗原理

1. 增加血氧含量,提高血氧分压。

2. 增加血氧弥散,提高组织氧储备量。

3. 收缩全身血管。

4. 促进纤维母细胞增生和胶原的生成。

5. 抑制厌氧菌生长,消除体内气泡。

(二)适应证与禁忌证

适用于缺氧缺血性疾病,或由于缺氧缺血引起的一系列疾病,以及某些特殊感染性疾病和自身免疫性疾病。主要适应证有:① 急性一氧化碳中毒;② 气性坏疽;③ 空气栓塞;④ 减压病、高原病;⑤ 急性脑损伤后意识障碍;⑥ 挤压伤导致的骨筋膜室综合征,急性外伤性外周组织缺血;⑦ 难治性骨髓炎;⑧ 颅内脓肿等。

除了未经处理的张力性气胸为绝对禁忌证外,其他情况属于相对禁忌证,包括:① 脑室外引流者;② 颅底骨折伴脑脊液漏;③ 出生体重＜2 000 g的早产儿和低体重儿;④ 严重上呼吸道感染以及伴有咽鼓管堵塞的其他疾患;⑤ 血压过高(收缩压＞180 mmHg,舒张压＞110 mmHg);⑥ 慢性阻塞性肺疾患伴CO_2潴留者;⑦ 妊娠;⑧ 幽闭恐惧症等。

(三)并发症

常规的高压氧治疗,一般不会产生严重副作用。但是,若不按操作规程和预定治疗方案实施,可产生严重后果。

1. 氧中毒　指高压或常压下,吸入高浓度的氧达一定时间后,氧对机体产生的功能性或器质性损害称为氧中毒。氧中毒可分为中枢型、肺型、溶血型和眼型。临床上,在高于3个大气压(0.3 MPa)的压力下吸氧,或常压下长时间吸氧浓度高于50%是氧中毒的常见原因。

2. 气压伤　包括中耳、鼻旁窦和肺气压伤。另外,减压中气胸病人未及时发现和处理,可使胸腔内气体过度膨胀,肺和心脏受压,纵隔摆动,可致病人突然死亡。

3. 减压病 高压氧治疗后减压速度过快、幅度过大,使气体在组织中的溶解度降低,在血液和组织中游离并形成气泡,可造成血管气栓和组织受压等危急情况。

（四）治疗方法

高压氧治疗分三个阶段:加压,稳压,减压。加压就是将压缩气体通过一定方式注入舱内,以提高舱内压力。当压力升高到设置的治疗压力后维持不变,称为稳压。治疗结束后,由高气压减至环境压力的过程为减压。

（五）注意事项

高压氧治疗的注意事项:① 留置胃管患者进舱后应该打开胃管;② 胸腔闭式引流管应全程打开;③ 伤口引流管可采用开放引流,有负压引流装置的,应始终保持装置于负压状态;④ 气囊的处理:使用带气囊的导尿管、气管插管,或气管切开导管时,因高压状态下气囊中的气体会变化,应将气体抽出换成水,以保证气囊的充盈状态不变。

第二十六章　床旁快速检测技术

床旁快速检测技术(Point-of-care Testing，POCT)是指在床旁对患者血、尿或其他标本进行现场检验的技术。这类检测方式可由实验室人员或非实验室人员完成。

1995年，美国临床化学学会(AACC)年会上辟出一个特殊展区，专门展示一些可移动、快捷、操作简便、结果准确的检验技术和设备，人们开始逐渐认识床旁快速检测技术。目前POCT市场在美国每年大约以12％速度增长，欧洲的POCT市场同样发展迅速。

重症患者在救治中，有时需要快速得到检验指标，或治疗过程中需要动态监测相关的生理生化指标，POCT简便、快速的特点可以满足重症患者临床救治的需要。

POCT作为一种新的发展方向，可纳入医院整体管理体系之中，提高床旁检验的准确性，有效实现POCT的质量控制，使其更好地辅助临床重症患者的诊断治疗。

第一节　血气分析

血气分析是对血液中氧分压、二氧化碳分压及酸碱度等指标进行快速检测的一种方法，用于判断机体有无缺氧及缺氧程度、有无酸碱紊乱等。

一、适应证

1. 评估呼吸功能　动脉血气分析是评估呼吸功能的客观指标，根据动脉血气分析结果可以将呼吸衰竭分为Ⅰ型呼吸衰竭和Ⅱ型呼吸衰竭。

2. 监测组织氧合状态　通过动脉血氧分压、混合静脉血氧分压、动脉血氧饱和度、混合静脉血氧饱和度和动脉血乳酸等监测组织氧合状态。

3. 判断酸碱紊乱　依据动脉血气分析pH、PCO_2、BE、HCO_3^-等指标的变化及预计代偿公式判断酸碱紊乱情况。

二、常用血气分析指标

1. 动脉血氧分压(PaO_2)　是指动脉血液中物理溶解的氧分子所产生的压力。正常范围95～100 mmHg。健康成人随着年龄增大而降低，年龄预计公式为(PaO_2)＝100－0.33×年龄±5 mmHg。

PaO_2 低于同年龄人正常范围下限为低氧血症。若 <60 mmHg 为呼吸衰竭，<40 mmHg 为重度缺氧，<20 mmHg 时氧降阶梯度消失，脑细胞不能从血液中摄氧，有氧代谢不能正常进行，生命难以维持。

2. 肺泡—动脉氧分压差 $(P(A-a)O_2)$　为肺泡氧分压与动脉氧分压差值，是反映肺换气功能的指标。正常年轻人一般不超过 $15\sim20$ mmHg，随年龄增长而增加，但一般不超过 30 mmHg。$P(A-a)O_2$ 增加见于肺换气功能障碍。

3. 动脉血氧饱和度 (SaO_2)　动脉血氧与血红蛋白结合的程度，是单位血红蛋白含氧百分数。正常值 $95\%\sim98\%$。一般情况下，每克 Hb 实际结合 1.34 ml 的氧。

4. 混合静脉血氧分压 (PvO_2) 和混合静脉血氧饱和度 (SvO_2)　混合静脉血是指全身各部静脉血混合后的静脉血，即经右心导管取自肺动脉、右心房或右心室腔内的血。PvO_2 和 SvO_2 可作为组织缺氧的较好指标，二者反映了氧输送和氧利用的关系。PvO_2 正常值为 $35\sim45$ mmHg，SvO_2 正常值为 $65\%\sim75\%$。

$P(a-v)O_2$ 是指动脉氧分压与混合静脉血氧分压之差，反映组织摄取利用氧的能力，正常值 60 mmHg。

5. 动脉血二氧化碳分压 $(PaCO_2)$　动脉血中物理溶解 CO_2 分子所产生的压力。$PaCO_2$ 是反映肺泡通气功能的可靠指标。正常值 $35\sim45$ mmHg，平均 40 mmHg。

（1）当 $PaCO_2 > 50$ mmHg 为肺泡通气不足，见于呼吸性酸中毒、Ⅱ型呼衰。

（2）当 $PaCO_2 < 35$ mmHg 为肺泡通气过度，为呼吸性碱中毒，也可见于Ⅰ型呼衰。

6. pH　为血液中 $[H]^+$ 浓度的负对数，是反映体液总酸碱度的指标，受呼吸及代谢因素的共同影响。动脉血 pH 正常值为 $7.35\sim7.45$，平均为 7.40。

pH 可作为判断酸碱失调中机体代偿程度的重要指标。$pH>7.45$ 为碱血症，即失代偿性碱中毒。$pH<7.35$ 为酸血症，即失代偿性酸中毒。pH 正常可有三种情况：无酸碱失衡、代偿性酸碱失衡、混合性酸碱失衡。

7. 碳酸氢 (HCO_3^-)　包括实际碳酸氢盐 (AB) 和标准碳酸氢盐 (SB)。

AB：是在实际条件下测得血浆的 HCO_3^- 含量，正常 $22\sim27$ mmol/L，平均 24 mmol/L。受呼吸和代谢双重因素影响。

SB：是在动脉血 38℃、$PaCO_2$ 40 mmHg、SaO_2 100% 条件下，所测血浆的 HCO_3^- 含量。只反映代谢因素影响。

呼酸时 $AB>SB$；呼碱时 $AB<SB$。代谢性酸中毒时，$AB=SB<22$ mmol/L；代谢性碱中毒时，$AB=SB>27$ mmol/L。

8. 碱剩余 (BE)　在动脉血 38℃、$PaCO_2$ 40 mmHg、SaO_2 100% 条件下，

将血液标本滴定至 pH7.40 时所消耗酸或碱的量,表示全血或血浆中碱储备增加或减少的情况。需加酸者为正值,需加碱者为负值。正常范围:±3 mmol/L,只反映代谢因素的改变,意义同 SB。

三、血气分析六步法

重症患者的血气分析,尤其酸碱平衡紊乱的诊断非常复杂。根据血气分析结果,运用六步法来判断酸碱平衡紊乱是重症医学科医生需要掌握的。

1. 第一步:判断血气检测设备和标本的可靠性。根据血气中 PCO_2、HCO_3^- 计算出 H^+ 浓度:$[H^+]=24\times PCO_2/[HCO_3^-]$,根据表 26-1 判断计算出的 $[H^+]$ 与测的 pH 是否匹配。

表 26-1 pH 与 $[H^+]$

pH	$[H^+]$(mmol/L)	pH	$[H^+]$(mmol/L)
7.00	100	7.35	45
7.05	89	7.40	40
7.10	79	7.45	35
7.15	71	7.50	32
7.20	63	7.55	28
7.25	56	7.60	25
7.30	50	7.65	22

2. 第二步:明确是酸血症还是碱血症,即 pH 值是低于 7.35 还是高于 7.45。混合性紊乱时也许 pH 值在正常范围,碳酸氢盐、$PaCO_2$、阴离子间隙的改变都标志着酸碱紊乱。

3. 第三步:判断主要紊乱是因为呼吸因素还是代谢因素引起的,根据表 26-2 判断。

表 26-2 判断原发是呼吸还是代谢紊乱

	pH	$PaCO_2$
酸中毒		
呼吸性	↓	↑
代谢性	↓	↓
碱中毒		
呼吸性	↑	↓
代谢性	↑	↑

4. 第四步：明确对于主要的紊乱是否发生了适当的代偿。代谢性紊乱伴有可以估计的与之相适应的呼吸代偿。呼吸性紊乱时碳酸氢盐浓度的变化分为两部分。急性变化是因为组织缓冲作用，慢性变化是由于肾脏的代偿性变化。呼吸性和代谢性紊乱的代偿预计值公式列于表 26-3。如果不在代偿预计值范围，则可能有多重的酸碱紊乱。

表 26-3　单纯酸碱紊乱的代偿公式

原发失衡	原发改变	代偿反应	预计代偿公式	代偿时限	代偿极限
呼吸性酸中毒	$PaCO_2 \uparrow$	$HCO_3^- \uparrow$	急性$\triangle HCO_3^- = \triangle PaCO_2 \times 0.07 \pm 1.5$ 慢性$\triangle HCO_3^- = \triangle PaCO_2 \times 0.35 \pm 5.58$	数分钟 3～5 天	30 mmol/L 45 mmol/L
呼吸性碱中毒	$PaCO_2 \downarrow$	$HCO_3^- \downarrow$	急性$\triangle HCO_3^- = \triangle PaCO_2 \times 0.2 \pm 2.5$ 慢性$\triangle HCO_3^- = \triangle PaCO_2 \times 0.5 \pm 2.5$	数分钟 3～5 天	18 mmol/L 12 mmol/L
代谢性酸中毒	$HCO_3^- \downarrow$	$PaCO_2 \downarrow$	$\triangle PaCO_2 = \triangle HCO_3^- \times 1.5 + 8 \pm 2$	12～24 小时	10 mmHg
代谢性碱中毒	$HCO_3^- \uparrow$	$PaCO_2 \uparrow$	$\triangle PaCO_2 = \triangle HCO_3^- \times 0.9 \pm 5$	12～24 小时	55 mmHg

5. 第五步：计算阴离子间隙（AG）。AG 是指未测定的阴离子和未测定的阳离子之间的差值，用来判断代谢性酸中毒。

$$AG = [Na^+] - [Cl^-] - [HCO3^-] = 12 \pm 2（正常值）$$

未测定的阴离子包括乳酸、酮体、SO_4^{2-}、HpO_4^{2-}、白蛋白；未测定的阳离子包括 K^+、Ca^{2+}、Mg^{2+}。AG 的正常值（12 ± 4）mmol/L。AG＞16 mmol/L 可能有代酸，AG＞30 mmol/L 肯定有代酸。

根据 AG 将代谢性酸中毒分为 2 类：① 高 AG，正常血氯性代谢性酸中毒。② 高血氯，正常 AG 性代谢性酸中毒。

6. 第六步：估算 HCO_3^- 值。

估算 HCO_3^- 值 = $\triangle AG$ + [HCO_3^-]测定值 =（AG 测定值 － AG 正常值） + [HCO_3^-]测定值。

若估算 HCO_3^- 值＞26，提示存在原发代谢性碱中毒；若估算 HCO_3^- 值＜22，提示存在非高 AG 代谢性酸中毒。

诊断和鉴别诊断酸碱平衡紊乱还必须结合患者的具体临床情况。

四、操作方法

1. 动脉穿刺前准备

（1）了解病情：了解患者有无经血液传播的疾病，体温、血红蛋白、给氧浓度（吸氧状态下），以及对血气分析有重大影响的治疗措施，如上呼吸机、气管切开或插管、输入大量碱性或酸性药物。凝血功能状况，对于严重凝血功能障碍的患者如严重血小板减少症、血友病等,应当尽可能避免动脉采血。

（2）取得患者配合：患者应保持安静,在采血前 10 分钟应停止一切活动,切忌大声喧哗和呻吟。呼吸过深、过浅或穿刺时疼痛都会影响测定结果。患者精神紧张会引起呼吸急促,造成 pH、PaO_2 增高,因此抽血前患者情绪应尽量处于稳定状态。病情许可,抽血前半小时应停止吸氧,对必须吸氧的患者,应注明吸氧浓度。应当在更改呼吸机参数或吸氧条件 20 分钟后采血。

（3）物品准备：目前有专用于血气分析的采血针,其包装内有保护和隔离空气的橡皮塞、抗凝处理的动脉穿刺针。如果使用普通注射器,尚需要自备橡皮塞、抗凝剂如普通肝素生理盐水。此外需要准备消毒棉球、空针标签等。

（4）采血部位：首选的采血部位是动脉,如股动脉、桡动脉、肱动脉、股动脉、足背动脉或颈动脉均可。桡动脉位置表浅,易于触及,穿刺后压迫止血方便,最适宜穿刺。注意用改良 Allen 试验判断尺动脉侧支循环。

2. 动脉穿刺方法与步骤

（1）触摸动脉搏动,以最强处为穿刺点。

（2）以穿刺点为中心,消毒直径 3 cm 大小范围,同时消毒穿刺时按压动脉搏动的一侧手的示指和中指。

（3）穿刺针斜面向上逆动脉血流方向穿刺,直到看到鲜红色血液进入针芯,此时停止进针,因为动脉压力较高,血液将自动充盈注射器,如未见回血,可退出穿刺针至皮下,勿完全拔出,根据动脉搏动位置重新调整穿刺方向,直至成功。

（4）穿刺取动脉血 2 ml,立即将针头插入橡皮塞,然后用双手施搓空针10 次混匀,防止凝血,标本应半小时内送检。样本在注入血气分析仪之前也必须充分混合,将注射器在手心中慢慢滚动至少 1 分钟,并上下翻转几次,并把注射器针头部位不能混合的血弃去,然后慢慢进行注入或让血气仪自动吸入。

五、标本采集基本要求及注意事项

① 合理的采血部位（桡动脉、肱动脉、股动脉）。② 严格的隔绝空气,采用肝素抗凝。③ 标本采集后立即送检,若标本不能及时送检,应将其保存在4℃的环境中,但不能超过 2 小时。④ 吸氧者若病情允许可停止吸氧 30 分钟后再采血送检,否则应标记给氧浓度或流量。⑤ 使用肝素液体充分湿润注射器内壁后,要最大限度地减小标本的稀释。把吸入针筒的抗凝剂尽量排出,肝素的浓度必须足够低,标本的最终浓度要在 50～100 $\mu l/ml$。

第二节　血糖测定

应激性高血糖是重症患者普遍存在的问题,并成为独立因素影响重症患者的预后。近年来的临床研究证实严格控制血糖能明显降低重症患者感染性并发症、器官功能障碍等发生率,改善重症患者的预后。而严密监测血糖是实现安全、有效、平稳血糖控制的关键,有助于调整胰岛素用量,避免低血糖的发生。血糖的正常值为空腹 5.6 mmol/L 以下,餐后 7.8 mmol/L 以下。对于重症患者,根据我国 2006 年的《危重病人营养支持指导意见》,将目标血糖设定在小于 150 mg/dl(8.3 mmol/L)。

一、适应证

1. 严重创伤、感染、出血、大手术等应激状态的重症患者。

2. 合并有糖尿病。

3. 接受任何形式的营养支持治疗。

4. 应用较大剂量的糖皮质激素时。

5. 应用生长激素、生长抑素治疗时。

6. CRRT 治疗过程中。

二、操作方法及程序

1. 检测原理　不同于生化分析系统通过酶电极法定量测定血液中的血糖含量,床旁快速血糖仪利用血糖试纸上的酶(氧化酶或己糖激酶)与血液中的葡萄糖发生反应,并显示颜色,颜色与葡萄糖的浓度成比例改变,血糖仪分辨后显示读数。血糖仪从工作原理上有两种:一是光电型,一是电极型。光电血糖仪有一个光电头,它的优点是价格比较便宜,缺点是探测头暴露在空气中,容易受到污染,影响测试结果,误差范围在 ±0.8 左右,使用寿命较短,一般在 2 年之内是比较准确的,2 年后建议做一次校准。目前多采用电极型,其测试原理更科学,电极口内藏,可以避免污染,误差范围一般在 ±0.5 左右,精度高。

2. 检测方法

(1) 操作前准备:快速血糖仪、血糖试纸、消毒的采血针或采血笔、消毒棉签、碘伏。

(2) 插入试纸:将试纸按规定插入测量口,此时血糖仪开启并进行自检,注意血糖仪和试纸代码必须匹配。

(3) 采集血样:操作者应当彻底清洗和干燥双手后,轻轻按摩患者穿刺手指两侧以增加血液循环,尽量让患者手臂下垂,让血液流至指尖。操作者先用拇指和示指捏紧患者穿刺指指尖关节,消毒指尖后再用采血笔或消毒针在指侧采集血样。采血时勿反复挤压,以免组织液混入造成检测结果偏差。当血糖仪提示采血时,将血滴轻轻接触试纸,在血糖仪开始倒计时之前填满需采血的窗口。

(4)读取结果:血糖仪在倒计时结束时将自动显示血糖结果。

取指尖血1滴,滴于快速血糖试纸上,插入快速血糖仪检测窗内,片刻即可显示血糖结果。

3. 检测间隔

(1)血糖≥200 mg/dl(11.1 mmol/L)或<99 mg/dl(5.5 mmol/L),每30分钟检测一次。

(2)血糖在100~200 mg/dl(5.6~11.1 mmol/L),调整胰岛素用量后1~2小时复查血糖,达到目标血糖且稳定后[较上一次变化幅度<20 mg/dl(1.1 mmol/L)时],每隔3~4小时复查,稳定后可继续酌情延长检测间隔。

三、注意事项

1. 动脉血糖浓度比指尖血血糖浓度约高5 mg/dl(0.28 mmol/L),比静脉约高10 mg/dl(0.56 mmol/L)。

2. 在休克、PaO_2>100 mmHg时患者可能会出现假性低血糖。

3. 额外使用糖及血液制品时酌情增加普通胰岛素用量。

4. CRRT时置换液使用低糖配方应密切监测血糖。

5. 在应用胰岛素控制血糖过程中多采用持续胰岛素泵入的方法。

第三节 床旁凝血功能检测

凝血功能检查十分复杂,包括凝血启动、凝血因子激活、凝血酶作用、凝血因子减少、抗凝物质变化、纤溶酶作用、纤溶成分等。常用的床旁凝血功能检查指标有以下几个。

一、凝血五项

1. 凝血酶原时间(PT) 凝血酶原时间比值(PTR)和国际标准化比值(INR)是反映外源性凝血途径的指标。PT 正常参考值 11~14 秒(Quick 一期法)。为使结果更准确,采用受检者与正常对照的比值,称为 PTR,正常参考值为 0.82~1.15。为进一步达到国际统一,又引入国际敏感度指数(ISI)对PTR 进行修正,即 INR=PTR,正常参考值与 PTR 接近。凝血因子减少或抗凝物质增加可导致上述三项试验延长,而高凝则导致缩短。

2. 活化的部分凝血活酶时间(APTT) 正常参考值 31.5~43.5 秒,为反映内源性凝血途径的试验。凝血因子减少或抗凝物质增加导致 APTT 延长，缩短可见于高凝早期。

3. 凝血酶时间（TT） 是测定凝血酶将纤维蛋白原转化为纤维蛋白的时间，正常参考值为 16～18 秒。纤维蛋白原含量不足（<100 mg/dl）或有抗凝物质，如肝素、纤维蛋白裂解产物存在下，可使 TT 延长。

4. 纤维蛋白原含量 正常参考值为 2.0～4.0 g/L，下降提示消耗增加。由于炎症反应导致纤维蛋白原增加，故敏感性较低，较严重的消耗才导致其下降，故特异性较好。

5. D-二聚体（D-dimer） ELISA 法正常参考值<400 μg/L。D-二聚体只来自纤维蛋白降解产物，故对诊断血栓性疾病和消耗性凝血病等继发性纤溶疾病有较高的特异性。原发性纤溶 D-二聚体不会升高，对于鉴别继发与原发性纤溶十分重要。

二、活化凝血时间（ACT）

正常参考值 70～120 s，为内源性凝血途径状态的筛选试验，较试管法敏感，延长见于凝血因子减少及抗凝物质增加，缩短可见于高凝早期。

三、血栓弹力图（Thrombelastography，TEG）

血栓弹力图（thrombelastography，TEG）仪是一种用于判断凝血状态的床旁检测仪器，主要由圆筒和圆柱轴两部分组成，其描计的图形称为血栓弹力图。TEG 作为一种监测凝血全貌的床旁快速检测技术，通过微量血样的检测，全面检测凝血和纤溶全过程及血小板功能，从而全面准确反映凝血因子、血小板和纤维蛋白原等凝血组分的数量和功能状态，自动提供凝血状态分析结果，有助于指导临床快速诊断和治疗。

（一）常用参数

1. R 时间 R 时间是血样放在 TEG 分析仪内到第一块纤维蛋白凝块形成之间的一段潜伏期，反映参加凝血过程（内源性、外源性和共同途径）所有凝血因子的综合作用，正常 6～8 分钟。R 时间因使用抗凝剂或凝血因子缺乏而延长，因血液呈高凝状态而缩短。

2. K 时间 从 R 时间终点至描记图幅度达 20 mm 所需的时间，正常约 1～3 分钟，R+K 正常为 10～12 分钟。反映纤维蛋白和血小板在凝血块开始形成时的共同作用结果，即反映血凝块形成的速率。影响血小板功能及纤维蛋白原的抗凝剂能延长 K 时间。

3. α 角度 从血凝块形成点至描记图最大曲线弧度作切线与水平线的夹角，正常为 $50°$～$60°$。α 角度与 K 时间密切相关，影响因素均为纤维蛋白原及血小板，α 角度不受极其低凝状态的影响，较 K 时间更全面。

4. 最大幅度 MA 反映了正在形成的血凝块的最大强度或硬度及血凝块

形成的稳定性,正常值为 50～60 mm。MA 主要受纤维蛋白原及血小板(质量、数量)影响,血小板的作用要比纤维蛋白原大。

5. 血凝指数(coagulation index, CI)　即凝血综合指数,反映血样在各种条件下的凝血综合状态,在第一时间判断出低凝、高凝状态。它的正常值在－3～3 之间,低于＋3 是高凝,小于－3 是低凝。

6. 30 分钟血凝块幅度减少速率(the rate of 30 minutes clot amplituderededuce,LY30)　测量在 MA 值确定后 30 分钟内血凝块消融(或减少)的速率(%),参考值范围 0～7.5%,LY30＞7.5% 表示处于高纤溶状态,应使用抗纤溶药来纠正。

7. 预测血凝块溶解百分比(Estimate Percent Lysis, EPL)　预测在 MA 值确定后 30 分钟内血凝块将要溶解的百分比(%),EPL＝(MA－A30)/MA×100%,参考值范围 0～15%。

LY30 和 EPL 反映是否存在纤溶亢进。

(二) 适应证

主要用于高凝状态、低凝状态和纤维蛋白溶解现象的检测。

(三) 操作方法及程序

1. 测定前圆筒预热 5 分钟。

2. 将血液标本注入圆筒中(标本量为 0.36 ml)。

3. 放下圆柱轴,在圆筒中血液标本表面加 2～3 滴液状石蜡,以隔绝与空气的接触。

4. 打开记录,按动记号标志,记下开始时间,描计 1.5～2 小时。

(四) 注意事项

1. 仪器应放置在稳定的台上,避免震动。

2. 静脉穿刺要顺利进行,不得混入组织液。

3. 标本存放不应超过 4 小时。

第四节　降钙素原检测

降钙素原(PCT)是无激素活性的降钙素(CT)前肽物质,是由 116 个氨基酸组成,分子质量为 13kD 的糖蛋白。PCT 在体内外稳定性好,正常情况下,PCT mRNA 在甲状腺滤泡旁细胞粗面内质网内翻译成含 141 个氨基酸残基的前 PCT,分子量约为 16kD,包括 N 端 84 个氨基酸(含 25 个氨基酸的信号肽)、活性 CT(32 肽)和下钙素(21 肽)三部分。前 PCT 进入内质网膜,经糖基化和特异性酶切除 N—末端的信号肽,生成含 116 个氨基酸残基的 PCT,后依次经不同的蛋白水解酶酶解，先切除含 157 氨基酸残基的 N 端肽（N—PCT），最后酶解生成降钙素。全身严重细菌感染和脓毒症等异常情况下，血浆 CT 前肽物质的所有剪接产物异常升高，其中 PCT 是最主要的产物，而 CT 则无明显变化。PCT 在感染 2 小时后可检测到，12～24 小时达到高峰，在体内、外稳定性好，半衰期为 22～29 小时。

一、适应证

1. 细菌、真菌感染的早期诊断。

2. 估计疾病的严重程度。

3. 用于全身性炎症反应综合征（SIRS）、感染、严重感染和感染性休克的鉴别诊断及评估，对 ICU 高危感染患者进行连续监测。

4. 指导抗菌药物的正确应用。

5. 早期预测 MODS 及 MOF 的发生。

二、禁忌证

血红蛋白浓度<5 g/dl 会限制读数的准确性，以致影响检测结果。严重溶血的样品不能用于 PCT 的检测。

三、检测原理与方法

1. 检测原理　PCT 的检测方法有半定量的双抗夹心免疫发光法（BRAHMS PCT-Q）和定量的免疫化学发光法（BRAHMS PCT LIA）。

BRAHMS PCT-Q 是一种用于半定量检测 PCT 谱的检测法，是目前临床最常用的 PCT 检测方法。此方法可排除交叉反应，提高特异性，同时也有较高的灵敏度（0.1 $\mu g/L$）。只需要 30 分钟，既不依赖仪器，又不需要校准。

BRAHMS PCT LIA 是对 PCT 浓度作定量测定的方法。在 0.1～500 ng/ml 范围内有效。它是一种免疫化学发光检测试剂，用于人血浆中 PCT 浓度的定量分析。两种抗原特异性的单克隆抗体与 PCT（抗原）的两个不同的结合位点（降钙素和降钙蛋白）结合，一种抗体经化学发光标记（示踪剂），另一种固定在管腔内壁（包被管系统）。两种抗体与样本中的 PCT 反应形成"夹心复合体"，化学发光标记的抗体被结合到管腔内壁，对其进行定量分析，标本中化学发光强度直接与 PCT 浓度成正比。用标准液建立标准曲线，患者样本中的未知 PCT 浓度即可通过标准曲线计算后获得。

2. 检测步骤

（1）每个检测包装需在检测前方能打开。

（2）用附带的移液管把 6 滴血样滴加到 BRAHMS PCT-Q 的圆孔中，滴加时轻斜吸管，填满测定线，免疫产生气泡，也可以滴加 200 μl 血清或血浆加入圆孔内。

（3）在室温下孵化 30 分钟，当测试开始时，在卡片上记录时间。

（4）记录与评估：在 30 分钟后（最长 45 分钟），即可确定样本中 PCT 的浓度。PCT 浓度范围可以通过测试带的色彩强度与参考卡片上区段颜色比较来确定，通过能否清楚看见对照带来判别测试是否有效。① 没有任何显示或只有测试带、没有对照带显示表示实验无效；② 有对照带、没有测试带显示表示对照带检测是阴性的，PCT 浓度＜0.5 ng/ml。③ 对照带和测试带均有显示表示测试结果为阳性。

四、注意事项

BRAHMS PCT-Q 相比 BRAHMS PCT LIA 有 90％～92％诊断灵敏度和 92％～98％的特异度。在得到阳性结果的情况下，如果需要精确测定 PCT 浓度的，建议随后使用 BRAHMS PCT LIA 进行测定。BRAHMS PCT-Q 必须储藏在 2℃～30℃未拆封的检测包装中。

五、临床意义

PCT 在健康人血清中的水平极低，几乎检测不到，新生儿出生后 2 天内 PCT 生理性增高，最高可达 21 ng/ml，长期血液透析患者血浆 PCT 值可达 1.5 ng/ml。正常人的 PCT 一般均小于 0.05 ng/ml，病毒感染和慢性炎症时 PCT 轻度升高；轻度局部细菌感染或细菌感染早期阶段，可升高至 0.05～0.5 ng/ml，当 PCT 升至 0.5～2 ng/ml，提示可能为全身细菌感染；当 PCT 升至 2～10 ng/ml，提示为全身的细菌感染；大于 10 ng/ml，提示为严重感染及感染性休克。

PCT 可评估感染和炎症的严重程度及进展情况，动态监测 PCT 可协助诊断和监测药物疗效，可用于指导感染患者抗生素的停用。PCT 水平持续升高表示炎症处于上升期或病情恶化，有必要进一步做其他检查（包括病原学），必要时改变治疗方案；相反，若 PCT 水平下降，说明病情逐渐好转，炎症和感染得到有效控制。

重症医学相关指南阅读链接

1. 急性肺损伤/急性呼吸窘迫综合征诊断和治疗指南,中华医学会重症医学分会.中国危重病急救医学,2006,18(12).

2. 机械通气临床应用指南,中华医学会重症医学分会.中国危重病急救医学,2007,19(2).

3. 成人严重感染与感染性休克血流动力学监测与支持指南,中华医学会重症医学分会.中华内科杂志,2007,46(4):344-349.

4. 重症医学科建设与管理指南(试行),卫生部办公厅,卫办医政发〔2009〕23号,2009年2月13日.

5. Guidelines for intensive care unit design. Crit Care Med. 2012,40:1586-1600.

6. 2012 KIDGO急性肾损伤诊疗指南(KDIGO clinical practice guidelines for acute kidney injury). Kidney International Supplement. 2012,2(1):37-68.

7. 2012成人严重感染和感染性休克治疗指南(Surviving Sepsis Campaign:international guidelines for management of severe sepsis and septic shock,2012[J]). Intensive Care Med. 2013,39(2):165-228.

8. 2012急性呼吸窘迫综合征柏林定义(Acute Respiratory Distress Syndrome The Berlin Definition). JAMA. 2012,307:2526-2533.

9. 2012重症患者疼痛、躁动和谵妄处理临床实践指南(Clinical practice guidelines for the management of pain,agitation,and delirium in adult patients in the intensive care unit,IPAD). Crit Care Med. 2013 Jan,41-1:263-306.

10. ESICM重症患者胃肠功能障碍推荐意见(Gastrointestinal function in intensive care patients:terminology,definitions,and management. Recommendations of the ESICM working Group on Abdominal Problems). Intensive Care Med. 2012,38:384-394.

11. SCCM重症患者使用胰岛素控制血糖管理指南(Guidelines for the use of an insulin infusion for the management of hyperglycemia in critically ill patients). Crit Care Med. 2012,40:3251-3276.

12. 2013欧洲严重创伤出血及凝血病管理指南(Management of bleeding

and coagulopathy following major trauma：an updated European guideline). Crit Care.2013 Apr 19；17(2)：R76.

13. 呼吸机相关性肺炎诊断、预防和治疗指南,中华医学会重症医学分会. 中华内科杂志,2013,52(6)：524－543.

14. ESICM 休克与血流动力学监测共识(Consensus on circulatory shock and hemodynamic monitoring task force of the European Society of Intensive Care Medicine). Intensive Care Med. 2014，40：1795－1815.

15. 2014 中国严重脓毒症/脓毒性休克治疗指南,中华医学会重症医学分会.中华内科杂志,2015,54：557－581.

16. 重症医学科常用静脉用药应用指南.邱海波主编.ICU 主治医师手册 (第 2 版),2013,984－991.

参 考 文 献

1. Eiseman B, Beart R, Norton L, et al. Multiple organ failure. Surg Gynecol Obstet, 1977, 144: 323 - 326

2. Carrico CJ, Meakins JL, Marshall JC, et al. Multple-organ-failure syndrome. Arch Surg, 1986, 121: 196 - 201

3. Bone RC. Sir Iassc Newton, sepsis, SIRS, and CARS. Crit Care Med, 1996, 24: 1125 - 1128

4. Rittirsch D, Redl H, Huber-Lang MC, et al. Role of complement in multiorgan failure. lin Dev Immunol, 2012, 123: 962 - 987

5. Kaukonen KM, Bailey M, Pilcher D, et al. Systemic inflammatory response syndrome criteria in defining severe sepsis. N Engl J Med, 2015, 372: 1629 - 1638

6. Dellinger RP, Levy MM, Rhodes A, et al. Surviving Sepsis Campaign Guidelines Committee including the Pediatric Subgroup: Surviving sepsis campaign: International guidelines for management of severe sepsis and septic shock. Crit Care Med. 2013, 41: 580 - 637

7. Vilella AL, Seifert CF. Timing and appropriateness of initial antibiotic therapy in newly presenting septic patients. Am J Emerg Med, 2014, 32: 7 - 13

8. Suffredini AF, Munford RS. Novel therapies for septic shock over the past 4 decades. JAMA, 2011, 306: 194 - 199

9. Mehta RL, Bouchard J, Soroko SB, et al. Sepsis as a cause and consequence of acute kidney injury: Program to Improve Care in Acute Renal Disease. Intensive Care Med, 2011, 37: 241 - 248

10. Chen YC, Jenq CC, Tian YC, et al. Rifle classification for predicting in-hospital mortality in critically ill sepsis patients. Shock, 2009, 31: 139 -145

11. Peng ZY, Wang HZ, Srisawat N, et al. Bactericidal Antibiotics temporarily increase inflammation and worsen acute kidney injury in experimental sepsis. Crit Care Med, 2012, 40(2): 538 - 543

12. Talmor DS, Fessler HE. Are esophageal pressure measurements important in clinical decision-making in mechanically ventilated patients? Respir Care, 2010, 55: 162 - 172

13. Papazian L, Forel J M, Gacouin A, et al. Neuromuscular blockers in early acute respiratory distress syndrome. N Engl J Med, 2010, 363: 1107 -1116

14. Ranieri VM, Rubenfeld GD, Thompson BT, et al. Acute respiratory distress syndrome: the Berlin Definition. JAMA, 2012, 307(23): 2526 -2533

15. Qaseem A, Wilt TJ, et al. Diagnosis and management of stable chronic obstructive pulmonary disease: a clinical practice guideline update from the American College of Phy-

sicians, American College of Chest Physicians, American Thoracic Society, and European Respiratory Society. Ann Intern Med, 2011, 155(3): 179 – 191

16. Costa EL, Amato MB. The new definition for acute lung injury and acute respiratory distress syndrome: is there room for improvement. Curr Opin Crit Care, 2013. 19(1): 16 – 23

17. Oliveinstein R, Al Jahdali H, et al. Challeges in the management of severe asthma: role of current and future therapies. Curr Pharm Des, 2011, 17(7): 703 – 711

18. Jean-Louis Vincent, Daniel De Backer. Circulatory Shock. N Engl J Med, 2013, 369: 1726 – 34

19. Rivers EP, Kruse JA, Jacobsen G, et al. The influence of early hemodynamic optimization on biomarker patterns of severe sepsis and septic shock. Crit Care Med, 2007, 35: 2016 – 24

20. Magder S. Current tools for assessing heart function and perfusion adequacy. Curr Opin Crit Care, 2014 Jun, 20(3): 294 – 300

21. James PA, Oparil S, Carter BL, et al. 2014 evidence-based guideline for the management of high blood pressure in adults: report from the panel members appointed to the Eighth Joint National Committee (JNC 8). JAMA, 2014 Feb 5, 311(5): 507 – 20

22. Pedersen CT, Kay GN, Kalman J, et al. EHRA/HRS/APHRS expert consensus on ventricular arrhythmias. Heart Rhythm. 2014 Oct, 11(10): e166 – 96

23. Malbrain ML, Cheatham ML, Kirkpatrick A, et al. A Results from the international conference of experts on intra-abdominal hypertension and abdominal compartment syndrome. I. Definitions. Intensive Care Med. 2006, 32: 1722 – 1732

24. Blaser AR, Malbrain M, Starkopf J, et al. Gastrointestinal function in intensive care patients: terminology, definition and management. Recommendations of the ESICM Working Group on Abdominal Problems. Intensivew Care Med, 2012, 38: 384 – 394

25. Kirkpatrick AW, Robert DJ, De waele, et al. Intra-abdominal hypertension and the abdominal compartment syndrome: updata consensus definitions and clinic practice guideline from the Word Society of the Abdominal Compartment Syndrome. Intensive Care Med, 2013, 39(7): 1190 –1206

26. Banks PA, freeman ML. Practice Parameters committee of theAmerican College of Gastroenterology. Practice guideline in acute pancreatitis. Am J Gastroenterol, 2006, 101(10): 2379 – 2400

27. 肖海鹏,杨惠玲.临床病理生理学.北京:人民卫生出版社,2009

28. Uchino S, Bellomo R Goldsmith D, et al. An assessment of the RIFLE criteria for acute renal failure in hosoitalize patients. Crit Care Med, 2006, 34: 1913 – 1917

29. Ravindra L Mehta, John A Kellum, Sudhir V Shah, et al. Acute Kidney Injury Network: report of an intitiative to improve outcomes in acute kidey injury. Critical Care, 2007, 11(2): R31

30. Sachin S, Soni, Claudio Ronco, et al. Early Diagnosis of Acute Kidney Injury: The Promise of Novel Biomarkers. Blood Purif, 2009, 28: 165-174

31. Bagshaw, Sean Ma, Bellomo, et al. Cystatin C in acute kidney injury. Current Opinion in Critical Care, 2010, 16(6): 533-539

32. Kidney Disease: Improve Global Outcomes(KDIGO) Acute Kidney Injury Work Group KDIGO Clinical Practice Guideline for Acute Kidney Injury. Kidney inter, 2012, 2 (Suppl): 1-138

33. Covejes C, Scollettta S, Penaccini L, et al. Continuous infusion of vancomycin in septic patients receiving continuous renal replacement therapy. Int J Am Antimicrob Agent, 2013, 41(3): 261-266

34. Michael H. Bennett, MD; Stephanie Weibel, PhD; Jason Wasiak, MPH.et al. Hyperbaric Oxygen Therapy for Acute Ischemic Stroke. Stroke, 2015, 46: e109-e110

35. Stephen A. Bernard, M.B., B.S., Timothyw. Gray. et al. Treatment of comatose survivors of out-of-hospital cardiac arrest with induced hypothermia. N Engl J Med, Vol. 346, No. 8 • February 21, 2002, 557-563

36. Patrick M. Kochanek, MD, Hülya Bayır, MD. Titrating Oxygen During and After Cardiopulmonary Resuscitation. JAMA, June 2, 2010—Vol 303, No. 2190-2191

37. Chesnut RM, Temkin N, Carney N, et al.A trial of intracranial-pressure monitoring in traumatic brain injury. N Engl J Med, 2012, 367: 2471-81

38. Michael Holzer, M.D, et al.Mild therapeutic hypothermia to improve the neurologicoutcome after cardiac arrest. N Engl J Med, 2002, 346: 549-56

39. Kjetil Sundea, b, Morten Pyttea, b, Dag Jacobsenc, et al. Implementation of a standardised treatment protocol for post resuscitation care after out-of-hospital cardiac arrest. Resuscitation, (2007) 73, 29—39.

40. Lambert AJ, Brand MD. Reactive oxygen species production by mitochondria. Methods Mol Biol, 2009, 554: 165-181

41. Niklas Nielsen, M.D., Ph.D., Jørn Wetterslev, M.D., et al. Targeted Temperature Management at 33℃ versus 36℃ after Cardiac Arrest. N Engl J Med, 2013

42. Mock C, Quansah R, Krishnan R,Arreola-Rivara F. Strengthening the prevention and care of jijuries worldwide. Lancet, 2004, 363(9427): 2172-2179

43. 黎沾良等.多发性创伤的救治策略.临床外科杂志,2005, 24(06): 329-330

44. Gebhard F, Huber-Lang M. Polytrauma-pathophysiology and management principles. Langenbecks Arch Surg, 2008, 393(6): 825-831

45. Roquilly A, Mahe PJ, Seguin P, et al. Hydrocortisone therapy for patients with multiple trauma: the randomized controlled HYPOLYTE study. JAMA, 2011, 305 (12): 1201-1209

46. Wada H, Matsumoto T, Yamashita Y, et al. Diagnosis and treatment of disseminated intravascular coagulation (DIC) according to four DIC guidelines. Journal of Intensive

Care，2014

47. Jeffrey L. Carson，MD；Brenda J，et al. Red Blood Cell Transfusion：A Clinical Practice Guideline From the AABB. Ann Intern Med，2012，157：49－58

48. Spahn DR，Bouillon B，Cerny V，et al. Management of bleeding and coagulopathy following major trauma：an updated European guideline.Critical Care，2013，17：R76

49. Donat R. Severe bleeding in surgical and trauma patients：the role of fibrinogen replacement therapy. Thrombosis Research，2012,130(S2)：15－19

50. Wada H1，Matsumoto T，Hatada T. Diagnostic criteria and laboratory tests for disseminated intravascular coagulation. Expert Rev Hematol，2012，5(6)：643－52

51. Konstantinides SV，Torbicki A，Agnelli G，et al.2014 ESC guidelines on the diagnosis and management of acute pulmonary embolism. Eur Heart J，2014，35(43)：3033－69

52. Kristiansen A，Brandt L，Agoritsas T，et al.Applying new strategies for the national adaptation，updating，and dissemination of trustworthy guidelines：results from the Norwegian adaptation of the Antithrombotic Therapy and the Prevention of Thrombosis，9th Ed：American College of Chest Physicians Evidence-Based Clinical Practice Guidelines. Chest，2014，146(3)：735－61

53. Bates SM，Jaeschke R，Stevens SM，et al. Diagnosis of DVT：Antithrombotic Therapy and Prevention of Thrombosis，9th ed：American College of Chest Physicians Evidence-Based Clinical Practice Guidelines. Chest，2012，141：e351S－418S

54. Guyatt GH，Eikelboom JW，Gould MK，et al. Approach to outcome measurement in the prevention of thrombosis in surgical and medical patients：Antithrombotic Therapy and Prevention of Thrombosis，9th ed：American College of Chest Physicians Evidence-Based Clinical Practice Guidelines. Chest，2012，141：e185S－94S

55. Dennis M，Sandercock P，Reid J，et al. Effectiveness of intermittent pneumatic compression in reduction of risk of deep vein thrombosis in patients who have had a stroke （CLOTS 3）：a multicentre randomised controlled trial. Lancet，2013，382 (9891)：516－24

56. 王建枝，殷莲华. 病理生理学(第八版).北京：人民卫生出版社,2013

57. Casaer MP，Van den Berghe G. Nutrition in the acute phase of critical illness.N Engl J Med，2014,370：1227－1236

58. Martindale RG，McClave SA，Vanek VW，et al. Guideline for the provision and assessment of nutrition support therapy in the adult critical ill patient：Society of Critical Care Medicine and American Society for Parenteral and Enteral Nutrition：executive summary. Crit Care Med，2009,37：1757－1761

59. Singer P，Berger MM，Van den Berghe G，et al. ESPEN guideline on parenteral nutrition：intensive care. Clin Nutr，2009,28：387－400

60. Casaer MP，Mesotten D，Hermans G，et al.Early versus late parenteral nutrition in critical ill adults. N Engl J Med，2011,365：506－517

61. Rupinder Dhaliwal, Naomi Cahill, Margot Lemieux, et al. The Canadian Critical Care Nutrition Guidelines in 2013: An Update on Current Recommendations and Implementation Strategies. Nutr Clin Pract, 2014,29(1): 29 - 43

62. Wunsch H, Kahn JM, Kramer AA, et al. Use of intravenous infusion sedation among mechanical ventilated patients in theUnited States. Crit Care Med, 2009, 37 (12): 3031 - 3039

63. Breen D, Karabinis A, Malbrain M, et al. Decreased duration of mechanical ventilation when comparing analgesia-based sedation using remifentanil with standard hypnotic-based sedation for up to 10 days in intensive care unit patients: a randomized trial. Crit Care, 2005, 9: R2000 - R210

64. Jakob SM, Ruokonen E, Sarapohja T, et al. Dexmedetomidine vs Midazolam or Propofol for sedation during prolonged mechanical ventilation. JAMA, 2012, 307 (11): 1151 - 1160

65. Strom T, Toft P. Sedation and analgesia in mechanical ventilation. Semin Respir Crit Care Med, 2014, 35(4): 441 - 450

66. Barr J, Fraser GL, Puntillo K, et al. Clinical Practice Guidelines for the management of Pain Agitation, and Deliriam in Adult Patients in the Intensive Care Uint. Crit Care Med, 2013, 41(1): 263 - 306

67. Akira S, Uematsu S, Takeuchi O. Pathogen recognition and innate immunity. Cell, 2006, 124: 783 - 801

68. Venet F, Lukaszewicz AC, Payen D, et al.Monitoring the immune response in sepsis: a rational approach to administration of immunoadjuvant therapies.Current Opinion in Immunology, 2013, 25: 477 - 483

69. Hotchkiss RS, Monneret G, Payen D. Sepsis-induced immunosuppression: from cellular dysfunctions to immunotherapy. Nat Rev Immunol, 2013, 13: 862 - 874

70. Hotchkiss RS, Monneret G, Payen D. Immunosuppression in sepsis: a novel understanding of the disorder and a new therapeutic approach. Lancet Infect Dis, 2013, 13: 260 - 268

71. Iwasaki A, Medzhitov R. Control of adaptive immunity by the innate immune system. Nat Immunol, 2015, 16: 343 - 353.